HEILPÄDAGOGIK

EINFÜHRUNG IN DIE
PSYCHOPATHOLOGIE DES KINDES
FÜR ÄRZTE, LEHRER, PSYCHOLOGEN,
RICHTER UND FÜRSORGERINNEN

VON

HANS ASPERGER

O. ö. PROFESSOR FÜR KINDERHEILKUNDE
VORSTAND DER INNSBRUCKER UNIVERSITATS-KINDERKLINIK

DRITTE,
NEUBEARBEITETE UND ERWEITERTE AUFLAGE

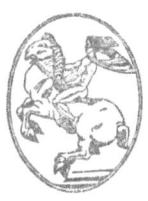

Springer-Verlag Wien GmbH
1961

ISBN 978-3-662-27135-3   ISBN 978-3-662-28618-0 (eBook)
DOI 10.1007/978-3-662-28618-0

Vorwort zur ersten Auflage

Das Buch wendet sich gleichermaßen an Ärzte wie an Lehrer, an Psychologen, an Richter wie an Sozialarbeiter, kurz an alle, welche mit problematischen Kindern und Jugendlichen zu tun haben, die an ihren Defekten oder Spannungen leiden oder mit ihrer Umwelt in Konflikt stehen. Diesem großen Kreis von Menschen will das Werk Helfer in ihrer Arbeit sein.

Eine beträchtliche Schwierigkeit liegt nun aber darin, daß die verschiedenen Gruppen von Menschen, welche mit solchen Kindern arbeiten, von ganz verschiedener Ausbildung, von anderen Erfahrungen, ja von verschiedenen Denkgrundlagen herkommen und darum nicht leicht die Sprache des anderen verstehen — also etwa der Lehrer die des Arztes —, nicht nur wegen der medizinischen Fachausdrücke, sondern mehr noch wegen der vom biologischen Denken ausgehenden Einstellung zu den Problemen. Trotzdem muß im Interesse der gemeinsamen Arbeit an den Kindern versucht werden, zu einer möglichst weitgehenden Integration der verschiedenen Wissensgebiete zu gelangen.

Der Verfasser hat nicht den Ehrgeiz, die ungeheuer angewachsene Literatur möglichst vollständig anzuführen, alle widerstrebenden Ansichten zu zitieren — das wäre bei einer „Einführung" auch unmöglich; ebensowenig wird der Leser hier kühne neue Theorien und Deutungen seelischen Geschehens finden. Alles aber, was hier gesagt wird, ist mit eigenen Erfahrungen in Beziehung gesetzt und vor diesen verantwortet. Die wirklichkeitsgetreue Beschreibung des Geschehens ist ein Hauptanliegen des Buches. Der Verfasser geht von einer Ganzheitsbetrachtung der körperlichen und seelischen Gegebenheiten und Vorgänge aus und will den Leser zu einer solchen führen.

Das Ärztliche wird ständig in Beziehung gesetzt zu dem pädagogischen Handeln. So soll die Grundlage geschaffen werden für eine aus der Erkenntnis des individuellen Falles kommende pädagogische Therapie — eben eine wirkliche „Heil-Pädagogik". Das mag in dieser Form neu sein.

Wir sind auf Widerspruch von Seite einer psychiatrischen Auffassung gefaßt, die sich gern „dynamisch" nennt, weil sie allein die Dynamik äußerer Einflüsse, insbesondere frühkindlicher Erlebnisse, wertet. Wir halten eine solche Auffassung für „einschichtig" und betonen demgegenüber die inneren Strukturgesetze der Persönlichkeit, das Konstitutionelle, das aus inneren Kräften Entwicklungen hervortreibt; diese Gegebenheiten stehen allerdings in ständiger Spannung mit jenen „dynamischen" äußeren Faktoren. Eine solche Denkweise erscheint uns nicht als „statisch", wie man es oft absprechend bezeichnet, sondern, da sie die gegenseitige Durchdringung und Integration verschiedener Schichten im und um den Menschen zu beschreiben sucht, scheint sie uns voll von lebendigen Kräften und ein Abbild des wirklichen Lebens in seiner Fülle zu sein.

Der Verfasser fühlt sich zu tiefem Dank verpflichtet gegenüber allen den Mitarbeitern der nun gerade 40 Jahre bestehenden Heilpädagogischen Abteilung der Wiener Universitäts-Kinderklinik, die in wahrer Gemeinschaftsarbeit die

Denkgrundlagen schufen und die Gedanken in praktisch-pädagogischer Arbeit erprobten. Im besonderen gilt der Dank — und die Erinnerung — der langjährigen pädagogischen Leiterin der Abteilung, Sr. VIKTORINE ZAK, der „Seele der Station", deren tragischer Tod bei einem Bombenangriff am 10. September 1944 für unsere Arbeit einen nicht zu ersetzenden Verlust bedeutet.

Da dieses Werk auch für nichtärztliche Leser bestimmt ist, wurde eine Erklärung der medizinischen Fachausdrücke angefügt, für deren Zusammenstellung ich Herrn Dr. O. THALHAMMER herzlich danke.

Schließlich sei dem Verlag für vorbildliche Ausstattung des Werkes sowie für weitgehendes Entgegenkommen in der Preisgestaltung gedankt.

Angesichts der steigenden sozialen Not und der ständig sich mehrenden Bedrohung des Menschlichen in unserer Zeit ist auch die Bedeutung unserer Arbeit, mag sie sich nun „Heilpädagogik", „Kinderpsychiatrie", „Psychische Hygiene" oder noch anders nennen, ständig im Wachsen. Möge dieses Werk dazu beitragen, denen Hilfe zu bieten, welche sich berufen fühlen, in solcher Not zu helfen!

Wien, im April 1952

Hans Asperger

Vorwort zur zweiten Auflage

Das Werk hat bei seinem ersten Erscheinen gute Aufnahme gefunden. Kritiker, soweit sie nicht in einer festgelegten Dogmatik befangen waren, betonten das Wirklichkeitsgemäße der beschriebenen Zustandsbilder und bestätigten, die vorgeschlagenen heilpädagogischen Maßnahmen böten ihnen wirksame Hilfe in ihrer eigenen Arbeit.

So war die erste Auflage in wenig über Jahresfrist vergriffen. Daß die zweite so lange auf sich warten ließ, bedeutet nicht, der Verfasser sei an seinem eigenen Werk irre geworden, sondern hat seinen Grund in der tragischen Situation eines Menschen, der in der Arbeit an Menschen steht: die Flut der praktischen Probleme, die Menge der Hilfesuchenden bedrängt ihn — und ihnen muß er in erster Linie und Tag um Tag gemäß sein; die wissenschaftliche Arbeit muß dem gegenüber oft zu kurz kommen!

Das Buch ist in allen seinen Teilen neu bearbeitet und erweitert; die längere Zeit, die zwischen den beiden Auflagen liegt, wird dem Werk wohl zugute gekommen sein: so konnte sich, mit immer reifender Erfahrung, vieles weiter klären und ausbauen. Im besonderen wurde das Kapitel „Testmethodik" von Grund auf verändert.

Neu wurde das gewiß notwendige Namen- und Sachverzeichnis angefügt, für dessen Bearbeitung ich Herrn Direktor JOHANN HEEGER zu tiefem Dank verpflichtet bin.

Wien, im Juni 1956

Hans Asperger

Vorwort zur dritten Auflage

Zum dritten Mal geht nun die „Heilpädagogik" ihren Weg (inzwischen ist auch eine spanische Übersetzung erschienen). Das Werk ist in allen seinen Teilen überarbeitet und erweitert. In der seit der letzten Auflage vergangenen Zeit ist ja eine ganze Anzahl wichtiger wissenschaftlicher Ergebnisse, besonders auf dem Gebiet des Schwachsinns, erzielt worden. Der Verfasser hofft auch, daß seine neuen klinischen Erfahrungen (er ist inzwischen Vorstand der Innsbrucker Universitäts-Kinderklinik geworden) seinen Einsichten zugute gekommen sind, das Werk nur noch mehr der Wirklichkeit des Lebens gemäß gemacht, die Entsprechungen von Innen und Außen, von Körperlichem und Seelischem, die Zusammenhänge des Menschen mit der Welt noch klarer herausgearbeitet haben.

Innsbruck, im Juli 1961

Hans Asperger

Inhaltsverzeichnis

Einleitung

Die Heilpädagogik ist eine verhältnismäßig junge Wissenschaft. Wenn auch die Anfänge ihres Denkens und ihres therapeutischen Handelns wesentlich weiter zurückreichen, war es doch den letzten beiden Generationen vorbehalten, das Wissensgut systematisch zu erarbeiten und neue Behandlungsmethoden zu schaffen.

Wir wollen die Heilpädagogik jene Wissenschaft nennen, welche, auf biologisch fundierter Kenntnis abnormer kindlicher Persönlichkeiten aufbauend, vornehmlich pädagogische Wege zur Behandlung intellektueller und Sinnesdefekte, nervöser und seelischer Störungen des Kindes- und Jugendalters sucht. Die aus der Menschenkenntnis sich ergebende, richtige Menschenführung vermag, so glauben wir, gestörte Persönlichkeiten auf entscheidende Weise günstig zu beeinflussen.

Diese Arbeit — ob sie jetzt unter dem Namen „Heilpädagogik" geht, oder unter einem anderen — hat in der neuesten Zeit einen ungeheuren Aufschwung genommen, weil das, was sie bezweckt, für unsere gegenwärtige Situation als ein besonders dringendes Anliegen erkannt wurde. Das hängt zweifellos zusammen mit einer Bedrohung der einzelnen menschlichen Person wie auch der sozialen Gemeinschaft durch die Entwicklungen im Zeitalter der modernen Technik.

Mit der Entwicklung der Heilpädagogik ging es etwas anders als mit anderen Wissenschaftsgebieten, die sich durch Spezialisierung von einzelnen „Mutterwissenschaften" abspalteten, wie etwa die Kinderheilkunde von der Inneren Medizin. Hier sind es vielmehr fünf Wissenschaften, welche die Quellströme der heilpädagogischen Lehre bilden: zwei ärztliche Sondergebiete, die Psychiatrie und die Kinderheilkunde, dann die Psychologie, die Sozialwissenschaft und die Pädagogik. Dadurch kommt es auch, daß die Heilpädagogik oft von Menschen, die von verschiedenen dieser „Quellwissenschaften" herkommen, als ihre eigene Domäne in Anspruch genommen wird und daß diese Menschen ihre Position im Streit gegen andere zu verteidigen trachten. Wir glauben, daß ein solcher Streit die Situation verkennt. Keine der oben angeführten Wissenschaften erschöpft das Wesen der Heilpädagogik vollständig. Diese gehört also weder der Psychiatrie noch der Pädagogik noch der Jugendpsychologie zu, sie ist auch nicht eklektizistisch aus Teilwissen dieser Gebiete zusammengesetzt, sondern ein eigenständiges, organisch aus seinen besonderen Bedingungen gewachsenes Fach. Sie ist den oben genannten Wissenschaften, was den Inhalt ihrer Lehre betrifft, tief verpflichtet, vermag diesen aber andererseits für ihre eigene Arbeit wesentliche Anregungen zurückzugeben.

Dadurch bietet die Heilpädagogik das Beispiel einer „Integration" von mehreren Spezialgebieten, das Gegenteil der heute überall zu beobachtenden Aufsplitterung in immer differenziertere Spezialgebiete, die in allen Wissenschaften und besonders in der Medizin große Fortschritte, aber auch manche Gefahren mit sich gebracht hat, vor allem die, daß jede Übersicht verlorengeht; hier aber muß Wissen, das von verschiedenen Richtungen herkommt, zusammengenommen werden, müssen Grenzen gegen andere Gebiete überschritten werden, weil man sonst den Aufgaben, die das Leben bringt, nicht gemäß wird.

Im folgenden sollen die „Quellflüsse" der Heilpädagogik und ihre Bedeutung für unser Fach geschildert werden.

1. Die Psychiatrie. In den deutschsprechenden Ländern außerhalb Österreichs, aber auch in den meisten anderen Ländern läuft unsere Arbeit meist unter dem Namen „Jugendpsychiatrie". Das kommt daher, weil an den meisten Orten Menschen mit psychiatrischer Vorbildung in dieser Arbeit stehen, weiters daher, daß vor allem Psychiater die wissenschaftlichen Grundlagen dieses Gebietes erarbeitet haben. Auch die heilpädagogische Nomenklatur ist, wie wir sehen werden, vor allem der Psychiatrie verpflichtet, wenngleich wir mit den psychiatrischen Ausdrücken auf unserem Gebiet keineswegs auskommen (wir brauchen auch von der Charakterologie herkommende Benennungen sowie solche, welche uns das Verhalten des Kindes in der pädagogischen Situation zu schildern erlauben).

Der Begriff Jugend*psychiatrie* gilt auch für ein weiteres Teilgebiet unserer Arbeit: für die Jugendrechtspflege, und zwar sowohl für die Strafgerichtsbarkeit der Jugendlichen (vor allem was die Frage der Verantwortlichkeit jugendlicher Rechtsbrecher betrifft), wie auch für die Pflegschaftssachen der Jugendrechtspflege. In allen diesen Fällen wurde zunächst der Gerichts*psychiater* herangezogen, ja es erschien fast selbstverständlich, daß ein Mann von psychiatrischer Herkunft und psychiatrischem Wissen hier seines Amtes waltete, wenn auch die Aufgaben auch auf diesem Teilgebiet rein psychiatrische Belange überschreiten.

Noch ein weiteres wesentliches Gebiet unserer Arbeit erscheint zunächst als die nicht zu bestreitende Domäne der Psychiatrie: Das Psychotherapeutische. Wenn auch jeder gute Arzt in einem weiten Sinn Psychotherapeut sein muß, ja darüber hinaus auch jeder Lehrer und überhaupt jeder, welcher Menschen, insbesondere aus der Norm fallende Menschen, zu führen hat, so ist doch die Schaffung von psychotherapeutischen Systemen und Schulen, von ins einzelne gehenden Anweisungen, von psychotherapeutischer „Technik" immer von Psychiatern ausgegangen. Darin liegt wohl das größte Verdienst der Psychiatrie der Heilpädagogik gegenüber, darin liegt aber auch eine Gefahr für die Heilpädagogik. Alle psychotherapeutischen Systeme wurden für Menschen geschaffen und an Menschen erprobt, die „fertig" waren, meist in einem doppelten Sinn fertig: abgeschlossen in ihrer Entwicklung und am Ende eines nach abwärts führenden Weges. Der Psychotherapeut, wenn er ein Psychiater ist, hat oft an Kindern keine echten Erfahrungen — und solche können nur aus einem intensiven Zusammenleben mit den jungen Menschen erwachsen. Weiters ist er nach seinen Erfahrungen an Erwachsenen leicht geneigt, die Kräfte gesunder Entwicklung zu vergessen, die bei Kindern oft von selber eine erstaunliche Besserung schwer pathologischer Zustandsbilder bringen können, und hat schließlich nur in seltenen Fällen die pädagogischen Interessen und die pädagogische Leidenschaft, ohne welche die Heilpädagogik nicht wirken kann.

Auch die heute zu einer weltumspannenden Lehre gewordene *Psychische Hygiene*, welche sich hauptsächlich mit der Prophylaxe seelischer Störungen beschäftigt und viele Bestrebungen mit der Heilpädagogik gemeinsam hat, wird vor allem von Psychiatern betrieben. Das trifft besonders für die Länder der westlichen Welt zu. Dort hat ja überhaupt die Psychiatrie weitgehend die Bedeutung einer (säkularisierten) Religion, wird als Berater und Führer in allen Lebensentscheidungen und -schwierigkeiten angerufen.

So sehr also unsere Arbeit der Psychiatrie verpflichtet ist, psychiatrisches Wissen und psychiatrische Methoden allein können sie nicht ausfüllen.

Sicherlich kann die Heilpädagogik aber auch die Psychiatrie in wesentlichen Punkten befruchten: Sie kann vor allem in der entscheidenden Frage der organischen und der psychischen Genese von nervösen und charakterlichen Störungen, zur Frage des Verhältnisses endogener und exogener Faktoren für die Persönlichkeitsbildung und nicht zuletzt in Hinblick auf das Pädagogische für die psychotherapeutischen Methoden wichtige Erkenntnisse und Hilfen beibringen.

2. *Die Kinderheilkunde.* In Österreich ist die Heilpädagogik von ihrem Beginn an enge Verbindungen mit der Pädiatrie eingegangen, worüber noch zu sprechen sein wird. Aber auch in Deutschland und in den angelsächsischen Ländern setzt sich die Erkenntnis immer mehr durch, daß pädiatrisches Wissen und Können für die Lösung heilpädagogischer oder, wie man dort sagt, kinderpsychiatrischer Probleme unabdingbar nötig ist. Gerade unter dem Einfluß der tiefenpsychologischen Schulen wird sich die Wissenschaft immer deutlicher bewußt, welche entscheidende Bedeutung für das Lebensschicksal einer jeden Persönlichkeit die früheste Kindheit hat, wobei besonders die emotionalen Probleme dieser Entwicklungsphase von größter Wichtigkeit sind. Diese Erkenntnis hat ja die Psychotherapie, ja die ganze Erziehung auch des normalen Kindes revolutioniert. Nun hat aber von allen, die berufsmäßig mit psychotherapeutischen Aufgaben befaßt sind, der Kinderarzt als einziger die Gelegenheit, gesunde und gestörte Kinder jüngsten Alters aus intensiver eigener Beobachtung, aus einem intimen Zusammenleben kennenzulernen, kein anderer, nicht der Lehrer, nicht der Psychologe und auch nicht der Psychiater. Was das für die Fundierung der wissenschaftlichen Lehre bedeutet, das wird einem angesichts der eigenartigen „Substanzlosigkeit" mancher tiefenpsychologischer Theorien rasch klar. Wir glauben, daß zur Erkenntnis der Persönlichkeit des älteren Kindes und des Erwachsenen nichts wichtiger ist, als eine möglichst intensive Erfahrung über das jüngste Kind zu erhalten, also etwa zu erleben, wie sich aus dem „großhirnlosen" Trieb- und Reflexwesen, welches das Neugeborene darstellt, in immer weiteren „Integrationen" die geistgeleitete Persönlichkeit entwickelt, wie sich gesetzmäßig aus den inneren Kräften im Zusammenspiel mit den exogenen, vor allen den Erziehungsfaktoren, die individuellen Verschiedenheiten ausprägen, wie sich die psychischen Störungen, etwa auch die Kontaktstörungen, ja auch die Bereitschaft zur echten Neurose schon in den ersten Lebensjahren zeigen. Auch das Erfahrungsmaterial bezüglich der enzephalitischen und postenzephalitischen körperlichen und charakterlichen Störungen sowie der „Enzephalopathien", welche zur Erkenntnis zahlreicher Persönlichkeitsprobleme immer wichtiger werden, sowie der immer häufigeren vegetativen Fehlsteuerungen, die so tief auch in seelische Verhaltensweisen eingreifen, bietet sich vor allem dem Pädiater dar.

Noch wichtiger als dieses Diagnostische erscheint uns aber noch ein anderes Moment. Der Pädiater hat in vielen Fällen eine natürliche Affinität zum Erzieherischen. In einem sehr hohen Prozentsatz der Fälle, bei denen er zu helfen angerufen wird, stehen erzieherische Probleme im Zentrum oder sind doch in die ganze Problematik des Heilens hineinverwoben. Das ist natürlich der Fall bei allen den Krankheitszuständen, welche heute zu dem Gebiet der „Psychosomatischen Medizin" gerechnet werden; aber auch bei primär körperlichen Krankheiten spielt ja das Erzieherische, das Halten und Führen, bei der Pflege des Kindes eine entscheidende Rolle, ja kann über Tod und Leben entscheiden. Die psychotherapeutische Beeinflussung zugleich des Kindes wie auch der häuslichen Umgebung, vor allem der Mutter, die gerade in der Arbeit der modernen „Child-Guidance-Clinics" als entscheidend wichtig erkannt wird, ist dem Kinderarzt selbstverständlich.

Aber auch das Pädiatrische allein kann das Wesen der Heilpädagogik nicht erfüllen. Dem gewöhnlichen Kinderarzt fehlt das psychiatrische und das psychologische Wissen, das wir für unsere Arbeit unbedingt nötig haben.

Es braucht wohl nicht näher ausgeführt zu werden, daß der Blick für die seelischen Gegebenheiten, daß die Kenntnisse der Gesetze der kindlichen Entwicklung, welche die Heilpädagogik erarbeitet hat, in immer steigendem Maße die moderne Kinderheilkunde befruchten. Ja, solche Kenntnisse werden für den modernen Pädiater unabdingbar notwendig angesichts der — bei dem heutigen Wandel der Krankheitsbilder — immer häufiger werdenden Fälle organischer und funktioneller Störungen des Zentralnervensystems. So gehört also eine gründliche Ausbildung in dieser Problematik unbedingt in die Erziehung des Kinderarztes von heute.

3. Die Psychologie. Wir brauchen zu unserer Arbeit unbedingt die Kenntnis der Gesetze der seelischen, vor allem der intellektuellen Entwicklung des Kindes. Diese Kenntnisse sind primär Leistungen der psychologischen Forschung. Ohne Charakterologie, ohne Wissen vom Aufbau und den Reaktionsweisen der Persönlichkeit und ohne die Kenntnis der verschiedenen Testmethoden ist die Heilpädagogik undenkbar.

Freilich fehlt auch dem Psychologen, der über sein Fach nicht hinauszusehen vermag, manches zum Heilpädagogen: einmal die Kenntnis der Pathologie, etwa des Zusammenhanges einer Hirnstörung mit abartigem seelischem Verhalten; er übersieht leicht die oft recht unscheinbaren Zeichen, die das „organische Substrat" darstellen, die aber doch für die ätiologischen Auffassungen wesentlich sind, und kommt dadurch in seinen Anschauungen wie in seinem psychotherapeutischen Handeln in eine (meist tiefenpsychologische) Dogmatik hinein, die dem Kind, das seine Hilfe sucht, nichts nützt. Weiter sind die psychologischen Interessen vor allem auf den Norm- und den Typenbegriff hin gerichtet, die psychologische Forschung sucht das Bild *des* Kindes einer bestimmten Altersstufe, einer bestimmten Entwicklungsphase zu erarbeiten, das Bild eines Idealfalles, dem oft alle individuellen Züge fehlen. Gerade dieser Blick für das Besondere, Einmalige, Individuelle, das eine unabdingbare Voraussetzung jeder heilpädagogischen Arbeit ist, vermag auch der Psychologie Wesentliches zu geben. Dem in der Heilpädagogik Arbeitenden wurde der Blick vor allem durch die Erfahrungen an pathologischen Fällen geschärft: Immer wird ja in der Natur das Normale durch das Besondere, den Grenzfall, das Abnorme erklärt. Im normalen Fall bilden gegensätzliche Komponenten eine komplizierte, spannungsreiche Harmonie; die einzelnen bedingenden Faktoren sind dabei schwer zu erkennen. Im abnormen Fall finden sich einzelne Züge in karikierender Übertreibung und sind daher leichter zu durchschauen. Weiters ist die pathologische Persönlichkeit einfacher strukturiert als die gesunde, da verschiedene „Integrationen" wegfallen oder nicht richtig ausgebildet sind.

4. Die Sozialwissenschaft. Nicht *ein* heilpädagogisches Problem geht um das Kind allein, das in seinem Mittelpunkt steht. Jedes Kind, jeder Mensch lebt in größeren Gemeinschaften, wie denn auch in der wohl ältesten Definition der menschlichen Existenz, der des ARISTOTELES, als wesensbestimmend ausgesprochen wird, daß der Mensch gemeinschaftsbezogen sei ('Ανθρωπος ζῶον πολιτικὸν „anthropos zoon politikon"). Familie oder Heim, Schule, Kameradschaft, Staat und noch andere Gemeinschaften wirken zutiefst auf den einzelnen. Die Abnormität der Abnormen wirkt sich meist vor allem darin aus, daß ihre Beziehungen zu jenen Gemeinschaften gestört sind.

Die Einflüsse der sozialen Gemeinschaften zu sehen und sie richtig einzusetzen, eventuell mit Hilfe entsprechender Institutionen (Jugendamt, Schule, spezielle Dienste, Jugendverbände), hat uns die Sozialwissenschaft gelehrt, ebenfalls ein sehr junges Wissenschaftsgebiet, dessen Bedeutung in der letzten Zeit immer

rascher wächst. Auch die Heilpädagogik kann das von jener Wissenschaft er-
arbeitete Tatsachenmaterial nicht missen, braucht das soziale, das administrative
und das Rechtswissen sowie die Institutionen des von der Sozialwissenschaft
aufgebauten Fürsorgewesens, so wie umgekehrt dieses unbedingt auf dem heilpädagogischen Wissen von den abnormen Persönlichkeiten aufbauen muß.

5. *Die Pädagogik.* Wenn wir diesen Quellfluß heilpädagogischen Wissens
und Wirkens zuletzt nennen, so steht er wahrlich nicht der Wertung nach an letzter Stelle, sondern wohl an erster. Das drückt sich schon in dem Namen „Heilpädagogik" aus, der in Österreich in viel umfassenderem Sinn gebraucht wird
als in Deutschland, wo darunter nur die Sonderschul-, hauptsächlich die Schwach-
sinnigenpädagogik verstanden wird, und in der Schweiz, wo auch nur die rein
pädagogische Beschäftigung mit abnormen Kindern gemeint ist (wohl am klarsten ausgesprochen in den Werken des verehrten Altmeisters der Heilpädagogik,
HEINRICH HANSELMANN, am umfassendsten in seiner zweibändigen „Einführung
in die Heilpädagogik"), während auch in der Schweiz die ärztlich-diagnostische
und die psychotherapeutische Arbeit an abnormen Kindern, wie in den meisten
Ländern der Welt, als „Jugendpsychiatrie" bezeichnet wird. Wir aber lieben
diesen Ausdruck „Heilpädagogik". Es liegt darin das Bekenntnis, daß nur das
Pädagogische, im weitesten Sinn freilich, imstande ist, einen Menschen wirklich
zum Besseren zu verändern, aus den verschiedenen Entwicklungsmöglichkeiten
des Kindes durch überlegene Menschenführung die besten auszuwählen. Über
die besondere pädagogische Methodik soll im speziellen Teil die Rede sein. Schon
jetzt sei aber gesagt, daß es ganz natürlicherweise in der heilpädagogischen
Arbeit keine Universalpädagogik geben kann, welche allen den verschiedenen
Fällen gerecht wird. Das trifft ja auch für die „Normalpädagogik" zu. Das mit
aller Deutlichkeit immer wieder zu zeigen, ist wohl kein geringer Dienst der
Heilpädagogik der Normalpädagogik gegenüber.

Wir sagten schon, daß die Heilpädagogik ein organisches Ganzes sei, das mit
Naturnotwendigkeit aus der Arbeit an abnormen Kindern herauswuchs und sich
schließlich als Handwerkszeug das nötige Wissen von dort holte, wo es zu finden
war. Die Frage, wer am ehesten zu dieser Arbeit berufen sei, der Psychiater oder
der Kinderarzt, der Psychologe, die Fürsorgerin oder der Lehrer bzw. von welchem Wissensgebiet man am besten ausgehe, ist nicht allgemein zu beantworten.
Sicher gehören zu dieser Arbeit vor allem besondere persönliche Qualitäten, über
die noch zu reden sein wird. Sicher muß der Heilpädagoge, von welchem Fach
immer er ausgehen mag, sich auch aus den anderen Fächern Wissen erarbeiten —
wohl ihm, wenn dieses Wissen weit über das Dilettantische hinaus tiefgründig
und umfassend wird!

In immer steigendem Maße wird andererseits, worin vor allem die angelsächsischen Länder beispielgebend waren, die Heilpädagogik als „Teamwork" betrieben,
also meist von einer Gemeinschaft, die aus Psychiatern und Pädiatern (die Einsicht
in die Notwendigkeit der Mithilfe von Kinderärzten gewinnt in diesen Ländern
erst langsam Boden, wird sich aber sicher durchsetzen), aus Psychologen und
aus „Psychiatric Social Workers", also aus für diese Probleme besonders ausgebildeten Fürsorgerinnen besteht. Ob man die Heilpädagogik nach dieser angelsächsischen Methode der „Child Guidance" betreibt oder nach anderen Methoden, sicher ist, daß eine solche Arbeit nur dann fruchtbar werden kann, wenn
eine gut aufeinander eingespielte Gemeinschaft von hingebenden Menschen sich
zu ihr zusammenfindet.

Allgemeiner Teil

Wege zur Menschenkenntnis

Ein Kind in seiner gesamten Persönlichkeitsstruktur wie in seinen einzelnen Reaktionen genau zu kennen, ist unbedingte Voraussetzung jeder heilpädagogischen Therapie, ja es ist bereits ein guter Teil davon: denn der gute Erzieher, der ein abnormes Kind in seinen Besonderheiten und Schwierigkeiten richtig versteht, wird sich *automatisch* ihm gegenüber richtig einstellen. Es ist dabei gar nicht unbedingt nötig, daß ihm dieses Begreifen bis ins letzte klar bewußt wird; auch eine aus dem Instinkt kommende Einstellung des Erziehers kann Bedeutendes leisten, wie denn überhaupt die Instinktsicherheit gerade dem abnormen Kind gegenüber unbedingte Notwendigkeit ist. Trotzdem bleibt es dabei, daß die Menschenkenntnis das Fundament der Heilpädagogik ist.

Es ist natürlich unmöglich, in einer „Einführung" alle wissenschaftlichen Systeme einer Charakterologie und einer Psychopathologie des Kindes ausführlich zu schildern und sich dann mit ihnen auseinanderzusetzen. Das würde den Rahmen dieses Buches sprengen. Wir wollen im folgenden nur einige dieser Systeme kurz schildern und besprechen, worin sie sich für unsere Arbeit brauchbar erwiesen haben.

Immer hat die Wissenschaft, in dem Bemühen, der Fülle und der verwirrenden Mannigfaltigkeit der Erscheinungen des Lebens gerecht zu werden, versucht, Einteilungen zu finden, welche jene Vielfalt von der Ordnung eines Systems her verstehen lehrt; oder aber es wurde der Weg versucht, die einzelnen Erscheinungen von ihren „Bestandteilen" aus zu begreifen. Beide Wege wurden auch in der menschlichen Charakterologie begangen, und wir haben uns mit ihnen auseinanderzusetzen.

Als Beispiel für die erstgenannte, die „typologische" Betrachtungsweise, sei zunächst das Werk ERNST KRETSCHMERS[1] besprochen. Dieser ging davon aus, daß zwischen den beiden großen Psychosekreisen, dem manisch-depressiven Irresein und der Schizophrenie einerseits und andererseits bestimmten Körperbautypen deutliche, statistisch nachweisbare Beziehungen bestünden. Manisch-depressive Psychosen gehören in der Mehrzahl der Fälle dem „Pyknischen" Habitus an (Kleinwüchsigkeit, starke Entwicklung der Körperhöhlen, tiefer, tonnenförmiger Thorax, Neigung zu Fettleibigkeit, grazile Extremitäten; auch die Kleinformen des Gesichts sind kurz, gedrungen, weich und rundlich). Die Schizophrenen wiederum gehören in der Mehrzahl der Fälle entweder dem „Leptosomen" Habitus an (alles ist lang und hager; die Extremitäten, der Thorax, aber auch die Kleinformen sind in die Länge gezogen; auf schlankem Hals sitzt ein längliches Gesicht mit langer, oft stark vorspringender Nase, so daß, zumal wenn das Kinn hypoplastisch ist und zurückweicht, ein „Winkelprofil" entsteht), oder aber dem „Athletischen" Habitus (alles ist derb und breit;

---

[1] KRETSCHMER, E.: Körperbau und Charakter. Berlin: Julius Springer, 1928, zahlreiche, bisnun 22 Neuauflagen.

starkes Muskel- und Knochenrelief; der Gesamteindruck klotzig und straff, durch besonders starke Ausbildung der „Körperenden" erinnert das Bild manchmal an die endokrine Störung der Akromegalie), oder schließlich dem „Dysplastischen" Habitus (kein einheitlicher Typus, sondern charakterisiert durch das Vorkommen ganz verschiedener Unter- oder Überentwicklungen oder Verbildungen einzelner Teile des Körpers). (Die Körperbauten KRETSCHMERS wurden im obigen nicht genauer geschildert, weil sie seit längerer Zeit Allgemeingut des Wissens geworden sind und weil sie andererseits, wie wir noch hören werden, im Kindesalter noch nicht klar ausgeprägt sind.)

Die große Bedeutung hat KRETSCHMERS Werk, dessen Titel „Körperbau und Charakter" heißt, dadurch gewonnen, daß der Autor die gleiche Beziehung zwischen Körperlichem und Seelischem wie bei den Psychosen auch bei den normalen Charakteren fand: Diese trennten sich ihm vor allem in zwei Typen: den *„zyklothymen"* (so genannt wegen gewisser Ähnlichkeiten mit der „zyklischen" Psychose des manisch-depressiven Irreseins; vor allem charakterisiert durch gute Gefühlsbeziehungen zu den Menschen und zur Welt; gesellige, gutherzige, freundliche, gemütvolle und gemütliche, bisweilen aber auch schwermütige Menschen von unmittelbarem Kontakt, von gutem Situationsverständnis und von gutem Humor, lebenstüchtige Praktiker, fähig zu frohem Lebensgenuß) und andererseits den *„schizothymen"* (hauptsächlich durch mangelnden oder herabgesetzten Gefühlskontakt mit der Welt und den Menschen charakterisiert; schwer durchschaubar und schwer einfühlbar, hinter kalter und unbewegter Maske oft differenziertes Empfinden verbergend; nach außen reizbar, mürrisch, nervös, manchmal auch stumpf, von sonderlinghaftem Wesen, oft von überspannten und unbrauchbaren Sonderinteressen erfüllt). So großartig KRETSCHMER die Schilderung zyklothymer und schizothymer Charaktere gelungen ist, die Beschreibung eines dritten Charaktertypus, des „zähflüssigen" Temperaments der Athletiker erscheint uns nicht ebenso überzeugend, so daß sich bei ihm die Fülle der menschlichen Charaktere im wesentlichen auf die Polarität schizothym-zyklothym zurückführen läßt. Am besten scheint uns das noch bei jener anderen „Extremvariante" menschlicher Möglichkeiten (außer den Geisteskranken), nämlich bei den „genialen Menschen", gelungen[1].

Bei den Durchschnittsmenschen jedoch ergeben sich die größten Schwierigkeiten: Eine derart „eindimensionale" Betrachtungsweise kann der Fülle der menschlichen Persönlichkeiten nicht gerecht werden; was ist damit getan, wenn man, wie KRETSCHMER, in den Fällen, wo weder eine Zyklo- noch eine Schizothymie deutlich wird, von einer „Legierung" der beiden Komponenten spricht? Ein weiterer Nachteil ist, daß bei Frauen die KRETSCHMERschen Typen sowohl körperlich wie auch seelisch nur selten deutlich ausgeprägt sind und daß sie vor allem im Kindesalter fast nie eindeutig zu finden sind (erst nach der Pubertät prägen sich die von KRETSCHMER beschriebenen Körperbautypen aus, und von den Charaktertypen haben wir bei Kindern nur bei unseren „Autistischen Psychopathen", welche an die „Schizothymen" erinnern, Anklänge an KRETSCHMERsche Charaktertypen gefunden). Trotzdem sind wir überzeugt, daß KRETSCHMER wesentliche Dinge klar und richtig gesehen hat. Für die bedeutendste Leistung halten wir dabei den Umstand, daß er, zum ersten Mal in so exakter Weise, Körperliches und Seelisches, eben „Körperbau und Charakter" in Beziehung bringen konnte. Auch in unserem eigenen Werk wird noch viel von dem

---

[1] KRETSCHMER, E.: Geniale Menschen, 4. Aufl. Berlin-Göttingen-Heidelberg: Springer-Verlag, 1948.

Problem der Beziehungen von „innen" und „außen" beziehungsweise von Ausdrucksmöglichkeiten des Seelischen durch körperliche Gegebenheiten und Vorgänge die Rede sein.

Außer dem KRETSCHMERschen System gibt es noch zwei typologische Be-
trachtungsweisen, welche mit dem zuerst beschriebenen vor allem das gemeinsam haben, daß auch bei ihnen im wesentlichen *ein* Gegensatzpaar als Ordnungs-
prinzip angelegt wird; denn wenn auch sowohl E. R. JAENSCH[1] als auch JUNG[2]
differenzierende Zwischentypen kennen, so löst sich doch auch diesen beiden
Autoren die Fülle der menschlichen Charaktere im wesentlichen nach *einer*
Polarität auf: bei JAENSCH ist es der Gegensatz zwischen dem „Integrierten"
und dem „Desintegrierten", bei JUNG zwischen dem „Extravertierten" und dem
„Introvertierten", wobei außerdem in zahlreichen Einzelheiten Beziehungen zwischen dem Zyklothymen, dem Integrierten und dem Extravertierten einerseits
und andererseits dem Schizothymen, dem Desintegrierten und dem Introvertierten bestehen.

So reale Beobachtungen auch hinter all diesen Beschreibungen stehen, es sind
der Möglichkeiten, der Typen zu wenige; sie können der Vielfalt der menschlichen Erscheinungen nicht gerecht werden, am wenigsten bei den im Rahmen der
normalen Variationsbreite liegenden Persönlichkeiten, vor allem auch bei Kindern und Jugendlichen.

Die *Typologien* im engeren Sinn scheinen diesem Mangel abzuhelfen. Es
wird da eine weit größere Anzahl von Typen aufgestellt, vor allem von psychopathischen Persönlichkeiten, welche in möglichst vielen Wesenszügen übereinstimmen sollen, wobei *ein*, der „führende" Charakterzug dem Typus den Namen
gibt. Unter diesen Typologien ist am bekanntesten die von KURT SCHNEIDER[3],
der folgende Typen unterscheidet und überzeugend beschreibt: die Hyperthymi-
schen, Depressiven, Selbstunsicheren, Fanatischen, Geltungsbedürftigen, Stim-
mungslabilen, Explosiblen, Gemütlosen, Willenlosen, Asthenischen Psychopathen.
Ebenfalls folgt der typologischen Betrachtungsweise das immer noch klassische
Werk „Psychopathologie des Kindesalters" von HOMBURGER[4].

Gegen eine solche Betrachtungsweise haben vor allem SCHROEDER und seine
Schule gewichtige Einwände erhoben: Es sei eine ganz unerlaubte Vereinfachung,
Persönlichkeiten nur nach einem einzigen Wesenszug zu charakterisieren und
viele andere Züge, die ihnen ebenso das Gepräge geben, außer acht zu lassen.
Auch SCHNEIDER hat ja zugegeben, Typen seien „erste und im Hinblick auf das
Individuelle selbst grobe Orientierungspunkte von grundsätzlicher Einseitigkeit". Es ergebe sich sofort die Notwendigkeit, neben dem jeweiligen Typus
zahlreiche Unterformen, Kombinationen, Beziehungen zu anderen Psychopathieformen abzuhandeln, wobei es manchmal zweifelhaft erscheine, ob nicht vielleicht eine der dabei beschriebenen „Nebenseiten" besser als die Hauptseite in
Betracht käme. Das lege nahe, überhaupt auf „eindimensionale" Typisierungen
in der bunten Vielfalt der Charaktergefüge von vornherein zu verzichten und
ihre Mehr- oder Vieldimensionalität jeder systematischen Beschreibung zugrunde
zu legen.

---

[1] JAENSCH, E. R.: Grundformen menschlichen Seins. Berlin: Elsner, 1929; Der Gegentypus. Leipzig: J. A. Barth, 1936.

[2] JUNG, C. G.: Psychologische Typen. Zürich und Leipzig: Rascher, 1926.

[3] SCHNEIDER, K.: Die psychopathischen Persönlichkeiten. Leipzig und Wien: F. Deuticke, 1934.

[4] HOMBURGER, A.: Psychopathologie des Kindesalters. Berlin: Julius Springer, 1926.

So kommt SCHROEDER[1] zu seiner Einteilung der kindlichen Charaktere. Gelingt es, bei einem Menschen *alle* wesentlichen Seiten seines Seelenlebens zu beschreiben, die bei jedem Individuum in unterschiedlicher *Mengen*verteilung zu einem Ganzen „legiert" sind, so muß sich daraus ein klares Bild dieses Menschen ergeben, das alle seine Reaktionsweisen bestimmen läßt, aus dem man auch das erzieherische Verhalten und nicht zuletzt auch die soziale Prognose ableiten kann. Seelische Abartigkeiten (das Wort „Psychopathie" wird von SCHROEDER abgelehnt, weil man daraus schließen könnte, ein Psychopath sei ein Halb- oder Viertelnarr, was weder in bezug auf das Zustandsbild noch auch in erbbiologischem Sinne zutreffe) bestehen nicht darin, daß eine von diesen Seiten fehlt oder eine neue dazukommt. Alle seelischen Verschiedenheiten, auch die ganz monströsen, sind aus der Verschiedenheit der „Quantität" der einzelnen seelischen Seiten und Richtungen sowie aus der Kombination aller Teile zu einem Ganzen zu beschreiben und zu erklären. SCHROEDER beschreibt und mißt mengenmäßig in den einzelnen Fällen folgende seelische „Seiten": Den *Verstand;* das *Gemüt* (wohl die wichtigste Seite für die Beurteilung und Bewertung einer Persönlichkeit; er versteht darunter „die Fähigkeit, Anteil an anderen nehmen zu können, mitzufühlen, mit ihnen zu sein"; oft wird in diesem Zusammenhang das Wort „Agape", „Liebesfähigkeit" genannt, wird in den einzelnen Persönlichkeitsbeschreibungen auf die entscheidende Bedeutung des Gemütes in den Beziehungen der Kinder zu Menschen, Tieren und Sachen ihrer Umwelt hingewiesen); den *Halt* (die Leicht- oder Schwerbestimmbarkeit durch äußere Einflüsse, mit den Extremen Haltlosigkeit und Haltstärke; dabei wurde mit Recht darauf hingewiesen, daß der „Halt", zum Unterschied von den meisten anderen Charakterseiten, die besondere Fähigkeit nachzureifen habe, was die wichtigsten Konsequenzen gerade bei Problemen Pubertierender mit sich bringe); weiter die *Phantasie;* das *Geltungsstreben;* den *Antrieb* (das Maß von spontaner Aktivität oder Impulsivität); die *Grundstimmungslage* (mit dem „Maximum" des manischen und dem „Minimum" des depressiven Verhaltens); und endlich das *motorische Verhalten* (was sich allerdings teilweise mit der Seite des „Antriebes" deckt). Wie viel oder wie wenig jeder Mensch von jeder dieser Seiten habe, die „wie die Facetten eines Kristalls seine Persönlichkeit zusammensetzen", danach entscheide sich sein Schicksal.

So sei etwa für den Hochstapler charakteristisch, daß in ihm reiche Phantasie, viele Antriebe, besonders starkes Geltungsstreben, eine gute Intelligenz und eine eklatante Gemütsarmut vereinigt seien. Oder ein anderes Beispiel: für einen Haltlosen sei es wesentlich, wie groß seine intellektuellen Fähigkeiten seien (günstigen Falles könne er damit noch lernen, durch verstandesmäßiges Abwägen der Folgen seines Tuns gröberen Schaden für die Zukunft zu vermeiden) und vor allem, wie er gemütsmäßig geartet sei: im günstigen Fall würden sich schließlich doch genügend starke Bindungen einstellen, durch die eine soziale Einordnung ermöglicht werde, während andererseits die Kombination von Haltlosigkeit und Gemütsarmut eine besonders schlechte Prognose ergäbe.

Zweifellos ist diese „charakterologische" Betrachtungsweise vor allem praktisch-pädagogisch, auch zur Beurteilung von Notwendigkeit und Art von Fürsorgemaßnahmen gut brauchbar, jedenfalls besser als eine der gangbaren, besonders der systematischen Typologien. Es zeigt sich vor allem, daß sie den im Rahmen der normalen Variationsbreite liegenden Persönlichkeiten nicht schlecht

---

[1] SCHROEDER, P.: Kindliche Charaktere und ihre Abartigkeiten. Breslau: F. Hirt, 1931.

gerecht wird: gerade einem Menschen, bei dem nicht eine grobe qualitative Abnormität das ganze Persönlichkeitsbild bestimmt, tut man bei der Beurteilung einen Zwang an, wenn man versucht, ihn in eine Typologie hineinzupressen.

Trotzdem wirken auch die von SCHROEDER mitgeteilten Persönlichkeitsbilder oft eigenartig farblos und unindividuell. So plausibel zunächst dieses System der Persönlichkeitsbeschreibung erscheinen mag, so erheben sich doch bald gewichtige Bedenken dagegen. Man fragt sich, ob denn die von SCHROEDER beschriebenen „Seiten" des Charakters wirklich ausreichen, ob es nicht doch noch andere gibt, die in einem bestimmten Fall sehr wichtig wären, aber in dem gegebenen System nicht vorgesehen sind. Das System aber — dieser Einwurf ist freilich gegen jede systematische Charakterologie zu erheben — engt den Blick ein, läßt über die Grenzen des Schemas nicht hinaussehen.

Ein weiterer Einwand lautet: Eine menschliche Persönlichkeit ist nicht als Summe von Teilen zu begreifen, als Summe von in sich selbst konstanten, qualitativ einheitlichen Gegebenheiten, welche, in den verschiedenen Fällen nur quantitativ verschieden, durch einfache Addition die ganze Persönlichkeit ergeben sollen (SCHROEDER selbst gebraucht in diesem Zusammenhang das Bild von den Gewichten einer Waage, welche zu einer bestimmten Gewichtsmenge addiert werden könnten). Nichts Lebendiges aber, und schon gar nicht das höchst organisierte Lebendige, der Mensch, ist als Summe von Teilen zu verstehen — das würde der Persönlichkeit jede Dynamik nehmen —, man kann sie vielmehr nur als Organismus begreifen; das bedeutet, daß jeder Wesenszug auf jeden anderen bezogen ist, daß jeder von den anderen eine besondere Färbung erhält und wiederum auf alle anderen ein bezeichnendes Licht wirft. Aus der SCHROEDERSCHEN Charakterologie aber wird das für den Menschen wesensbestimmende Prinzip der Einheit, Einmaligkeit und Ganzheit der Persönlichkeit nicht klar. Die seelischen „Seiten", welche SCHROEDER beschreibt, sind in Wirklichkeit keine Konstanten, sondern *qualitativ* ungemein verschieden, bei verschiedenen Menschen nur schwer miteinander vergleichbar.

Das soll durch einige Beispiele erklärt werden. Wenn man schon zugibt, daß man gewisse Charakterzüge nicht losgelöst von den übrigen betrachten kann, so scheint diese Möglichkeit doch wenigstens für die *Intelligenz* gegeben. Sie sei doch wohl ohne weiteres allein für sich zu betrachten und auch quantitativ zu messen. Fast alle gangbaren Testmethoden, angefangen von dem grundlegenden Werk BINETS, gehen ja diesen Weg. Dem an Menschen Erfahrenen wird aber doch klar, daß es auch *die* Intelligenz schlechthin, die sich bei verschiedenen Menschen nur durch verschiedene Quantität unterscheidet, nicht gibt. Wer so glaubte, wer die individuellen Faktoren bei der Intelligenzprüfung nicht einkalkulierte, der würde bei der Beurteilung grobe Fehler machen. In Wirklichkeit ist es so, daß auch dann, wenn man nur die Intelligenz untersuchen will, die ganze übrige Persönlichkeit „mitspielt". So spielt für das endgültige Ergebnis nicht nur das Maß der Begabung eine Rolle; entscheidend wichtig sind auch die individuelle Arbeitsweise und ihre Störungen, der persönliche Kontakt, die Stärke der Spontaneität, die Stimmungslage, die Mechanisierbarkeit und andererseits die Originalität des Kindes — — — man würde nicht so bald fertig, wollte man alle Persönlichkeitsfaktoren aufzählen, welche die intellektuellen Leistungen beeinflussen; man käme dabei auf ungefähr so viele Möglichkeiten, wie es individuelle Persönlichkeiten gibt. Wie anders ist etwa die typische Buben- und die typische Mädelintelligenz; wie sehr unterscheiden sich auch qualitativ die Leistungen des „erethischen Charakters", dem leicht alles zufliegt, der aber nichts tiefer verarbeitet — und des pedantischen Grüblers und Tüftlers, der geradezu zwanghaft präzis formulieren muß; die Leistungen des Autistisch-Originellen und des primitiven „Integrierten", der nur im Konkreten zu Hause ist; die „gestenhafte" Redegewandtheit des einen Kindes von der klaren Abstraktionsfähigkeit eines anderen! So wie jene besonderen Persönlichkeitsqualitäten zur Beurteilung eines Testergebnisses herangezogen werden müssen, so soll, glauben wir, eine gut geführte Intelligenzprüfung wiederum ein klärendes Licht auf derartige Wesenszüge werfen, deren wir oben einige schilderten. Wir haben darum auch Bedenken gegen eine rein quantitativ messende Testmethode (siehe Kapitel „Testmethodik"!).

Ein zweites Beispiel: Eine zentrale Bedeutung hat in dem Werk SCHROEDERS die Beurteilung des *Gemütes,* und das mit vollem Recht. Auch das Gemüt ist aber nicht eine in sich konstante „seelische Seite", die bei verschiedenen Menschen nur in verschiedener Quantität vorhanden wäre, sondern ist selber etwas ungemein Komplexes, das bei verschiedenen Persönlichkeiten größte qualitative Verschiedenheiten aufweist. Wie anders ist das, was wir Gemüt nennen, etwa bei einem Haltlosen, der ungemein leicht Gefühlsbeziehungen anknüpft, der, um anderen eine Freude zu machen, all seinen Besitz verschenken kann, dessen Reuetränen, wenn ihm einmal etwas „passiert" ist, zweifellos echt sind, wobei aber alle diese so leicht erregten Gefühle und die Beziehungen daraus ohne Tiefgang sind, rasch von neuen Triebimpulsen oder einer Verführung von außen hinweggeschwemmt werden — und wie anders ist das Gemüt bei dem tiefgründigen, seelisch reich differenzierten Kind, das persönlich schwer zu gewinnen, ja empfindlich gegen persönlichen Kontakt ist, auf dessen scheue, wenig sich äußernde Zuneigung man jedoch fest bauen kann — wie anders wiederum ist das „Gemüt" der Autistischen Psychopathen mit den undurchschaubaren Widersprüchen zwischen rührender Anhänglichkeit etwa an bestimmte Tiere und krasser Lieblosigkeit, ja Grausamkeit manchen Menschen, besonders den Familienangehörigen gegenüber. Mit quantitativ messendem Ausdruck „Gemütsarmut" oder „Gemütsreichtum" ist da wenig getan. Nur die Kenntnis der individuellen Persönlichkeit kann auch die Frage klären, wie es um das Gemüt eines Kindes bestellt ist.

Ganz ähnlich geht es einem auch bei anderen charakterologischen Systemen, etwa dem von LUDWIG KLAGES[1], welches mit seiner Einteilung nach „Stoff", „Gefüge" und „Artung" des Charakters noch mehr gedanklich deduziert wirkt als das eben geschilderte. Jede systematische „Charakterologie" sowohl wie auch jede systematische Typologie geben für die meisten Fälle nur „grobe Orientierungspunkte", so wie SCHNEIDER das freimütig für seine Methode zugibt. Fragt man, einem bestimmten Schema folgend, immer nach den gleichen Wesenszügen, den gleichen „Seiten" der Persönlichkeit und nur nach diesen, so erhält man oft eine Fülle ganz uncharakteristischer Angaben, welche das Bild verschwommen machen und nicht klären, besonders dann, wenn bestimmte Seiten und Richtungen in einem mittleren, durchschnittlichen Ausmaße gegeben sind und dadurch einem Menschen in dieser Hinsicht keine prägnanten Züge verleihen. Für manchen Menschen ist es eben unwesentlich, etwa nach seiner Phantasie, seinem Geltungsstreben, seinem Antrieb zu fragen, weil er auf diesen Gebieten nichts Auffallendes aufweist.

Wir glauben jedoch, daß man dem Ziel jedes Strebens nach Menschenkenntnis, nämlich der Erfassung der Ganzheit und der Individualität einer Persönlichkeit, dadurch am nächsten kommt, daß man von vornherein bestrebt ist, durch einen schöpferischen Akt der Zusammenschau einen Menschen als eine Ganzheit aufeinander bezogener Glieder, eben als einen Organismus zu sehen. Dieses

---

[1] KLAGES, L.: Die Grundlagen der Charakterkunde. Leipzig: J. A. Barth, 1936.

Schauen — das Wort in dem weiten Sinne verstanden, in dem es GOETHE gebraucht — ähnelt dem Wirken eines Künstlers, welcher, wenn er einen Menschen darstellen will, in seinem Werk ebenfalls nur die wesentlichen, die Persönlichkeit prägenden Züge hervortreten läßt und das Mittelmäßige unterdrückt und eben dadurch seinem Bild das Merkmal des Überzeugenden, des Wahren verleiht. Wir suchen also in jedem Fall jenes Gestaltende zu finden, von dem aus eine Persönlichkeit körperlich und seelisch durchorganisiert verstanden werden kann.

Gewiß kann einem zur Menschenkenntnis die Erfahrung viel helfen — daß man also ein großes Vergleichsmaterial zur Verfügung hat, von dem sich der zu begutachtende Fall kontrastierend abhebt; gewiß spielt auch erlerntes Wissen, psychologisches wie ärztliches, dabei eine Rolle. Das darf aber keineswegs alles bleiben, ja es liegt im bloßen Wissen, etwa in einem streng festgehaltenen System, eine große Gefahr: Es kann einem den Blick gerade für das Einmalige und Wesentliche verbauen. Erkenntnis einer Persönlichkeit ist vielmehr ein schöpferischer, ein „künstlerischer" Akt. Alles „Wissen" muß zurücktreten, soll nur als Hintergrund tief im Grunde des Bewußtseins ruhen. Der Menschenkenner muß imstande sein, eine Persönlichkeit „aus erster Hand" zu erleben, nicht aus zweiter Hand, einem erlernten System gemäß. Das ist ein Akt, der in ganz anderem Maße bei dem Schauenden den Einsatz der ganzen Persönlichkeit erfordert, weit mehr, als die bloße Reproduktion eines Wissens, die Einordnung in ein System das bräuchte. Es muß sozusagen „ein weiterer Gang eingeschaltet werden".

Zu vergleichen ist dieser schöpferische Akt etwa mit dem, was sich in einem guten Arzt bei einer schwierigen medizinischen Diagnose abspielt. Auch dazu ist viel erlerntes Wissen erforderlich: die Kenntnis der Symptomatik der Krankheiten, die Beherrschung zahlreicher physikalischer, chemischer und anderer Untersuchungsmethoden. Aber aus einer Addition von Symptomen und Untersuchungsbefunden wird noch keine Diagnose. Allzu oft widersprechen sich einzelne Symtome, einzelne Befunde. Um zu der richtigen Diagnose zu gelangen, muß der Arzt ebenfalls all dieses Einzelwissen aus dem Vordergrund seines Bewußtseins zurückdrängen und sozusagen „in sich selbst hinabsteigen", sich ganz „sammeln" (wir bewundern hier wieder einmal die Weisheit der Sprache!). Erst dann wird ihm oft die richtige Diagnose „geschenkt". Man spürt es selber an der Anspannung *aller* seiner Kräfte, daß dabei etwas Großes geschieht, über das bloße Denken hinaus.

Dieser von der *Intuition* ausgehende Weg, bei dem versucht wird, das Aufbauprinzip der Persönlichkeit zu erfassen, von dem aus diese durchorganisiert ist, gebraucht als wichtigstes Mittel die *Deutung der Ausdruckserscheinungen.* Zur wissenschaftlichen Begründung dieses Weges verdanken wir Wesentliches LUDWIG KLAGES[1]: Gesetzmäßig erschließen uns die Ausdruckserscheinungen eines Menschen sein Wesen. Der Eindruck, den diese Erscheinungen auf uns machen, läßt in uns das Bild der zu beurteilenden Persönlichkeit entstehen.

Dieser Weg von den Ausdruckserscheinungen zum Wesen verzichtet bewußt auf ein von vornherein gegebenes System. Er geht vielmehr vom Individuum aus, sucht die Persönlichkeit in ihrer Einmaligkeit zu begreifen, sucht die gesetzmäßige Entsprechung von außen und innen, von dem, was sich am Körper „abspielt", und den charakterlichen Gegebenheiten zu finden.

KLAGES hat schon gezeigt, daß keineswegs all das, was an Ausdruckserscheinungen von einem Menschen ausgeht (und darum auch wesentliche Teilfunktionen der „Menschenkenntnis"), dem Beurteiler auch voll bewußt wird; vielmehr geht

---

[1] KLAGES, L.: Grundlegung der Wissenschaft vom Ausdruck. Leipzig: J. A. Barth, 1936.

vieles davon in den mehr oder weniger unbewußten „Eindruck" ein — und
gerade das, was man an einem anderen Menschen gar nicht genau definieren
kann, sondern nur „spürt", gehört zu dem Untrüglichsten. Darum sind im allgemeinen auch Frauen bessere Menschenkenner, weil sie dem Bereich des Gefühles
näher stehen als der mehr intellektuell organisierte Mann. In der Heilpädagogik
freilich, wo wir bei abnorm reagierenden Kindern nicht nur pädagogische (das
wäre noch weitgehend instinktiv möglich), sondern auch administrative Konsequenzen ziehen müssen, ist es unsere Aufgabe, das, was wir an einem Menschen
sehen und aufnehmen, auch ins klare Bewußtsein zu heben, aber, und das ist
das Schwerste, ohne den Boden der Instinkte zu verlassen.

Über die Ausdruckserscheinungen

Schon die ruhende Gestalt ist Träger von Ausdruck. Wäre dem nicht so, dann
hätte es keinen Sinn, überhaupt Körperbautypen aufzustellen, die Kunde vom
inneren Wesen geben sollen. Vor allem aber beweist die plastische Kunst aller
Zeiten, daß auch die aus ruhendem Stoff gebildete menschliche Gestalt Träger
stärksten seelischen Ausdruckes sein kann, wobei freilich die Mittel des Künstlers, welcher verstärken und weglassen darf, ausdrucksstärkere Gestalten hervorzubringen vermögen als die Natur. Besonderen Ausdruckswert hat all das, was
in dem Begriff der „Haltung" eines Menschen liegt. Nicht umsonst hat dieses
Wort eine Doppelbedeutung, meint sowohl etwas Körperliches wie etwas Seelisches, Gesinnungsmäßiges — weil eben gesetzmäßig eines dem anderen entspricht.

Weit reicher an Ausduck als die ruhende Gestalt wird aber natürlich die
von Bewegung belebte sein. Wir können hier wieder unterscheiden zwischen
jener Motorik, welche hauptsächlich den Zweck hat, eine bestimmte Arbeit zu
vollführen — wir wollen sie „Arbeitsmotorik" nennen — und jener, deren Haupt-
zweck es ist, Ausdruck zu vermitteln, der „Ausdrucksmotorik". Zweifellos ist
schon die „Arbeitsmotorik" Trägerin reichen individuellen Ausdrucks. Jeder
Mensch hat seinen besonderen „Schwung" beim Hantieren, vor allem hat jeder
seinen ganz charakteristischen Gang, an dem er sofort zu erkennen ist, auch
dann, wenn etwa wegen allzu großer Entfernung jede körperliche Einzelheit,
auch jede Einzelheit der Bewegung verschwindet und nur die gesamte „Bewegungsgestalt" allein zu erkennen übrig bleibt. Wir wissen ja auch, daß diese
„Ausdruckskomponente" der Motorik ihre eigene Innervation hat: Sie erhält
ihre Impulse nicht von der „Pyramidenbahn", durch welche die bewußte und
willkürliche Muskelaktion vermittelt wird (siehe Kapitel „Aktivität", S. 66),
sondern durch „extrapyramidale" Nervenbahnen, welche von den subkortikalen
motorischen Integrationsorten ausgehen (dem „Roten Kern" und besonders dem
mächtigen striopallidären System).

Vor allem steht der Ausdruckswert *einer* bestimmten Arbeitsmotorik seit
langem im Mittelpunkt des Interesses: die Handschrift. Daß dem so ist, hat
seinen Grund darin, daß diese motorische Aktion nicht mit dem Augenblick
wieder verschwindet, in dem sie entsteht, sondern daß sie beständige Spuren
hinterläßt, aus denen auf die motorische Aktion selbst und auf deren Ausdruckswert Schlüsse gezogen werden können. Es ist kein Zufall, daß jener Mann, der
uns die „Grundlegung der Wissenschaft vom Ausdruck" gegeben hat, LUDWIG
KLAGES, auch der Begründer der wissenschaftlichen Graphologie ist[1]. Freilich
gehört auch zur Handschriftdeutung ein Gutteil Intuition, eine Fähigkeit zum
Erfassen von Bewegungsganzheiten, nicht nur die Analyse von Einzelelementen,
was die Graphologie oft vergißt.

---

[1] KLAGES, L.: Handschrift und Charakter. Leipzig: J. A. Barth, 1921.

Schließlich ist das System der *mimischen Muskulatur* zu nennen, deren Haupt-
aufgabe es ist, Ausdrucksbewegungen hervorzubringen, während dem gegenüber
der Zweck, eine bestimmte Arbeit zu leisten, zurücktritt. Dementsprechend steht
denn auch die „subkortikale", „extrapyramidale" (d. h. nicht von der Pyramidenbahn, der Leitung der willkürlichen und bewußten Muskelaktionen, vermittelte)
Innervation dieser Muskeln im Vordergrund: Wir können zwar auch etwa bestimmte Mundbewegungen bewußt und willkürlich ausführen, trotzdem gelingt
es uns kaum, mit Hilfe solcher willkürlicher Nervenimpulse ein so schönes
Lächeln hervorzurufen, wie es im Affekt der Freude „von selbst" auf unser
Gesicht tritt (Franz Werfel hat das wunderbar ausgedrückt: „Lächeln ist keine
Falte, Lächeln ist Wesen vom Licht"). So kann denn auch ein guter Beobachter
leicht unterscheiden, ob ein mimischer Ablauf von echtem Affekt getragen oder
ob er absichtlich „gemacht" ist.

Vor allem sind aber die *vegetativen Erscheinungen* Träger von Ausdruck.
Das vegetative Nervensystem ist ja jenes Instrument, auf dem das Seelische vornehmlich spielt; durch dieses setzt sich hauptsächlich das Seelische ins Körperliche um, daher auch der Name „sympathisches Nervensystem" (das heißt, unter
seiner Vermittlung „leidet", empfindet das Körperliche mit dem Seelischen mit
— συμπαθεῖν, sympatheïn, d. i. mit-leiden).

Machen wir uns einmal klar, daß es ganz vornehmlich vegetative Erscheinungen sind, durch die wir Kenntnis erhalten, welche Affekte in dem uns gegenüberstehenden Menschen ablaufen; einen unmittelbaren Einblick in seine seelischen Abläufe haben wir ja nicht, wir wüßten also nichts von ihnen, wenn das
Vegetative uns nicht untrüglich von den affektiven Vorgängen Kunde gäbe.

So erkennen wir sofort den Zorn des Zornigen: an der Röte seines Gesichts
(bedingt durch Erschlaffen der Hautblutgefäße in diesem Gebiet — was in der
Regel parallel geht mit einer Erweiterung der Gehirngefäße, so daß es bei gewissen abnorm veranlagten Menschen zu einem förmlichen „Ertrinken des Gehirns im Blut" und damit zu Störungen des Bewußtseins und der Kritik über
die Aktivität kommen kann, was man „Pathologischen Affekt" nennt); das Gesicht ist verzerrt (krampfhafte Innervation der mimischen Muskulatur); die Augen
„treten aus den Höhlen" (Wirkung des vegetativ innervierten M. protrusor bulbi);
sie sind weit aufgerissen (Wirkung des ebenfalls vegetativ bestimmten Lidhebers)
und glänzen unnatürlich stark (stärkere Durchfeuchtung durch Wirkung auf die
Tränendrüsen); manche Menschen geifern förmlich (verstärkte Speichelsekretion);
die Atmung kann stark beschleunigt und röchelnd sein, ebenfalls ist die Herzaktion beschleunigt, der Blutdruck stark erhöht (daher die Gefahr von Apoplexien
im Zorn bei dazu disponierten Menschen).

Einen ganz anderen Komplex vegetativer Erscheinungen sehen wir, um ein
anderes Beispiel anzuführen, beim Schreck mit seinem Erbleichen („horror
pallidus" — die damit parallel gehende Hirnanämie kann zu Ohnmachtsanfällen
führen), der Pupillenerweiterung, dem Versiegen der Speichelsekretion (quälend
trockenes Gefühl im Mund — „da bleibt mir die Spucke weg", sagt der Nord-
deutsche!), dem Würgen im Hals, der mimischen und allgemein-motorischen
Erstarrung (Zu-Stein-werden in verschiedenen Sagen; übrigens ist die gleiche
Erscheinung bei vielen Tieren zu beobachten und dort als „Totstellreflex" ein
sehr sinnvoller Schutzmechanismus, weil das unbewegte Tier von seinen Feinden
nicht bemerkt wird); so wie vielen Tieren stehen auch dem Menschen „die Haare
zu Berge" (Wirkung auf die Mm. erectores pilorum); „kalter" Schweiß steht
auf der Stirn (wir glauben nicht, ob diesen der Wissenschaftler vom „heißen"
Schweiß, etwa des Zornes, genau unterscheiden kann; der fühlende Mensch aber
kann es!); quälend werden auch die Kreislaufsymptome empfunden — eine

„Depression" der Herzaktion, manchmal von einem Herzjagen gefolgt; es kann aber auch, besonders bei Kindern und primitiven Menschen, vorkommen, daß ihnen durch Erschlaffen der Schließmuskel von Blase und Mastdarm „etwas Menschliches passiert".

Wie anders wieder sind die vegetativen Erscheinungen der Freude mit der frischen Rötung des Gesichts (ganz anders als die unnatürliche, ins Cyanotische gehende Blutüberfüllung des Zorngesichtes), dem „warmen Glanz des Auges" (hier fällt es uns schon schwer, all das präzis zu beschreiben, was in diesem Ausdruck liegt; die stärkere Durchfeuchtung der Bindehaut ist sicher nur ein Teil davon); dazu kommt die Beschleunigung der Herzaktion, die Gefäßerweiterung, vor allem der Herzkranzgefäße, was ein köstliches Gefühl der Wärme und des Wohlbefindens hervorruft (unnachahmlich ist dieses Gefühl in dem Märchen geschildert, da dem listigen Schwäblein das Herz „hüpft wie ein Lämmerschwänzchen").

Überhaupt ist gerade da, wo es sich um die Beschreibung affektiver Vorgänge handelt, die Ausdrucksgewalt der Sprache zu bewundern, die mit ungemein bildhaften Ausdrücken die körperlich-seelische Korrespondenz dieser Vorgänge zu schildern versteht. Ausdrücke wie: „niedergeschlagen sein", „sprudelnde Freude", „warme Liebe", „kalter Haß", „steinernes Herz des Geizigen" zeigen, daß es schließlich auch zu den Ausdruckserscheinungen gehört, daß sich Seelisch-Geistiges in Worten „verkörpert", in Worten, welche zeigen, wie Leibliches zum Bild des Geistigen wird. Nur so ist ja überhaupt Geistiges „be-greiflich" zu machen, durch die Sprache in den „Griff" des Erkennens und Denkens zu bekommen.

Ist die Sprache, von der wir gleich unten noch mehr zu sagen haben, ein spezifisch menschlicher „Ausdruck", so weisen viele andere Ausdruckserscheinungen eine altehrwürdige Ahnenschaft auf: wir finden sie weithin auch in der Tierreihe wieder, wie uns die „Vergleichende Verhaltenswissenschaft" (KONRAD LORENZ) zeigt; so findet sich z. B. der Totstellreflex schon bei den Käfern oder die bis in feinste Einzelheiten konformen Zorn- oder Angstreaktionen bei Hunden. Mit unseren Instinktfunktionen stehen wir also, zusammen mit dem Tier, im großen Kreis des Lebens und sollen uns dessen nicht schämen!

So wie natürlich der Träger der Affekte diese geschilderten Erscheinungen nicht bewußt und absichtlich eine nach der anderen „produziert", sondern wie sie einfach ganz von selber als Komplexe ablaufen, so werden sie auch für gewöhnlich dem Beobachter einzeln gar nicht bewußt; er braucht also nicht diese oben geschilderten oder andere vegetative Erscheinungen „zusammenzuaddieren", um dann, die Summe ziehend, zu dem Schluß zu kommen, der andere sei zornig, sondern er hat sofort, ohne jedes Denken und vor jedem Denken, untrüglich den Eindruck, welcher Affekt den andern beherrscht, wie hochgradig, etwa wie gefährlich dieser Affekt sei. Daß dem so ist, erweist sich auch daraus, daß selbst die Tiere, welche besonders auf den Verkehr mit Menschen angewiesen sind, also etwa Hund und Pferd, sehr feinfühlig „verstehen", welcher Affekt in ihrem Herrn abläuft, sowie daß auch der ganz junge Säugling, der gewiß noch nicht bewußt denken kann, ohne weiteres den aus den Ausdruckserscheinungen der Mutter „sprechenden" Affekt versteht und darauf richtig reagiert, so wie er ja auch selber vom ersten Schrei seines Lebens an sehr verschiedene Affekte auszudrücken imstande ist, welche wiederum die Mutter verstehen, auf welche sie richtig reagieren soll. Aus diesem letzteren Beispiel ergibt sich übrigens klar, daß es sich bei diesen Affektabläufen um rein subkortikale Vorgänge handelt; denn beim jungen Säugling sind ja noch keine kortikalen Funktionen ausgereift.

Besonders reich an seelischem Ausdruck sind zwei Erscheinungen: der Blick, nur beim Menschen so reich an Möglichkeiten, und die Sprache, die überhaupt nur dem Menschen allein eigen ist.

Wir vermögen keineswegs all das, was aus dem *Blick* eines Menschen „sprechen" kann, präzis wissenschaftlich zu beschreiben; wir können einiges sagen über die wechselnde Lage des Augapfels in der Augenhöhle (M. protrusor bulbi), über seine durch die anderen Augenmuskeln bedingte Stellung und Bewegung, über die Weite der Lidspalte und der Pupille, besonders aber über die Durchfeuchtung der Augenbindehaut, schließlich auch über den Turgor des Gewebes in der Umgebung des Auges — damit allein ist aber keineswegs die Fülle der Ausdrucksmöglichkeiten zu beschreiben, die im menschlichen Blick liegen können. Darüber wissen freilich die Dichter mehr zu sagen als die Wissenschaftler: Sie erkennen den „warmen Blick der Liebe", den „kalten Blick des Hasses", den „scheelen Blick des Neides", den „stechenden Blick der Feindseligkeit" besser als die Physiologen. Die Geläufigkeit und Richtigkeit des Kontaktes, der Beziehung zu Menschen und Dingen, drückt sich ganz wesentlich auch im Blick aus; an dem, was wir „individuellen Ausdruck" nennen, ist der Blick in erster Linie beteiligt. Nicht umsonst also heißt man das Auge den „Spiegel der Seele". Man denke etwa nur daran, mit welcher Intensität gerade sehr junge Kinder schauen können, mit welch leidenschaftlichem Interesse sie den Blick der anderen Menschen suchen[1]. So stehen wir vor der interessanten Tatsache, daß das Auge sowohl unser höchstes Sinnesorgan ist (durch das also die Welt in den Menschen eingeht — schön hat das GOTTFRIED KELLER ausgedrückt: „Trinkt, o Augen, was die Wimper hält, von dem gold'nen Überfluß der Welt!"), gleichzeitig aber eines der höchststehenden Ausdrucksorgane, durch welches das innere Wesen des Menschen „ausstrahlt". Dieses Zusammenspiel und Ineinandergreifen der Richtungen „von außen nach innen" und „von innen nach außen" erscheint uns überhaupt für das Wesen des Menschen sehr bezeichnend.

Kein Zufall ist es natürlich, daß das „Menschlichste" am Menschen, seine *Sprache,* von allen Ausdruckserscheinungen die reichste Skala von Möglichkeiten hat. Wieder ist es so wie bei der Motorik, welche auch, neben dem Zweck, Arbeit zu leisten, die Aufgabe hat, Träger von Ausdruck zu sein. So hat auch die Sprache den Zweck, sachliche Inhalte zu vermitteln; damit ist das gemeint, was man von einer Rede mitstenographieren und dann etwa drucken könnte. Es wäre aber eine sehr ärmliche Psychologie, welche sich von der Sprache eines Menschen nur um jenen „sachlichen Inhalt" kümmern, nur ihn beurteilen wollte, nur aus ihm das Wesen eines Menschen interpretieren wollte (in diesen Fehler sind u. E. die analytischen Schulen verfallen, sie haben, auf so reiche andere Erkenntnismöglichkeiten verzichtend, oft nur diesen Wortinhalt „ausgepreßt", ungebührlich viel „hineininterpretiert"). Darüber hinaus „sagt" aber das gesprochene Wort durch die Fülle der aus ihm klingenden Ausdruckserscheinungen noch ungleich mehr. Wieder können wir es uns nur zum Teil bewußt machen, können es nur zum Teil präzis schildern, was alles uns an der Sprache eines Menschen auffallen kann: Besonderheiten der Lautstärke, des Tempos und des Rhythmus, der Klangfarbe, der Tongebung, der Modulation; in einem weiteren Sinn Satzbau und Wortwahl, Prägnanz und Originalität des Ausdrucks. Aber auch wenn uns das

---

[1] Es erscheint uns nicht zufällig, daß gerade ein Dichterarzt der Romantik, JOHANNES MÜLLER, eine umfassende Studie „Über den menschlichen Blick" geschrieben hat (erschienen 1826, zitiert nach: Lesebuch für Ärzte, S. 186 ff., Berlin: Hansen, 1950), in der eine erstaunliche Fülle von Beobachtungen niedergelegt ist, die uns Heutigen freilich nicht mehr restlos nachfühlbar sind.

alles nur zum geringeren Teil bewußt wird, so beurteilen wir doch die Menschen in erster Linie nach der Art, also nach den Ausdruckserscheinungen ihrer Rede. Vor allem daran erkennt der Menschenkenner, „wes Geistes Kind" einer ist, ob das echt ist, was einer sagt, oder nur „tönendes Erz und klingende Schelle". Fehlen diese Ausdruckserscheinungen, wie etwa beim geschriebenen oder gedruckten Wort, so ist es wesentlich schwerer, den Menschen dahinter richtig einzuschätzen. Es ist darum auch gar nicht so schwer, zu „lügen wie gedruckt". Der Lügner, den man sprechen hört, wird viel leichter entlarvt: seine Ausdruckserscheinungen können die Täuschung offenbaren. Er müßte, um wirklich vollkommen zu lügen, außer dem Inhalt des Gesprochenen auch noch alles jenes „Thymogene" verstellen können, was wesentlich schwerer ist.

In einem weiteren Sinn könnte man zu den Ausdruckserscheinungen rechnen all das, was an einem Menschen und um ihn ist, von ihm geformt wird und dadurch auch Ausdruck seines Wesens ist, so die Kleidung und auch die Wohnung eines Menschen. (Man denke nur daran, wie gut Dichter durch die Schilderung der Kleider und der Gegenstände der häuslichen Umgebung — z. B. im Szenarium eines Dramas — die von den handelnden Charakteren bestimmte Atmosphäre zu zeichnen verstehen, wie sehr also diese „Ausdruckserscheinungen" das Wesen der zu schildernden Menschen zu klären vermögen!) Wenn das auch gerade bei Kindern nicht so aufschlußreich ist wie bei Erwachsenen, weil eben das Kind Kleidung und Wohnung nicht selbst bestimmt, sondern in beides hineingestellt wird, so ist es doch auch für das Kind bezeichnend, wie es seine Kleidung trägt oder wie seine Hefte, sein Bücherkasten, sein Spielwinkel ausschauen. Jedenfalls sollten auch diese Dinge berücksichtigt werden, nicht nur als Milieueinflüsse, welche das Wesen des Kindes mitgestalten, sondern auch, umgekehrt, als vom Menschen geformte und darum sein Wesen illustrierende Dinge.

Im obigen wurde bereits erörtert, daß der von den Ausdruckserscheinungen zur Menschenkenntnis führende Weg wenigstens an seinem Beginn auch unbewußte, rein gefühlsmäßige Elemente enthält: Für gewöhnlich werden uns ja keineswegs alle einzelnen Komponenten, welche den so sehr komplexen „Eindruck" zusammensetzen, den wir nach den Ausdruckserscheinungen von einem Menschen haben, klar bewußt. Erst sekundär versuchen wir, wenn wir vor der Aufgabe stehen, etwa als Lehrer oder Heilpädagoge oder Fürsorgerin einen Menschen zu beurteilen, diesen Eindruck ins Bewußtsein zu heben (gerade in diesem Augenblick besteht freilich die große Gefahr, einen zunächst richtigen Eindruck zu verfälschen, etwas „hineinzuintellektualisieren", was sich schließlich als unrichtig erweist, so daß man dann wieder zu seinem ersten Eindruck zurückkehren muß). Darüber soll noch ein weiteres Wort gesagt sein: Wir sind der festen Überzeugung, daß die rein verstandesmäßigen, „exakten" Methoden, etwa die verschiedenen Tests, von denen gleich zu sprechen sein wird, *allein* nicht zur Erkenntnis einer Persönlichkeit genügen. Eine wichtige Rolle spielt, so glauben wir, bei der Beurteilung eines Menschen auch das *Gefühl* des Erziehers, welches in diesem mitschwingt, wenn er dem Kind in einer konkreten Situation, etwa beim Spiel oder beim Unterricht gegenübersteht. So kann es etwa für die Beurteilung der Gemütswerte eines Kindes entscheidend wichtig sein, wenn der Erzieher beim Miterleben des Verhaltens des Kindes einen starken Zorn, eine instinktive Abneigung gegen dieses in sich aufsteigen spürt. Natürlich darf sich gerade der heilpädagogische Erzieher diesen Affekten nicht überantworten: er darf nicht gereizt werden, er darf einem Kind weder seine Abneigung äußerlich zeigen, noch darf er es innerlich wirklich ablehnen; denn damit hätte er sich jeden Weg versperrt, das Kind zu gewinnen und zu fördern (davon wird besonders bei der Besprechung der Autistischen Psychopathen noch zu reden

sein). Wohl aber soll der Heilpädagoge imstande sein, diese seine Gefühle zu
„objektivieren", sie ins Bewußtsein zu heben, ja zu einem feinen diagnostischen
Instrument zu machen. Ein anderes Beispiel für das eben Gesagte ist das eigenartige Gefühl, das man oft Schizophrenen gegenüber hat: daß man vor ihnen wie
vor einer Mauer steht, die nicht zu übersteigen ist; daß man sich in ihr Gefühls-
und Affektleben nicht einfühlen kann, daß es einen vor ihnen geradezu unheimlich und kalt „anweht". Dieses Gefühl des Psychiaters, das manchmal schon zu
einem Zeitpunkt auftritt, wo objektiv feststellbare Symptome, etwa einer Wahn-
bildung, noch fehlen oder vom Patienten dissimuliert werden, kann für die Diagnose des Zustandes entscheidend wichtig sein. Wieder ganz anders ist jenes
Mitgefühl, das einen „triebhaft" ergreift, wenn man vor einer echten Depression
steht — auch das in seiner Spezifität diagnostisch ungemein wichtig.

So sehr jeder Erzieher, und vor allem wiederum der Heilpädagoge, nicht bei
jenem Instinkt- und Gefühlsmäßigen stehenbleiben und „Vernunft und Wissenschaft verachten" darf, sondern sowohl diagnostisch wie auch in seinem pädagogischen Handeln zu klarer Erkenntnis streben soll, so soll er doch andererseits
eben jenes Gefühlsmäßige in sich nicht verkümmern lassen, etwa indem er sich
einem Schema verschreibt, sondern soll jenes im Gegenteil diagnostisch immer
mehr verfeinern und soll sich in seinem erzieherischen Handeln von ihm „führen"
lassen.

Anamnese

Eine gute Vorgeschichte ist eine der wichtigsten Bedingungen für das Verständnis eines Kindes und seiner gesamten Situation. Oft ist es unmöglich, zu
einer richtigen Diagnose zu kommen, wenn man nicht ausführliche anamnestische
Angaben hat, da der gegenwärtige körperliche und seelische Befund allein den
Zustand nicht zu klären vermag, wenn z. B. die Unterscheidung einer „funktionellen Neuropathie" und einer postenzephalitischen Störung zur Frage steht.
Aber auch die administrativen und psychotherapeutischen Schlußfolgerungen hängen oft in der Luft, wenn man nicht ein genaues Bild über die gesamte Situation
hat, in welcher ein Kind steht.

Das Erheben einer guten Anamnese ist eine nicht weniger schwere Kunst
wie das Examen mit einem Kind. Es erfordert ebenfalls neben dem Wissen um
die verschiedenen Möglichkeiten ein ungewöhnliches Einfühlungsvermögen, eine
Kunst der Gesprächsführung, persönlichen Takt, weiter aber auch Kritik über
das Erfahrene — wie unverläßlich ist vieles, was einem berichtet wird, wie sehr
verschieben sich manche Dinge im Gedächtnis der Eltern, wie weit führen oft
deren Deutungen in die Irre!

Oft gelingt es gar nicht, die Angehörigen schon beim ersten Gespräch so weit
aufzuschließen, daß sie einem gerade das Wesentliche berichten; man muß auch
da warten können, manchmal bis zu einem Zeitpunkt, da man den Eltern bereits
über die Besonderheiten ihres Kindes erzählen kann — erst wenn sie sehen, mit
wie lauterem Interesse und ehrlichem Einsatz man sich um ihr Kind bemüht,
entschließen sie sich, aus der Familiengeschichte oder aus dem Leben des Kindes
entscheidend wichtige Dinge preiszugeben. Erst jetzt versteht man selber freilich
manches, was einem von den Eltern schon früher gesagt worden war, oder sieht
es doch in einem neuen Licht. So müssen also Anamnese und Beobachtung des
Kindes einander stets fördern, das Bild immer deutlicher hervortreten lassen.

Wie auf so vielen anderen Gebieten, lehnen wir auch bei der Anamnese jedes
Schema ab. Es ist ganz unmöglich, mit einem noch so ausgetüftelten Fragebogen-
schema allen vorkommenden Konstellationen und Verlaufsformen gerecht zu

werden. Man muß auch da versuchen, „auf ein Bild hin zu fragen", den Eindruck, welchen man bereits von einem Kind und seiner Situation hat, bestätigt oder aber widerlegt zu erhalten, wozu freilich eine gute Kritik und geistige Beweglichkeit des Fragenden notwendig ist.

Wir beginnen hier mit der Beschreibung der Anamnese über Heredität und Familiensituation, obwohl man in der Praxis besser mit der persönlichen Vorgeschichte des Kindes anfängt, weil das letztere von den Eltern leichter zu erfragen ist, das Erstgenannte aber ein Maß von Vertrauen erfordert, das sich der Ausfragende erst erwerben muß.

Bei den Fragen über *Heredität* soll einen nicht nur eine etwaige Belastung mit Geistes- und Nervenkrankheiten interessieren, sondern auch Charakter- und Intelligenzeigentümlichkeiten der Eltern, der Geschwister und anderer Blutsverwandter, nicht zuletzt der Entwicklungsverlauf dieser Wesenszüge, weil sich in ihm oft die Entwicklung des in Frage stehenden Kindes widerspiegelt. Oft ist es ja erstaunlich, wie sich bestimmte kindliche Eigenheiten und Gewohnheiten als getreues Abbild von gleichem Geschehen bei Vorfahren und Verwandten finden, selbst wenn das Kind mit diesen gar keinen unmittelbaren Kontakt hatte, so daß man nicht annehmen kann, es ahme diese Eigenheiten nach, weil es sie an den anderen abgeschaut hat, was uns ein Beweis mehr dafür ist, wie tief oft die Verhaltensweisen eines Menschen in seiner Konstitution verankert sind.

Ein zentraler Teil jeder Anamnese ist natürlich die Schilderung der Situation der *Familie* und der *allgemeinen Umweltsituation,* in welcher ein Kind aufwächst. Es ist ganz unmöglich, hier alle Besonderheiten aufzuzählen, welche für das Wesen des Kindes entscheidend wichtig sein können. Es seien darum nur einige Beispiele angeführt.

Zusammensetzung der Familie: Intaktheit der Familie oder aber Fehlen eines Elternteiles durch Tod, Scheidung oder Verlassen der Familie; Stiefelternsituation; sonstige Familiengenossen und „Miterzieher" des Kindes (Großeltern, Tanten, Familienfremde).

Wirtschaftliche Lage: Beruf des Vaters und eventuell anderer Familienangehöriger; finanzielle Situation; Wohnsituation in hygienischer und (sehr schwierig zu erfragen!) moralischer Beziehung.

Lebensführung der Eltern und der anderen Familienangehörigen, vor allem das innere Verhältnis der Eltern zueinander, Spannungen und Konflikte: auch das ist oft ungemein schwer zu erfahren, so entscheidend wichtig es für die Beurteilung des Kindes auch ist; man muß da sehr „zwischen den Zeilen zu lesen" verstehen, muß versuchen, durch eigene Hausbesuche oder durch gute Fürsorgeberichte das Bild abzurunden.

Allgemeine Erziehungssituation: Grundstimmung in der Familie, wie sie sich aus den Charakteren, der Gesundheit, den Anschauungen und Interessen auf den verschiedensten Gebieten, dem Bildungsgang der Eltern ergibt; Einstellung zu zentralen Lebensfragen, z. B. der Religion, der Sexualität; neurotische Einstellungen.

Allgemeines Verhalten zum Kind: zwischen Verwöhnung und Brutalisieren; Einhelligkeit oder aber Divergenzen in den erzieherischen Anschauungen; Autoritäts- und Vertrauensverhältnis zwischen Eltern und Kind; Zusammenspiel zwischen Eltern und Kind in bezug auf ein bestimmtes Symptomenbild (z. B. „hysterisches Duett").

Allgemeine Umweltverhältnisse: engere und weitere Nachbarschaft, Freundschafts- und Kameradschaftskreis, politische und religiöse Gemeinschaft; wirtschaftliche und soziale Situation des Wohnortes, des Landes, Weltlage (Kriegs- und Krisenzeiten).

Die *persönliche Vorgeschichte des Kindes* muß schon mit der Gravidität beginnen. Gerade in letzter Zeit wendet sich das Interesse jenen Fällen von intrauteriner Fruchtschädigung, vor allem zerebralen Schäden zu, wobei, wie noch ausgeführt werden soll, besondere Ereignisse in der ersten Schwangerschaftszeit schwerste Folgen nach sich ziehen können („Embryopathien"); man wird also besonders nach Virusinfektionen der Mutter, aber auch nach blanden Grippeinfekten, sowie nach Traumen, nach Blutungen in der Schwangerschaftszeit fragen. Auch sonst kann ein abnormer Schwangerschaftsverlauf wichtige diagnostische Hinweise geben.

Ein Zeitpunkt besonderer Gefährdung für das Kind ist die *Geburt.* Abnormitäten des Geburtsverlaufs dürfen in der Anamnese niemals außer acht gelassen werden, vor allem ist das Verhalten des Kindes unmittelbar nach der Geburt zu erfragen (Einsetzen der Atmung, Schreien, Hautfärbung, Nahrungsaufnahme, Somnolenz oder besondere Unruhe, Krämpfe).

Besonders wichtig sind natürlich die Angaben über die *Entwicklung:* die körperliche Entwicklung (Körpergröße, Zahnung, eventuell Knochenentwicklung; sexuelle Reifung, z. B. Menarche), die Entwicklung der Motorik (Kopfheben, Greifen, Sitzen, Stehen, Gehen, Erlernen der praktischen alltäglichen Tätigkeiten), der Sprache (eventuell Störungen oder besondere Eigenheiten), der Sinnesorgane (z. B. des Fixierens), des persönlichen Kontakts.

Niemals darf man vergessen zu fragen, welche *Krankheiten* das Kind bereits durchgemacht hat. Vor allem sind da natürlich zerebrale Störungen wichtig, welche die Persönlichkeit zu verändern imstande sind; man darf aber nicht vergessen, daß auch zahlreiche andersartige Krankheiten nicht selten Gehirnkomplikationen mit sich bringen, z. B. schwere Ernährungsstörungen des Säuglingsalters; weiters gehen eine ganze Anzahl von Kinderkrankheiten, besonders die virusbedingten, aber auch andere Infektionskrankheiten, mit zerebralen Komplikationen einher.

Ebenso wenig dürfen äußere Ereignisse vergessen werden, von denen man annehmen kann oder nach denen beobachtet wurde, daß durch sie die Entwicklung des Kindes entscheidend beeinflußt wurde (Verlust eines Elternteiles, Katastrophen infolge des Krieges und anderes).

Die Eltern drängen meist besonders darauf, zu der eigentlichen Ursache zu kommen, welche sie zum Arzt oder zum Heilpädagogen führt, also die Konflikte und Schwierigkeiten zu schildern, welche das Kind in den verschiedensten Situationen macht (in der Familie, dem Kindergarten, der Schule, der Arbeitsstelle), und die Untaten aufzuzählen, welche es begangen hat. Es ist gar nichts dagegen einzuwenden, mit diesen Punkten zu beginnen und das andere später nachzuholen. Eines aber ist auf jeden Fall zu fordern: daß alle diese Dinge so klar geschildert werden, daß sich daraus schon wesentliche Anhaltspunkte ergeben, aus welcher Persönlichkeit etwa die Dissozialität eines Kindes erfließt, und daß man andererseits auch sonst so viel von der Persönlichkeit erfährt, daß die Schwierigkeiten in klarem Lichte erscheinen. Wenn später gezeigt werden soll, wie verschieden das gleiche Delikt, etwa Lügen und Stehlen, je nach der Persönlichkeit des Kindes diagnostisch und in allen Folgerungen zu bewerten ist, so spielt bei dieser Bewertung nicht nur die Beobachtung des Kindes, sondern auch schon die Anamnese eine entscheidende Rolle.

Niemals darf sich aber die Vorgeschichte darauf beschränken, bloß diese eben geschilderten Angaben, den *Einlieferungsgrund* also, zu erheben. Es muß sich schließlich ein Bild runden, zu dem auch alle jene Züge beitragen, welche die Fragen über Heredität und Familiensituation ergeben, um den Boden kennenzulernen, aus dem die Reaktionsweisen des Kindes erwachsen. Aber auch das gesamte *Verhalten* des Kindes soll umfassend geschildert werden, über den eigentlichen „Einlieferungsgrund" hinaus.

Es muß also in der Anamnese vorkommen, welche Interessen das Kind erfüllen, welches Maß und welche Art von Spontaneität in ihm ist, wie seine Affekte ablaufen. Einen breiten Raum hat weiter seine Reaktion auf die Umwelt einzunehmen, die Art, wie es sich zur Realität einstellt, wie es sich dieser anpaßt, sie beherrscht oder aber an ihr scheitert (also etwa seine Selbständigkeit, seine Tüchtigkeit, Umsicht und Ausdauer, den Anforderungen des Alltags, den Pflichten seines Lebenskreises gegenüber, seine Arbeitsweise).

Ein sehr zentraler Punkt ist weiter die besondere Art seiner Beziehungen zu den Menschen; da gibt es die größten Verschiedenheiten, weil sich natürlich gerade hier die Mannigfaltigkeit der menschlichen Beziehungen am deutlichsten ausdrückt. In der Welt sein, heißt ja vor allem: mit anderen Menschen sein; die Fülle der menschlichen Ausdruckserscheinungen, vor allem die Sprache, hat ja nur den Zweck, mit anderen Menschen in Beziehung zu treten. Jede Abartigkeit eines Kindes wird sich darum auf diesem Gebiet zuerst und am deutlichsten zeigen; gerade hier werden sich ja auch die schmerzlichsten Konflikte abspielen. Es müssen darum jene Fragen einen breiten Raum in jeder Anamnese einnehmen: wie verhält sich das Kind zu den Eltern, den Geschwistern, den Schulkameraden, den Lehrern und anderen Autoritätspersonen, zu allen anderen Menschen, die in seinem Leben eine Rolle spielen? Wie sehr vermag es „mit ihnen zu sein", an ihnen Anteil zu nehmen, oder aber: wie sehr schließt es sich von ihnen ab, nimmt sie nicht zur Kenntnis, stellt sich gegen sie? Welche Gefühle offenbaren sich an ihm den anderen Menschen gegenüber?

Diese Fragen müssen auch schon im Hintergrund stehen, wenn über den „Einlieferungsgrund" gesprochen wird, weil das, womit ein Kind Schwierigkeiten macht, unbedingt im Lichte seiner menschlichen Beziehungen verstanden werden muß. Begreift man das nicht, so tut man dem Kind unrecht, kommt nicht zu den richtigen erzieherischen und administrativen Folgerungen. Die Antwort auf diese zentralen Fragen ergibt sich freilich in erster Linie aus der Beobachtung des Kindes durch den Heilpädagogen in den verschiedenen Siuationen, die er herbeiführen kann (Examen, Test, Spielbeobachtung, Zusammenleben in einer Beobachtungsstation). Aber auch eine gute Anamnese vermag dazu Entscheidendes beizutragen, weil sie eben Angaben über Situationen beibringt, welche der Heilpädagoge nicht unmittelbar beobachten kann.

Hier erhebt sich aber eine große Schwierigkeit: was man auf solche Weise erfährt, stellt ja die Spiegelung der Ereignisse in einem anderen Menschen dar, ist von denen, die einem Auskunft geben, subjektiv gefärbt; sehr oft sind die Eltern ganz ungeschult, einen andern Menschen richtig zu beschreiben; vor allem aber verfälschen ihre eigenen Affekte der Zuneigung oder der Abneigung allzu leicht das Bild.

Bis zu einem gewissen Grad hat es der Fragende freilich in der Hand, seine Fragen so geschickt zu stellen, daß er doch Wesentliches erfährt. Vor allem muß er aber imstande sein, herauszulesen, was hinter den oft ganz anders klingenden Angaben der Eltern steckt, und dieses Wissen dann richtig in Rechnung zu setzen.

Nach all dem wird man verstehen, daß die Aufstellung einer Anamnese keine routinemäßige Angelegenheit ist, daß sie sich etwa auf das Abstricheln verschiedener Alternativen in einem Fragebogen beschränken dürfte, sondern daß dazu der gleiche Blick für menschliche Eigenheiten gehört, welche der Heilpädagoge auch für das Kind selbst braucht. Sind aber alle die in diesem Abschnitt angeführten Forderungen erfüllt, so wird die Anamnese ein ganz wichtiger Weg zur Erkenntnis eines Kindes.

Körperliche Untersuchung

Bei heilpädagogischen Problemen bedeutet eine körperliche Untersuchung mehr als das Erheben einzelner Organbefunde, so wichtig diese für die jeweilige Fragestellung sein mögen (z. B. neurologische Symptome, durch die sich eine zerebrale Störung nachweisen läßt, oder aber Zeichen eines Herzfehlers oder einer anderen schweren körperlichen Krankheit, welche die Reaktionsweise eines Kindes beträchtlich beeinflussen). Darüber hinaus geht es uns aber darum, Anhaltspunkte dafür zu gewinnen, wie sich im körperlichen Zustand Charakterliches „ausspricht", wie es „in Erscheinung tritt".

Das haben in systematischer Weise verschiedene typologische Schulen versucht. Wohl am bekanntesten ist die Typologie KRETSCHMERS geworden (wir haben schon davon gesprochen, daß wir als die bedeutendste Leistung dieses Systems das Auffinden gesetzmäßiger Beziehungen zwischen körperlichen und charakterologischen Eigenheiten betrachten, wenngleich sich das System gerade für das Kindesalter oft als nicht sehr fruchtbar erweist). Etwas Ähnliches versuchte schon vorher SIGAUD mit seinem muskulären, digestiven, zerebralen Typus. Ähnliches auch ERWIN LAZAR[1], der Gründer unserer Abteilung, in seiner Gruppierung (die sich gerade für heilpädagogische Notwendigkeiten, z. B. für Gruppenbildungen in Erziehungsanstalten, bewährte) nach Infantilen, Puerilen, Juvenilen, Maskulinen und Senilen bei Knaben, sowie nach Infantilen, Puerilen, Virginellen, Viraginösen, Muliebren und Senilen bei Mädchen. Gewiß kann die Eingliederung in solche körperlich-seelische Typen in manchen Fällen aufschlußreich sein — aber nicht in allen Fällen. Nach unserer Erfahrung gelingt es auf diese Weise keineswegs, zu einem wirklich befriedigenden System zu kommen. Wir sind auch da, wie in so vielen anderen Beziehungen, zu einer mehr unsystematischen Betrachtungsweise gelangt, versuchen, auch im körperlichen Bild das jeweils Besondere, Einmalige zu sehen.

Es erscheint uns fruchtbar, sich in jedem einzelnen Fall zu fragen: „Was ist hier anders als die Erwartungsvorstellung?", und das nicht nur bei der körperlichen Untersuchung, aber eben auch bei dieser. Geht man nach diesem Gesichtspunkt vor, so hat man sich häufig die Frage zu stellen, ob bei dem zu beschreibenden Kind Alter, Körpergröße (eventuell auch -gewicht) und Aussehen übereinstimmen oder ob sich da eindrucksmäßige oder exakt zu messende Divergenzen finden. Derartiges kann ein wichtiges Licht auf gewisse Probleme werfen. So drückt sich z. B. ein charakterlicher Infantilismus eines Kindes (und diesen zu erkennen ist wieder etwa bei Einschulungsfragen entscheidend wichtig) meist schon in derartigen körperlichen Divergenzen aus: ein solches Kind kann also seiner Altersnorm gegenüber zu klein sein (das muß freilich nicht immer der Fall sein, es gibt auch „Riesenbabys", bei denen in einem übergroßen Körper ein ungemein kindisches Wesen steckt), wirkt aber auf jeden Fall in seinen Gesichts- und Körperproportionen sowie in verschiedenen Einzelheiten, z. B. im Zahnbefund, in der Bildung von Nase und Mund, nicht zuletzt auch in seiner Mimik und Gestik noch ungemein infantil (anläßlich der Besprechung des „Phasenwechsels" zwischen Kleinkind- und Schulkindtyp — S. 56 f. — soll davon gesprochen werden).

Es ist nicht ganz leicht, für diese Frage sichere Vergleichsnormen zu erhalten, da sich diese nicht nur nach dem Menschenschlag ändern, aus dem das Kind stammt (und damit auch nach den verschiedenen Landschaften), sondern da diese

---

[1] LAZAR, E.: Medizinische Grundlagen der Heilpädagogik. Wien: Julius Springer, 1925; Heilpädagogische Gruppierung in einer Anstalt für verwahrloste Kinder. Z. Kinderhk. 27, 92 (1920).

Normen auch zeitlichen Veränderungen unterliegen: es ist eine in ihren Ursachen nicht ganz geklärte Tatsache, daß in den letzten Dezennien die Körpergröße der Erwachsenen wie der Kinder im Durchschnitt ständig zunimmt, besonders in den Großstädten, aber auch auf dem Lande, sowie daß die Kinder jetzt rascher wachsen und auch rascher zur Geschlechtsreife kommen als früher. Übrigens kommt es ja bei der Frage, die wir uns oben stellten, meist nicht auf einige Zentimeter Größen-plus oder -minus an, sondern eben auf größere Diskrepanzen zwischen Alter, Größe und Reifungszustand, welche vor allem eindrucksmäßig und nicht allein mit dem Meterstab zu erfassen sind.

Auch sonst versuchen wir immer wieder, Auffälligkeiten des Gesamteindruckes zu erfassen und zu beschreiben, welche Beziehungen zum Charakter eines Kindes zu haben pflegen. Wir zählen dafür einige Möglichkeiten auf:

Ästhetik oder Häßlichkeit im Ganzen oder in Einzelheiten,

Harmonie der Formen und Verhältnisse oder Disproportion,

kleinkindlich-quellende Fülle; primitive Vitalität; prinzenhafte Feinheit; senil-unvitaler Gesamteindruck, elfenhafte Zartheit und Hübschheit, derbes, ordinäres Weibsstück,

endokrines Aussehen,

Aussehen der zerebralen Störung,

Auffälligkeiten der Haltung, des Tonus, der Motorik, der Psychomotorik, vegetative Übererregbarkeit.

Gerade bei solcher Beurteilung des Gesamteindruckes soll man schematische Bezeichnungen geradezu fliehen und sich um schöpferische Schilderung bemühen. Gelingt es, solche Ausdrücke zu finden — man „schafft" sie nicht, man „findet" sie — so führt das oft in Tiefen psychologischer Erkenntnis.

Gewiß ist auch die Beurteilung des Ernährungszustandes wichtig, nicht nur wegen der Schlüsse auf das Milieu, sondern auch weil dabei die Konstitution, besonders das endokrine System eine große Rolle spielt, man denke z. B. an den Typus des „Konsumptiv-enzephalitischen", eine extreme Magersucht als Folge einer organischen Hirnstörung, oder aber, im Gegenteil, an verschiedene Formen der Fettsucht.

Auch die Beurteilung des Pflegezustandes läßt nicht nur Schlüsse auf das Milieu, sondern eben auch auf den Charakter des Kindes zu.

Auch bei der nun folgenden Beschreibung einzelner Symptome werden jene hervorgehoben, die erfahrungsgemäß Beziehungen zu charakterlichen Abartigkeiten haben:

Haut und Anhangsgebilde (wichtig besonders deshalb, weil wegen der entwicklungsgeschichtlichen Verwandtschaft — beides ist ektodermaler Herkunft — Abnormitäten des Zentralnervensystems häufig mit solchen des Hautorgans vergesellschaftet sind): Beachtet wird also etwa Farbe, Turgor der Haut, durchscheinende Venen, Naevi, Narben. Haare: am Haupthaar Begrenzung (etwa zu weit in Stirn und Schläfen reichend), Farbe, Dichte, Dicke, Glanz, Glätte, Feuchtigkeit; „schäbiges", unregelmäßig stehendes, wie „ausgenagtes" Haar, „Pelzmützenhaar", abnorme Wirbelbildungen.

Abnorme Behaarung von Extremitäten und Körper, Auffälligkeiten der Sekundärbehaarung (besonders im Vergleich zum Lebensalter).

Nägelauffälligkeiten, insbesondere abgekaute Nägel.

Vasolabilität, Dermographismus (eventuell von besonderer Lokalisation).

Fett: Quantität, Qualität (schlaff, fest), Verteilungstyp.

Muskulatur: Masse, Spannbarkeit.

Knochen und Gelenke: Allgemeiner Bau (derb oder zart), Proportionen, Deformitäten, besonders am Schädel, an der Wirbelsäule, an Hand und Fuß. Überstreckbarkeit der Gelenke.

Endokrine Drüsen: Schilddrüse (Tastbefund, Zeichen der Unter- oder Überfunktion).

Genitale (Entwicklung in Beziehung zum Lebensalter; Mißbildungen), Menstruation.

„Hypophysäres Aussehen", verschiedene Zwerg- oder Riesenwuchsformen.

Schädel: Proportionen, Konfiguration (Tubera, Verbildungen, Hydrozephalus, Mikrozephalus), Verhältnis von Hirn- und Gesichtsschädel; Winkelprofil; vorgebautes Mittelgesicht nach Enzephalitis.

Gesicht: Ästhetik, Symmetrie oder Asymmetrie, Proportionen im Ganzen und in Einzelheiten; Farben.

Ausdruck: Altersangepaßt? Mimik.

Nase und Mund: Form, Proportionen, Reifungszustand.

Sinnesorgane des Gesichts siehe später!

Mund und Rachenhöhle: Gaumenkonfiguration, Tonsillen, Adenoide, Zunge nach Größe und Aussehen; Innervationseigentümlichkeiten.

Gebiß: Altersentsprechend? Form, Farbe und Stellung der Zähne; Schmelzdefekte, Karies; Zahnfleisch- und Alveolarfortsatzanomalien.

Augen: Abstand, eventuell Epikanthus; Strabismus, Nystagmus; Brechungsfehler (eventuell genaue Bestimmung); Irisanomalien; eventuell Augenspiegelbefund.

Ohren: Größe, Formmißbildungen, abnorme Knötchen, angewachsene Ohrläppchen; Ohrenfluß; Trommelfellbefund; Hörbefund, eventuell Vestibularisuntersuchung.

Nervensystem: Vegetative Zeichen: Weite der Lidspalte, Exophthalmus, Enophthalmus, Augenglanz; Speichelfluß; Vasolabilität, Dermographismus, Schwitzen (eventuell an isolierten Stellen).

Neuropathische Symptome, soweit sichtbar: Haloniertes Aussehen, choreiforme Unruhe, mimische Unruhe, Ticks; Nägelbeißen; nervöse Eigenarten des Blicks.

Peripheres Nervensystem: Hirnnerven, Pyramidenbahn- und extrapyramidale Zeichen; Reflexe; Klonus; Diadochokinese; Paresen, Ataxien, Sensibilitätsstörungen, Tremor; Apraxie, gestörte Schwungbewegung (Ballwurf vorzeigen lassen). Übrigens gibt es da große Gegensätze: es kann ein Kind mit sehr guten, harmonischen Schwungbewegungen eine schlechte Fingergeschicklichkeit haben und umgekehrt (solche Befunde können für eine Berufsberatung sehr wichtig werden!).

Auch die Untersuchung der inneren Organe, eventuell auch Röntgenuntersuchung, Funktionsprüfungen, Blut- und Liquoruntersuchungen, moderne Untersuchungen auf die Reaktionsweise des endokrinen Systems (z. B. mit Adrenalin), können Hinweise auf bestimmte Schwierigkeiten einer Persönlichkeit geben; Elektro-Enzephalogramm.

Examen

Auch für diese zur Beurteilung eines Kindes entscheidend wichtigen Untersuchungsmethoden kann es kein festes System geben. Wohl wird man in jedem einzelnen Fall das Gespräch auf das häusliche Milieu lenken, auf Interessenrichtungen, auf die Beziehungen zu anderen Menschen, vor allem zu den Familienmitgliedern, wird mit dem Kind von seinen Konflikten, seinen inneren und äußeren Schwierigkeiten sprechen. Im einzelnen aber wird sich das Gespräch, wenn es das Wesen eines Kindes wirklich aufschließen soll, ungemein verschieden gestalten. Jedes Schema würde da vollkommen versagen.

Aufschlußreich wird ein Examen vor allem dann sein, wenn es dem Untersuchenden gelingt, das Kind so frei und spontan als nur möglich zu bekommen. Das kann einmal sehr leicht sein: kaum hat man dem Kind eine Frage gestellt, so strömt auch schon die Rede wie ein Wasserfall, oft ohne den Anlaß einer Frage zu haben, ganz spontan vom Hundertsten aufs Tausendste kommend, so daß man, gerade um wirklich ein Bild zu erhalten, zurückhalten, eindämmen und durch strikte Fragen das Gespräch straffen muß. In anderen Fällen jedoch schleppt es sich zäh dahin; das kann darin seinen Grund haben, daß das Kind überhaupt schwer von Kontakt ist, gehemmt, scheu, ängstlich; es kommt da zunächst darauf an, bei dem Kind Vertrauen zu gewinnen, manchmal muß man überhaupt vorläufig auf jedes Gespräch verzichten, sondern es vielmehr in wortlosem Tun und Leisten zur Sicherheit gelangen lassen; oder aber es kommt deshalb zu keinem fruchtbaren Gespräch, weil das Kind wenig bewußt erlebt, weil es keine echten Interessen hat, weil sich in ihm nichts gestaltet; oder es ist schließlich die Schuld des Untersuchenden, wenn bei dem Kind „nichts aufblitzt": er versteht das Gespräch nicht auf jene Gebiete zu lenken, für die es wirklich interessiert ist, oder die mit seinen emotionalen Problemen in enger Verbindung stehen.

In etwa kann man sagen, „das Kind führe beim Examen" oder es sei doch nicht einfach der passive, ausgefragte Teil; seine Erlebnisinhalte, seine Art zu reagieren müssen die Führung des Gesprächs wesentlich bestimmen. Auf jede andere Art ist das Examen nicht wirklich fruchtbar. Kein noch so ausführliches Schema des Ausfragens kann der Fülle der menschlichen Möglichkeiten gerecht werden. Besonders ist aber eines gefährlich, und dieser Gefahr ist nicht leicht auszuweichen: daß man nämlich, von irgend einer Vorstellung ausgehend, Dinge in das Kind hineinträgt, die nicht der Wirklichkeit entsprechen, daß man seine wissenschaftliche Theorie oder seine besondere Ansicht über dieses Kind an ihm bewahrheiten will — was meist auch gelingt. Was ein Kind redet, ist nämlich lange nicht im gleichen Maße wie beim Erwachsenen von der Realität, sondern in weit höherem Maße als bei diesem von den eigenen Vorstellungen bestimmt, ist aber auch sehr stark von außen her beeinflußbar. Wir werden noch davon zu sprechen haben, wie leicht man einem Kind alles mögliche, absichtlich und unabsichtlich, suggerieren kann; jedenfalls sagt es allzu leicht das, was man im Augenblick von ihm erwartet, auch wenn man gar keine groben Suggestivfragen stellt; aber es wittert sehr fein die Stimmung, aus der man gewisse Fragen stellt — und „spielt mit"; und es gehört für den Untersucher eine strenge Selbstkritik dazu, sich mit solchen „Kunstprodukten" nicht selbst zu täuschen.

Wenn wir vorhin sagten, in gewisser Beziehung sei das Kind beim Examen führend oder doch mitbestimmend, so meinten wir, der Untersucher habe von einer bestimmten Erwartungsvorstellung über Wesen und Reaktionsweise des Kindes auszugehen und dementsprechend seine Fragen zu stellen; man kann ja nicht völlig neutral fragen, ganz ins Leere hinein, sondern nur auf ein Ziel zu. Diese Erwartungsvorstellung wird nun entweder nach Inhalt und Art der Antwort bestätigt, so daß sich ein Bild zu gestalten beginnt, dessen weitere Züge man durch Fragen in der entsprechenden Richtung herausholen muß; oder aber es entspricht das, was bei dem Kinde zutage tritt, nicht dieser Erwartungsvorstellung, sondern weist in eine andere Richtung; es erfordert von dem Untersucher eine große menschliche Weite und eine große Elastizität, sich da nicht in etwas Falsches zu verrennen, sondern sich sofort umzustellen, ja selbst den Irrtum noch fruchtbar zu machen, weil sich oft gerade aus der Auseinandersetzung mit früheren falschen Vorstellungen wichtigste Erkenntnisse ergeben: erkennt man nämlich, warum man anfangs einen falschen Weg einschlug, was einen dazu verleitete, fälschlicherweise etwas Bestimmtes in dem Kind zu vermuten, so weiß man eben dadurch viel über ein Kind!

Das gleiche ist zu sagen, wenn man mit einem Kind zu verschiedenen Zeiten weitere Gespräche führt, was ja zur Erschließung seiner Persönlichkeit unbedingt nötig ist, weil sich erst dadurch das Bild wirklich abrundet: nunmehr kann die Situation, in der sich das Gespräch abspielt, die Affektlage, in der sich das Kind befindet, bei den verschiedenen Gelegenheiten ganz verschieden sein. Auch die Reaktionen des Kindes können da ganz anders sein, können beträchtlich aus der bisher gebildeten Vorstellung herausfallen. Erst aus solchen gegensätzlichen Verhaltensweisen erkennt man aber eine Persönlichkeit wirklich. Hier ist die oben erhobene Forderung mit besonderem Nachdruck zu wiederholen, man dürfe nicht an einer lieb gewordenen Vorstellung, an einer Deutung haften bleiben, müsse sich jedem auftauchenden Widerspruch stellen, dürfe nicht in befriedigtem Stolz, seine Theorie bestätigt zu finden, das Neue übersehen. Der Erfahrene weiß, wie schwer es ist, ein solches Maß von Selbstkritik und Ehrlichkeit aufzubringen, das eben erst den wirklichen Menschenkenner ausmacht. Es sind das aber die gleichen Persönlichkeitsqualitäten, die ein Mensch dazu braucht, um die Situation eines schwierigen Kindes gestaltend in die Hand zu nehmen.

So formt sich aus dem Gespräch oder aus den zu verschiedenen Zeiten geführten Gesprächen allmählich immer klarer das Bild der gegenüberstehenden Persönlichkeit, sich ständig modifizierend und berichtigend, nach und nach immer tiefere Schichten des Charakters erfassend. Gerade die von jedem Schema und jeder vorgefaßten Theorie freie Art der Gesprächsführung, wie wir sie fordern, hat Aussicht, die kindliche Persönlichkeit in ihrer unwiederholbaren Eigenart besser zu erfassen, als der beste Test es vermöchte, so notwendig auch Testmethoden für die heilpädagogische Problematik sind.

Auch an dieser Stelle muß besonders darauf hingewiesen werden, daß die Grundlage der Beurteilung eines Kindes nicht allein der sachliche Inhalt des Gespräches sein darf, also das, was jemand davon mitstenographieren und dann in die Maschine diktieren könnte, sondern daß die gleiche Wichtigkeit die Ausdruckserscheinungen der Rede haben, wovon wir ja schon sprachen und im speziellen Teil noch oft sprechen werden. Besonders bezeichnend ist auch die Art, wie sich die „Einheit des Gesprächskontakts" zwischen dem Kind und dem Untersucher herstellt. Dabei spielen zweifellos, von beiden Seiten her, „thymogene", zunächst unbewußte Faktoren eine bedeutende Rolle. Der erfahrene Untersucher aber, der sich selbst kennt und damit seine eigene Rolle als bekannt und gegeben in die Rechnung einsetzen kann, muß imstande sein, das, was zwischen ihm und dem Kinde „spielt", sich bewußt zu machen. Auf diese Weise gelangt man zu Erkenntnissen über wichtigste Eigenschaften des untersuchten Kindes, nämlich gerade über Kriterien seiner Tiefenperson: über seine Affektivität, seine Gefühlsqualitäten, seine Vitalität, über seine Fähigkeit, in Beziehungen zu treten, über die Integrationshöhe seiner Persönlichkeit.

Das Examen hat aber noch eine große Bedeutung über das hinaus, daß es uns Kenntnis vom Wesen eines Kindes verschafft; es hat nämlich auch eine *therapeutische Funktion,* vor allem bei etwas älteren Kindern. Fragen können ist eine wahrhafte „Hebammenkunst", wie das SOKRATES genannt hat. Beherrscht man diese Kunst der Gesprächsführung, so hat man dadurch nicht nur selbst genaue Kenntnis von wesentlichen Persönlichkeitsfunktionen des Kindes, seiner Umweltsituation, seinen Konflikten mit dieser Situation erhalten, sondern hat auch dem Kind selbst einen Einblick in sein eigenes innerstes Wesen vermittelt, den es bisher noch nicht hatte, hat ihm die Probleme gezeigt, denen es sich bisher, weil sie ihm nicht klar bewußt waren, noch nicht gestellt hatte. Man hält dem Kind damit einen Spiegel vor, in dem es sich möglichst klar und wahrhaftig sehen soll. Damit bietet man ihm entscheidende Hilfe, in Freiheit seine Entscheidungen zu treffen, mit seinen Schwierigkeiten selber fertig zu werden.

Damit aber ergeben sich zu den früher aufgestellten Anforderungen an die Ehrlichkeit und Selbstkritik dessen, der das Examen führt, noch weitere schwer zu erfüllende Aufgaben: es wird die ganze Verantwortung gefordert, die eben von einem Menschen verlangt wird, welcher es wagt, führend und gestaltend in das Schicksal eines anderen Menschen einzugreifen. Das hat gerade in bezug auf das Examen gewichtige Konsequenzen. Wir führen dazu einige Momente an: Zeit und Stimmungslage des Kindes müssen richtig gewählt sein; man muß es etwa vermeiden, schon am ersten Tag, da das Kind an eine heilpädagogische Beobachtungsabteilung gekommen ist und noch unter schwerem Heimweh leidet, in seine zentralen Probleme eindringen zu wollen, sondern wird ihm Zeit lassen, zunächst einmal einzuwurzeln und in sein seelisches Gleichgewicht zu kommen; oder man wird, wenn man ein Kind nur ambulatorisch zu sehen Gelegenheit hat, diesem Zeit lassen, näher bekannt und zunächst einmal „warm zu werden"; unbedingt wird man, wenn man nur zu einem einzigen Gespräch die Möglichkeit hat, zunächst von indifferenten Dingen zu sprechen beginnen oder von solchen, die für das Kind mit einem positiven Gefühlswert verbunden sind, also etwa von seinen Interessen, bevor man von seinen Konflikten zu sprechen beginnt; oder man wird die Gelegenheit benützen, an ein Erfolgserlebnis des Kindes oder aber an eine aktuelle Konfliktsituation anzuknüpfen, um nunmehr das Kind für ein Gespräch richtig aufzuschließen. Der „rechte Augenblick" ist in der Erziehung ja überhaupt entscheidend wichtig; er ist es nicht zum wenigsten auch in der Gesprächsführung.

Vor allem muß man sich aber immer bewußt sein, daß es bei jedem Gespräch Grenzen gibt, die man zu respektieren hat: man hat zu achten, was der andere Mensch, auch ein Kind, nicht preiszugeben gewillt ist, sein „Secretum regium", wie der schöne alte Ausdruck heißt. Auch ein Kind spürt es sehr gut, wenn der Fragende aus wirklich lauterem Interesse fragt, und wird in solchem Fall ungescheut sehr viel von seinem Inneren eröffnen. Trotzdem bleibt ein Rest zurück, der nicht preisgegeben werden soll und auf dessen Preisgabe auch der Examinierende nicht drängen darf. Jedenfalls muß er es in den Augen des Kindes erst verdient haben, daß man ihm auch intime Dinge preisgibt (das Wort keineswegs nur in sexuellem Sinn gemeint). Auch in dieser Hinsicht kommt es wesentlich auf das Verhalten und den Wert des Gesprächspartners an, wie das Gespräch schließlich verläuft. Man sieht also, daß dieses eine sehr wichtige Form zwischenmenschlicher Beziehung ist.

Testmethodik

Es gibt kein heilpädagogisches Problem, bei dem die Intelligenz des Kindes nicht eine Rolle spielen würde; bei vielen Problemen steht jedoch die Frage nach der intellektuellen Begabung im Zentrum, z. B. wenn man bei einem Fall erkennt, daß sich hinter der Maske einer Dissozialität oder eines hysterischen Symptomenbildes — ein Schwachsinn verbirgt. Seit es heilpädagogische Arbeit überhaupt gibt, wird darum aufs eifrigste an dieser Untersuchungsmethodik gearbeitet, für spezielle Aufgaben werden immer neue Methoden gefunden, so daß über die Frage der Intelligenzprüfung eine ungeheure Literatur entstanden ist. Es ist keineswegs unser Bestreben, in dieser „Einführung" eine umfassende Übersicht über die verschiedenen Möglichkeiten zu geben, wir wollen uns vielmehr darauf beschränken, einige grundlegende Probleme zu besprechen sowie einige Methoden kurz zu skizzieren.

Was „Intelligenz" ist, das ist nicht leicht zu definieren, wie das ja bei allen zentralen Persönlichkeitsfunktionen der Fall ist: aus der Einheit der menschlichen Seele einzelne Funktionen herauszulösen, gelingt nie so ganz, da eben die Seele „alles in allem" ist, alles in ihr auf das Ganze bezogen ist. HUBERT ROHRACHER[1] definiert die Intelligenz als den „Leistungsgrad der psychischen Funktionen bei ihrem Zusammenwirken in der Bewältigung neuer Situationen", nachdem schon WILLIAM STERN das Schwergewicht seiner Begriffsbestimmung auf die Fähigkeit zur Bewältigung neuer Aufgaben gelegt hatte, dessen, was nicht bloß erlernt, von außen angenommen werden könne, womit die menschliche Intelligenz also das Kriterium des Ursprünglichen, Schöpferischen bekommt.

Schon wegen der großen praktischen Konsequenzen haben sich seit langem zahlreiche Forscher leidenschaftlich um die Erarbeitung von Methoden bemüht, um das Ausmaß der intellektuellen Fähigkeiten zu messen. Der Siegeszug, den diese Methoden um die Welt antraten, hat dazu geführt, daß man versuchte, auch andere seelische Funktionen auf ähnliche Weise zu prüfen, „Persönlichkeits-" oder „Projektionstests" zu entwickeln, worüber später noch gesprochen werden soll. Die zeitlich ersten Prüfungsmethoden suchten aber die Intelligenz zu messen, mit Hilfe von geeichten Proben, „Tests" genannt — man spricht von „funktionalen Tests", welche die Intelligenz als ganze oder aber bestimmte Teilgebiete, etwa die Merkfähigkeit, die Abstraktion, die Konzentration, die Geschicklichkeit, bestimmte Spezialbegabungen prüfen sollen.

Die erste brauchbare Methode, welche sich überall durchsetzte und in ihren Modifikationen heute noch in der Welt am meisten gebraucht wird, wurde von ALFRED BINET entwickelt (für Deutschland wurde am bekanntesten die Abwandlung von BOBERTAG, für die westlichen Länder die von TERMAN und seinen Nachfolgern).

BINETS Königsgedanke war, man müsse eine Anzahl von Anforderungen finden, welche „altersspezifisch" seien, welche also die Mehrzahl der Kinder einer Altersklasse (mindestens 75 %) zu lösen imstande sei. So kam er zur Aufstellung von Tests von steigender Schwierigkeit entsprechend den nach den Entwicklungsgesetzen steigenden Fähigkeiten der Kinder. Nach den Leistungen des einzelnen Kindes ergab sich der Begriff des *Intelligenzalters:* löste das achtjährige Kind alle Aufgaben der Altersstufe „8 Jahre" und gerade nur diese, so stimmte das Intelligenzalter (I A) mit dem Lebensalter (L A) überein; gelangen aber einem achtjährigen Kind, das sich damit als überdurchschnittlich intelligent erwies, auch alle Aufgaben, welche für 9 Jahre geeicht waren, und noch die Hälfte der 10-Jahres-Aufgaben, so konnte man sein I A mit $9\frac{1}{2}$ Jahren bestimmen; beim debilen Achtjährigen, das etwa nur die Aufgaben der Reihe für 6 Jahre und die Hälfte derer für sieben Jahre bewältigte, ergab sich als I A $6\frac{1}{2}$ Jahre.

WILLIAM STERN führte den Begriff des *Intelligenzquotienten* ein: er setzte nämlich das I A zum L A in Beziehung; aus dem Quotienten von $\frac{\text{I A}}{\text{L A}} = \text{I Qu}$ bekam man ein sehr brauchbares „Maß" für die Intelligenz. Beim überdurchschnittlich Begabten wird dieser Quotient größer als 1 (oder, in Prozenten, größer als 100) sein, bei Schwachsinnigen kleiner als 1 bzw. 100. Danach schien auch die Möglichkeit einer ungemein exakten Gradeinteilung für die verschiedenen Schwachsinnsgrade gegeben — gefährlich exakt, glauben wir, weil mit den wirklichen Gegebenheiten des einzelnen Falles nicht immer übereinstimmend.

---

[1] ROHRACHER, H.: Einführung in die Psychologie, 4. Aufl., S. 372. Wien: Urban u. Schwarzenberg, 1951.

Versuchen wir, das Wesentliche einer Testprüfung kurz zusammenzufassen, so könnte man sagen: es besteht eine standardisierte Situation von wesentlich gleichen Bedingungen, daher sind die Ergebnisse bei verschiedenen Versuchspersonen gut vergleichbar; es sind auch die Ergebnisse vergleichbar, die von verschiedenen Prüfern erzielt werden; es ist eine fixe Terminologie gegeben, was ebenfalls zur Exaktheit beiträgt; eine solche Methodik hat eine starke Rationalität (um bei freier Beobachtung dieselbe Quantität der Ergebnisse zu erzielen, würde eine viel längere Zeit erforderlich sein). Auf die Grenzen und die Fehlerquellen der Testmethodik soll später eingegangen werden.

Um eine erste Vorstellung zu vermitteln, was die Tests von den einzelnen Altersstufen verlangen, seien einige solche Aufgaben zitiert (nach der Bobertag-Modifikation der Binet-Prüfung).

Das *dreijährige* Kind soll: bei einem Bild verschiedene Einzelheiten aufzählen; ein gewisses Wortverständnis haben (über Aufforderung Mund, Augen, Nase zeigen); mehrere einfache vorgezeigte Gegenstände benennen; Farben vergleichen (Zuordnung von Farbtäfelchen zu vorgegebenen Täfelchen); einen Satz mit 6 Silben nachsprechen; zwei Zahlen nachsprechen.

Das *vierjährige* Kind soll: einfache Bauten aus drei Klötzen nach Modell nachbauen; zwei verschieden lange Linien vergleichen; zwei beträchtlich verschiedene Gewichte vergleichen.

Das *fünfjährige* Kind soll: ein Quadrat nach Vorlage abzeichnen; einfache Zweckbegriffe erklären („wozu gehört die Gabel?..."); einen Satz mit 10 Silben nachsprechen; 4 Zahlen nachsprechen.

Das *Sechsjährige* soll u. a. rechts und links unterscheiden.

Das *Siebenjährige* soll einen Rhombus abzeichnen; die Hauptfarben benennen; Lücken in menschlichen Figuren angeben (es fehlt etwa die Nase, der Mund ...); 5 Zahlen nachsprechen.

Vom *Achtjährigen* verlangt man einfache Unterschiedsfragen (Fliege — Schmetterling, Holz — Glas); das Ordnen einer Bilderreihe (eine entsprechende, schwierigere Aufgabe findet sich in der Reihe 13/14 Jahre).

Das *Neunjährige* soll: Vorgänge auf vorgezeigten Bildern erkennen (drei Bilder mit reicherem Geschehen); Oberbegriffe finden (etwa von: Pferd und Hund, Puppe und Ball, Gabel und Löffel).

Das *Zehnjährige* soll: das Strukturgesetz von vorgelegten Zahlenreihen erkennen, indem es die Reihe fortsetzt (z. B.: 15, 12, 9 ...); Sätze mit 26 Silben nachsprechen; 6 Zahlen nachsprechen.

Für die Stufe *11/12 Jahre* wird verlangt: Erklären abstrakter Begriffe (Geiz, Mitleid, Gerechtigkeit); Situationsfragen (z. B.: „was antwortest du, wenn dich jemand um deine Meinung über einen Menschen fragt, den du nicht kennst?"); Lückentext ergänzen (in einer Geschichte sind mehrere Worte ausgelassen, die das Kind sinngemäß ergänzen soll).

Altersstufe *13/14 Jahre:* Vergleichen synonymer Sprichwörter; Zahlenreihen fortsetzen, wie bei 10 Jahren, aber schwerer (z. B.: 18, 1, 16, 3, 14, 5); Lügen erkennen (vier kurze Geschichten, in denen je eine Lüge vorkommt, sollen nach der Schwere der Lügen geordnet werden).

Aus der Altersstufe *15/16 Jahre:* abstrakte Unterschiedsfragen (Pfand und Pacht, zweifeln und verzweifeln, Irrtum und Lüge, Gesetz und Sitte).

Binet stellte die Forderung auf, Intelligenztests müßten milieuunabhängig sein, unabhängig also auch von dem, was das Kind in der Schule gelernt oder aber nicht gelernt habe; es sollte also etwa ein gescheiter Verwahrloster (wenn es den überhaupt gibt!), der oft den Unterricht versäumt hat, nicht zu schlecht herauskommen. Wir werden noch davon sprechen, welche Nachteile es hat, wenn besonders in jenen Fällen, bei denen das Lernproblem im Zentrum steht, nicht schon bei der Intelligenzprüfung auch Lernanforderungen gestellt werden. Wir glauben überhaupt, daß die Forderung nach Milieuunabhängigkeit eines

Tests grundsätzlich nicht ganz erfüllbar ist, weil man eben ein Kind nicht von seinem Milieu abstrahieren kann. Das zeigt sich z. B. in folgenden Fällen: Kleinkinder aus Familien, in welchen man sich viel mit den Kleinen beschäftigt, weisen einen viel größeren Wortreichtum und auch eine bessere Wortbereitschaft auf als solche, bei denen das nicht der Fall ist. Da dieses Verhältnis zum Wort aber in den unteren Altersstufen eine große Rolle spielt, kommen solche Kinder bei BINET-Tests oft ungebührlich gut heraus; erst die weitere Entwicklung entlarvt diesen Fehler. Vor allem ergeben sich aber Fehlresultate dieser Prüfungsmethode bei bestimmten kindlichen Charakteren. Da sind einmal die von Wesen etwas erethischen Kleinkinder, die mit großer Wendigkeit auf jeden Umweltreiz reagieren (besonders natürlich auf die mit starkem „Aufforderungscharakter" wirkenden Tests der kleinkindlichen Altersstufen), die weiters mit großer, freilich auch recht leerer, „gestenhafter" Wortgewandtheit alles bereden: diese kommen nicht selten auf überdurchschnittliche Werte bei der Prüfung. Erst die weitere Entwicklung zeigt, wie wenig sich die Kinder wirklich in eine Aufgabe versenken, wie schlecht ihre Arbeitskonzentration und ihre Ausdauer ist; erst dann verschlechtert sich auch das Testergebnis.

Für den wichtigsten Nachteil dieser Prüfungsmethode halten wir aber den, daß sie in den höheren Altersstufen, etwa von neun, besonders aber von elf Jahren an, zu einseitig Forderungen an das abstrakte Denken stellt, welche in dieser Ausschließlichkeit nur Großstadtkindern und auch unter diesen nur besonders „intellektuellen" Typen liegen (z. B. den Autistischen). Es gibt viele den Forderungen des realen Lebens vollkommen angepaßte Typen, welche mit diesen Aufgaben nichts anzufangen wissen, ja als fast Debile herauskommen. Besonders trifft das für Landkinder zu — da hat man des öfteren bei streng „dogmatisch" vorgenommenen BINET-Prüfungen die erstaunliche Tatsache feststellen müssen, daß fast 100 % der Untersuchten „schwachsinnig" seien, was natürlich nicht gegen diese Bevölkerung, sondern nur gegen die Brauchbarkeit des verwendeten Tests spricht. Ungebührlich schlecht kommen bei den höheren BINET-Stufen im allgemeinen auch die Mädchen heraus, denen ja das abstrakte Denken im Durchschnitt weniger liegt als den Knaben, ohne daß sie natürlich eine „minderwertigere" Intelligenz haben als diese. Anderseits erreichen wieder „instinktlose Denkautomaten", wie wir sie später beschreiben werden, ungebührlich hohe Resultate, und auch da bestätigt die Lebensbewährung keineswegs jenes Ergebnis.

Ein weiterer Nachteil dieser Prüfungsmethode ist, daß qualitative Unterschiede in der Leistung bei ihr schwerer beobachtet werden können als bei anders strukturierten Tests. Es werden stereotyp bestimmte Ergebnisse verlangt, andernfalls wird der Test als negativ bewertet. In der nivellierenden Zahl des IQ kommt nicht zum Ausdruck, ob das Kind zufällig oder mit großer Mühe oder aber souverän, durch tiefgründige Erfassung und konsequente Arbeit zu seiner Leistung gekommen ist.

Eine Anzahl dieser Nachteile vermeidet die auf demselben Prinzip beruhende BIÄSCH-Methode[1]. Diese ist schon in der Bewertung mehr auf das Qualitative der Leistung eingestellt, diskutiert in ausführlichen Kommentaren zahlreiche verschiedene Lösungsmöglichkeiten, anerkennt bei vielen Tests auch halbe Lösungen, was wir selbst seit langem auch schon bei der BINET-Prüfung getan hatten. Weiters sind die Anforderungen auch bei den höheren Altersstufen nicht so einseitig abstrakt wie bei der BINET-Prüfung. Es gibt da auch eine ganze Anzahl besonders netter Aufgaben mit Anschaulichkeit, starkem Aufforderungs-

---

[1] BIÄSCH, H.: Testreihen zur Prüfung von Schweizer Kindern. Bern: Huber u. Co., 1939.

charakter, welche gerade auf das Praktische eingestellte Kinder, besonders solche mit eidetischen Fähigkeiten, sehr ansprechen, wie denn überhaupt gerade auch primitivere Charaktere bei dieser Methode zu ganz guten Leistungen kommen (anscheinend wurde die Methode nicht zuletzt auch nach den Erfordernissen einer bäuerlichen Bevölkerung modifiziert). Andererseits fallen auch unseren „gewitzteren" Großstadtkindern manche Aufgaben allzu leicht: manche Tests erscheinen uns darum zu hoch eingestuft, so daß wir etwa einen IQ von 110 für den Durchschnitt halten würden — was natürlich nicht gegen die Brauchbarkeit der Methode spricht.

Der modernste — und einer der am besten brauchbaren — Intelligenztest ist der vor fünfzehn Jahren von WECHSLER im Bellevue-Hospital in New York entwickelte und daher „WECHSLER-Bellevue-Test" genannte. Er verwertet die Ergebnisse moderner faktoren-analytischer Forschung und versucht, zu einem möglichst umfassenden Bild der zu prüfenden Intelligenz zu gelangen. Die Anforderungen teilen sich in verbale (Wissen, Gedächtnis, Abstraktion) und in materialgebundene (ausgezeichnetes, sehr anregendes Material!); die Aufgaben betreffen auch schulmäßig Erlerntes. Von den beiden Gruppen wird unabhängig voneinander ein Intelligenzquotient bestimmt, so daß sich in manchen Fällen daraus interessante qualitative Unterscheidungen ergeben. Nun genügt es ja nicht, die Tests — vor allem jene, bei denen es um Wissensstoff geht — einfach aus dem Amerikanischen ins Deutsche zu übersetzen; die Methode mußte vielmehr umgeeicht werden. Das ist 1956 im Psychologischen Institut der Universität Hamburg geschehen, der Test wurde als „HAWIK" (Hamburg-Wechsler-Intelligenztest für Kinder) für die Altersstufen von 6 bis 16 Jahren — und als „HAWIE" (für Erwachsene, aber schon vom zehnten Lebensjahr an brauchbar) herausgebracht. Freilich merkt man auch da an manchen Stellen, daß im Hintergrund die norddeutschen Verhältnisse stehen (nicht nur was die Währung oder einzelne geographische Fragen betrifft). So muß sich der Prüfer auch da in der Anwendung einige Selbständigkeit wahren.

Auch BIÄSCH beginnt so wie BINET mit einem Alter von drei Jahren. Nun wäre es aber in vielen Fällen entscheidend wichtig, schon früher zu wissen, wie es um die Intelligenz und vor allem um die Entwicklungsprognose dieser Intelligenz bei wesentlich jüngeren Kindern steht. Es sind da nicht nur überbesorgte Eltern neugierig, wie sich ihr Kind weiter entwickeln wird; von größter Wichtigkeit ist jedoch dieses Problem bei Adoptionsfällen. Ein Adoptivkind sollte ja so früh als nur möglich zu den neuen Eltern kommen, um völlig in die neue Atmosphäre hineinzuwachsen, um gerade jene gefühlsmäßigen Bindungen zu schließen, welche für die emotionelle Seite der Charakterentwicklung so wesentlich sind und für welche gerade die erste Lebenszeit so große Bedeutung hat. Besonders in Amerika legt man diesen Tatsachen die größte Wichtigkeit bei und fordert darum eine möglichst frühzeitige, jedenfalls schon im ersten Lebenshalbjahr durchgeführte Adoptierung (Adoptionen spielen in den USA ja überhaupt zahlenmäßig eine weit größere Rolle als bei uns). Es ist darum dort auch das Interesse an möglichst frühzeitig vorgenommener Beurteilung der kindlichen Intelligenz noch wesentlich größer als in unserem Land.

Die erste gut brauchbare Methode zur Prüfung junger Kinder, von der Geburt bis zum sechsten Lebensjahr, stammt von den Wienern CHARLOTTE BÜHLER und HILDEGARD HETZER[1]. Auch diese Prüfungsmethode soll kurz referiert werden.

---

[1] BÜHLER, CH., und H. HETZER: Kleinkindertests (erstmalig 1928, endgültig 1932 publiziert). Leipzig: J. A. Barth.

Im 1. Lebensjahr werden von Monat zu Monat neue Tests gegeben, im 1. Halbjahr des 2. Jahres von Vierteljahr zu Vierteljahr, im 2. Halbjahr nur eine neue Serie, von da an bis zum 5. Jahr jedes Jahr nur eine neue Testserie.

1. Lebensjahr, 1. Monat: Kopfdrehen auf Berührung der Wange; Umklammern von Berührungsgegenständen (Finger des Versuchsleiters); Augen werden von gedämpftem Licht wenige Sekunden festgehalten; Kopf in Bauchlage kurz heben.

(Hier wie auch bei den späteren Serien werden je 10 Tests gegeben.)

2. Monat: Kopf wenden nach Geräusch; der Glocke lauschen; auf Licht hinstarren; unspezifische Gesamtreaktion auf Behinderung durch die Windel; Kopf beim Hochheben aufrecht halten; sich auf Zusprechen beruhigen.

3. Monat: Starren auf entferntes Ding (bis 2 Meter); Umherblicken bei Herumgetragenwerden; bewegtem Ding mit den Augen folgen; auf Geräusch der Klapper in Bauchlage lauschen (Kopfheben, eventuell drehen); Kopf in Bauchlage (mindestens 30 Sekunden) hochhalten; lächelnd oder lallend den Blick erwidern; verschwundenem Ding nachblicken.

4. Monat: Schallquelle mit den Augen suchen; betasten des berührten Dinges; Kopf und Schultern in Bauchlage hochhalten; Reaktion auf den Abbruch des Kontakts (Unmutsäußerungen, Nachblicken); Veränderung des Menschen durch vorgehaltene Maske beachten (Unlustäußerungen, Erstaunen, Änderung der Motorik); Klapper halten.

5. Monat: Farbtafel länger als farblose Tafel betrachten (eventuell andersartige motorische Reaktion); Dinge festhalten und betrachten; berührtes Ding ergreifen; Arme nach erblicktem Ding ausstrecken; im Zimmer sich bewegenden Menschen mit dem Blick folgen; herumhantierende Bewegung an einem Spielding.

6. Monat: Unterscheiden von Flasche und Gummipuppe (durch verschiedenartige Reaktion); nach erblicktem Ding mit einer Hand greifen; mit Hilfe in sitzende Stellung aufrichten; widerspiegeln des freundlichen und des erzürnten Gesichtsausdrucks; negative Reaktion nach Wegnahme des Spielzeugs; Spielding bei Wegnahme nicht loslassen.

7. Monat: Nach Licht greifen; sich mit Unterstützung sitzend nach einem Ding umdrehen; sich vom Rücken auf die Seite drehen; mit Unterstützung sitzen; aktives Kontaktsuchen (Blick, Lallen); nach verlorenem Ding suchen; nachahmend auf den Tisch schlagen; sich mit bewegtem Spielding an einem ruhenden betätigen (z. B. durch Klopfen).

8. Monat: Nach einem Ding außerhalb des Bettes langen; Hand des Erwachsenen beim Naseputzen wegstoßen; sich von der Stelle bewegen (z. B. fortrollen oder sich fortschieben); organisiertes Versteckspiel (Versuchsleiter verbirgt sein Gesicht hinter der Windel); weggenommenes Spielzeug aus der Tasche zurückholen; mit Lageveränderung Spielding heranholen.

9. und 10. Monat: Freisitzend 2 Spieldinge greifen; kriechen (eventuell durch ein Ding außerhalb seiner Reichweite verlockt); Gebärden sinngemäß beantworten (Lächeln, Freude, Angst); Aufmerksamkeit des Erwachsenen auf sich lenken; verdecktes Spielzeug wieder abdecken; nachahmend mit einem Schlegel trommeln; eines von zwei Dingen wiederholt greifen, weil es beliebter ist (auch nach Vertauschen der Hände des Versuchsleiters).

11. und 12. Monat: Zum Sitzen aufrichten (eventuell verlockt durch einen Gegenstand); mit Unterstützung aufstehen; an verschwundenen Inhalt einer Schachtel sich nach einer Minute erinnern (fragendes oder erstauntes Schauen); Glocke nachahmend läuten; Schachtel aufmachen; Ding an einer Schnur heranholen; Ding hinter einem Schirm hervorholen.

2. Lebensjahr, 1. Viertel: Stöcke aneinanderreiben, klopfen, lauschen; frei stehen; mit Hilfe gehend etwas halten; organisiertes Spielen mit dem Ball (Zurückrollen); verstehen einer Aufforderung („steh auf!", „komm zu mir!", „gib mir das!"); an verschwundenen Inhalt einer Schachtel sich nach 3 Minuten erinnern; Hohlwürfel ein- und ausräumen.

2. Viertel: Frei gehen; freistehend etwas aufheben (eventuell auf verbale Aufforderung); verstehen eines Verbotes; nachahmend trommeln mit 2 Schlegeln; Figurentafel vor Farbtafel bevorzugen.

2. Halbjahr: Auf einen Stuhl steigen; benennen von Gegenständen; Hohlwürfel beim Bauen aufeinander stellen (2 oder mehr); Ding, welches außerhalb des Laufställchens liegt, mit dem Stock heranholen; Bild erkennen.

3. Lebensjahr: Knöpfeln (zuknöpfeln des dem Teddybären angezogenen Jäckchens) auf Aufforderung; 4 Silben nachsprechen; nachahmendes Bauen (2 Bauten aus je 3 Steinen); 4 Figuren (Dreieck, Halbmond, Kreuz und Rhombus) in Formenbrett einpassen.

4. Lebensjahr: Mit Wasser gefülltes Gefäß tragen; 200 Farbplättchen (rot und gelb) auf einmalige Aufforderung hin sortieren; Satz mit 8 Silben („auf der Wiese sitzt die Liese") und 3 Zahlen nachsprechen; Kreis nachzeichnen; Bildinterpretation (einfache Tätigkeiten) auf Frage.

5. Lebensjahr: Unterordnung unter eine Spielregel (Setzen von Mosaiksteinen, Regel: „einmal du, einmal ich!"); 3 Aufträge ausführen; Satz mit 12 Silben und 4 Ziffern nachsprechen; Nachzeichnen schematischer Darstellungen (Haus, Baum, Tisch); Geduldspiel: Maus in der Falle; Matadorhammer als Werkzeug benutzen (einschlagen eines Stäbchens in einen Matadorklotz); Hampelmann zusammensetzen (aus Kopf, Rumpf, Extremitäten).

6. Lebensjahr: Randverzierung zeichnen (Kreis, Dreieck, Kreuz, immer in gleicher Reihenfolge rund um ein viereckiges Blatt zeichnen); Nachbauen eines komplizierteren Bauwerks (sowohl Grund- wie Aufriß müssen stimmen); abbildendes Merkmal zeichnen (Kind soll „irgendwas" zeichnen, das erkennbar sein muß); Geduldspiel; einfache Bildergeschichte (3 Bilder); Erkennen von Verkehrtheiten auf einem Bild; Bilder von Kaufladen und Ware richtig zusammenstellen (Zuordnung von je 6 „Waren" zu Bäcker-, Milch-, Kleider-, Spielzeuggeschäft, Tabaktrafik).

Die obigen Tests wurden von zwei Schülerinnen CHARLOTTE BÜHLERS weiterentwickelt. LOTTE SCHENK-DANZINGER[1] stellte Aufgaben für höhere Altersstufen zusammen und gliederte sie nach vier verschiedenen „Dimensionen" — weil dabei nicht nur die Intelligenz erfaßt wird, spricht sie von „Entwicklungs"tests und errechnet auch einen „Entwicklungsquotienten" statt eines „IQu" —, und zwar nach dem Verständnis für soziale Situationen und Werte (SR), der Lernfähigkeit (L), hauptsächlich aus Gedächtnisprüfungen bestehend, weiter nach der Materialbeherrschung (MB) und schließlich der geistigen Produktion (GP).

Über Einwände, die wir gegen die erste dieser „Dimensionen" haben, soll weiter unten gesprochen werden.

Auch SYLVIA KLIMPFINGER[2] hat die „BÜHLER-Tests" weiterentwickelt und Grundsätzliches über die Möglichkeiten von „Entwicklungstests" gesagt. Die hier aufgestellten Testreihen umfassen die Jahre von sieben bis zwölf. Auch hier werden mehrere „Dimensionen" geprüft: die Körperbeherrschung (das Ergebnis wird aber rechnerisch nicht in den „EQu" einbezogen), die soziale Reife, das Lernen, die Materialbearbeitung und die Intelligenz. Einflüsse sind von seiten der amerikanischen kinderpsychologischen Forschung (wie übrigens auch in der Arbeit von SCHENK-DANZINGER) sowie von seiten der „Vergleichenden Verhaltensforschung" (KONRAD LORENZ) zu erkennen.

Das Standardwerk für die westliche Welt ist ARNOLD GESELLS und CATHERINE AMATRUDAS „Developmental Diagnosis"[3]. Der Verfasser, Begründer der berühm-

---

[1] SCHENK-DANZINGER, L.: Entwicklungstests für das Schulalter (5 bis 11 Jahre). Wien: Verlag für Jugend und Volk, 1953.

[2] KLIMPFINGER, S.: Eine Entwicklungstestreihe für das 7. Lebensjahr. Wien. Z. Psychol., Philos., Pädagog. 2, 4 (1949); Die Testmethode in der Persönlichkeitsbegutachtung, Möglichkeiten und Grenzen. S.ber. Akad. Wiss. Wien, Philos.-hist. Kl. 223, 3 (1944); weitere Arbeiten vor der Publikation.

[3] GESELL, A., und C. AMATRUDA: Development Diagnosis. New York und London: P. B. Hoeber, 1. Aufl. 1941, 2. Aufl. 1947; deutsch leider nicht erschienen — einen gewissen Ersatz bietet GESELL, A.: Säugling und Kleinkind in der Kultur der Gegenwart. Bad Nauheim: Christian-Verlag, 1952.

ten „Clinic of Child Development" der Yaleuniversität, ist Arzt. Das gereicht
der Testanordnung zu großem Vorteil: Eine wesentliche Grundlage der Tests ist
der Stand der Nervenentwicklung des Kindes; das merkt man besonders in der
„Dimension" des „motorischen Verhaltens", aber auch sonst spürt man überall
in den Tests, daß der Verfasser ärztlich zu schauen und zu denken gewohnt ist.
Gerade für heilpädagogische Probleme aber wird das Werk dadurch fruchtbar,
daß es sich breit mit den verschiedenen Entwicklungsstörungen auseinandersetzt (verschiedene zerebrale Störungen, endokrine Störungen, Sinnesdefekte
usw.). Das Testmaterial ist einfacher als bei den „BÜHLER-Tests". Geprüft wird
das „Reifungsniveau" des 4, 16, 28, 40 Wochen, des 12, 18 Monate, des 2, 3, 4,
5 Jahre alten Kindes. Die Tests teilen sich ein nach Untersuchung des motorischen Verhaltens, des adaptiven Verhaltens (etwa mit „angepaßter Aktivität"
wiederzugeben), der Sprache und des personal-sozialen Verhaltens.

Es ist von vornherein klar, daß die Prüfung des Entwicklungs-, im besonderen des Intelligenzzustandes eines Kleinkindes, besonders aber eines Säuglings,
viel schwieriger sein muß als bei einem Schulkind, das in ganz anderer Weise
darauf eingestellt ist, Anforderungen, die man an es stellt, zu erfüllen. Je jünger
das Kind ist, um so mehr ist es ja in seiner Aktivität „spontan", um so schwieriger ist es, Fähigkeiten, deren Niveau es bereits erreicht hat, auch testmäßig beliebig zu reproduzieren. Man muß da sehr geduldig sein und warten können,
kann nicht einfach eine „Prüfungssituation herstellen". Es kann auch schwierig
sein, zu beurteilen, ob nun ein Kind eine Anforderung gelöst hat oder nicht;
präzise Kennzeichen sind nicht gegeben, nur der „gute Blick" ist der Lage
gewachsen.

Besonders wichtig ist bei der Prüfung junger Kinder die Beurteilung des
Kontakts, der Beziehungen, vor allem zu den anderen Menschen, anders ausgedrückt, des sozialen Verhaltens. Das spielt denn auch bei allen Testverfahren
eine entscheidende Rolle (bei mehreren BÜHLER-Tests, wie schon erwähnt, haben
dafür sowohl SCHENK-DANZINGER und KLIMPFINGER wie auch GESELL eigene „Dimensionen" eingeführt!). Gerade das soziale Verhalten aber ist nicht so einfach
„auszutesten", vom Versuchsleiter einfach zu provozieren. Es hängt nicht nur
von bestimmten charakterlichen Gegebenheiten des Kindes ab, sondern sehr auch
von dessen augenblicklicher Laune, etwa auch von seinem Sättigungszustand, in
besonders starkem Maße auch von der Kontaktfähigkeit und der Instinktsicherheit des Prüfenden. Es ist darum bei der Prüfung jüngster Kinder gerade das
sehr schwer zu verwirklichen, was ein Test eigentlich will: präzise Normung,
um die Resultate gut vergleichen zu können. Man kommt, so glauben wir, nicht
herum um die Einführung allgemeiner Kriterien, wie etwa Beurteilung der Ausdruckserscheinungen, der Stimmungslage, der Spontaneität des Kindes, lauter
Kriterien, die nicht exakt meßbar sind, sondern sich eben nur dem „zusammenschauenden Blick" des Prüfenden erschließen und damit eigentlich die exakte
und standardisierte Testsituation „transzendieren"! So sagt einem besonders
bei Säuglingen Entscheidendes der Blick des Kindes: der Grad des erreichten
Bewußtseins, das Interesse, die menschliche Anteilnahme sind daraus deutlich
zu erschließen. Darauf weist auch GESELL überzeugend hin. Besonders schön
geht das auch aus dem wundervollen Bildwerk GESELLs[1] hervor.

Am exaktesten ist noch die Entwicklung der Motorik zu prüfen. Mit Recht
spielt darum gerade bei Säuglingstests die Prüfung eben dieser Funktionen
eine wichtige Rolle. Es lassen sich daraus auch ziemlich sichere Schlüsse auf die

---

[1] GESELL, A.: How a Baby Grows. New York und London: Harper and Brothers,
1945.

weitere Entwicklung ziehen. Entscheidend wichtig ist auch bei der Prüfung von Kleinkindern die Herstellung einer natürlichen Spielsituation, die starken Aufforderungscharakter für das Kind hat und ihm Freude macht. Dazu gehört einmal gutes Material, das durch lebhafte Farben und schöne, interessante Form die Kinder anreizt, aber wohl mehr noch die persönlichen Qualitäten des Prüfers. Wer nicht aus echtem Erzieherinstinkt mit Kindern umgehen kann, wer sich nicht an den Offenbarungen ihres Wesens freuen kann, soll auch seine Hände vom Testen junger Kinder lassen.

Die Beurteilung des Qualitativen, des Persönlichen, das bei den Leistungen des Kindes zutage tritt, ist aber nicht nur bei den Säuglings- und Kleinkindertests entscheidend wichtig; es muß auch bei der Prüfung von Schulkindern eine große Rolle spielen, wenn anders das Ergebnis nicht eine tote Zahl bleiben, sondern Wesentliches zur Erkenntnis der Persönlichkeit des Kindes beitragen soll. Es ist darum immer nicht nur das schließlich erreichte Resultat zu berücksichtigen, sondern auch der Weg, auf dem das Kind zu einem Ergebnis kommt, etwa seine Arbeitsweise (das persönliche Tempo, die Konzentration, die Beharrlichkeit, die Wendigkeit), die Originalität, die Folgerichtigkeit im Denken und Handeln sowie zahlreiche andere charakterliche Eigenheiten. Vor allem ist da wieder der persönliche Kontakt des Kindes zu nennen, welcher die Ergebnisse stark beeinflußt und nach welchem auch das Verhalten des Prüfers modifiziert werden muß.

So muß man den gehemmten, selbstunsicheren, ängstlichen Kindern weit entgegenkommen, muß ihnen über den Anfang hinweghelfen, wobei es wichtig, wenn auch oft recht schwierig ist, zu entscheiden, ob diese Hilfe wegen der Gehemmtheit oder wegen eines Versagens des Kindes zu leisten war. Oft ist es auch wichtig, bei Kindern, welche schwer Kontakt finden, mit Aufgaben zu beginnen, bei denen sie nicht von sich aus in persönlichen Kontakt zu treten brauchen, bei denen sie also nur etwas am Material tun und nichts zu sagen brauchen. Anderseits müssen die Distanzlosen, erethisch Betriebsamen, leer Geschwätzigen zurückgedrängt, straff zusammengefaßt, zu sachlicher Leistung veranlaßt werden.

Eine gut geführte Prüfung muß sich auch elastisch der Leistungsfähigkeit des Kindes anpassen. Bei einem Versagen muß der Versuchsleiter sofort, natürlich ohne daß dem Kind sein Versagen vorgeworfen wird, ja womöglich ohne daß es merkt, daß die Leistung nicht entsprechend war (weil empfindliche Kinder darauf oft mit noch stärkerer Hemmung reagieren), die Anforderungen so weit senken, bis die Leistungen positiv werden. Es darf im einzelnen auch Hilfe geboten werden, am besten auch so, daß das dem Kind nicht klar bewußt wird. Dieses Senken der Anforderungen und diese Hilfe muß natürlich streng in die endgültige Beurteilung einkalkuliert werden. Desgleichen sind bei guten Leistungen die Anforderungen so weit zu steigern, bis man an die Grenze der Leistungsfähigkeit gelangt; es ist gut, wenn diese Anpassung an die individuellen Fähigkeiten, das Senken und Steigern der Forderungen, innerhalb des einzelnen Tests möglich zu machen ist. Ebenso hat, glauben wir, der Prüfer auch das Recht, dort, wo sich ein Sonderinteresse oder ein besonderes Können (oder aber ein besonderer Defekt) zeigen, dem durch weitere Fragen, auch wenn solche im Testschema nicht vorgesehen sind, so weit nachzugehen, bis diese Frage geklärt ist. Freilich darf dadurch eine Prüfung nicht ins Uferlose zerfließen; sie muß vielmehr trotz allen Individualisierens straff geführt werden. Die meisten Prüfungsschemata lassen freilich zu so freier Führung nicht Raum; man muß da solche Fragen bei anderer Gelegenheit anschließen.

Ganz „nebenbei", aber darum nicht weniger beachtlich, kommen in der Prüfungssituation zahlreiche persönliche Eigenheiten des Kindes zur Beobachtung, worüber ja zum Teil schon gesprochen wurde (Kontakt, besondere Eigentümlichkeiten der Aktivität, der Interessenrichtung, des Denkablaufes, der Sprache usw.). An anderer Stelle wird ausgeführt, wie unersetzlich zur Beurteilung von kindlichen Persönlichkeiten die Beobachtung in freien, unprovozierten Situationen ist: beim Einzel- und beim Gruppenspiel, bei schöpferischer Betätigung, aber auch in geführter Gruppenbeschäftigung, bei Sport und Unterricht. Die Prüfung ist nun ebenfalls eine sehr typische und aufschlußreiche Situation: das Verhalten des Kindes, der Autorität unter vier Augen gegenüber, in einer Lage, die angespannte Leistung von ihm verlangt, wird immer Wesentliches von seiner Problematik aussagen. Zum Beispiel kann gerade der Gegensatz in Verhalten und Leistung in der „Vereinzelung" der Prüfung gegenüber dem, was sich in der Gruppe, der Schulklasse zeigt, wichtige Aufschlüsse geben (etwa bei neuropathischen Charakteren).

Unsere Auffassung über die Intelligenzuntersuchung hat sich gewichtigen Einwänden zu stellen: Bringt die Forderung nach „elastischer Führung" der Prüfung, nach gewandtem Eingehen auf die Leistungsfähigkeit und die persönlichen Eigenheiten des Kindes, diese ganze „qualitative Beurteilung" also, nicht die Gefahr des Subjektivismus, der Unexaktheit mit sich? Wird nicht gerade das aufgegeben, was bei Testuntersuchungen erreicht werden soll, nämlich präzise, in einfachen Zahlenrelationen aufscheinende, gut vergleichbare Resultate, die von jedem beliebigen Untersucher mit leicht erlernbarer Methodik erzielt werden können? Dem möchten wir entgegnen: die Resultate der rein quantitativ messenden Prüfungsmethoden sind in vielen Fällen nur scheinbar exakt, können in Wirklichkeit sowohl „nach oben" wie „nach unten" täuschen. Eine gut geführte Intelligenzprüfung soll aber nicht nur über Wissensbesitz und Denkfähigkeiten Aufschluß geben, sondern auch wesentliche Persönlichkeitsfunktionen erkennen lassen; das ist aber durch keinerlei „Prüfungsmaschinerie" zu erreichen. Jene, vor allem von amerikanischen Psychologen ausgearbeitete Art von Testuntersuchungen, bei denen eine Masse von Prüflingen bloß beantwortende Zeichen in einem Fragebogen anzubringen hat, welche von einer Maschine auf elektrischem Wege ausgezählt und „bewertet" werden, so daß dann, wahrlich „im Handumdrehen", ein Profil dieser Persönlichkeit herauskommen soll — all das ohne daß ein Prüfer den zu Prüfenden überhaupt zu Gesicht bekommt —, das halten wir für eine groteske Verirrung eines maschinenbesessenen, das Menschliche vernichtenden Zeitalters. Dem setzen wir bewußt die Forderung entgegen, daß zwischen Methodik und Prüfling die Persönlichkeit des Prüfenden geschaltet werden muß, welcher jeder Methodik mit scharfer Kritik gegenübersteht, mit diesem Instrument souverän umgehen kann, der sich nicht durch einen Mechanismus die Fähigkeit des Schauens verkümmern ließ. In dieser komplexen Fähigkeit und in der Erfahrung des Prüfenden liegt die Garantie für die Objektivität der damit erzielten Ergebnisse.

Zur Illustrierung unserer Thesen sei kurz über eine Prüfungsmethode berichtet, die sich an der Wiener Heilpädagogischen Abteilung eingebürgert und auch bewährt hat, wenn wir uns auch bewußt sind, daß die Methode an Exaktheit hinter anderen Testsystemen zurücksteht; sie kann aber gerade wegen der Möglichkeit einer freieren, individuellen Führung in der Hand des erfahrenen Prüfers brauchbare Resultate liefern.

Die Einzelleistungen werden nach verschiedener „Höhenlage" bewertet, durch die Aneinanderreihung der einzelnen Testergebnisse entsteht so ein Leistungsprofil. In bewußtem Gegensatz zur BINET-Methode haben wir in unsere Prüfung auch *Lernanfor-*

derungen aufgenommen (das tut übrigens die BIÄSCH-Methode auch, wenn auch nicht so ausführlich). Das Lernproblem spielt ja bei der Mehrzahl unserer Kinder eine große Rolle, oft steht es geradezu im Zentrum des Problems, selbst wenn das nicht von vornherein zutage liegt: wie oft verbirgt sich nicht hinter einer schweren Schuldissozialität ein Lernversagen, welches das Kind nicht wahrhaben will und vor dem es „in die Schlimmheit ausweicht". Die Prüfung mit „Allgemeinen Tests" genügt oft nicht zur völligen Klärung; oft stehen da die Ergebnisse dieser Aufgaben in starkem Gegensatz zu den Schulleistungen, was immer für das Problem sehr wichtig ist: da gibt es originelle, eigenständig gescheite Denker, welche nicht lernen können, nicht mechanisierbar sind, keine Methoden von außen annehmen können (z. B. ein großer Teil der „Autistischen Psychopathen"; siehe dieses Kapitel!) — solche kommen bei „allgemeinen", abstrakten Denkanforderungen sehr gut heraus — und besonders schlechte Schüler sind; wir halten es für fruchtbar, diesen Gegensatz schon bei der Prüfung zu erleben; erst dann wird man dem Lehrer, dem ja meist dieser Gegensatz zwischen Gescheitheit und Schulversagen bei dem Kind auch schon aufgefallen ist, wirklich raten können. Es gibt auch das Umgekehrte: leicht Mechanisierbare, gute Lerner, die in Wirklichkeit recht dumm sind, jedenfalls ohne leistungsfähige Spontaneität und Abstraktionsfähigkeit; auch hier ist der bei der Prüfung beobachtete Gegensatz zwischen den „Allgemeinen" und den Schultests sehr bezeichnend. Sehr aufschlußreich kann ein Gegensatz sein zwischen den Leistungen in der großen Klassengemeinschaft (die etwa infolge einer neuropathischen Konzentrationsstörung sehr schlecht sind) und denen bei der Einzelprüfung (die etwa erstaunlich gut werden, wenn man die Kinder ununterbrochen mit Blick und Wort festhalten kann), ein Gegensatz, den man auch bei dieser Art von Prüfung unmittelbar feststellen kann. Schließlich gibt es noch Lernhemmungen, darüber hinaus freilich auch Denkhemmungen auf Grund affektiv bedingter Störungen, die nun freilich eher nach allgemeineren Kriterien zu erkennen als testmäßig erfaßbar sind (siehe im Kapitel „Schwachsinn" über die „Pseudodebilität"!).

Auch bei den Schultests ist uns das „Wie" ebenso wichtig wie das „Was", das schließliche Ergebnis, also die Art und Weise, wie das Kind zu einer Leistung kommt: wie das Kind an die Aufgabe herantritt, wie es diese verarbeitet, wie konzentriert oder aber wie abgerissen, wie tiefgründig beherrschend oder aber wie oberflächlich usw.

Natürlich kann gegen eine Übernahme von Schulanforderungen in eine Prüfungsmethode eingewendet werden, daß das, was dabei herauskommt, keineswegs milieuunabhängig ist: je nach dem Schulbesuch, nach dem Können des Lehrers, nach dem Nachdruck oder der Vernachlässigung, mit welcher man von seiten der Familie dem Lernproblem des Kindes begegnet, werden diese Ergebnisse sehr verschieden sein. Aber sei's drum! Wie so vieles andere an der kindlichen Persönlichkeit, muß man eben auch diese Faktoren in die schließliche Beurteilung einkalkulieren. Es ist besser, das von vornherein zu tun, als fälschlich an die „Milieuunabhängigkeit" der Tests zu glauben (wir sprachen schon davon).

Aus dem schon eingangs dieses Kapitels angeführten Grund wird in dieser Auflage unsere Prüfungsmethode nicht genau beschrieben, sondern es werden nur einige allgemeine Prinzipien gegeben. Auch bei Tests, die von anderen Methoden übernommen wurden, bewerten wir nicht nur, ob das Kind eine Aufgabe überhaupt gelöst hat oder nicht, sondern wir geben, wo das der Test nur ermöglicht, der freien Gestaltung des Kindes Raum, ja regen diese womöglich an.

Als Beispiel für die Bewertung sollen bei zwei Tests einige Möglichkeiten qualitativer Beurteilung beschrieben werden, wobei diese Aufzählung gewiß nicht erschöpfend sein soll — auch da gibt es ja so viele Möglichkeiten, als es individuelle Persönlichkeiten gibt!

So wie zahlreiche andere Prüfungsmethoden verwenden auch wir *Bildergeschichten* von nach dem Alter steigendem Schwierigkeitsgrad (eine Serie von durcheinandergemischten Bildern muß geordnet und dann das dargestellte Geschehen erzählt werden).

Zur qualitativen Beurteilung: Herangehen an die Aufgabe vom eidetischen Eindruck her oder aber vom logischen Zusammenhang her (so legen oft sehr primitive Kinder mit herabgesetzter Abstraktionsfähigkeit die Bilder rasch und sicher richtig, so daß dieses Ergebnis einen Höhepunkt der Kurve darstellt; erst die geforderte Erzählung der

Geschichte zeigt, wie tief das Kind die Aufgabe erfaßt hat). Das Kind hält die Aufgabe
für unlöslich, weil es die Geschichte nicht kennt; es versteht nicht, daß die Bilder zusammenhängen; übersieht von Anfang an die Aufgabe mit allen Phasen der Ausführung; weiß nur ungefähr, was gemeint ist. Zielbewußtes Mustern aller Bilder; Gruppie-
ren des Zusammengehörigen; systematisches Suchen des Anfangs; suggestive Wirkung
der Bilder auf das kritiklos phantastische Kind; ein Zufallsanfang wird beibehalten, die
Geschichte danach phantastisch kombiniert, ohne Rücksicht auf Logik; oberflächliches
Arbeiten, Einzelheiten werden nicht berücksichtigt; verständnislos für technische Einzelheiten und Zusammenhänge; Verständnis für humoristische Züge; Verständnis für den
Wirklichkeits- und Möglichkeitsgrad des Dargestellten.

Erzählung der Geschichte, die immer verlangt wird: dürftig; sprunghaft; umständ-
lich; wirklichkeitsgetreu; mit eigener Stellungnahme; freie Ergänzung der Vor- und
Nachgeschichte; phantastische Ausschmückung; plastische Erzählung; schwatzhafte Art;
Erfassung des Wesentlichen oder Hängenbleiben an Einzelheiten.

Unterschiedsfragen: Bei den unteren Altersstufen: Stiege — Leiter; Kuh — Kalb;
Ofen — Herd; Baum — Strauch; Fliege — Schmetterling; eventuell noch Holz — Glas;
See — Fluß.

Bei den oberen Stufen: Baum — Strauch; Kind — Zwerg; See — Fluß; Fliege —
Schmetterling; Holz — Glas; Glas — Spiegel; Neid — Geiz; Irrtum — Lüge; Gesetz — Sitte.

Löst etwa ein jüngeres Kind die Fragen sehr gut, so geht man auf immer schwierigere Unterschiedsfragen über. Natürlich verlangt man von den verschiedenen Altersstufen bei den gleichen Fragen (z. B.: Fliege — Schmetterling, Holz — Glas) ganz Verschiedenes an Inhalt und Formulierung.

Man wird zunächst das Kind spontan reden lassen, wobei die wertvollste Leistung
jene ist, bei der das Kind in guter Formulierung die richtige Unterscheidung nach den
jeweils wesentlichen Gesichtspunkten allein findet. Bringt das Kind von selbst nichts
Rechtes zuwege, muß man sofort bereit sein einzugreifen, die Lösung mit dem Kind
durch Zwischenfragen zu erarbeiten, wobei natürlich die dabei gebotene Hilfe streng
einkalkuliert werden muß.

Zur qualitativen Beurteilung: Die Frage wird sofort nach ihrem Sinn verstanden —
muß am Beispiel erklärt werden; das Kind berichtet nur von konkreten Erlebnissen und
Erfahrungen — die Einfälle bewegen sich vorwiegend in logischer Richtung; das Kind
kommt von allgemeinen Unterscheidungen nicht los; Schulstoff, die Dinge des täglichen
Lebens, Lesestoff, Erlebnisse auf der Gasse, bei Ausflügen und Reisen werden lebendig
aufgenommen und verarbeitet; vages Haftenbleiben von Kenntnissen; unklare Zusammenhänge; ungefähres Wissen; isolierte Schlagworte; umfangreiche Kenntnisse unver-
arbeitet auf Grund eines überwuchernden Gedächtnisses; echte Forschertätigkeit, Pflege
von Spezialinteressen; Originalität des Erlebens und Verarbeitens oder aber abwegiges
Erleben, abstruse Formulierungen, eventuell mit ungewöhnlicher Sprache, mit Wortneu-
bildungen; ungewöhnliche Züge treten im Erleben hervor. Gefühlseinstellung zu den
Kenntnissen: Freude am Wissen und Wissenserwerb, Interesse daran, Sich-abfinden mit
der Notwendigkeit des Lernens, Gleichgültigkeit, Abneigung, zweckbetonte Einstellung
zum Lernen. Das Kind erweitert von selbst die Fragestellung, bringt eigene Vorschläge
geeigneter Wortpaare; nach welchem Gesichtspunkt? Es wird ein Gesellschaftsspiel
daraus, es findet gedankliche Entwicklung statt.

Der wichtigste Teil der eben kurz geschilderten Testmethodik ist uns die *„freie
Beschreibung"* alles dessen, was uns bei den Reaktionen des Kindes auffiel. Ohne diese
wäre uns die Kurve der Ergebnisse ebenso tot wie die Ziffer eines Intelligenzquotienten.
Diese allgemeine Beurteilung enthält zunächst ein zusammenfassendes Urteil über die
Intelligenz des Kindes (z. B.: „Lerndebilität bei besserem praktischem Verständnis",
„hochwertige, originelle Intelligenz", „eigenständiges, aber mehr abstruses als brauchbares Denken", „gut mechanisierte Leistungen bei fehlender Originalität"), weiter aber
Angaben über die Arbeitsweise, besondere Interessen, auffallende Sonderleistungen oder
auffallendes, defekthaftes Versagen bei bestimmten Anforderungen; ferner persönliche
Eigenheiten, die bei der Prüfung offenbar wurden, Auffälligkeiten des Kontakts, nervöse Erscheinungen, Denk-, Aktivitäts- und Affektstörungen usw.

Unsere Prüfungsmethode hat wesentliche Kriterien anderer Testsysteme, vor allem die standardisierte Situation, zum Teil zugunsten einer freieren, individuelleren Führung aufgegeben. Sie ist, könnte man sagen, ein Mittelding zwischen einem Test und der freien Examensituation.

Sie muß auch nicht immer in ihrer Gänze abgewickelt werden; für manche Fragestellungen genügen ausgewählte Teile der Aufgaben, so daß sie bei einer ambulatorischen Beratung, wo oft nicht Zeit zur Berechnung des Intelligenz- oder Entwicklungsquotienten ist, mit durchaus brauchbaren Resultaten verwendet werden kann.

Diese Methode kann, wird sie richtig angewendet, sehr individuelle Bilder liefern, kann über das rein Intellektuelle hinaus wesentliche seelische Gegebenheiten des Kindes erschließen, kann auch konkrete Fragen, etwa der weiteren Beschulung, der bestmöglichen lernmäßigen Förderung in vielen Fällen besser beantworten als andere Methoden. Sie fordert aber vom Prüfer mehr als eines der üblichen Systeme — nicht anders als wir das in den vorhergehenden Kapiteln geschildert haben, wo wir uns ebenfalls von systematischen und stereotypen Methoden distanzierten —, sie fordert eine sehr große Erfahrung, von der sich das jeweils zu prüfende Kind abzuheben hat, weiter eine besondere Einfühlungsfähigkeit und Elastizität.

Gelingt eine solche Prüfung aber, dann geschieht eben das, was uns auch auf unseren anderen „Wegen zur Menschenkenntnis" begegnete: die Untersuchung einer einzelnen seelischen Funktion, hier der Intelligenz, wirft ihr klärendes Licht auf die gesamte Persönlichkeit des Kindes, auf zahlreiche andere seelische Seiten, so wie andererseits diese Funktion von der ganzen Persönlichkeit her, von Erkenntnissen, die bei Gelegenheit der Prüfung und bei anderen Gelegenheiten gewonnen wurden, ins rechte Licht gesetzt wird. Nur so, von der Anwendung dieser beiden Prinzipien her, gelangt man ja zu einem immer volleren, lebensgemäßen Menschenbild, nur so versteht man auch die Einheitlichkeit und Einmaligkeit der menschlichen Persönlichkeit.

Der Ausbau der Testmethodik für Intelligenzprüfungen, die nach verschiedenen Bedürfnissen aufs mannigfachste modifiziert wurden, hat dazu geführt, daß man versuchte, auch andere seelische Funktionen testmäßig zu erfassen; (es sei nur am Rande bemerkt, daß es noch eine große Zahl anderer „funktionaler" Tests zur Prüfung einzelner spezieller Seiten der Intelligenz gibt; besonders in der Industriepsychologie und für die Zwecke der Berufsberatung feierten diese Methoden Triumphe — wurden da freilich bisweilen auch überwertet!). Die Exaktheit und Objektivität, welche gegeben schien, wenn man einmal das Verfahren experimentell geeicht hatte, waren bestechend. Gelang es, auf eine ähnliche Weise wie bei der Intelligenzprüfung auch Funktionen der „Tiefenperson" zu erfassen, so war man auf einem sonst so schwer zugänglichen Gebiet entscheidend weitergekommen, hatte, so glaubte man, eine Sicherheit und Objektivität erreicht, die den bisherigen, angeblich zu subjektiven, dem persönlichen Eindruck überantworteten Methoden überlegen war.

Gemeinsam ist allen diesen „Persönlichkeitstests", daß sie die zu Untersuchenden zu veranlassen suchen, „spontan zu sein", sich auszudrücken, von sich aus Stellung zu nehmen und dadurch ihr eigenes Wesen zu offenbaren. Das soll nicht einfach in der Form eines Berichts über sich selbst geschehen, da viele Menschen dazu gar nicht imstande sind, weil ihnen die nötige Fähigkeit zur Introspektion mangelt, und viele auch dazu nicht willig sind, besonders wenn es sich um gewisse Bezüge des Innenlebens, etwa bestimmte Konfliktsituationen handelt. Erst der Test soll diese Bezüge hervorholen. Manche dieser Untersuchungsmethoden sind stark von tiefenpsychologischen Gedankengängen beeinflußt. Der Test soll jene Dinge in Erscheinung treten lassen, welche im Verborgenen bleiben, weil der Betreffende nicht fähig oder nicht willens ist, darüber Auskunft zu geben. Der Test soll die unter der Schicht des manifesten Verhaltens verborgenen dynamischen Kräfte ans Tageslicht bringen. Das „Reizmaterial" des Tests soll den Prüfling veranlassen, soll ihn in eine Situation bringen, daß er offenbart, was zutiefst in ihm vorgeht, ohne daß er es selber weiß. Weil der Untersuchte durch die Art, wie er auf den Test reagiert, gewissermaßen sein Innerstes in diese Reaktion hineinprojiziert, werden in der angelsächsichen Welt diese Methoden als „Projektionstests" (projective tests) bezeichnet.

Bei den meisten dieser Aufgaben handelt es sich darum, eine unstrukturierte, unfertige Situation zu gestalten. Ist es doch eine allgemeine Reaktionsweise der menschlichen Psyche, sinnleere oder unvollständige Wahrnehmungskomplexe mit einem Sinn zu versehen bzw. zu ergänzen. Wie das nun geschieht, daraus könne man Rückschlüsse auf die Persönlichkeit ziehen. Das läßt natürlich der persönlichen Intuition des Auswerters beträchtlichen Spielraum — darin liegt die Stärke und die Schwäche dieser Tests. Eher noch gefährlicher erscheint es uns, wenn man versucht, die Ergebnisse in exakte Zahlenverhältnisse oder ein festes System zu bringen; allzu leicht gelangt man dann zu einer Pseudoexaktheit!

Die älteste und bekannteste dieser Methoden ist der Formdeutversuch nach RORSCHACH[1]. Hier handelt es sich darum, Klecksographien, also durch den Abklatsch von Farbklecksen (in einer oder in mehreren Farben) entstandene Figuren, zu deuten: man fordert das Kind auf anzugeben, was das Bild seiner Meinung nach darstellen könnte, was weitgehende Schlüsse gerade auf zentrale Persönlichkeitsfunktionen zuläßt (Phantasie, Produktivität, sozialen Kontakt, Affektivität, in gewissem Sinn auch auf die Intelligenz). Vor allem ergeben sich aber sehr tragfähige Hinweise auf bestimmte seelische Anomalien. Der Test ist hauptsächlich bei älteren Kindern verwendbar, bei jüngeren ist er oft nicht durchführbar (man kann ihnen nicht begreiflich machen, was sie da sollen) oder nur bedingt verwertbar. Die Antworten werden nach verschiedenen Gesichtspunkten bewertet, wobei es wesentlich auch auf die Zahlenrelation der „Typen" von Antworten ankommt. Darüber hinaus verlangt aber die Durchführung und Deutung vom Prüfer große Erfahrung und einen guten Blick für die Eigenheiten des kindlichen Verhaltens und für die Wertigkeit seiner Reaktionen (so sollte auch unbedingt der Prüfer selbst die Berechnung und Beurteilung vornehmen und diese nicht einer anderen Person überlassen, die das Kind gar nicht gesehen hat). Über die Auswertung unterrichtet in umfassender Weise das Buch von BOHM[2].

Von ähnlichen Gedanken geht der WARTEGG-Test[3] aus: hier geben einige wenige Striche oder Punkte die Anregung zu Zeichnungen, in welche diese „Anregungen" sinnvoll einzufügen sind. Gewiß kann man auch daraus sehr viel über Gestaltungskraft, Phantasiereichtum, Interessenrichtungen, aber auch über andere innere Vorgänge eines Menschen, z. B. über seine Ängste, erfahren.

Immer mehr Verwendung findet in letzter Zeit eine von dem Psychiater an der amerikanischen Harvard-Universität, HENRY A. MURRAY, 1936 ff., entwickelte Untersuchungsmethode, vom Verfasser als *„Thematic Apperception Test"* (abgekürzt TAT) bezeichnet[4], von dem behauptet wird, er liefere „ein Röntgenbild des inneren Selbst". Es werden dem zu Untersuchenden eine Anzahl (19 und

[1] RORSCHACH, H.: Psychodiagnostik. Bern: H. Huber, 1921.
[2] BOHM, E.: Lehrbuch der Rorschach-Psychodiagnostik. Bern: Huber u. Co., 1957.
[3] WARTEGG, E.: Gestaltung und Charakter. Leipzig, 1939.
[4] Harvard Univ. Printing Office, Cambridge, Mass., USA.

ein leeres Blatt) von Bildern vorgelegt, die in der Zeichnung absichtlich unklar gehalten und auch ihrem Inhalt nach mehrdeutig sind. Die Aufgabe ist, diese Bilder, die also zahlreiche Interpretationsmöglichkeiten offen lassen, zu deuten, Geschichten darüber zu erzählen, wodurch man zweifellos, besonders wenn man die Lebensgeschichte und das allgemeine Verhalten des Kindes in die Beurteilung einbezieht, wichtige Aufschlüsse über das Innenleben der untersuchten Persönlichkeit, auch über seine Erlebnisinhalte und seine Tendenzen erfährt; freilich darf man auch hier nicht die Ergebnisse im Sinne irgend einer Theorie pressen. (Für Kinder wurde eine andere Reihe mit Tierbildern entwickelt — CAT, Childrens Apperception Test.)

Bekannt geworden ist auch der Szondi-Test[1], bei dem gefordert wird, daß der zu Untersuchende aus verschiedenen Serien von Porträts die zwei ihm jeweils am sympathischsten und die zwei am unsympathischsten erscheinenden Bilder auszuwählen. Aus den dabei sich ergebenden Affinitäten bzw. Aversionen zu den dargestellten Persönlichkeitstypen sollten sich Schlüsse auf die Triebstruktur des Untersuchten ziehen lassen. E. Prelinger[2] hat gezeigt, daß schon gegen die vom Autor vorgenommene Auswahl der Bilder, welche keine richtige „Streuung" der Ergebnisse zuläßt, grundsätzliche Bedenken zu erheben sind (manche Bilder sind so „unsympathisch", daß sie von fast hundert Prozent der Untersuchten, so verschiedene Triebstrukturen diese also haben mögen, abgelehnt werden).

Der „Baumtest" von Koch[3] will die zeichnerische Gestaltung des Kindes testmäßig auswerten. Das Kind wird aufgefordert, einen Laubbaum nach freier Wahl zu zeichnen. Der theoretisch von der Jungschen Psychologie beeinflußte Test wird nach graphologischen Prinzipien bewertet; auch er ist sicher brauchbar, wenn man ihn nicht dogmatisch zu sehr „preßt".

Man hat auch versucht, die „Lebenssituation" testmäßig nachzuahmen, das Kind zu veranlassen, sich selbst, seine Umwelt und seine Probleme in dieser Welt im Spiel darzustellen. Derartiges kann ungemein fruchtbar sein, besonders beim jungen Kind, dem das „Rollenspiel", das natürlich vom eigenen Wesen und von seinen Erlebnissen gespeist wird, noch liegt. Da gibt es also das „Weltspiel" (Charlotte Bühler), bei dem sich das Kind im Sandkasten mit Dingen, Tieren und Personen „seine Welt" aufbauen kann und damit seine Erlebnisse und seine Wünsche, seine Ängste und seine Triebtendenzen offenbart (aber freilich: wie es deuten?), da gibt es den „Szeno-Test" (Gerhild v. Staabs), bei dem das Kind ebenfalls mit Baumaterial, Gegenständen, Tieren und beweglichen Puppen frei spielen darf, wobei man erwartet, es baue seine eigene Situation auf und rede über diese seine „Gestaltung" — wobei es sich und die Seinen mit den Puppen identifiziert — leichter und ehrlicher als auf direkte Fragen; in der gleichen Weise kann das *Kasperltheater* zur Darstellung des eigenen Wesens der Kinder dienen, wenn der, welcher das Spiel leitet, es versteht, die Kinder dafür „frei" zu bekommen. In der angelsächsischen Welt wird jetzt viel das „*Psychodrama*" benützt, das von Erwachsenen gespielt, nicht nur der Offenbarung der eigenen Konflikte, sondern auch der „kathartischen" Befreiung von diesen dienen soll[4].

---

[1] Szondi, L.: Schicksalsanalyse. Basel: B. Schwabe, 1944; Experimentelle Triebdiagnostik. Bern: H. Huber, 1947.

[2] Prelinger, E.: Kleine Studie über die Verläßlichkeit des Szondi-Tests. Wien. Z. Nervenhk. 3, 299 (1950).

[3] Koch, K.: Der Baumtest, 2. Aufl. Bern und Stuttgart: H. Huber, 1954.

[4] Moreno, J. L.: Gruppenpsychotherapie und Psychodrama. Stuttgart: G. Thieme, 1959.

Manchmal werden bei diesen „Testmethoden" die aufscheinenden Ergebnisse im Sinne der stereotypen analytischen Dogmatik gedeutet. Aber das muß ja nicht sein; man kann sie auch naiven, unbefangenen Blicks in sich aufnehmen und in das Persönlichkeitsbild des Kindes, das sich einem auch bei anderen Gelegenheiten eröffnet, einbauen und wird dadurch in seiner Kenntnis von den zu beurteilenden Kindern sehr bereichert werden.

Überhaupt muß gesagt werden: je besser es gelingt, einen Test in eine freie, ungezwungene Situation einzubauen, die dem Kind Freude macht, um so fruchtbarer wird er sein. Das gilt bis zu einem gewissen Grade selbst für Intelligenzprüfungen, besonders an Kleinkindern (älteren Kindern kann man freilich auch „sachlicher" kommen). Alle „Persönlichkeitstests" aber, besonders die zuletzt beschriebenen, sind nur dann aufschlußreich, wenn es dem Prüfenden gelingt, für das Kind wirklich die Atmosphäre des Spiels herzustellen. Gewiß verlangt aber eine solche Art von Untersuchung weit mehr von der Persönlichkeit des Prüfers als die Beherrschung einer Testmaschinerie, nämlich den ganzen Menschen, der zu schauen und zu urteilen vermag. Man möge auch hier nicht glauben, mit Hilfe eines mechanisierten Systems in die Tiefe einer Persönlichkeit eindringen zu können; dann würden die Ergebnisse sofort falsch; uferlosen Deutungen, die ganz Wesensfremdes in das Kind hineintragen, wäre Tür und Tor geöffnet. Immer wieder erlebt man, daß jene Leute am festesten auf derartige Systeme schwören, die niemals schauen gelernt haben — aber auch ihnen helfen solche Krücken nichts!

Gerade die zuletzt genannten Untersuchungen sind geeignet, die Grenzen zwischen Tests, also standardisierten Prüfungsmethoden, und einer Beobachtung in freier Situation aufzulösen — und das ist gut so. Denn im weitesten Sinn ist alles, was man an Reaktionen an einem Kind erlebt, ein „Test"; je unbefangener dieses dabei ist, um so besser. Jede Situation kann dem Heilpädagogen, der einen Blick für die Besonderheiten eines Kindes hat, entscheidenden Aufschluß geben, die disziplinär gehaltene (Unterricht, Turnen, Lernnachmittag), wie auch die freie, in der das Kind mehr spontan sein kann: das Einzel- und das Gruppenspiel, das schöpferische Gestalten im Zeichnen, Bauen, im Stegreifspiel. Oft erhellt ein kurzer Augenblick, den man nicht vorhersehen konnte, blitzartig das besondere Problem eines Falles, oft fügt sich langsam Zug um Zug zu dem Bild, von dem man dann abzulesen versucht, wie die Probleme liegen, wie der Lebensweg wahrscheinlich weitergehen wird und wie man dem Kind auf diesem Weg helfen könnte.

Allgemeine Ursachenlehre

Seit Menschen über sich selbst nachdenken, geht der Streit darum, was das Schicksal der einzelnen Persönlichkeit in stärkerem Maße bestimmt: die inneren, in der Konstitution verankerten, anlagemäßig gegebenen Faktoren oder das Milieu, also all das, was vom Augenblick der Zeugung an von außen her auf den Menschen einwirkt. Auch das gegenseitige Verhältnis der endogenen und der exogenen Faktoren wird ganz verschieden beurteilt, ja es scheiden sich die verschiedenen Schulen gerade an dieser grundlegenden Frage.

In der jüngstvergangenen Zeit wurde im deutschen wissenschaftlichen Denken das von innen her, durch die Vererbung Bestimmte besonders hoch bewertet. Der Aufschwung der Vererbungslehre wurde auch für diese Frage bestimmend. Man erkannte, daß biologisches Geschehen, welches man bisher als allein oder doch hauptsächlich durch äußere Umstände bestimmt glaubte, ganz wesentlich durch Erbfaktoren verursacht sei. Ein interessantes Beispiel dafür ist das Werk von OTMAR v. VERSCHUER: „Zwillingstuberkulose". Seit der Entdeckung des Tuberkelbazillus und seit den sich daran anschließenden Forschungen galt es als ausgemacht, daß an der Tuberkulose äußere Faktoren schuldtragend seien, also hauptsächlich die Infektion (wobei man die Bedeutung des Zeitpunkts und der Massigkeit der Infektion beachten gelernt hatte), aber auch andere die Krankheit befördernde oder aber hemmende Umstände, Ernährung, Wohnverhältnisse und andere hygienische Bedingungen. v. VERSCHUER konnte nun schlagend zeigen (was ja auch bereits altes Wissen, aber nie so exakt nachgewiesen war), daß die Konstitution für den Verlauf dieser wichtigen Volkskrankheit ausschlaggebende Bedeutung hat: Bei eineiigen, also in bezug auf ihre Erbfaktoren völlig übereinstimmenden Zwillingen verläuft die Tuberkulose in erschreckender Weise ähnlich, selbst wenn die Umweltverhältnisse beider Zwillinge sehr verschieden waren, wenn also die beiden, schon sehr frühzeitig voneinander getrennt, unter ganz verschiedenen Lebensbedingungen aufwuchsen. Das Frappierende war, daß bei beiden Paarlingen in den meisten Fällen nicht nur der allgemeine Verlauf übereinstimmte, sondern sogar die Art und die genaue Lokalisation des tuberkulösen Prozesses (z. B. zeigten beide Zwillinge ihre tuberkulöse Kaverne an ganz identischen Stellen des gleichen Lappens). Selbst wenn die Zwillinge im gleichen Milieu aufgewachsen wären — eine derartige Übereinstimmung wäre durch äußere Faktoren allein unmöglich zu erklären. — Von dem zitierten Werk ging überhaupt die Methodik der Zwillingsforschung als der fruchtbarsten Arbeitsmethode der menschlichen Erbforschung aus, also von der Erforschung eines Krankheitsgeschehens, das man vorher selbstverständlich als durch Infektion, daher exogen bedingt ansah.

Gerade die *Zwillingsforschung* hat uns Wesentliches über die Erbbedingtheit von körperlichen, aber auch von seelischen Eigenheiten des Menschen gezeigt; besonders beweiskräftig dann, wenn die beiden Paarlinge in verschiedenem Milieu aufwuchsen, wenn also eine bestimmte Eigenschaft nicht milieubedingt sein konnte. So sah man, daß beide Individuen in minutiösesten Einzelheiten des Körperbaues völlig gleich sind (aus diesen körperlichen Übereinstimmungen wird ja die Diagnose der Eineiigkeit gestellt), wobei besonders jene Eigenschaften beweisend sind, von denen man annehmen muß, daß sie „polymer", also durch eine Kombination von mehreren Erbfaktoren, Genen, bedingt sind (hätten die beiden Paarlinge nicht eine ganz identische Erbmasse, so wäre es sehr unwahrscheinlich, daß es bei den verschiedenen untersuchten Eigenschaften zu der gleichen Kombination der vielen unabhängig voneinander „mendelnden" Erbfaktoren gekommen wäre, denn sonst treffen ja bei der Vereinigung der Geschlechtszellen der gleichen Eltern, welche zur Zeugung neuer Individuen — wenn auch von Geschwistern gleichen Blutes — führt, völlig verschiedene Kombinationen von Chromosomen, den Trägern der Erbanlagen, zusammen). Weiter besteht eine Konkordanz auch in sehr komplexen nervösen Organisationen, etwa in bestimmten „individuellen" Eigenheiten der Motorik, z. B. des Ganges, vor allem der „subkortikal" bestimmten Ausdrucksmotorik, also der Mimik, auch (in gewissen Grenzen) der Handschrift. Vor allem erweist sich das affektiv bestimmte Verhalten (z. B. bei einem Schreck) bei EZ als völlig konkordant, nicht so sehr das Erlernte, etwa eine bestimmte Arbeitstechnik, was naturgemäß mehr von exogenen Faktoren abhängig ist (darüber hat die Schule HUBERT ROHRACHERS interessante Arbeiten und sehr instruktive Filme beigebracht). Die Übereinstimmung geht aber, was für unsere Problematik entscheidend wichtig ist, weit über das Körperliche hinaus: auch die Intelligenz und zahlreiche seelische Gegebenheiten stimmen weitgehend überein, und zwar wiederum nicht nur im allgemeinen, also etwa im Ausmaß der intellektuellen Begabung, sondern gerade in zahl-

reichen „individuellen" Besonderheiten, z. B. in bestimmten Sonderinteressen
oder in auffallenden Gewohnheiten, in Einstellungen zu ganz speziellen Fragen.
Die Zwillingsforschung hat da eindrucksvolle Lebensläufe beschrieben; übrigens
haben auch die Dichter, z. B. SHAKESPEARE, die Übereinstimmung auch seelischer
Eigenschaften bei eineiigen Zwillingen als schlagkräftiges dramatisches, besonders als Lustspielmotiv benützt.

Diese Tatsachen haben aber ihre gewichtigen Konsequenzen. Sie zeigen, daß
Gegebenheiten, welche man bisher selbstverständlich als durch die Umwelt geprägt angesehen hatte, doch durch das vorgegebene Wesen des Menschen zumindest mitbestimmt sind, ganz oder weitgehend unabhängig von äußeren Einflüssen.
Treibt man diese Erkenntnisse auf die Spitze, so werden die Konsequenzen
geradezu unheimlich. Das zeigt sich besonders in dem Buch von JOHANNES LANGE:
„Verbrechen als Schicksal, Lebensschicksale krimineller eineiiger Zwillinge"[1].
Der Autor ging dort, wo er festellen konnte, daß ein Krimineller einen erbgleichen Zwillingspartner hatte, dem Lebensweg der beiden nach und fand dabei
in zahlreichen Fällen eine erschreckende Übereinstimmung des kriminellen Geschehens: Nicht nur, daß beide kriminell waren — auch wieder selbst dann,
wenn sie in verschiedenem Milieu aufwuchsen —, sie stimmten oft auch in der
Art der Kriminalität mit geradezu photographischer Treue überein; beide waren
also etwa Gewaltverbrecher, beide Gewohnheitsdiebe, beide Hochstapler! Wenn
demnach soziales Versagen geradezu schicksalhaft von den Erbanlagen bedingt
ist — und man kann noch weiter gehen (denn jene Extremvarianten des sozialen
Lebens sollen ja nur ein allgemeines Gesetz demonstrieren): wenn überhaupt das
persönliche Schicksal allein aus der Konstitution erklärt wird — wo bleibt da
der menschlichen Freiheit ein Raum, wo der Erziehung, der sozialen Fürsorge?
Wird dann nicht jedes Gesetz, vor allem jede Strafgerichtsbarkeit eine Unge-
rechtigkeit? Schon diese Fragestellung zeigt, daß ein derartiger, die Erkenntnisse
der Vererbungswissenschaft verabsolutierender Determinismus mörderisch und
unmenschlich ist.

Einen ersten Ausweg aus dem Dilemma weist bereits einer der Zwillings-
fälle von JOH. LANGE: Von den beiden Paarlingen war der eine ein gerissener
Gewohnheitsbetrüger, der andere ein ebenso gewandter, schlagkräftig aktiver
Kriminalist. Wieder stimmten beide nicht nur im körperlichen Bild genau überein, sondern auch in der Intelligenz, der Aktivität und in zahlreichen weiteren
seelischen Eigenschaften — aber es war sozusagen das ‚Vorzeichen der Persönlichkeit" entgegengesetzt; die gleichen Fähigkeiten und Kräfte wirkten bei den
beiden in ganz verschiedene Richtungen; aber eben auf dieses Vorzeichen kommt
es doch entscheidend an! Dieses Problem wird uns später noch weiter beschäftigen. —

Zeitlich vor und neben dieser Anschauungsweise bestand und besteht die
entgegengesetzte, die heute in den angelsächsischen Ländern das Feld beherrscht
und von da aus auch in unserem Raum immer mehr Boden gewinnt: das Schicksal des Menschen wird hauptsächlich von äußeren Einflüssen, von seinen Erlebnissen, und da vor allem von den in den ersten Lebensjahren auf das besonders
bildsame Wesen des Kindes einwirkenden Erlebnissen bestimmt. Seelische Störungen, Neurosen, auch körperlich-nervöse Symptome, aber auch soziale Störungen, Verwahrlosung und Kriminalität, würden durch äußere Ereignisse verursacht: durch eine ungünstige Erziehungssituation oder durch schädigende
Einzelerlebnisse.

---

[1] LANGE, J.: Verbrechen als Schicksal. Stuttgart: G. Thieme, 1928.

Auf den entscheidenden Einfluß der Erziehungssituation hat vor allem die individualpsychologische Schule ALFRED ADLERS mit besonderem Nachdruck hingewiesen. Es sei für das Schicksal des Kindes entscheidend, ob die Grundeinstellung der Eltern sowie auch deren Einzelmaßnahmen richtig wären, ob also nicht durch Verwöhnung und Verweichlichung die Anpassung an die Gemeinschaft gestört oder ob andererseits durch unvernünftige Härte, durch unangemessene Anforderungen das Kind „entmutigt" und zu falschen Einzelreaktionen oder überhaupt in eine falsche Entwicklungsrichtung gedrängt werde. Eine besondere Rolle spiele auch die Stellung des Kindes in der Geschwisterreihe, besonders dann, wenn die Insuffizienz der Erzieher diese Situation nicht meistern könne: hier wurde vor allem die Situation des Einzigen Kindes als besonders schädigend angeführt (allzu große Ängstlichkeit der Eltern, welche Lebensanpassung und Lebensbewährung des Kindes verhindern, andererseits Entwicklung des Kindes zu einem egozentrischen Tyrannen, weil dieses nicht lerne, sich in eine Schar ungefähr Gleichaltriger und Gleichberechtigter einzufügen, was man eben, bevor andere Gemeinschaften ihre Forderungen stellen, zu allererst in der Familie lernen müsse). Aber auch andere Familienkonstellationen hätten ihre besonderen Gefahren: die des einzigen Mädchens unter lauter Brüdern, wodurch für dieses eine entscheidende Entmutigung drohe; andererseits gerate der einzige Knabe unter lauter Schwestern in die Gefahr, sich zu übersteigern und zu einem Familientyrannen zu werden; das jüngste, aber auch das älteste Kind könnten durch eben diese Familienkonstellation entmutigt werden. Schließlich fragt man sich, welche Stellung eines Kindes in einer Familie denn noch als wünschenswert übrig bliebe, da doch jede Möglichkeit von Gefahren umstrickt sei — wobei man freilich zugeben muß, daß jedes einzelne Leben in besonderer Weise gefährdet ist!

Andere Schulen, vor allem die Psychoanalyse, billigen wieder dem einzelnen Erlebnis größte Wirkung auf das Lebensschicksal zu. Ein ungünstiges Ereignis, welches als „psychisches Trauma" wirkt, ein ängstigendes Schockerlebnis, vor allem aber das viel berufene „sexuelle Trauma", könne die Entwicklung des Menschen in eine ungünstige Richtung drängen, selbst wenn es sich in der frühesten Kindheit, ja sogar im Säuglingsalter ereignet hätte (absurd mutet bereits an, wenn einzelne Autoren schon vor der Geburt des Kindes eingetretene „Erlebnisse" für bestimmte Fehlentwicklungen verantwortlich machen wollen). Plausibler erscheint es, wenn etwa angegeben wird, daß Schändungserlebnisse ein Mädchen auf die Bahn der Verwahrlosung oder der Kriminalität bringen könnten.

Auf ähnlicher Linie liegen die Anschauungen, welche Schädigungen durch schlechte materielle Verhältnisse annehmen, wobei ungenügende Ernährung und Hygiene mit ungünstigen seelischen Bedingungen zusammengingen (mangelnde Aufsicht und Führung beim Lernen und beim Spiel, ungenügende Bildungsmöglichkeit).

Erfährt man bei einem Fall mit abnormer Reaktionsweise oder mit sozialen Schwierigkeiten, daß eine der oben erwähnten Erziehungssituationen vorliegt oder eines dieser Ereignisse eingetreten ist, so ist man leicht geneigt, das auch als Ursache, als ausreichende Ursache des Krankheitsgeschehens anzuerkennen, der Psychologe oder Psychiater sowohl, der stolz ist, durch tiefschürfende Analyse, eventuell durch komplizierte Deutungen einer Sache „auf den Grund gekommen zu sein", wie auch der Laie, dessen Kausalitätsbedürfnis dadurch befriedigt wird, daß er ein Ereignis, das sich aus der Fülle des gewöhnlichen Geschehens heraushebt, mit einer zutage tretenden Störung in Zusammenhang bringen kann.

Derlei scheint völlig klar und logisch zu sein. Freilich mahnt die Tatsache zur Vorsicht, daß sich in der Natur immer wieder zeigt, daß Lebensvorgänge nicht nach einfachen und in logischem Zusammenhang stehenden, sondern nach sehr komplizierten und widerspruchsvollen Gesetzen ablaufen. Das nämlich ist ein fundamentales biologisches Gesetz: Abläufe des Lebens können nicht verstanden werden als verursacht durch in *einer* Richtung gehende Kräfte; sie sind nur zu verstehen als Resultante von mehreren Wirkursachen, die zueinander in polarer Spannung stehen. So resultiert die normale Muskelbewegung aus einer gleichzeitigen Innervation von Agonisten und Antagonisten (fiele die Bremsung und Modifizierung durch die Antagonisten fort, so würde die Bewegung schleudernd, ausfahrend, unangepaßt); das Funktionieren der vegetativ gesteuerten Organe des Körpers ist nur aus der gegensätzlichen Innervation von sympathischen und parasympathischen Nerven zu verstehen; seelische Abläufe, etwa die menschliche Aktivität, resultieren aus gegensätzlichen Tendenzen der übereinander gestaffelten Integrationsorte, vor allem des Subkortex und der Großhirnrinde. Und so geht es weiter bis zum Leben des sozialen Organismus: Gesundheit, richtige Funktion besteht nur da, wo Gegensätze zur Harmonie gezwungen sind. Sieht man nur den einen Pol des Spannungsbogens, so geht man an der Wirklichkeit vorbei. Freilich finden stets die Extremisten, welche nur die eine Komponente sehen, ihre Argumente; denn das, was sie sagen, ist wirklich und wahr; aber es ist nicht die ganze Wahrheit, wenn sie den Gegensatz zu ihrer These, der ebenso wirklich ist, übersehen.

So kann man denjenigen, welche nur exogene Faktoren als wirksam anerkennen, unbestreitbare Tatsachen entgegenhalten: Die gleichen Ereignisse, die da als schädigende Noxe angegeben werden, machen bei anderen Menschen gar keinen bleibenden Schaden, überwachsen sich vielmehr mit erstaunlicher Raschheit und Vollständigkeit, oder haben sogar sehr günstige Folgen, bieten Anlaß zur Entfaltung vorher ungeahnter Kräfte, zu höchster sittlicher Bewährung. Und andererseits: sieht man genau zu, mit einem Blick für das Bleibende in der menschlichen Persönlichkeit, forscht man eindringlich nach den Gegebenheiten und dem Wesen der betreffenden Persönlichkeit *vor* dem vermeintlichen „Trauma", so erfährt man in den meisten Fällen, es hätten schon vorher in ganz ähnlicher Weise abnorme Reaktionsweisen bestanden.

Besonders beweiskräftig in diesem Sinn sind Erfahrungen mit Extremsituationen. So stand die große Mehrzahl unserer Wiener Kinder in diesem letzten Krieg vor äußerster Lebensbedrohung; sie hatten schreckliche Erlebnisse in den Luftschutzkellern oder in den durch Bomben getroffenen Unterkünften, oder aber, auf dem Lande evakuiert, in und nach der Eroberungszeit. Logischerweise war zu erwarten, alle diese Kinder oder doch die Mehrzahl von ihnen hätten dadurch beträchtliche seelische Schäden davongetragen, besonders müßten Neurosen, vor allem Angstneurosen, unverhältnismäßig häufiger geworden sein als früher. Das trifft aber nicht zu, wider alles Erwarten nicht.

Im übrigen stehen unsere Beobachtungen keineswegs vereinzelt da. So gelangte noch vor dem Höhepunkt dieses schrecklichsten aller Kriege die Arbeit eines finnischen Jugendpsychiaters, T. BRANDER, zu uns[1], der über die Folgen der Bombenangriffe im finnisch-russischen Krieg auf die Kinder von Helsinki berichtete. Auch er sah zu seinem eigenen Erstaunen wohl kurzdauernde Schockreaktionen, zum Teil auch mit körperlichen Symptomen, die aber sehr bald abklangen und, wenn nur die Verhältnisse sonst normal waren, keine dauernden Schädigungen hinterließen.

---

[1] BRANDER, T.: Z. Kinderpsychiatr. 7, 177 (1940).

Noch eindrucksvoller sind die Arbeiten von ANNA FREUD und ihren Mitarbeiterinnen über die Folgen des Krieges auf die Londoner Kinder: Erstaunlich wenige dauernde Schäden sah man bei Kindern, welche während der furchtbaren deutschen Bombenangriffe (des „Blitzes") in London geblieben waren, wenn sie sich nur in den Armen und in der liebenden Wärme und Fürsorge der Mütter geborgen wissen konnten. Ganz im Gegensatz dazu sah man schwere seelische Schäden, neurotische Reaktionsweisen, Verwahrlosung und Kriminalität, sexuelle Abartigkeiten in erschreckend großer Zahl bei Kindern, welche aufs Land oder ins Ausland evakuiert worden waren. Diese hatten zwar für die Sicherheit ihres Lebens gar nichts zu befürchten, aber sie waren insuffizient geführt, ohne rechte Liebe und „Nestwärme", waren nicht durch Pflichten und sinnvolle Betätigung ausgefüllt. Auf diese Tatsache werden wir noch zurückkommen.

Mit diesen Berichten stimmen unsere eigenen Beobachtungen völlig überein. Auch uns wurde von den Eltern nicht selten über schwere Angstreaktionen, auch über begleitende körperliche Symptome berichtet; aber das alles überdauerte das Schockereignis nicht lange, sobald es sich nur um ein einzelnes oder um eine Anzahl von bald wieder aufhörenden Vorkommnissen handelte. Eine größere Anzahl angstneurotischer oder hysterischer Charaktere als früher sind dadurch nicht entstanden. (Wenn es, wie man in aller Welt beobachten kann, heute sehr viel mehr vegetative Störungen auf körperlichem und seelischem Gebiet sowie eine erhöhte Anfälligkeit des Zentralnervensystems gibt, so hat das sicher eine viel umfassendere Kausalität und ist nicht durch diese Einzelereignisse allein zu erklären.) Dagegen haben uns Eltern des öfteren ihr Erstaunen darüber ausgedrückt, mit welcher seelischen Kraft sich ihre Kinder über die schrecklichsten Ereignisse zu erheben vermochten (freilich vielleicht auch deshalb, weil sie nicht die Schwere der Bedrohung zu durchschauen imstande waren). Es wurde auch berichtet, und wir haben es bei Examen selbst feststellen können, daß oft den Kindern gar nicht die zentralen schreckhaften, sondern ganz periphere, ja manchmal komische Züge im Vordergrund des Erlebnisses standen oder im Gedächtnis haften blieben, während das Furchtbare vergessen war oder doch das Bedrohliche verloren hatte. Und wenn wirklich einmal angegeben wurde, seit den Kriegsereignissen sei das Kind so schrecklich nervös, so ängstlich, so lernschwierig, so kompliziert geworden, so konnte eine eindringlichere Befragung immer wieder feststellen, daß das nicht stimmte, daß jedenfalls das Kriegserlebnis nicht die einzige Ursache sein konnte. Entweder lag eine zu lange Latenzzeit dazwischen, so daß man die Störung, wollte man den Dingen keinen Zwang antun, nicht auf den alten Schrecken zurückführen konnte, oder man erfuhr durch genaue Fragen, daß Symptome der gleichen Art schon vorher bestanden, wenn auch vielleicht noch nicht so in die Augen springend oder nicht so quälend.

Besonders erstaunlich ist aber, daß man nicht selten erfuhr, ein vorher bestehender nervöser oder psychopathischer Zustand sei durch die schrecklichen Ereignisse ganz wesentlich gebessert worden, das Kind hätte sich in der Gefahrensituation, ganz im Gegensatz zu seinem früheren Verhalten, erstaunlich gefaßt, erstaunlich angepaßt benommen. Es sei gewesen, als hätte die von außen kommende, extreme Gefährdung die inneren Ängste, die von innen kommende Gefährdung der seelischen Gleichgewichtslage zurückgedrängt und einen wesentlich „gesünderen" Zustand herbeigeführt. Die gleichen Erfahrungen hat man im Krieg ja auch an Erwachsenen gemacht: in ihrer Aktivität, in ihrem Denken und Fühlen schwer eingeengte Neurotiker erwiesen sich oft erstaunlich tapfer, reagierten sinnvoll, ja schilderten, daß ein lange nicht gekanntes Glücksgefühl in ihnen aufstieg, wenn die nackte Not an sie herantrat

und mit ihrem Anruf an die vitalen Instinkte lange verschüttete und gehemmte
Abläufe wieder in Ordnung brachte. Damit ist eine andere Tatsache in Parallele zu setzen: man wußte seit langem, und auch wir haben das öfters bestätigt
gefunden, daß bei gewissen psychopathischen Jugendlichen, bei denen keine pädagogische, keine psychotherapeutische Maßnahme mehr verfing, die scheinbar
ausweglos dem Verkommen zutrieben, daß bei diesen Menschen nur eines half:
sie taten auf einmal gut, ja sie leisteten Ungewöhnliches, wenn man sie mit
einem Akt der Verzweiflung in primitivste, urtümliche Verhältnisse schickte,
wo es hieß, zugrunde zu gehen oder sich zu bewähren. Viele haben sich bei
dieser „Schocktherapie" bewährt. Die Geschichte der Kolonien berichtet von
nicht wenigen solchen „Psychopathen" und ihren großartigen Taten unter den
besonderen äußeren Umständen.

Wagt man es, solchen Realitäten ins Auge zu sehen, so wird man gezwungen,
eine allzu simple, allzusehr nur die Oberfläche der Gegebenheiten sehende Beurteilung von „günstigen" und „ungünstigen", „fördernden" und „schädlichen"
äußeren Geschehnissen zu verlassen, wird gezwungen, das Geflecht von Ursachen
und Wirkungen als weit komplexer, als viel tiefer begründet anzuerkennen.

Das bisher Gesagte konnte den Anschein erwecken, wir hielten nichts von der
Wirksamkeit dessen, was von außen her auf den Menschen einwirkt, sondern
wären rein deterministisch eingestellt, seien der Ansicht, eine Persönlichkeit
entwickle und gestalte sich allein aus ihren schicksalhaft gegebenen Anlagen.
Das würde aber unsere Anschauung von den Menschen nicht treffen.

Gewiß lassen wir von außen kommenden Ereignissen, zumal einzelnen, nicht
allzu großen Raum für die Gestaltung der Persönlichkeit. Wir haben das eben
für die so sehr schockierenden Kriegsereignisse darzulegen versucht. Desgleichen
sind wir der Überzeugung, daß auch ein „sexuelles Trauma" keineswegs die
gesunde Entwicklung eines Kindes stören *muß*. Kaum ein Kind bleibt im Laufe
seiner Entwicklung von solchen Erlebnissen verschont, etwa von einem Zusammentreffen mit einem Exhibitionisten oder von einer brutalen und obszönen
„Aufklärung" durch einen Klassenkameraden; demnach dürfte es überhaupt
keine psychisch gesunden Kinder geben. Wir haben auch immer wieder gesehen,
daß selbst brutale sexuelle Aggressionen, etwa Schändungserlebnisse junger Mädchen, sich erstaunlich rasch, bis zu völligem Vergessen „überwachsen" können,
daß die Entwicklung der Kinder vollkommen normal weiterläuft, wenn nur die
Charakteranlagen des Kindes normal sind, wenn also nichts von jener „endogenen
Erlebnisbereitschaft" festzustellen ist, von der gleich gesprochen werden soll,
und wenn weiterhin das Kind in normalen menschlichen Beziehungen zu einer
gesunden Umwelt steht, die weder durch Sensationslust noch durch zweckbetontes
Verhalten (etwa durch materielle Ansprüche) das einmalige Ereignis zu einem
dauernden Trauma macht.

Größte Bedeutung messen wir jedoch dem bei, was sich *von Mensch zu Mensch
in ihren gegenseitigen Beziehungen begibt*. Darum werten wir auch die menschlichen Einflüsse auf den wachsenden Menschen, vor allem in der Familie, ungemein hoch. Es wird rasch klar, daß im fördernden wie im schädigenden Sinn
jenes Menschliche viel mächtiger sein muß, als noch so gewaltiges außermensch-
liches Geschehen, wenn man bedenkt, daß dem Menschen all das, was ihm zum
Unterschied von allen anderen Lebewesen eigen ist, nämlich die Mimik, die Gestik
und vor allem die Sprache, eben dazu gegeben ist, um sich mit anderen Menschen
in Beziehung zu setzen, daß also die menschlichen Beziehungen das „Menschlichste" sind; der Mensch ist seinem Wesen nach auf nichts so sehr bezogen wie
auf den Menschen. Menschliche Einwirkungen in ihrer jeden Augenblick sich
erneuernden Vielfalt müssen daher, besonders wenn sie ständig im gleichen Sinn

wirken, wie das in der Familie der Fall ist, ganz anders in die Tiefe gehen, den Kern des Menschen treffen, als dies äußere Vorgänge vermöchten.

Was wir da meinen, gehört vor allem dem „thymischen" Bereich der Seele an, also der mehr oder weniger unbewußten Schicht des Erlebens, und zwar von beiden Seiten her: es wird, vor allem von der Mutter, auf die das Kind ja auf Gedeih und Verderb angewiesen ist, gar nicht bewußt und willentlich ins Werk gesetzt, sondern „entströmt" ihren Instinkten, welche sie, die Mutter, in den Kreis des Lebens binden, wodurch eben der Lauf des Lebens aufrechterhalten wird; und es wird auch vom Kind nicht in allen Einzelheiten bewußt aufgenommen, das Kind lebt vielmehr in dieser seiner „Lebensluft", gut oder schlecht, je nachdem, ob diese Einwirkungen richtig und ausreichend oder aber falsch und ungenügend sind. Es ist auch klar, daß diese thymischen oder, wie die Angelsachsen gern sagen, „emotionalen" Einwirkungen um so größere Bedeutung haben, je jünger das Kind ist, dem sie begegnen, weil eben das jüngste Kind, bei welchem das Großhirn und damit die Bewußtseinsfunktionen noch nicht gereift sind, das daher viel mehr aus dem Unbewußten lebt, in weit höherem Grade auf diese Beziehungen angewiesen ist.

Hier stehen wir aber wieder vor der Komplexität des Lebendigen: Was sich, im normalen Fall der Erziehung, zwischen Eltern und leiblichem Kind abspielt, ist nichts rein Äußeres, Exogenes, nicht nur „Milieueinfluß" im engeren Sinn. Die Eltern haben den Jungen nicht nur einmal, im Augenblick der Zeugung, ihre Anlagen mitgegeben; sie wirken durch ihr naturgegebenes Wesen, nach den Gesetzen ihrer eigenen Konstitution, die ja mit der des Kindes weitgehend übereinstimmt, auch weiterhin auf ihre Kinder ein; sie verstehen diese aus der Tiefe ihres eigenen Blutes, aus ihrem Instinkt; darum können sie, wenn sie gesund sind, leichter richtig handeln als jeder blutsfremde Erzieher. Wir glauben also, daß auch das „Milieu", das einem Kind geboten wird, Ausfluß des Wesens der Eltern und darum nichts rein Exogenes mehr ist. Anlage und familiäre Umwelt bewirken im günstigen Fall die günstige Entwicklung des Kindes, führen zur „Wohlgeborenheit" im umfassenden Sinn: im allgemeinen zeugen gesunde Eltern auch gesunde Kinder, sie vermögen sich aber auch eine gute Position im Leben zu erringen, dem Kind ein Heim zu bieten, das nicht nur materiell auskömmlich, sondern auch von menschlicher Wärme erfüllt ist, sie vermitteln ihm die rechte Bildung und die notwendige Führung in den entscheidenden Lebenssituationen. Andererseits steigern sich Anlage und Umweltfaktoren im ungünstigen Fall zu verderblicher Wirkung: Immer wieder sehen wir, daß in solchen Fällen minderwertige Erbanlagen und Ungenügen der menschlichen Beziehungen, ungünstige materielle und Bildungsfaktoren zusammentreffen, so daß aus dem teuflischen Zirkel nur schwer ein Entkommen möglich ist. Was aber ist an diesem Gefüge von Gegebenheiten „endogen", was „exogen"? Darf man überhaupt in eiferndem Streit innere und äußere Gegebenheiten gegeneinander ausspielen? Muß man sie nicht vielmehr zusammensehen, als Eigenschaften, die nicht voneinander zu trennen sind, so wie etwa Form und Idee bei einem Kunstwerk?

Ohne daß wir also bereit oder imstande sind, zutage tretende Schäden in der Entwicklung eines Kindes fein säuberlich nach inneren oder äußeren Ursachen „aufzulösen", sind wir uns doch klar darüber, was es für ein Kind bedeuten muß, wenn ihm zu seiner Entwicklung nicht der gesunde Boden einer intakten Familie gegeben ist: wenn es also aufwachsen muß unter den entsetzlichen Belastungen und Kämpfen einer geschiedenen oder, bei noch zusammenlebenden Eltern, einer innerlich zerbrochenen Ehe (auch da muß man sich hüten, Fehler in der Entwicklung eines Kindes nur als Milieuschäden zu deuten; man muß

sich vielmehr fragen, ob es nicht in hohem Grade auch Ausfluß einer konstitutionellen Psychopathie der Eltern ist, daß sie nicht imstande sind, eine harmonische Ehe zu führen, und daß darum auch da Endogenes und Exogenes zusammen-
gesehen werden muß); wenn es mit blutsfremdem Stiefvater, mit fremder Stiefmutter, bei fremden Pflegeeltern aufwächst oder aber in der allzu unpersönli-
chen, oft zu wenig menschlichen Atmosphäre einer Anstalt. Auch da kann es sich
treffen, daß das Kind trotzdem Menschen findet, die es verstehen und die ihm
die nötige Wärme und Liebe bieten, ja es kann geschehen, daß ein ungewöhnlich
reich Begabter gerade durch die schlechten Verhältnisse und an ihnen wächst
und schließlich all der überstandenen Not, welche im Kampf und in der Bewährung seine Kräfte wachsen und seine Menschlichkeit tiefer werden ließ, zu danken hat. Aber solche Menschen sind die wenigeren. Der große Durchschnitt der
Kinder trägt doch merkbare Schäden aus einer derartigen Störung der menschlichen Beziehungen davon.

Wir haben oben zu zeigen versucht, daß die aus den Erbanlagen sich ent-
wickelnde Konstitution und das Milieu sehr viel miteinander zu tun haben, daß
sich beide Gegebenheiten also nicht einfach als zwei in sich abgeschlossene Sum-
manden zu einer bestimmten Endsumme addieren, sondern daß teilweise fast
eine Identität zwischen beiden besteht. Wieder einmal mehr zeigt sich hier die
Einheit des Lebendigen bei aller Vielfalt. Ganz ähnliche Beziehungen herrschen
unserer Überzeugung nach zwischen Erlebnis und Persönlichkeit. Es ist nicht nur
„Zufall", nicht nur blindes Ungefähr, welche Erlebnisse einem Menschen begegnen, vor allem welche Erlebnisse ihn beeinflussen, sondern es gibt eine „endogene
Erlebnisbereitschaft", was im Lebensschicksal, vor allem in der Entwicklung des
Menschen eine entscheidende Rolle spielt. Dafür müssen einige Beispiele gebracht
werden.

Wenn man eine größere Anzahl von jungen Mädchen, welche in Schändungserlebnisse hineingerieten, auf ihren Charakter hin vergleicht, so findet man in
ihrem ganzen Verhalten, aber auch in ihrem Wesen erstaunlich viele Gemeinsamkeiten: eine gewisse Distanzlosigkeit, eine „Anhabigkeit", wie man in Wien sagt,
ein allzu leichtes Bekanntwerden, einen Mangel an Fremdheitsgefühl, einen Mangel an natürlicher Scham und Scheu (was sich ja im normalen Fall ganz wesentlich
aus endogenen Wurzeln und nicht nur durch entsprechende Erziehung entwickelt),
sehr oft auch eine herabgesetzte Kritik im Reden und Handeln. Jedenfalls ist
der Typus dieser Kinder recht einheitlich und geschlossen, so daß wir nicht selten
aus der Kenntnis ihres Wesens, bevor noch etwas Derartiges geschehen war, die
Prognose auf solche Erlebnisse stellten und leider oft recht behielten. Konnte
man solche Kinder durch längere Zeit beobachten, vor allem in einer „gelockerten" Situation, so erhielt man bald den überzeugenden Eindruck, sie seien nicht
zufällig in ein derartiges Erlebnis hineingeraten, sondern hätten es geradezu
„angezogen"; oder wohl besser gesagt: ein anders geartetes Kind, dem der gleiche
Verführer begegnet wäre, hätte, geschützt durch seine natürlichen Abwehrkräfte,
ein solches Erlebnis „von sich abgestoßen".

Überhaupt ist, bei Jugendlichen wie auch bei Erwachsenen, gerade das Gebiet der Sexualität ein Beweis für die Richtigkeit unseres Satzes. Es ist eben
keinesfalls ein Zufall, welche Sexualpartner ein Mensch findet, zu seinem Segen
oder Unsegen. Solche Beziehungen ergeben sich vielmehr nach festen, aus den
Charakteren der beiden Beteiligten kommenden Gesetzen, die zu ergründen eines
der interessantesten Kapitel der Menschenkenntnis ist. Eine große Zahl von Menschen gleitet an jedem von uns im Laufe des Lebens vorbei, mit den meisten
kommt es zu keinem näheren „Kontakt". Zwischen welchen Persönlichkeiten jedoch „der Funke überspringt", das ist kein Zufall, sondern ergibt sich aus den

Strukturgesetzen der beiden Charaktere, Gesetzen, die man freilich oft nur ahnen kann (meist sind es nicht ähnliche, sondern recht gegensätzliche Charaktere, die einander anziehen und trotzdem oder wohl gerade deshalb ein harmonisches Lebensbündnis schließen; so kann es etwa vorkommen, daß gerade ein etwas femininer, weicher Mann eine energische, „maskuline" Frau braucht — und auch findet und mit ihr sehr glücklich wird).

Ganz das gleiche ist über die Freundschaften besonders der jungen Menschen zu sagen. Gerade die Pubertätsfreundschaften beeinflussen ja oft die Charakterentwicklung entscheidend — wie denn überhaupt jedes Erlebnis, vor allem ja das sexuelle, das Persönlichkeitsbild in einer bestimmten Weise festlegt. Wiederum ist es aber kein Zufall, wer wem Freund wird, sondern ereignet sich, aus der Fülle vorbeifluktuierender Möglichkeiten, nach ganz bestimmten Gesetzen „endogener Affinität".

Die gleichen Erfahrungen macht man, wenn man eine größere Anzahl krimineller „Kollektive" kennt. Wieder sind es ganz bestimmt geformte Typen, welche sich da zur gemeinsamen Verübung von Straftaten zusammenfinden, keineswegs gleichartige, sondern nach Aktivität, Schlagkraft, Halt, Intelligenz und Phantasie und anderen seelischen Fähigkeiten sehr gegensätzliche Charaktere, von denen man, wenn man ihr Wesen analysiert, sehr deutlich den Eindruck erhält, nur eben so Geartete konnten sich in dem bestimmten Fall zusammenfinden, einer war auf den anderen bezogen, keiner von ihnen hätte allein oder auch mit anderen Kumpanen gerade diese Tat gerade so begehen können. (Ich habe diese Zusammenhänge in einer 1942 in der „Zeitschrift für Kinderforschung", 49. Band, erschienenen Arbeit „Erlebnis und Persönlichkeit" darzustellen versucht.)

Auch das Erlebnis tritt also an den Menschen nicht „ganz von außen her" heran, sondern es besteht von vornherein zwischen dem Erlebnis und dem Erlebenden viel Gemeinsames, die Persönlichkeit erfüllt gleichsam das Erlebnis mit eigenem Atem, zieht das eine an, stößt das andere ab, formt es — und wird doch wieder von ihm geformt.

Dieses ganze von uns eben gezeichnete Bild wäre jedoch ebenfalls trostlos deterministisch, wäre es in dieser Weise wirklich in sich geschlossen, so wie wir den Erb- und den im Westen weithin herrschenden Milieudeterminismus für trostlos halten. Wir fühlen uns gedrängt, auch an dieser Stelle ein Bekenntnis zur Freiheit der menschlichen Persönlichkeit abzulegen, welche Freiheit diese Geschlossenheit von äußeren und inneren Gegebenheiten aufzuheben imstande ist und durch welche der Mensch, sosehr er auch an Erbe und Umwelt gebunden ist, sich doch, und sei es nur in wenigen entscheidenden Augenblicken, von beidem zu distanzieren vermag. Davon wird im Kapitel „Aktivität" ausführlich die Rede sein.

Allgemeine Symptomatologie

Wir haben nicht die Absicht, den bisher bestehenden Versuchen einer systematischen Charakterologie einen neuen an die Seite zu stellen. Wir haben schon früher auf die Fragwürdigkeit eines solchen Verfahrens hingewiesen. Wenn wir im folgenden von einigen charakterologischen Gegebenheiten, wie Kontakt und Aktivität, sprechen, so sind wir uns dessen bewußt, daß es sich dabei um sehr komplexe Begriffe handelt, deren theoretische Begründung und Abgrenzung große Schwierigkeiten machen würde. Es sind vielmehr rein praktische Gründe, die uns zur Einführung dieser Begriffe veranlassen: es ist möglich, von ihrer Betrachtung aus verhältnismäßig unschwierig zu zentralen Bereichen der zu beurteilenden Persönlichkeit zu gelangen, Lern- und Disziplinschwierigkeiten, wegen deren ein Kind in heilpädagogische Beobachtung gebracht wird, zu verstehen und daraus auch entsprechende pädagogische Konsequenzen zu ziehen.

Kontakt

Der Begriff „Kontakt", so wesentlich er uns für die Bewertung einer Persönlichkeit zu sein scheint, ist in psychologischen Werken kaum zu finden. Nur in den „sozialen Funktionen", dem „sozialen Verhalten", deren Beurteilung in den Werken CHARLOTTE BÜHLERS und ihrer Schule wichtig erscheint, findet sich vieles von dem, was wir unter „Kontakt" verstehen.

Es geht dabei darum, wie sich die Beziehungen eines Kindes zu Menschen und Situationen äußern. Von vornherein ist zu erwarten, daß es sich dabei nicht um einfach strukturierte, sondern um sehr komplexe Gegebenheiten handelt, was allein schon die psychologische Untersuchung sehr erschwert. Neben konkreten Verhaltensweisen eines Kindes, die unmittelbar zu beobachten und objektiv eindeutig feststellbar sind, gehören zum Begriff des Kontaktes auch sehr intime seelische Beziehungen, die sich zwischen Subjekt und Subjekt abspielen und die daher nicht anders als sehr subjektiv zu schildern sind; es spielt also das „Gefühl", das „Gespür" des Beobachtenden eine große Rolle, das nur schwer zu objektivieren ist, wobei jeder Versuch, das doch zu tun, das richtig Gefühlte begrifflich zu fassen, mit großer Gefahr des Mißdeutens, des Hineindeutens verbunden ist.

Die zwei Menschen, die miteinander „in Kontakt stehen", im Gespräch oder im Spiel, also etwa die Mutter mit ihrem Kind, der Lehrer mit dem Schüler, der Erzieher mit dem zu beurteilenden Kind, bilden miteinander eine Einheit, etwas irgendwie in sich Abgeschlossenes, in das ein Dritter, also etwa ein von außen Beobachtender, nicht vollen Einblick hat. Nur dem, der wirklich selber mit dem Kind in Beziehung steht, z. B. der, welcher die Spielgruppe führt, der also seine eigene Person handelnd und fühlend einsetzt, nur der wird voll beurteilen können, was es mit dem Kontakt eines Kindes auf sich hat.

Wir wollen versuchen, dem Problem des Kontakts von der Entwicklungspsychologie her näher zu kommen. Wesentliches von den Funktionen, um die es sich da handelt, ist zweifellos in der „Tiefenperson" verankert. Das zeigt sich schon daraus, daß man selbst mit dem Neugeborenen, besonders aber mit dem mehrere Monate alten Säugling einen ausgezeichneten Kontakt hat, der alle wesentlichen Momente dieses Begriffes enthält; man braucht etwa nur zu betrachten, welcher Reichtum an seelischen Beziehungen zwischen einem so jungen Kind und seiner Mutter „spielt", welche mit diesem „zärtelt". Diese Beziehungen können nicht über das Großhirn vermittelt werden, denn beim jungen Säugling ist noch keine einzige Großhirnfunktion fertig ausgebildet, und es braucht lange Zeit, zum Teil Jahre, bis die einzelnen Zentren und Bahnen des Großhirns histologisch und funktionell ausgereift sind. Gerade in den ersten Lebensjahren spielt sich der Kontakt mit Kindern am leichtesten, am unmittelbarsten ab. Sie kennen noch keine Zurückhaltung, keine Hemmung, es sei denn, es handle sich um schwer Schwachsinnige oder anderswie zerebral Gestörte. Sicher liegt ein Teil des Liebreizes von kleinen Kindern in der Tatsache begründet, daß man so leicht mit ihnen in Beziehung treten kann: die Lebhaftigkeit der Mimik, der strahlende Blick, die Lebendigkeit des Interesses und die seelische Wärme, mit der alles, Mensch und Ding, in den Kreis der eigenen Persönlichkeit einbezogen wird, sind dafür ein deutlicher Ausdruck. „Kontaktstörungen" aber gibt es, von hirngestörten Kindern abgesehen, in dieser frühen Lebensphase noch nicht. Freilich ist andererseits der Kontakt, welchen diese jungen Kinder mit der Umwelt haben, noch recht undifferenziert, entsprechend der unfertigen Persönlichkeit. Er wird aber mit zunehmendem Alter Schritt für Schritt tiefgründiger, differenzierter, „persönlicher", je mehr das Kind durch die Reifung seiner Hirnfunktionen sowie durch die Verarbeitung seiner Erfahrungen geistig und seelisch wächst, mit anderen Worten, je mehr sich ein „Ich" herausdifferenziert und von der Umwelt absetzt. Nun kommt auch die Zeit, wo Kontaktstörungen in nicht so kleiner Zahl auftreten, gegen Ende des Kleinkindesalters, manchmal aber auch schon früher, schon im dritten Lebensjahr. Das Kind hat inzwischen gelernt, daß es seinen eigenen Willen haben und diesen dem der Erwachsenen entgegensetzen kann. Es vermag sich, je mehr seine eigene Persönlichkeit „Konturen gewinnt", immer stärker von anderen Menschen und von der Umweltsituation zu distanzieren. Die wissenschaftliche Welt hat sich gewöhnt, nach dem Vorgang von CHARLOTTE BÜH-LER die Lebensphase, in welcher diese ersten Kontaktschwierigkeiten auftreten, als „Trotzalter" zu bezeichnen. Tatsächlich ist auch bei zahlreichen Kindern dieses Lebensalters das Festhalten am eigenen Willen auch dem Erwachsenen gegenüber, was man eben als Trotz bezeichnet, sehr häufig. Das kann sich auch in heftigem Zornaffekt oder in Aggressionen gegen die Umgebung entladen. Wir wissen aber, daß keineswegs ein jedes Kind eine deutlich feststellbare „Trotz-phase" durchläuft. Bei vielen können die Auseinandersetzungen zwischen Ich und Welt, zwischen dem eigenen und dem fremden Willen ohne größere innere und äußere Konflikte, ohne alle dramatischen Szenen ablaufen; viele Kinder wachsen so mühelos in immer tieferes Wissen von der Welt, in immer differen-ziertere Beziehungen zu ihr hinein.

In der gleichen Lebensphase und von dieser Zeit an gibt es aber gar nicht so selten noch eine zweite Störung des persönlichen Kontakts, welche wir als *„Kontaktempfindlichkeit"* bezeichnen. In den Spannungen zwischen dem Ich und der Welt ist keineswegs ein jedes Kind zu der kraftvollen Reaktion des Trotzes imstande. Bei vielen Kindern herrscht vielmehr das Gefühl der Insuffizienz den Anforderungen der Welt gegenüber vor, der Welt, welche für das Kind soviel Unbekanntes, ja Unheimliches und Angsterregendes in sich birgt. Auf dieses Insuffizienzgefühl nun reagieren die Kinder häufig mit Ablehnung und Ab-sperrung, ja mit Sprechverweigerung (Mutismus) oder auch mit Aggressionen aus Angst. Natürlich zeigt sich diese Kontaktempfindlichkeit besonders bei be-stimmten Anforderungen und vor bestimmten Menschen; etwa dann, wenn das Kind von sich aus in persönlichen Kontakt mit dem Erwachsenen treten soll, wenn es „schön grüßen", „lieb sein" soll, besonders erschwerend für das Kind, wenn es dabei im Mittelpunkt der allgemeinen Aufmerksamkeit steht; macht es dann noch ein instinktloser Erzieher oder eine penetrant liebenswürdige Tante dadurch besonders falsch, daß sie sich überwältigend, mit persönlichen Ansprü-chen „auf das Kind stürzen", statt diesem Gelegenheit zu geben, langsam warm zu werden oder zunächst einmal, bevor es etwas zu reden oder überhaupt aus sich herauszugehen braucht, durch eine sachliche Leistung den Anforderungen einer Situation zu genügen — dann kommt es eben häufig dazu, daß das Kind völlig verstummt, sich ganz „in sich verkriecht" und verkrampft, daß es sich der quälenden Situation dadurch zu entziehen sucht, daß es davonrennt oder aber — daß es blindwütig losgeht: diese letztere Reaktion, die nicht ganz leicht zu ver-stehen ist, erklärt sich daraus, daß kontaktempfindliche Kinder manchmal in eine förmliche „Untergangsstimmung" geraten, in der sie, um nur ja einen uner-träglich gewordenen Spannungszustand zu beenden, lieber jede Drohung, jede Strafe auf sich ziehen möchten (übrigens haben auch Tiere, z. B. junge Hunde, um mit einer Angstsituation fertig zu werden — neben dem „Totstellreflex" — jene Reaktionsmöglichkeit der „Aggression aus Angst"). Eine andere Form der „Kontaktempfindlichkeit" sind arge Übertriebenheiten, Faxigkeit, manchmal auch übersteigerte Lustigkeit. All das kommt aber, wie der gute Beobachter genau spürt, nicht aus echtem Wohlgefühl, sondern aus quälender Verlegenheit.

Diese Kontaktablehnung aus Kontaktempfindlichkeit ist oft von starken vegetativen Erscheinungen begleitet, vasomotorischen Vorgängen wie Erröten oder Erblassen, ja es kann durch eine reflektorische Hirnanämie zu Ohnmachtsanfällen kommen; auch ein „Atemwegbleiben" kann durch einen reflektorischen Glottisverschluß eintreten; nicht selten sind auch andere Organerscheinungen: Erbrechen oder aber Einnässen oder Einschmutzen. Sicher ist es nicht so, daß das Kind dabei diese einzelnen Erscheinungen bewußt und willkürlich herbeiführt, sicher ist aber andererseits, daß dadurch ausgezeichnet der Zweck erreicht wird, eine solche qualvolle Kontaktsituation abzuschneiden! Diese genannten Organerscheinungen müssen aber keineswegs auf die Momente jener qualvollen Anspannung, in denen das Kind „in Kontakt treten" soll, beschränkt bleiben, sondern es kann sich daraus, besonders bei ungünstigem oder insuffizientem Erziehungsmilieu, eine richtige „Organneurose" entwickeln, bei der das Kind dann fortgesetzt erbricht oder einnäßt oder einschmutzt (darüber und auch über den erzieherischen Aspekt siehe näheres im Kapitel „Neuropathie"!).

Aus der Beobachtung und Verfolgung derartiger Fälle von Kontaktempfindlichkeit sind wir zur Überzeugung gekommen, daß nur bestimmte Typen von Kindern zu solcher Reaktionsweise fähig sind, während andere, robuster geartete, auch in sehr schwierigen Situationen ganz unbekümmert und kontaktbereit bleiben. Andererseits ist es aber sicher, daß es entscheidend auch darauf ankommt, wie sich der Erwachsene dem Kind gegenüber benimmt, daß man also ein Kind durch ungeschicktes Verhalten sehr wohl in eine arge Kontaktempfindlichkeit hineinsteigern kann, ja daß dadurch eine dauernde Bereitschaft zu solchen Reaktionen in Gang gebracht werden kann, während man wiederum durch pädagogisches Geschick und Diplomatie einem Kind aus seiner Hemmung und Verkrampfung herauszuhelfen imstande ist.

Das zu tun gehört zu den reizvollsten pädagogischen Aufgaben. Voraussetzung dazu ist für den Erzieher (wie ja überhaupt allen „Problemkindern" gegenüber) eine unbedingte Sicherheit seiner selbst und seiner pädagogischen Mittel — keineswegs genügt allein ein sicheres Gehaben und Gerede, während man innerlich davor zittert, was das Kind im nächsten Augenblick tun wird (gerade Angstkinder haben, ebenso wie auch Tiere, ein besonders gutes Gefühl dafür, welcher Erzieher wirklich überlegen ist und wer die Überlegenheit nur spielt!). Dadurch wird es so sehr schwierig, eine „Erziehungsberatung für kontaktempfindliche Kleinkinder" zu betreiben: wenngleich man eine intelligente Mutter ohne weiteres die Schwierigkeiten ihres gehemmten Kindes intellektuell verstehen lehren kann, so ist ihr dadurch keineswegs auch die Kraft und Sicherheit mitgeteilt, die das Kind zur Führung unbedingt brauchte!

Eine weitere Voraussetzung zur Behandlung kontaktschwieriger Kinder ist die persönliche Zurückhaltung des Erziehers, ein Sich-zurückziehen auf rein sachliche Anforderungen. Man wird also nichts vom Kind verlangen, was dieses zwingen würde, „aus sich herauszugehen", besonders wenn es dabei im Mittelpunkt der Aufmerksamkeit der Umgebung steht, wird also zunächst ganz auf Grüßen, Sich-ausfragen-lassen, Aufsagen des Kindes verzichten, wird zu Beginn etwas von ihm verlangen, bei dem es nur zu handeln, nur zu hantieren braucht, zunächst ohne ein Wort dabei sagen zu müssen; man wird ihm dabei ein Beschäftigungsmaterial mit möglichst starkem „Aufforderungscharakter" darbieten, also etwas, was das Kind durch lebhafte Farben, überraschende Formen oder interessante technische Details zum Mittun anregt. Ist einmal das Eis gebrochen, hat man das Kind einmal überhaupt zum Reagieren gebracht, dann kann man Schritt für Schritt von ihm mehr fordern, darf freilich keinen Schritt vorschnell tun. So muß man es sich wohl überlegen, in welchem Augenblick man die erste Frage stellen darf, um das Kind zu einer Antwort zu bewegen: geschieht das zu früh, so treibt man es wiederum tiefer in seine Sperrung hinein, während es umgekehrt jede positive Reaktion, jede gelungene Leistung mehr und mehr von seiner Hemmung befreit. Sehr wichtig ist auch die affektive Einstellung des Erziehers diesen kontaktschwierigen Kindern gegenüber: er muß „mit abgestelltem Affekt", mit kühlsachlicher Einstellung arbeiten. Er darf also weder überströmend liebenswürdig sein (gerade diesen Fehler machen instinktlose Erzieher oft und treiben dadurch das Kind nur tiefer in seine Verlegenheit hinein), noch darf er natürlich zornig und gereizt werden, weil er dadurch die Angst steigert, die hinter der Absperrung des Kindes steht. Freilich darf er dabei keineswegs auch wirklich innerlich unbeteiligt und gleichgültig sein. Nur scheinbar gibt er seine Aufträge mit ruhiger, beherrschter Stimme, „wie nebenher", wie etwas Selbstverständliches und gar nicht so Wichtiges, oder er schiebt gar dem Kind das Material wortlos hin, ohne es dabei anzusehen, ja manchmal scheinbar ohne sich so recht um das zu kümmern, was das Kind damit anfängt — in Wirklichkeit wirbt er mit dem Einsatz seiner ganzen Persönlichkeit um das Kind, steht in stärkster Spannung und Konzentration, muß imstande sein, ungemein elastisch auf alle Äußerungen des Kindes zu reagieren.

Bei ganz hohen Graden von Kontaktempfindlichkeit, bei schweren, exaltierten Szenen des Kindes gelingt es auch dem geschickten Erzieher manchmal nicht, das Kind aus seiner Verkrampfung zu lösen, wenn dieses dem Erwachsenen allein gegenübersteht. Wohl aber gelingt das, wenn man Gelegenheit hat, das Kind in eine Kindergruppe hineinzustellen, die man bereits gut in der Hand hat. (Eine solche Beeinflussung auf dem Umweg über eine Kindergruppe ist auch in anderen Fällen eine aussichtsreiche heilpädagogische Maßnahme!) Zuerst muß man natürlich verhindern, daß die anderen Kinder sich allzusehr um „den Neuen" kümmern, aus seiner Abwehr, seinem Geheul eine Sensation machen, man muß also vor allem die Gruppe „auf sich konzentrieren" und zu interessierter, wacher Mitarbeit bringen. Für das kontaktschwierige Kind ist es eine Wohltat, in einer Gruppe untertauchen, „eine Nummer unter anderen" sein zu können, nicht im Mittelpunkt der Beachtung stehen zu müssen, in gemeinsamer Arbeit etwas leisten zu können. Mit den Kindern gewinnt es viel leichter Kontakt, zu ihnen beginnt es zu sprechen, auch wenn der Erwachsene noch lange Zeit auf seine Frage keine Antwort findet. Manchmal stellt sich dann ein eigenartiges Zwischenstadium ein: das Kind ist in der Gruppe eingewurzelt und zur Ruhe gekommen, hat auch die Angst vor dem Erwachsenen verlernt. Trotzdem kann es sich noch nicht entschließen, direkt zu diesem zu reden, sondern gibt Antwort, die eigentlich ihm gilt, einem anderen Kind oder sagt sie vor sich hin, nicht dem Erwachsenen „ins Angesicht"; oder aber es spricht nur flüsternd. Der Erzieher darf solches Vorgehen natürlich nicht zurückweisen, sondern muß froh darüber sein, ein wesentliches Stück weitergekommen zu sein; er spricht etwa auch nur im Flüsterton, was schon an und für sich Vertrauen erweckt. Jedenfalls kann er mit Zuversicht erwarten, daß die völlige Gelöstheit des Kontakts nicht mehr allzu lange auf sich warten läßt.

Aus dem eben besprochenen Grund erscheint es uns sehr fruchtbar, selbst in der Erziehungsberatung oder der heilpädagogischen Ambulanz, wo man die Kinder zum ersten Mal zu sehen Gelegenheit hat, kleine Gruppen zu Spielen oder zum Turnen oder Zeichnen bilden zu können, also die Kinder nicht *nur* isoliert zu sehen. Natürlich ist an einer heilpädagogischen Beobachtungsstation die „Gruppenbeobachtung" und „Gruppentherapie" besonders wichtig und besonders fruchtbar.

Der oben beschriebene Typus der kontaktempfindlichen Kleinkinder ist besonders interessant und auch therapeutisch, heilpädagogisch wichtig, weil man ihnen entscheidend helfen und — an ihnen Entscheidendes versäumen kann. Die Zahl dieser Kinder ist aber nicht allzu groß. Die weitaus meisten Kleinkinder haben vielmehr einen sehr geläufigen Kontakt, schwingen rückhaltlos mit der jeweiligen Stimmung mit, ja haben gar nicht die Möglichkeit, sich von einer Situation zu distanzieren.

Zur Beschreibung dieses Verhaltens erscheint uns der von E. R. JAENSCH[1] eingeführte Begriff der „Integriertheit" fruchtbar. Als „integriert" bezeichnet JAENSCH die „Verschmolzenheit" der einzelnen seelischen Funktionen zu einem harmonischen Ganzen und deren gegenseitige Durchdringung; eine Folge dieser Verschmolzenheit (der „Integriertheit nach innen") sei eine gute „Integriertheit nach außen", eine gute „Umweltkohärenz": daß das Kind imstande ist, leicht und rasch auf die Umweltsituation zu reagieren, jeden Wechsel dieser Situation geläufig mitzumachen, unbedenklich und unbeschwert von früheren Erfahrungen; es bleibt eben von den vorher gemachten Erlebnissen „kein Rest zurück", der das Kind zu Zurückhaltung und Hemmung veranlassen könnte; neu und frisch, mit unbekümmerter Kraft des Erlebens stürzt sich das Kleinkind in jeden neuen Augenblick. (J. FELDNER[2] verwendet für die gleiche Gegebenheit den Ausdruck „Homothymie".)

Diese „Integriertheit" ändert sich normalerweise ziemlich abrupt an der Wende vom Kleinkind- zum Schulkindalter. Nicht als erster, aber besonders eindrucksvoll, vor allem dadurch, daß in überzeugender Weise körperliches und seelisches Geschehen zusammen gesehen wurden, hat WILFRIED ZELLER den „Gestaltwandel" dieser Lebensphase beschrieben[3].

Unverkennbar ist die körperliche Wandlung (auch hier drückt sich also Seelisches im Körperlichen aus). Es ändern sich zahlreiche Einzelheiten wie auch die gesamten Proportionen. Der Rumpf, der bei der „Klinkindform" rund und walzenförmig war, flacht sich bei der „Schulkindform" von vorn nach hinten ab, der vorher vorgewölbte Bauch wird flacher, setzt sich durch eine Einkerbung gegen den Brustkorb ab, die Schultern werden relativ breiter als der Beckengürtel, die Muskeln, die früher unter dem Fettpolster verschwanden, formen sich deutlicher ab. Am auffallendsten ist aber die „Streckung", das relative Zurückbleiben des Rumpfes, das relativ und absolut viel stärkere Wachstum der Extremitäten, was vor allem den Eindruck bestimmt. Auf dieser Gegegebenheit beruht die „Philippinenprobe": während es dem „Schulkind" leicht gelingt, mit dem Arm über den Scheitel greifend, das Ohr der anderen Seite zu erreichen, ist das dem „Kleinkind", mit seinem kurzen Arm, nicht möglich.

Auch am Schädel gehen charakteristische Veränderungen vor sich. Während beim Kleinkind der Hirnschädel gegenüber dem Gesichtsschädel dominiert, wächst jetzt das Mittel- und Untergesicht relativ stärker, während die Stirn dagegen zurücktritt. Auch die Kleinformen wandeln sich: die Nase wird schmaler, fester geformt, die Wangen werden schmaler, der schwellende Kirschenmund des Kleinkindes ändert sich zu einer strengeren, schmaleren Linie. Auch der Zahnungsbefund ist typisch. Zur Zeit des Gestaltwandels wechseln die Schneidezähne. Nun drückt sich der Stand der körperlichen und seelischen Reifung meist sehr präzis dadurch aus, ob und wieviele bleibende Schneidezähne die Milchschneidezähne bereits ersetzt haben (das Volk hat diese Zusammenhänge intuitiv

---

[1] JAENSCH, E. R.: Grundformen menschlichen Seins. Berlin: Elsner, 1929.
[2] FELDNER, J.: Entwicklungspsychiatrie des Kindes. Wien: Springer-Verlag, 1955.
[3] ZELLER, W.: Der erste Gestaltwandel des Kindes. Leipzig: J. A. Barth, 1936.

erkannt: die bleibenden Zähne an dieser Stelle werden als „Schulzähne" bezeichnet; damit wird deutlich ausgedrückt, daß das einzuschulende Kind bereits wenigstens einige dieser „Schulzähne" haben soll, und auch, daß irgend
etwas nicht stimmt, wenn ein Schulkind noch sämtliche Schneidezähne des Milch-
gebisses besitzt. Die gleiche Erkenntnis spricht aus dem amerikanischen Kinder-
lied: „All I want for Christmas — are my two front-teeth" — denn dann, meint
der Kleine, bin ich ja schon ein Schüler, was brauch' ich mehr?). Infantilistische
Persönlichkeiten sind fast immer auch in der Zahnung rückständig (überhaupt
finden sich häufig Parallelen zwischen Abnormitäten des Hautorgans, also auch
der Zähne, und der Persönlichkeit, was nicht verwunderlich ist, wenn man bedenkt, daß Hautorgan und Zentralnervensystem entwicklungsgeschichtlich verwandt sind: beide sind ja Bildungen des äußeren Keimblattes, des Ektoderms).

Mit diesen körperlichen Veränderungen gehen nun gleichlaufend Änderungen
des Ausdrucks, des Kontakts und des gesamten seelischen Verhaltens. Das
„integrierte" Wesen des Kleinkindes drückt sich in seiner „weltoffenen" Mimik
aus, dem unmittelbaren Strahlen des Blicks, dem lebhaften Mitgehen der Mimik
bei jeglichem Erleben. Unverkennbar äußert sich dadurch die Geläufigkeit des
Kontakts und die Unmittelbarkeit des seelischen Erlebens. Das Schulkind jedoch
lernt, sich von Menschen und Dingen zu distanzieren. Das äußert sich deutlich
in der geänderten Haltung, Gestik und Mimik. Haltung und Gestik werden
bestimmter, schärfer geprägt, abrupter. Auch der schmaler gewordene Mund
verrät festere Formung. Am klarsten wird die physiognomische Änderung am
Blick, der nunmehr Abstand hält, der scharf, kritisch, ja bisweilen mißtrauisch
zu beobachten gelernt hat.

Diese geänderten Ausdruckserscheinungen offenbaren die seelische Veränderung, die man in gewissem Sinn als „Desintegrierung" bezeichnen kann
(J. FELDNER spricht da von „Dichothymie"). Das Schulkind ist nicht mehr wie
das Kleinkind „verschmolzen mit der Umweltsituation", „eine Funktion des
jeweiligen Augenblicks", ist nicht mehr rückhaltlos preisgegeben, sondern hat
gelernt, Abstand zu halten. Es reagiert mit viel klarerer Bewußtheit, es ist zur
Abstraktion besser fähig geworden (dieses Wort ist ungemein prägnant: es bezeichnet die Fähigkeit, nun nicht mehr dem konkreten Ding, dem konkreten
Erlebnis völlig verhaftet zu bleiben, sondern davon etwas „abzuziehen" — abs-
trahere —, gewissermaßen davon etwas Begriffliches „herauszudestillieren",
und nunmehr erst Erfahrungen im höheren Sinn zu machen). Freilich entwickelt
sich diese Abstraktionsfähigkeit stetig das ganze Kleinkindalter hindurch. Zweifellos macht aber während des Gestaltwandels vom Kleinkind zum Schulkind
diese Entwicklung einen Sprung nach vorwärts. Erst dadurch wird das Kind zu
den disziplinären, unterrichtlichen und sozialen Anforderungen befähigt, welche
die Schule stellt, nun erst kann es die sachlichen Leistungen der Schule erfüllen,
die so ganz anders sind als die Spielsituationen des Kindergartens.

Nun gibt es gar nicht so selten Kinder, deren Schwierigkeiten sich daraus
erklären, daß die oben bestimmte Änderung des Integrationszustandes nicht
zur richtigen Zeit oder nicht vollständig genug erfolgt. Denn nunmehr, bei vor-
geschrittenem Lebensalter, stehen sie ganz anderen Anforderungen gegenüber —
und scheitern daran, da sie eben nicht mehr kleinkindhaft reagieren dürfen,
sondern eben schon „physiologisch desintegriert" sein müßten. Solche Typen
gibt es nicht so selten bis zum zehnten Lebensjahr, ja manchmal findet sich solche „psychopathische Integriertheit" bis zur Pubertät, ja bisweilen, wenigstens
in einzelnen Zügen, über das Pubertätsalter hinaus.

Spricht man mit solchen Kindern, so wirkt sich der besonders leicht zu ge-
winnende Kontakt zunächst durchaus angenehm aus. Man kommt sofort mit

ihnen ins Gespräch, sie gehen ungemein lebhaft mit jedem Thema mit, nicht nur die Worte, sondern auch die lebhafte Mimik und die strahlenden Augen „antworten" mit großer Geläufigkeit. Für jeden Spaß sind sie zu haben und es ist eine Freude, sie in einer fröhlichen Situation sich mitfreuen zu sehen. Unbekümmert kommen sie auch in körperlichen Kontakt mit dem Erwachsenen, setzen sich ihm auf den Schoß, raufen zum Spaß mit ihm. Aber auch die anderen Affekte sind leicht zu erregen: sie sind, wenn die Situation danach ist, leicht zu rühren, und man glaubt es den Eltern, wenn sie von dem weichen Gemüt ihrer Kinder berichten, von ihrer Freigebigkeit, mit der sie aus Mitleid das Letzte herschenken. Hält man ihnen vor, was sie angestellt hätten, so fließen rasch die Reuetränen — und diese sind im Augenblick zweifellos echt und ungeheuchelt, so daß der unerfahrene Erzieher in vorschnellem Optimismus schon hofft, auf dieser „echten" Erschütterung, dieser ungelogenen Einsicht aufbauen zu können.

Auch an der Beobachtungsstation sind sie zunächst angenehme Gäste: rasch zu Hause, oft mit erstaunlich wenig Heimweh sich in die neue Situation findend, in rascher Erfassung und mit großer Geschicklichkeit mit allem, was da geschieht, mitschwingend, sofort mit Groß und Klein Freundschaft schließend. Dieses Wohlverhalten kann lange Zeit, ja über die ganze Dauer des Aufenthaltes an der Beobachtungsstation anhalten, wenn dort eine straffe, lückenlose Führung gegeben ist — freilich zeigt sich der Defekt überall da, wo eine Situation eintritt, die Ausdauer, Eigenständigkeit und Verantwortung von dem Kind verlangt.

Der Unerfahrene ist überrascht, wenn er die Anamnese dieser Kinder hört, so schwere Klagen zu erfahren, die den Einlieferungsgrund bilden — eine bunte Reihe von verbotenen Dingen: schwere Störung der Disziplin, vor allem in jeder Situation, welche straffe Einordnung fordert; Witze und Lausbubenstreiche, im einzelnen oft wirklich lustig, hinreißend vorgebracht und ausgeführt, so daß die Kinder die Lacher immer auf ihrer Seite haben, auf die Dauer aber unerträglich, zumal wegen ihrer Unbeeinflußbarkeit durch alle Strafen; Herumbalgen „wie junge Hunde", zum Schrecken der Mütter, ohne jede Rücksicht auf Kleider und Schulsachen. In der Liste finden sich aber noch ärgere Dinge: fortgesetzte kleinere und auch größere Eigentumsdelikte, meist sichtlich ohne vorherige Überlegung, einfach aus dem augenblicklichen Impuls aufschließend, Durchgehen, vom einfachen „Herumstrabanzen" mehrere Stunden lang nach dem Schulunterricht, weil die Geschäftsauslagen oder das Spiel mit den Kameraden locken, bis zu tagelang dauerndem Ausbleiben, wobei die goldene Freiheit oder die schöne Ferne weidlich genossen wird, was auch nachher, im Examen, noch deutlich nachklingt, so daß sich der Erwachsene manchmal wider Willen mitfreuen muß — sehr geschickt werden alle Schwierigkeiten gemeistert, mit Leichtigkeit finden sich die Kinder Menschen, die sie mitfahren lassen, die ihnen Nahrung oder Unterkunft gewähren, so daß sie oft, obwohl sie ohne Geld auszogen, auf ihren „Reisen" erstaunlich weit gelangen (durch diese geschickte Einordnung in die Umweltsituation, durch die gute Ausnützung der menschlichen und materiellen Umgebung unterscheidet sich das Durchgehen dieser „integrierten" Kinder und überhaupt ihre ganze Dissozialität sehr deutlich von derjenigen der „neuropathischen" Typen: diese treiben eher „wie ein steuerloses Schiff" dahin, man hat bei ihnen mehr den Eindruck, daß ihnen „etwas passiert", als daß sie klar bewußt und gut angepaßt handelten).

Einzelne von diesen Unfughandlungen mögen gewiß auch bei anderen, ganz normalen Kindern vorkommen. Die pädagogische Reaktion darauf, meist ein „heiliges Donnerwetter", vermag sie mit Sicherheit für lange Zeit oder gar für immer abzustellen. Die Unlustgefühle, welche das Ereignis selbst oder die pädagogischen Folgerungen mit sich bringen, werden zu einer unvergeßlichen Erfahrung, welche dauernd ein Bestandteil der Persönlichkeit bleibt. „῾Ο μή δαρεῖς ἄνϑρωπος οὐ παιδεύεται" — „Wer nicht geschunden wird, der wird nicht erzogen" — das ist eine fundamentale Wahrheit jeder Erziehung. Auch die „pathologisch Integrierten" erleben die pädagogischen Konsequenzen ihrer Handlungen mit ganz den gleichen Affekten wie die Normalen. Sie weinen über die Hiebe, erschrecken vor dem Zorn der Erzieher, sie sind aber auch, echten Gefühls, über den Schmerz der Eltern und über den Liebesentzug betrübt. Zerknirschung und guter Vorsatz sind zweifellos echt. Aber — und das ist nun das Pathologische — es bleibt von all dem kein Erlebnisrest, keine Erfahrung zurück, welche bei der nächsten lockenden Gelegenheit hemmend oder modifizierend eingreifen könnte. Die Kinder bestehen förmlich „nur aus einzelnen Augenblicken", „nur aus Querschnitten"; jeder dieser Augenblicke wird sehr intensiv erlebt — aber das Kind vermag sich von der augenblicklichen Situation und ihren Verlockungen nicht zu distanzieren. Es ist allzu sehr mit der Umweltsituation „verschmolzen" geblieben, es ist „eine Funktion des jeweiligen Milieus". Es hat nicht gelernt, zwischen sich und der Welt „Konturen zu bilden", es vermag nicht, aus seinen Erfahrungen und aus der Eigenständigkeit seines Wesens von seinen Triebimpulsen und von der Umweltsituation Abstand zu gewinnen. Nur die Gegenwart existiert, ein solcher Mensch lebt nicht aus seiner Vergangenheit und baut nicht für die Zukunft.

SCHROEDER[1] und auch SCHNEIDER[2] würden diese Kinder als „Haltlose" bezeichnen, wir glauben jedoch, daß der Ausdruck „Integrierte" den Zustand besser verstehen läßt.

Zweifellos bedeutet diese von uns eben beschriebene „pathologische Integriertheit" eine Art von Infantilismus: es ist eben ein Reifungsprozeß, der normalerweise zu einem gewissen Zeitpunkt erfolgt, noch nicht eingetreten. Es ist nicht verwunderlich, daß wir bei der Mehrzahl dieser Fälle auch körperlich-infantile Zeichen finden: in den Körperproportionen wie in anderen körperlichen Einzelheiten, in den Ausdruckserscheinungen (der „weltoffenen" Mimik, welche den mangelnden Abstand von der Situation deutlich erkennen läßt), in einem Rückstand der Genitalentwicklung, in verschiedenen Eigenheiten der Intelligenz und der Arbeitsweise (verspätetes Eintreten des Abstraktionsvermögens, Kleben am einzelnen, konkreten Ding, „bildhaftes" Erleben). Interessant ist, daß wir häufig bei diesen Typen (aber keineswegs immer) eine besonders starke und besonders lang persistierende „Eidetik" finden (E. R. JAENSCH, der ja der Schöpfer des Begriffes „Integriertheit" ist, hat sich, ausgehend von Versuchen mit „positiven" und „negativen optischen Nachbildern" bei verschiedenen Persönlichkeiten ausführlich mit dem Begriff der Eidetik auseinandergesetzt; wir konnten die von ihm gefundenen Gesetzmäßigkeiten [typologische Unterschiede, je nachdem, ob positive oder negative Nachbilder auftreten] bei unseren Kindern nicht mit Sicherheit wiederfinden; wir halten es aber für sehr charakteristisch, daß „Integrierte" sehr lange ein ausgesprochen bildhaftes Erleben sich erhalten, was ja für das Kleinkind überhaupt bezeichnend ist, während eben normalerweise das „eidetische Erleben", bei dem alle Einzelheiten gleichberechtigt nebeneinander stehen, zurücktritt zugunsten eines sinnerfassenden, abstrahierenden Schauens; jedenfalls ergibt der „Eidetikversuch" bei derartigen Kindern oft erstaunliche Resultate: Sie können kurz exponierte Bilder mit den kleinsten Einzelheiten wiedergeben, so als wären diese „in ihrem Gehirn photographiert" und sie brauchten das Bild hinterher nur abzulesen).

[1] SCHROEDER, P., a. a. O.
[2] SCHNEIDER, K., a. a. O.

Die pädagogischen Konsequenzen bei Kindern dieses Typus sind klar vor-gezeichnet: Sind solche „Integrierte" so sehr von der Umweltsituation abhängig, so muß man diese so gestalten, daß eine lückenlose und überlegene Führung gewährleistet ist. Man darf sich nicht von dem Satz der Allerweltspädagogik schrecken lassen, daß man Kindern niemals ihre Selbständigkeit einengen dürfe, daß man sie unbedingt zur Selbständigkeit erziehen muß — diese Kinder ver-tragen in gewissem Sinn keine Selbständigkeit, man muß sie ihnen daher weit-gehend abnehmen, ähnlich wie manchen neuropathischen Typen, von denen noch zu sprechen sein wird. Sind sie einmal ganz auf eigene Verantwortung gestellt, so scheitern sie ja. Freilich muß auch diese lückenlose Führung, die anfangs etwas von einer Dressur an sich hat, das gleiche Ziel haben wie jede Pädagogik überhaupt, nämlich das Kind einmal in die Freiheit, in die eigene Verantwortung zu entlassen. Auch auf dem Wege zu diesem Ziel muß der Erzieher immer wieder versuchen, eine Zeitlang oder für eine bestimmte Aufgabe die Zügel zu lockern und das Kind selbständig und verantwortlich handeln zu lassen — aber er muß, am besten unbemerkt vom Kind, jeden Augenblick wachen Sinnes dahinterstehen, bereit, sofort einzugreifen, wenn Gefahr droht. Aus dem Gesagten ergibt sich eigentlich schon, daß wir selbst für solche Kinder keinen sturen Kasernendrill verlangen; die „lückenlose Führung" muß vielmehr ungemein elastisch, sehr per-sönlich, der Individualität des Kindes und dem ständig sich wandelnden Augen-blick angepaßt sein. Wenn irgendwo, so ist gerade hier der vorbehaltlose, die eigenen Kräfte nicht schonende Einsatz der Erzieherpersönlichkeit vonnöten.

Sehr oft wird bei solchen Fällen eine Anstaltsunterbringung notwendig sein, womöglich in einem Heim mit Internatsschule. Wir haben freilich auch Fälle erlebt, wo die Eltern in heroischer Weise tatsächlich jeden Schritt ihrer Kinder begleitet haben, wenn auch unsichtbar (was stellen solche Kinder nicht alles auf dem Schulweg an!), wo sie immer zur Stelle waren, wenn das Kind das brauchte; eine solch optimale Familiensituation ist aber nicht so häufig zu finden. Bei den ausgeprägten Exemplaren dieses Typus jedoch kommt man meist nicht um eine Anstaltsunterbringung herum, und oft muß sie durchge-halten werden, bis der „Halt", wie Schroeder sagt, in genügendem Maße „nach-gereift" ist. Solche Kinder gehören zu den erfreulichsten Anstaltszöglingen, weil sie ja auch auf das gute Milieu sehr leicht reagieren —, und sie gehören doch auch zu den aussichtsreichsten Anstaltsproblemen, weil sie ja schließlich doch nicht immer so „integriert" bleiben.

Große Ähnlichkeiten mit diesem eben geschilderten Typus haben die „Post-enzephalitischen Charakterstörungen" mit ihrer „kurzschlüssigen Handlungs-bereitschaft". Auch das „Mit-dem-Augenblick-verschmolzen-sein" der „Integrier-ten" bedeutet ja eine Art „Kurzschlüssigkeit", aber dieses Handeln wirkt doch lange nicht so pathologisch wie bei den zerebral Gestörten. Bezüglich der Einzel-heiten verweisen wir auf das in jenem Kapitel Gesagte.

Eine sehr charakteristische Störung des Kontaktes zeigen die *epileptoiden Charaktere.* Man könnte bei ihnen, im Gegensatz zu den gleich zu schildernden Menschen mit herabgesetztem persönlichen Kontakt, meinen, bei ihnen fände sich „zu viel an Kontakt". Das wäre aber nicht richtig: es ist eine durchaus falsche, dem Menschen, welchem sie gegenübertreten, keineswegs angepaßte per-sönliche Beziehung.

Allzuleicht bahnt sich ein Gespräch an, allzuleicht erreicht es intime Be-reiche. Nichts ist zu finden von der natürlichen Scheu, welche ein Gespräch mit einem bisher Fremden nur langsam in Gang kommen läßt, nichts von der ach-tungsvollen Distanz dem Erwachsenen, dem Höherstehenden gegenüber, was sich normalerweise unverkennbar in der ganzen Haltung, der Mimik, dem Blick, im Ton der Stimme und in der Wortwahl ausdrückt. Der Epileptiker drängt sich sofort an einen heran, wird gleich allzu persönlich, selbst mit dem Arzt, den er in seinem Leben zum ersten Mal sieht, spricht er wie ein alter Bekannter. Seit langem ist der sehr plastische Ausdruck „klebrig" für diese Form der persönlichen Distanzlosigkeit und Kontaktsucht üblich. So wie diese Menschen sich an ihr Gegenüber ohne Scheu herandrängen, so geben sie auch sich selber schamlos preis: sofort reden sie von ihren körperlichen Leiden, auch wenn es sich um sehr unappetitliche Symptome handelt, sofort auch von den intimsten Dingen, die man normalerweise kaum dem vertrautesten Freund in seltener Stunde erzählt — aber sie sind eben sofort völlig „vertraut".

Ein sehr charakteristisches Symptom ist weiter die Scheineinsicht der Epileptiker. Gerade in diesem Punkt unterliegen instinktlose Erzieher häufig groben Täuschungen. Es scheint so leicht zu sein, Kinder zu bessern, welche ihre Fehler so rasch und leicht „einsehen". Mehr als ihnen der Erzieher nur sagen kann, und schneller als er das tun kann, wissen sie selber über ihre Fehler und charakterlichen Schwächen Bescheid. Sie sprechen mit feuchtem Blick und weichen, geläufigen Gesten, mit salbungsvoller, wehmütiger Stimme, die Rede selbst ist verziert von Sprichwörtern, von Bibelsprüchen und anderen allgemeinen Sentenzen, es geht fast wie in einer Kalendergeschichte zu, mit Treu und Biederkeit und Versöhnung. Ein solches Verhalten, auch wenn es sich bei sonst nicht epileptoiden Charakteren findet, sollte für den Erzieher immer ein sehr bedenkliches Symptom sein; es zeigt in Wirklichkeit, daß ein solcher Mensch nur sehr schwer oder gar nicht erzieherisch beeinflußbar ist. Eine echte Einsicht, eine tiefgehende Erschütterung, von der eine wirkliche Umkehr ausgeht, zeigt sich bei Kindern niemals in solch geläufigem, wortreichem Salbadern; nimmt sich ein Kind eine Vorhaltung wirklich „zu Herzen", so verstummt es und wird nachdenklich; man kann dann das eine Mal als Außenstehender die im Blick aufblitzende Erkenntnis merken, ein andermal ein kurzes, verlegen herausgedrücktes Wort hören — niemals aber solch ein „einsichtsvolles" Gewäsch.

Auch das Frömmelnde der Rede, das Zeremonielle im Gehaben (das auch seine Entsprechung findet in einer Vorliebe für das religiöse Zeremoniell, für musikalische Hochämter und für pomphafte Leichenbegängnisse) sind für das Verhalten des Epileptikers charakteristisch.

Alles in allem sind die Kontakterscheinungen des Epilektikers eine Karikatur echter menschlicher Beziehung, keineswegs etwa ein „Zuviel an Kontakt". Niemals kann solches Verhalten einen Menschen mit natürlichem Gefühl wirklich gewinnen; er schämt sich für den anderen, der sich da so schamlos prostituiert. Gerade Menschen mit einem guten Instinkt sind darum versucht, epileptoide Charaktere völlig abzulehnen, was, ganz abgesehen von der schweren körperlichen Störung dieser Menschen, deren tragische Situation noch bedeutend verschärft — und ihnen auch sehr unrecht tut. Denn sie sind ja Kranke von Seele nicht weniger als in ihren Anfallssymptomen, und sie brauchen die Hilfe des Mitmenschen. Es nützt aber nichts, wenn man, wie es manchmal geschieht, das Bestehen einer epileptoiden Charakterveränderung überhaupt leugnet, vielleicht aus der löblichen Erwägung, man könnte sich mit der Anerkennung einer beträchtlichen Persönlichkeitsstörung beim Epileptiker den Weg zu dem kranken Menschen verbauen. Im Gegensatz dazu glauben wir aber, der Heilpädagoge müsse in sich ein besonders feines Gefühl für die Abnormität des anderen Menschen entwickeln, auch für das Abstoßende daran, er dürfe sich jedoch von diesem seinem natürlichen Gefühl, das er für die Diagnose sehr nötig braucht, nicht überwältigen lassen, sondern müsse es durch vermehrte Hilfsbereitschaft „transzendieren".

Ein weites und interessantes Feld sind die Einschränkungen des persönlichen Kontaks bei den *„Autistischen Charakteren"*, gerade in bezug auf den Kontakt ein eindrucksvoller Gegensatz zu den epileptoiden Psychopathen. Zustandsbild und Verhalten sollen im speziellen Teil ausführlich beschrieben werden. Vorläufig sei nur gesagt, daß es dem Erfahrenen sehr leicht gelingt, die Diagnose zu machen, weil eben die Einschränkung der persönlichen Beziehungen zu den Menschen und der konkreten Situation sich vom ersten Augenblick an in bezeichnenden Ausdruckserscheinungen offenbart: in dem Blick, der nicht in den des Gegenüberstehenden taucht, sondern ins Leere geht oder sonst irgendwo haftet, in der bizarren oder ausdruckslosen Mimik, die da ebenfalls nicht Kontakt schafft, in der unangepaßt wirkenden Sprache, die irgendwie falsch moduliert erscheint, entweder monoton oder im leiernden Singsang dahingeht, nicht vom lebendigen Sinn ausdrucksvoll geformt, oder aber auch übertrieben moduliert ist, von einem falschen Pathos getragen. Das Versagen vor den Forderungen der Realität, die Einengung auf sonderlinghafte Interessen, welche diese Psychopathen charakterisiert, wird rasch klar, wenn man auf Kontakteigenheiten zu achten gelernt hat.

Autistisches Verhalten kann sich bei Kindern von sehr verschiedenem Persönlichkeitsniveau zeigen: bei zerebral gestörten Idioten sowohl, die von der Welt kaum etwas zur Kenntnis nehmen, deren seelisches Leben sich in leeren Automatismen und Stereotypien erschöpft — bis hinauf zu höchst differenzierten, sonderlinghaften „Edelpsychopathen", deren spontane geistige Produktionen ans Geniale grenzen. Jetzt schon soll bemerkt werden, was später noch auszuführen sein wird, daß eine Kontaktstörung im Sinne des Autismus in ganz ähnlicher Weise sowohl von einem organischen Hirnschaden wie auch von einer endogenen Psychopathie verursacht sein kann. Vor allem sehen sich die Kontaktstörungen bei ganz schweren organischen zerebralen Störungen und die bei den Endstadien der Schizophrenie zu beobachtenden, also bei einer „funktionellen" Psychose, bei welcher organische Hirnveränderungen noch nicht zweifelsfrei nachgewiesen werden konnten, erstaunlich ähnlich.

Im obigen wurden einige besonders eindrucksvolle Formen von Abartigkeiten des persönlichen Kontakts beschrieben. Damit sind aber die Möglichkeiten keineswegs erschöpft; es gibt deren so viele, als es Möglichkeiten psychopathischen Reagierens gibt. Jede Form von seelischer Abartigkeit, jede abnorme Reaktionsweise muß sich ja auch irgendwie in einer Andersartigkeit des persönlichen Kontaktes äußern. Man könnte also sehr wohl versuchen, von hier aus zu einer systematischen Psychopathologie des Kindesalters zu gelangen. Es müßte nur gelingen, von jenen Ausdruckserscheinungen aus, von den Besonderheiten der persönlichen Einstellung aus zum „Kern der Persönlichkeit" vorzudringen. Im speziellen Teil soll das versucht werden.

Aktivität

Wir haben als die wesentlichste Eigenschaft des Menschen beschrieben, daß er sich ständig zur Umwelt, insbesondere zu den Menschen in Beziehung setzt. Als gesetzmäßigen Ausdruck dieser Beziehungen haben wir die Erscheinungen des Kontaktes kennengelernt, von deren Eigenheiten beziehungsweise Abartigkeiten für den, welcher dafür ein Organ hat, ein wichtiger Weg zur Aufschließung einer Persönlichkeit führt. Jene Fähigkeit aber, mit der sich der Mensch handelnd mit der Welt auseinandersetzt, heißen wir Aktivität. Während sich in seinen Kontakterscheinungen zeigt, wie er ein Teil der Welt ist, wie er mit ihr mitschwingt, greift er durch sein Handeln sozusagen von außen her, Mikrokosmos, der er ist, sich in Eigenständigkeit von ihr abhebend, gestaltend in die Welt ein und formt sie nach seinem Willen.

In der Skala der Lebenserscheinungen steht daher die Aktivität höher als der Kontakt. Diesen hat irgendwie schon die Pflanze; auch sie reagiert auf ihre Umwelt, setzt sich mit ihr in Beziehung. Die Ausdruckserscheinungen, welche den Kontakt vermitteln, laufen auch vornehmlich über das „vegetative" Nervensystem ab, welches seinen Namen davon hat, daß wesentliche Funktionen von ihm schon im pflanzlichen Leben (veges, das ist: die Pflanze) eine Rolle spielen. Eine „Aktivität" jedoch tritt erst im Tierreich auf, als dessen Hauptunterschied vom Reich der Pflanzen die Fähigkeit der Lokomotion, der selbständigen Bewegung angesehen wird. Die Aktivität ist nun eine Leistung des „animalischen" Nervensystems (so genannt, weil wir es mit dem Tierreich gemeinsam haben), dem System der Bewegungsnerven und der dazugehörigen, die Bewegung ständig regulierenden, ständig mit ihr zusammenspielenden „epikritischen Sensibilität". Freilich ist ein ungeheurer Weg von der rein segmental innervierten Motorik eines Wurmes bis zu der bewußten, frei gewollten und verantwortlichen Aktivität des Menschen.

Am besten ist, so scheint uns, die Aktivität zu verstehen von ihrem stufenweisen Aufbau her (dem Gedanken des stufenhaften, schichtenhaften Aufbaus der Persönlichkeit sind verschiedene Psychologen und Philosophen, in neuerer Zeit Nikolai Hartmann und Binswanger, mit Erfolg nachgegangen).

Als zentrale Funktion der menschlichen Persönlichkeit baut sich auch die Aktivität in immer höheren Organisationsstufen, „Integrationen", übereinander auf. Die „Integrierung" von Funktionen ist ja überhaupt ein wichtiges Aufbauprinzip lebender Wesen. Jede höhere, entwicklungsgeschichtlich jüngere, neuere Stufe hebt die ältere, weniger vollkommen organisierte, nicht auf, sondern läßt sie bestehen, bewahrt sie (dies die wörtliche Übersetzung des Wortes „integer"), aber überhöht sie, gibt ihr einen besseren Sinn, führt zu vollkommenerer Anpassung. Nur kann man oft in der voll ausgebildeten Funktion jene tiefere Stufe nicht mehr erkennen; erst bei Zerfall der höheren Organisationsform kommt jene urtümliche, primitivere Funktion wieder zum Vorschein. Dieser „Funktionsverlust" durch die Ausbildung höherer Integrationen ist für die Aufwärtsentwicklung der Arten entscheidend wichtig und ermöglicht erst eine bessere Anpassung an die Lebensanforderungen. Freilich ergibt sich bei dieser Entwicklung auch die Gefahr, daß die Einschmelzung der tieferen Funktionen in ein höher organisiertes Gebilde, die Harmonisierung der „alten" und der „neuen" Leistungen nicht mehr richtig gelingt. Ein wichtiges Beispiel dafür ist, daß es mit der „progressiven Zerebration" des Menschen (v. Economo), mit seiner ständig fortschreitenden Intellektualisierung, seinem von Erfahrung und Verantwortung gesteuerten Handeln — zu einer fortschreitenden Instinktreduktion kommt, was wiederum zu sehr bezeichnenden, typisch menschlichen Schwierigkeiten und Konflikten führt.

Als unterste Stufe der motorischen Integration ist der *spinale Reflexbogen* zu schildern. Ein sensibler Reiz (z. B. von der Haut, von den sensiblen Apparaten des Periosts, der Sehnen und der Muskeln aufgenommen) wird sofort, noch im Rückenmark, ohne daß das Gehirn irgend etwas dabei zu tun hat, in einen Bewegungsimpuls umgesetzt: es erfolgt also etwa auf ein Beklopfen der Sehne des Musculus quadriceps unterhalb der Kniescheibe eine „reflektorische" Kontraktion eben dieses Muskels (Patellarsehnenreflex). Auch das ist schon eine komplizierte Koordination; ist der „Reflexbogen" an irgendeiner Stelle unterbrochen, etwa im zuführenden, zentripetalen Teil, wie z. B. bei der Tabes dorsalis, oder im ausführenden, zentrifugalen Teil, wie z. B. bei der spinalen Kinderlähmung, so verschwindet auch die richtige Reaktion, der Reflex ist aufgehoben. Schön ist an diesem Beispiel auch zu sehen, wie sich der Eingriff der höheren, zerebralen Integrationen in erster Linie hemmend auswirkt: die spinalen Reflexe können durch Bewußtsein und Willen, also durch den Einfluß der vom Gehirn kommenden Bahnen, weitgehend abgeschwächt, ja aufgehoben werden; versagt aber diese höhere Hemmung, etwa bei der „zerebralen" Kinderlähmung, der LITTLEschen Krankheit, so sind die Reflexe stark gesteigert, weil eben der spinale Automatismus ungehemmt in Erscheinung tritt.

Darüber baut sich eine höhere Integrationsstufe auf, die wir in die subkortikalen (unter der Großhirnrinde — Cortex — gelegenen) motorischen Zentren lokalisieren dürfen, das ausgedehnte und funktionell ungemein bedeutungsvolle „Striopallidäre System", der „Rote Kern" der „Haubenregion", die nach dem Anatomen SOEMMERING benannte „Schwarze Substanz", dazu dürfen wir auch, und nicht zuletzt, die Regulationen des Kleinhirns rechnen. In diesem Integrationsort erfolgt die Zusammenfassung der Motorik zu Bewegungsgesamtheiten, kommt es zu den komplizierten Gleichgewichtsregulationen, hier erhält die Bewegungsgestalt ihre unverkennbar individuelle Note; zweifellos haben gerade diese Zentren auch sehr viel mit der Impulsivität, mit der Spontaneität im allgemeinen zu tun.

Wir müssen uns überhaupt einmal klar machen, wie kompliziert der Bewegungsablauf selbst bei der einfachsten Bewegung, etwa der Beugung eines Armes, ist. Das erfolgt keineswegs einfach so, daß etwa allein der M. biceps den Unterarm über das Scharniergelenk des Ellenbogens in einer Winkelbewegung dem Oberarm zu dreht. Wäre die Bewegung nur eine Aktion des Biceps, oder allgemein der Beugemuskulatur, so würde die Bewegung schleudernd und unkoordiniert ausfallen; vielmehr werden gleichzeitig, ständig geleitet durch sensible Nachrichten an das Gehirn durch die Haut-, Gelenks- und Muskelsensibilität, auch die Antagonisten, also die Streckmuskel der Unterarms innerviert, welche durch ihr richtig dosiertes Nachgeben erst den Bewegungsablauf modifizieren und angepaßt machen. Darüber hinaus aber werden fast bei jeder Bewegung noch viel größere Muskelgebiete in Bewegung gesetzt, was endlich bewirkt, daß die Bewegung rund und schön und schwunghaft abläuft und daß dabei auch das Gleichgewicht des Körpers erhalten bleibt. All das erfordert ungemein komplizierte Schaltvorgänge vor allem zwischen den genannten subkortikalen motorischen Zentren und dem Kleinhirn. In dem „motorischen Subkortex" selbst könnten wir mehrere Stufen unterscheiden, die zueinander in Antagonismus stehen, etwa in dem striopallidären System den „Urhirnanteil" des Globus pallidus von dem „Neuhirnanteil" des Striatum, des „Streifenhügels", was auch in der Ontogenese[1] der menschlichen Motorik eine wesentliche Rolle spielt: das neugeborene Kind ist ein „Pallidumwesen", seine von überreichen, ungehemmten Impulsen geleitete, unkoordinierte, an phylogenetisch alten Reflexen reiche Motorik ist im wesentlichen von den bis zum Globus pallidus gereiften Organisationen beherrscht; erst im Verlaufe der Säuglingszeit reifen langsam die weiteren „Integrationen" des Subkortex, reift vor allem die vom Großhirn bestimmte „Pyramidenbahnmotorik", von der gleich zu sprechen sein wird.

---

[1] Das von E. HAECKEL ausgesprochene „biogenetische Grundgesetz", das trotz aller Einschränkungen, die es erfuhr, doch in wesentlichen Punkten seine Geltung behalten hat, besagt, die Entwicklung des Einzelwesens, die Ontogenese, wiederhole in kurzen Zügen die Stammesentwicklung, den allmählichen Aufstieg der Arten zu immer höherer Organisation, die Phylogenese.

Außer beim Neugeborenen treten die vom Subkortex geleiteten Bewegungsformen bei bestimmten Krankheitsprozessen in Erscheinung, durch welche die
sonst vom Großhirn dirigierte reife Motorik beeinträchtigt wird, so daß die
„tieferen" Automatismen an die Oberfläche kommen. Das geschieht etwa bei
der *Chorea minor*, dem Veitstanz, einer rheumatischen Erkrankung hauptsächlich des Striopallidums; dadurch kommt es zu einer schweren Koordinationsstörung, besonders aber auch zu einem ungeheuren Überschuß an motorischen
Impulsen auf allen Muskelgebieten sowie zu einem sofortigen Abreißen aller
Intentionen und dadurch auch zu einer sehr charakteristischen Labilität, auch auf
dem Gebiete der Affektivität; das alles zusammen gibt einen wichtigen Hinweis auf die Funktionen des Subkortex. Eine sehr ähnliche Erscheinung ist die
Athetose, eine motorische Störung, die ebenfalls durch eine (entzündliche oder
traumatische) Störung der striopallidären Abläufe bedingt ist, charakterisiert durch
eigenartig wurmförmige, mit Überstreckungen und Überbeugungen einhergehende Bewegungsformen, welche man als eine im Zeitlupentempo ablaufende
Chorea bezeichnen könnte (filmt man nämlich die Bewegungen beim Veitstanz mit
Zeitlupe, so sieht man, daß diese völlig denen bei der Athetose entsprechen,
was man normalerweise bei der Chorea nicht sieht, da hier alles viel zu rasch
abläuft). Während und nach Gehirnentzündungen können auch noch andere
abnorme Bewegungsautomatismen auftreten, eine allgemeine, amorphe motorische Unruhe, Bewegungsabläufe „wie bei einem Fisch auf dem Trockenen", ferner auch höher organisierte Bewegungsformen, wie das sinnlose Herumfingern,
das „Flockenlesen", das Luftschnappen, häufige Gähnen und andere Anomalien
der Atmung (diese letzteren Bewegungsabnormitäten treten auch häufig bei langsam Sterbenden auf, in einem Stadium, da die Großhirnfunktionen bereits
erlahmen und dadurch eben jene „tieferen" Automatismen an die Oberfläche
kommen, was mit Recht auch von Laien als ein böses Zeichen angesehen wird).
Irgendwie erinnern diese motorischen Abläufe auch an die Unruhe und den
„Bewegungsluxus" der Neuropathen mit ihrem ständigen Herumwetzen, Herumfingern, Herumzupfen, wofür eben auch charakteristisch ist, daß es amorph,
sinnlos, unbewußt und ungewollt abläuft (wir halten es für eine schwere Verkennung, etwa die Ticks oder andere nervöse Bewegungen mit Ausdrucksbewegungen zu identifizieren und ihnen Symbolwert beizulegen).
Diese „Enthemmungen des Subkortex", wie wir sie nach organischen Hirnstörungen vor allem entzündlicher Art sehen, gehen im Kindesalter häufig auch
mit einer gesteigerten Impulsivität und Spontaneität einher, was dann das
typische Bild der „kurzschlüssigen Handlungsbereitschaft" und des Erethismus
konstituiert, das bei den „Postenzephalitischen Persönlichkeitsstörungen"
ausführlich beschrieben werden soll. Gerade die Polarität zwischen der hauptsächlich subkortikal zu lokalisierenden Antriebsfunktion und der Hemmung
und höheren Leitung durch die Großhirnrinde wird uns noch viel beschäftigen.
Noch eine wichtige Tatsache sei hier erwähnt: der gleiche zerebrale Prozeß,
welcher im Kindesalter zu einem Überschuß an Impulsen, zu einer allgemeinen
Enthemmung führt, verursacht im höheren Alter, manchmal freilich schon mehrere Jahre nach dem „Stadium der Unruhe" eine allgemeine Hemmung, was
sich auf motorischem Gebiet in einer Verlangsamung und Erschwerung aller
Bewegungsabläufe, besonders auch der mimischen („Maskengesicht") auswirkt,
psychisch in einer Verlangsamung der Assoziationsabläufe, des Denkens überhaupt, in einer Verarmung an Spontaneität, einer Erschwerung auch des einfachsten Entschlusses (so wie es für die Erscheinungen der „PARKINSONschen
Krankheit" zu beschreiben sein wird). Aber das liegt ja überhaupt im Rahmen
der allgemeinen Entwicklungstendenzen: der Reichtum an Antrieben — freilich

auch deren nicht genügende Verarbeitung und Vertiefung — gehört zu den bezeichnenden Eigenschaften des Kindesalters, in späterer Zeit wird das Spontane
schwächer und seltener, die Hemmungsfunktionen treten stärker hervor.

Es ist eine grundlegende Änderung der Motorik, welche mit einer entscheidenden Bereicherung der gesamten Persönlichkeit in engstem Zusammenhang steht
— wahrhaft also eine „höhere Integration" — wenn etwa um die Mitte des ersten
Lebensjahres beim Menschen die „Pyramidenbahnmotorik" ihre Herrschaft antritt, wenn also jene wichtige Nervenbahn anatomisch (sichtbar im Auftreten
einer „Markscheide" um die Nervenfasern) und funktionell ausreift, welche in
den „Großen Pyramidenzellen" der Vorderen Zentralwindung der Großhirnrinde
ihren Anfang nimmt und von da auf wohl erforschten Wegen ins Rückenmark
heruntersteigt und dort an den „motorischen Vorderhornzellen" endigt, von
wo die Bewegungsnerven ihren Ausgang nehmen. Nun erst findet die Bewegung ihr bewußt angestrebtes Ziel — daß diese Entwicklung beim Säugling
sehr langsam und mühsam vor sich geht, zeigt, wie umstürzend die Neuerung auf
dem Gebiet der Motorik ist. Wie weit ist etwa der Weg von der ungeschickten, ataktischen Greifbewegung des sechs Monate alten Kindes, von dieser
„globalen" Bewegungsform, bis zu dem reichst differenzierten, „beseelten" Hantieren des in seiner Motorik Ausgereiften, bei dem jeder Finger ein eigenes,
wunderbar organisiertes Instrument ist, das sich doch mühelos und schön einer
Ganzheit, einer „Bewegungsgestalt" unterordnet! Gleichzeitig mit der Pyramidenbahnmotorik entwickelt sich auch die „epikritische Sensibilität", deren letzte Zentrale ebenfalls die Großhirnrinde ist: Erst durch die ständige Ortsbestimmung
des jeweiligen Bewegungsablaufes durch das Tastgefühl sowie durch die Mitarbeit
der höheren Sinnesfunktionen, vor allem des Gesichts, kommt es zu jener, in
den kleinsten Zeiteinheiten neu erfolgenden Modifikation und dadurch zu der
wunderbaren Anpassung unserer Bewegungen.

Vor allem aber reift nun, da die Großhirnfunktionen nacheinander erwachen,
jene Polarität aus, welche das Schicksal des Menschen aufs stärkste beeinflußt:
die Spannung zwischen Triebimpuls und Hemmung, zwischen Spontaneität einerseits und Überlegung, höherer Leitung, Verantwortung andererseits. Wir sind
uns dessen bewußt, daß man seelische Funktionen nicht so einfach lokalisieren
darf; gerade auch zu der eben angedeuteten Problematik ist wichtig zu wissen,
daß auch das Großhirn, und zwar das Stirnhirn, sehr viel mit der Antriebsfunktion zu tun hat, und anderseits der Subkortex mit den Bewußtseinsfunktionen. Trotzdem ist aber festzuhalten, daß die Antithese: Triebhaftigkeit und
höhere Leitung, „Tiefenperson" und „Denkperson", „Thymopsyche" und „Noopsyche" (STRANSKY) parallel geht mit der Polarität zwischen subkortikalen und
kortikalen Funktionen.

Was ein Mensch zu leisten imstande ist, was er als sittliche Person wert ist,
das hängt vor allem davon ab, auf welcher Höhe der Bewußtheit und der willent-
lichen Beherrschung der Ausgleich der Spannungen dieser beiden Instanzen
gelingt. Die Lösung eben dieses Problems gehört zu den persönlichsten Leistungen eines Menschen, schließt einen großen Teil dessen ein, was wir unter
„Individualität" verstehen.

Im folgenden soll durch die Beschreibung einiger Störungen versucht werden,
dem Verständnis der komplexen Gegebenheit „Aktivität" näher zu kommen. Die
Ursache der Störung kann in jedem der beiden Pole des Spannungsbogens sowie
in deren gegenseitiger Beziehung liegen. Es kann also zu einer Abnormität der
Aktivität kommen, weil die Antriebsfunktionen zu schwach entwickelt oder
durch einen Krankheitsprozeß gestört sind. Das ist in besonders hohem Grade

der Fall beim Parkinsonismus, der im Kapitel der postenzephalitischen Persönlichkeitsstörungen geschildert werden soll. Die gleichermaßen die Mimik, die gesamte Motorik wie auch die Aktivität im höchsten Sinn umfassende Hemmung, welche dieses Krankheitsbild bestimmt, zeigt schön, wie eng Muskelbetätigung und Handlungsbereitschaft im allgemeinen zusammengehören.

Die Aktivität muß aber nicht in so schwer pathologischem Grad gestört sein. Es gibt Menschen, für die ein Mangel an Antrieb von Konstitution aus bezeichnend ist, ohne daß man einen krankhaften Prozeß nachweisen könnte. Wir erinnern daran, daß in der SCHROEDERschen Charakterologie der „Antrieb" als eine der wichtigsten Seiten des Charakters genannt ist. An anderem Ort ist davon zu sprechen, daß normale Antriebsfunktionen auch für die Qualität der Intelligenz entscheidend wichtig sind; selten wird man einen ausgesprochen antriebslahmen Menschen als wirklich intelligent bezeichnen können. Anderseits gibt es aber sehr wohl auch gegensätzliche Beziehungen zwischen Aktivität und Verstand: es gibt schlagkräftige Aktive, Erfolgreiche mit herzlich wenig höherer Kritik und anderseits tiefgründig Gescheite, die aber nur „tatenarm und gedankenvoll" (HÖLDERLIN) sind. Auch in der mittelalterlichen Menschenbetrachtung spielte der Gegensatz zwischen der Vita activa und contemplativa eine große Rolle. Die gleiche Antithese treffen wir an in den Anschauungen von LUDWIG KLAGES vom „Geist als Widersacher des Lebens".

Noch wesentlich häufiger kommt es aber zu Störungen der Aktivität, wenn jene höhere Instanz der Kritik, der Hemmung, der Sinngebung nicht in genügendem Maße entwickelt ist. Das ist der Fall bei den Infantilen und bei den Schwachsinnigen. Wir haben schon davon gesprochen, daß es dem ganz jungen Kind völlig gemäß ist, sich ungehemmt seinen spontanen Impulsen sowie den Anregungen der Außenwelt hinzugeben, welche durch seine Sinne in es eindringen. Das Kleinkind ist eben noch weitgehend „mit der Welt verschmolzen", es reagiert noch „auf tieferer Ebene", ist noch zu wenig „kortisiert". Erst allmählich lernt es unter dem Einfluß seiner Erfahrungen (diese in richtiger Weise darzubieten, ist eine wichtige Aufgabe der Erziehung), lernt es sich von seinen Triebimpulsen und den Verlockungen der Umwelt zu distanzieren, es bekommt eigene Kontur zwischen sich und der Welt — womit eine weit höhere Stufe der Anpassung erreicht ist. Gerade dieser Reifungsvorgang erfolgt nun nicht selten isoliert verzögert, während etwa andere seelische Funktionen, auch die Intelligenz, durchaus altersgemäß gereift sein können. Freilich findet der aufmerksame Beobachter bei solchen Kindern sehr häufig doch auch körperlich-infantile Zeichen (in den Gesichtszügen, der Zahnung usw.), welche einen Zugang zum Verständnis solcher Charaktere eröffnen. Hier wäre vieles zu wiederholen, was wir eben anläßlich der Schilderung der „pathologisch Integrierten" im Kapitel „Kontakt" beschrieben haben. Dieser Typus von Kindern leidet ja auch an einer sehr bezeichnenden Störung der Aktivität, die auf das engste mit der Unfähigkeit zusammenhängt, sich mit Hilfe seiner Großhirnleistungen, seiner Erfahrung, seiner Abstraktionsfähigkeit von einer konkreten Situation zu distanzieren.

Natürlich bildet auch der Schwachsinn in seinen verschiedenen Graden eine Gefahr für eine gesunde Aktivität. Auch diese Defektzustände kann man ja als einen Mangel an „Kortisierung", als ein Versagen der höheren Leitung verstehen.

Wer eine große Erfahrung an jugendlichen Kriminellen hat, der findet gerade diese beiden Typen, die Infantilen und die intellektuell Unterentwickelten, unter ihnen besonders häufig. Bewußt und willenskräftig Handelnde gibt es dagegen unter jugendlichen Rechtsbrechern sehr viel seltener. Unter erwachsenen Kriminellen verschiebt sich dieses Verhältnis zwar etwas, doch auch bei ihnen sind defekthafte Persönlichkeiten viel häufiger, als der Laie meist annimmt. Gemein-schaftswidriges Verhalten kommt ja sehr viel seltener aus einer besonderen Triebstärke und aus klarer Überlegung, sondern im Gegenteil fast immer aus einem durch Anlage und Erziehungsfehler bedingten Mangel an Hemmungen.

Daß die typologische Zusammensetzung unter den jugendlichen Kriminellen dem Prozentverhältnis nach (die Typen selbst stimmen sehr überein) weitgehend anders ist als bei den Erwachsenen, hat seinen Grund vor allem darin, daß von jenen haltlosen Infantilen, die unter ihnen zahlenmäßig eine so große Rolle spie-len, doch nach Abschluß der Pubertätsentwicklung eine sehr große Zahl nach-reift, daß nunmehr also die Aktivität doch aus einem normalen Spannungsver-hältnis erwächst, wie wir es früher beschrieben haben. Diesem Umstand ist es ja auch zuzuschreiben, daß sich in allen Ländern die Jugendgerichtsbarkeit so deutlich von der der Erwachsenen unterscheidet, daß in jener der Erziehungs-gedanke unbedingt im Mittelpunkt steht.

Schwer gestört kann jene Polarität zwischen Triebhaftigkeit und höherer In-stanz, welche wir für die normale Aktivität als unbedingt notwendig erachten, auch durch organische Hirnprozesse sein, ohne daß es dabei zu einem intellek-tuellen Abbau kommen müßte. Wir meinen hier jene unheimlichen isolierten Willensstörungen (sie sollen im Kapitel der „enzephalitischen Charakterstörun-gen" ausführlich geschildert werden), bei denen Einsicht und Kritik völlig intakt sein können, ohne daß diese aber mit dem Triebgeschehen richtig „verzahnt" wären, richtig „zum Eingriff kämen", so daß es zu den schon erwähnten „Kurz-schlußhandlungen" kommt. Auch da ist sozusagen der Spannungsbogen zerrissen, es nützt nichts, daß dessen Anteile an und für sich intakt sind, aber beziehungs-los nebeneinanderstehen.

Wir haben oben die soziale Gefährdung jener Menschen geschildert, welche im Sinne von E. R. JAENSCH als „pathologisch-integriert" bezeichnet werden können. Das ist nicht schwer zu begreifen. Schwerer verständlich ist es, daß sich besonders unter jugendlichen Kriminellen nicht selten auch „zu stark Des-integrierte" finden. Oft stehen diese Typen intellektuell deutlich über den Durch-schnitt, haben ein besonders gutes Abstraktionsvermögen, beurteilen andere Menschen mit überraschend guter Psychologie und ihr eigenes Ich mit erstaun-licher Selbstbeschau, haben eine abnorm große Distanz zur Welt und zum eigenen Ich. Examiniert man solche Menschen, welche oft sehr arge, raffiniert geplante und ausgeführte Delikte begehen, so ist man überrascht über die Klarheit der Einsicht in das Schuldhafte, aber auch über die Rückhaltlosigkeit und Objek-tivität des Geständnisses. Manchmal meint man, diese Jugendlichen berichteten nicht über ihre eigenen Taten, sondern über einen ganz Fremden, der ihnen gar nicht nahe steht, mit solcher Offenherzigkeit verdammen sie sich selber — wäh-rend es ja doch eine völlig normale Reaktion darstellt, daß ein junger Mensch, der etwas angestellt hat, sich besser zu machen sucht, seine Taten beschönigt oder doch wenigstens Einzelheiten, die sehr gegen ihn sprechen, verschweigt, wenn man nicht direkt danach fragt. Diese „Objektivität sich selbst gegenüber" ist bei Kindern und Jugendlichen, die etwas Verbotenes begangen haben, keines-wegs ein gutes Zeichen, bedeutet nicht besondere Ehrlichkeit und Besserungs-willen, wie Unerfahrene oft glauben. Es zeigt nur, daß bei solchen Menschen die ganz primitive Gefühlseinstellung sich selbst gegenüber gestört ist, da nämlich jener Schutzinstinkt versagt, der eine so rückhaltlose Preisgabe seiner selbst ver-hindern müßte, so wie ja erst aus einer gleichgeordneten Störung, einem Mangel an instinktsicherer Einordnung, an Gefühl für Recht und Billigkeit, an Scham-gefühl vor allem dem Nächsten gegenüber, die Tat überhaupt möglich wurde. Denn das wird einem angesichts solcher Fälle ganz klar: daß sich ein Mensch richtig und sozial angepaßt verhält, das ist nicht allein und gar nicht in erster Linie das Ergebnis logischer, abstrakter Überlegung, sondern beruht zu einem großen Teil auch auf richtiger Gefühlseinstellung zu der Umwelt und zu den Menschen. Eben darum scheitern „instinktlose Denkautomaten" trotz klarster Einsicht oft besonders schwer in sozialer Beziehung. Auch sie sind „aktivitätsgestört", weil sie sich in ihrem ganzen Verhalten von der richtigen Begründung im Instinkthaften entfernt haben; die kortikalen Funktionen, so kann man diese Abnormität der Persönlichkeit erklären, wurzeln nicht mehr in der „Tiefenperson", diesmal ist von der anderen Seite her der von uns schon öfters so genannte Spannungsbogen gestört.

Es kann kein Zweifel darüber bestehen, daß zur Ausformung einer normalen Aktivität auch die exogenen Faktoren im guten und im schlechten Sinn entscheidend beitragen. Natürlich hängt vor allem die Ausbildung der „höheren Instanz" sehr von der Erziehung, überhaupt von den dem Menschen begegnenden Erlebnissen ab, während die Spontaneität und das Reich des Instinkthaften, vor jeder Erfahrung vorgegeben, nach ihren eigenen Gesetzen, aus den konstitionellen Gegebenheiten geformt sind. Es hängt aber doch ganz entscheidend von früher, bei ähnlichen Gelegenheiten gemachten Erfahrungen ab, wie ein Mensch in einer bestimmten Situation reagieren wird, also von der Art der Assoziationen, die ihm im Augenblick der „Wahlentscheidung" zur Verfügung stehen. Der Mensch lernt ja, wie DEWEY schön gesagt hat, „by trial and error", „durch Versuch und Irrtum" — und abermaligen Versuch. Gewiß ist es nicht zufällig, welche Erlebnisse einem Menschen begegnen, und es gibt eine „endogene Affinität" zu bestimmten Erlebnissen, aber es besteht doch andererseits auch zu Recht, daß das, was jemandem begegnet, sein Persönlichkeitsbild in einer bestimmten Richtung festlegt, seine Aktivität entsprechend formt.

In der letzten Zeit ist, besonders in Amerika (RENÉ SPITZ u. a.), viel darüber gearbeitet worden, wie sehr eine erzieherische Vernachlässigung in schlecht geführten Kinderheimen gerade in den ersten Lebensjahren die dort untergebrachten Kinder für die Dauer ihres Lebens entscheidend schädige: es käme dabei zu unaufholbarer Rückständigkeit der intellektuellen und der emotionalen Entwicklung sowie auch der Aktivität. Nun glauben wir, daß es sich dabei nicht um exogene Schäden allein handelt: in solchen Kinderheimen findet sich doch oft eine Auslese endogen, konstitutionell geschädigter Kinder. Aber wir sind doch auch davon überzeugt, daß es für das kleine Kind ganz wesentlich darauf ankommt, wie es von den Erziehern zur Aktivität geführt wird und so Stufe um Stufe erklimmen lernt. Man kann einem Kind sicher nichts beibringen, wozu die Potenz in ihm noch nicht gereift wäre — ist es aber einmal so weit, dann braucht es auch unbedingt Anregung, Beispiel, Führung von außen.

Gerade in den Kleinkindjahren ergeben sich da zahlreiche entscheidende Situationen: es kommt sehr darauf an, daß man dem Kind seine Spontaneität nicht zu viel beschneidet, ihm oft die eigene Wahlmöglichkeit überläßt, es eigenständig, schöpferisch seine Erfahrungen am Material, in der konkreten Situation machen läßt, daß man aber andererseits das Kind doch systematisch, ja mit einem Drill zu gewissen typischen Tätigkeiten, vor allem den Anforderungen des Alltagslebens, erzieht, mit stiller, aber unerbittlicher Konsequenz. In dem ersten Punkt hat die „alte" Erziehung oft Fehler gemacht, welche die Kinder allzu rasch nach dem Bild der Erwachsenen modeln wollte und dabei ihre Spontaneität zu sehr einengte; umgekehrt schießt heute in vielem die „moderne" Erziehung über das Ziel, wenn sie alles von der Spontaneität des Kleinkindes erwartet, von ihm eine Verantwortung verlangt, zu der es noch gar nicht imstande ist (weil es eben, um mit unseren Kategorien zu sprechen, „noch zu wenig kortisiert" ist); diese Erziehung übersieht, daß die Kinder sich gar nicht wohl fühlen, wenn sie ständig tun dürfen, was sie wollen, daß sie erst dann in emotionalem Gleichgewicht sind, wenn sie eine — freilich gute! — Führung spüren, wenn sie gehorchen müssen. Vor allem ist eine solche Führung dann unabdingbar notwendig, wenn ein Kleinkind nicht von sich aus eine starke und zielstrebige spontane Aktivität besitzt, was gar nicht selten vorkommt; wenn es, sich selbst überlassen, „leer läuft", in „gestenhafte" Reaktionsweisen hineingerät, die in ihm aber doch kein Gefühl der Erfüllung aufkommen lassen, sondern wobei es sich immer mehr übersteigert, immer gereizter wird. Dann ist es wirklich entscheidend, daß ein solches Kind einen Erzieher findet (wenn nicht im Elternhause, dann im Kindergarten), der es nicht in Scheinlösungen ausweichen läßt, sondern jene *Leistung* von ihm verlangt, zu der es eben imstande ist, um nichts zu viel, aber auch um nichts zu wenig.

So sehr im Kleinkindalter an der Aktivität das Spontane über das von außen her Geforderte überwiegt, überwiegen muß, wenn anders man dem Kind nicht schwer unrecht tun will — im Schulalter kehrt sich dieses Verhältnis um, sogar ziemlich rasch: der „Phasenwechsel" zwischen Kleinkind- und Schulkindtyp bietet dafür die biologische Grundlage. Immer fester wird, im normalen Fall, die Verklammerung zwischen der Triebhaftigkeit und dem, was das Kind nach Erfahrung und rationaler Einsicht in die Realität als angepaßt und notwendig erkennt und darum willentlich durchführt. Nun hat es wirklich leisten und arbeiten gelernt.

Aber auch in dieser Lebensphase gibt es zahlreiche *Störungen der Arbeitsweise,* zumal ja die Anforderungen, die nunmehr das Leben stellt, sprunghaft gestiegen sind. Da ist einmal der Infantilismus, bei dem (unter Umständen bei normaler intellektueller Reifung) die Aktivität noch nicht die Stufe des „Leistungsalters" erreicht hat, noch allzu sehr kleinkindhaft-spontan ist. Über diese Störung wurde früher schon gesprochen. Sehr häufig steht aber im Zentrum des Versagens eines Kindes vor allem den Schulanforderungen gegenüber eine „neuropathische Störung der Arbeitsweise": während sich in günstiger Situation, bei besonders „spannenden" (man muß dieses Wort ganz „wörtlich" nehmen!) Erlebnisinhalten, sowie bei sehr guter, lückenloser Führung, hauptsächlich unter vier Augen, eine durchaus normale Leistungsfähigkeit des Kindes ergibt, kann sich dieses in der großen Gruppe nicht genügend konzentrieren, wird von jedem zufälligen Umweltereignis von seinem Arbeitsziel abgelenkt („passive Aufmerksamkeit"), verliert sich in amorphe Automatismen, welche eine Karikatur echter Aktivität sind (Herumwetzen, Nasenbohren, Fingerlutschen und anderes) läuft in Wirklichkeit leer, „als ob die Zahnräder nicht zum Eingriff kämen". In dem Kapitel „Neuropathie" wird diese Aktivitätsstörung und auch die entsprechende pädagogische Therapie ausführlich geschildert. Schon jetzt soll aber darauf hingewiesen werden, daß diese Störung bei sonst normalen Verhältnissen in den meisten Fällen schon vor der Pubertät verschwindet: die zunehmende Bewußtwerdung der Persönlichkeit wirkt eben jenem Leerlauf des Denkens und der Aktivität entgegen.

Haben wir zuletzt den formenden Einfluß des Erwachsenen auf die kindliche Aktivität betrachtet, so muß nun auch geschildert werden, welch wichtige Rolle das „Zusammenspiel" Gleichaltriger in bezug auf die Ausprägung der Persönlichkeit und besonders in bezug auf die Aktivität spielt, vor allem im Pubertätsalter. Gewiß ist es, wie wir schon früher ausführten, nicht zufällig, wer sich zu wem gesellt; aber das „Kollektiv", das da zustande kommt, hat doch einen sehr bestimmenden Einfluß darauf, wie der einzelne, der darin steht, schließlich handelt; das zeigt sich besonders wieder bei kriminellen Jugendlichen. Allein für sich hätte keiner das getan, was schließlich geschah. Aber haben sich einmal zwei oder mehr Persönlichkeiten zusammengefunden nach den Gesetzen menschlicher Affinität (etwa ein bedenkenlos und schlagkräftig Handelnder, von keinen gefühlsmäßigen Bindungen und Hemmungen belastet, der zur Erfüllung seines Wesens des Menschen bedarf, auf den er seine Kraft des Beherrschens überströmen lassen kann, und ein Weicher, Haltloser, Gestaltbarer, der wieder jemand benötigt, der ihn „mit Aktivität erfüllt", wobei dann freilich der „Passive" oft mehr anstellt als der eigentlich Aktive, der nur der Initiator ist und sich bei der Ausführung zurückhält), wenn also einmal der zündende Funke übergesprungen ist, dann läuft wiederum das Geschehen förmlich nach seinen eigenen Gesetzen ab, ohne daß genügend Raum bliebe für Überlegung, Abschätzen der Folgen, moralische Bedenken. Bei Examinierungen jugendlicher Rechtsbrecher, besonders wenn diese intelligent und einer gewissen Selbstbeschau fähig sind, kann man nicht so selten erleben, wie diese jungen Menschen mit ehrlicher Überraschung, ja mit Schaudern vor den Möglichkeiten des eigenen Ich nachher feststellen, daß da etwas mit ihnen geschehen ist, was sie so richtig nicht gewollt haben, sondern was förmlich über sie hinwegging, aus dem man einfach nicht herauskonnte, bis die Katastrophe da war, die Entdeckung, die Verhaftung, die dann geradezu als Befreiung von der Zwangssituation empfunden wird, die da „fortzeugend Böses mußte gebären". Auch im Krieg mußte man immer wieder erleben, wie stark der Zwang eines solchen „Kollektivs" sein konnte, welch schrecklicher Taten da ein Haufe von Menschen als Gesamtheit fähig war, Taten, die jeder allein für sich in seinem bürgerlichen Leben niemals begangen hätte. In solchen Situationen waren immer nur wenige imstande, sich von solchem Zwang der Umstände freizuhalten, Menschen von gefestigtem Wesen, klarer Überlegung, sicherem Wertbewußtsein, kurz, von „richtig integrierter Aktivität".

Wir haben im obigen den langen Weg betrachtet, den das Kind von der Stufe des reinen Reflex- und Triebwesens, die es bei der Geburt einnimmt, mühsam zu immer besserer Ausprägung seiner menschlichen Möglichkeiten, zu immer höherer Integration durchschreitet, wir haben an verschiedenen Beispielen gezeigt, wie es durch krankhafte Vorgänge zu Störungen des normalen Verlaufes kommen kann, und haben endlich auch vom Einfluß der exogenen Faktoren auf die Entwicklung der Aktivität gesprochen. Daraus wird klar, daß es zahlreiche Determinanten, innere und äußere, gibt, welche das menschliche Handeln, seinen freien Willen beeinflussen; der Mensch ist eben an seine Organe, an sein Gehirn zumal, und an seine Umwelt gebunden. Aber er ist nicht eine Funktion dieser Gegebenheiten, geht in ihnen nicht vollkommen auf, sondern vermag sich — und das macht zutiefst sein menschliches Wesen aus — von ihnen zu distanzieren.

Das zeigen besonders jene Fälle von Abnormen, bei welchen diese Möglichkeit weitgehend eingeschränkt oder gar aufgehoben ist: diese heben sich sowohl für den naiven Beobachter wie auch für den, der sie wissenschaftlich genau durchforscht, sehr deutlich als pathologisch, ja als eine Störung des eigentlich Menschlichen, vom Normalen ab, eben als ein Zerfall der Ganzheit der Persönlichkeit, als eine Aufhebung jenes Spannungsbogens, aus dessen Kräften sich angepaßte Aktivität und Freiheit im Normalfall ergeben. Es ist also gerade aus diesem Gegensatzerlebnis („ex contrario") ein Beweis dafür zu führen, daß der Normale, der aus der Fülle seiner seelischen Möglichkeiten lebt, frei zu handeln imstande ist.

Gewiß läßt sich durch die Experimentalpsychologie, durch die Vererbungslehre und auch durch Erfahrungen aus der Pathologie erweisen, daß einzelne

Reaktionen des seelischen Lebens Funktionen materieller Organe, daß sie durch diese determiniert sind; so wird etwa die Wahlentscheidung wesentlich durch die angeborenen Triebe, Gefühle und Interessen, weiters auch durch den ebenfalls konstitutionell sehr gebundenen Denkablauf bestimmt, etwa durch das Abwägen der Möglichkeiten, das Vorstellen der Handlungsfolgen. Daraus ergibt sich aber nicht eine vollkommene Determination wie bei mathematischem oder physikalischem Geschehen.

Nirgendwo trifft der Satz so sehr zu, daß das Ganze mehr sei als die Summe der Teile (oder der Funktionen) — wie eben beim Menschen. Mögen gleichwohl bei ihm gewisse „untere Stufen" determiniert erscheinen, restlos ist er nicht aus seinen Organfunktionen zu erklären; vielmehr erklärt jenes Innerste der Persönlichkeit, das wir, ohne es präzise fassen zu können, als „Individualität" bezeichnen, alle jene Reaktionen, gibt ihnen erst ihren Sinn, ihre Richtung. Jener „höchste Integrationsort" ist aber für das psychologische Experiment wie für jedes analytische Verfahren unzugänglich.

Daß der Mensch aus seinen organischen Grundlagen nicht restlos zu erklären ist, das ist auch aus der Tatsache zu ersehen, daß die Gesetze der Vererbung hier ihre Grenze haben: auch eineiige, also erbgleiche Zwillinge, setzen sich, soviel sie auch gerade in bezug auf ihre Aktivität gemeinsam haben, doch als scharf gesonderte Individualitäten voneinander ab[1].

So sehr wir also feststellen müssen — das ist in diesem Kapitel geschehen und wird sich auch im folgenden noch öfters erweisen —, daß der Mensch an seine materiellen Grundlagen, besonders an sein Gehirn gebunden ist, so erklären deren Funktionen sein Wesen nicht vollständig. Stufe um Stufe erweitern sich bei der Höherentwicklung die Reihe der Lebewesen und beim Heranreifen des menschlichen Individuums auch die Möglichkeiten der Aktivität. Alle die unteren Stufen können wir durchaus als organgebunden verstehen. Wollten wir aber auch den „Vollmenschen" als eine bloße Funktion seiner materiellen Gegebenheiten deuten, so würden wir ihn weitaus zu eng sehen, würden sein eigentliches Wesen verfälschen. Freilich transzendiert der Beweis der Freiheit des Menschen überhaupt die naturwissenschaftliche Methodik und gerät unausweichlich in den Bereich der Philosophie, ja der religiösen Entscheidung.

Gerade aus der Beschreibung der Störung der Aktivität und damit der freien Willensbestimmbarkeit sowie aus der Entwicklungsproblematik, die in diesem Kapitel gegeben wurden, ergibt sich aber, daß das Maß der Freiheit und die Angepaßtheit seiner Aktivität, die einem Menschen zugemessen und von ihm erreichbar sind, sehr verschieden sein werden. Wie sich, um das Ziel der größtmöglichen Freiheit zu erreichen, die Anlagen des Menschen in stetiger Entwicklung ausprägen, wie die Einflüsse der Umwelt, vor allem die Erziehung, das Werden der Persönlichkeit beeinflussen, wie weit seelische Konstitution und äußere Erlebnisse einander gesetzmäßig bedingen, wie weit, außerhalb dieser Determinanten, eine höhere Führung auf den Menschen einwirkt — diese Probleme, um deren Klärung die größten Geister gerungen haben, sind in ihren letzten Konsequenzen wohl nie ganz zu klären.

---

[1] ASPERGER, H.: Ein Fall von Hemichorea bei eineiigen Zwillingen; gleichzeitig ein Beitrag zum Problem der Individualität bei erbgleichen Zwillingen. Arch. Kinderhk. *116*, 2 (1939).

Spezieller Teil

Organische Störungen

Schwachsinn

Ursachen

Man ist bei der Erörterung der Ätiologie des Schwachsinns gewöhnt, endogene und exogene Ursachen zu unterscheiden und einander gegenüberzustellen, man beschreibt also Formen, welche in der erblichen Konstitution begründet sind, und solche, weche in Gehirnschädigungen ihre Ursache haben, die freilich vom Augenblick der Zeugung an die Frucht treffen können. Nun liegt eine große diagnostische Schwierigkeit schon darin, daß ein „angeborener" Schwachsinn nicht erbbedingt sein muß. Er kann ja während des intrauterinen Lebens sowie auch während der Geburt „erworben" sein. Weiters besteht dieselbe Tatsache besonders für den Schwachsinn zu Recht, die uns auch bei der Epilepsie begegnen und uns auch sonst noch des öfteren beschäftigen wird: „Konstitution" und „exogene Faktoren" sind nicht einander ausschließende Gegensätze, stehen keineswegs beziehungslos nebeneinander, sondern wirken in vielen Fällen zusammen, wirken ineinander. Man kann also gar nicht selten in Fällen von Schwachsinn sowohl eine gleichsinnige hereditäre Belastung feststellen, wie sich auch Anhaltspunkte für eine erworbene Hirnschädigung ergeben; es scheint also, anders ausgedrückt, so zu sein, daß es eine konstitutionelle Prädisposition zu erworbenen zerebralen Störungen gibt.

Erblicher Schwachsinn

In diesen Fällen ist eindeutig eine Heredität festzustellen, sehr oft gleichsinnig von Vaters- und Muttersseite her: es ist ja, wie wir schon ausführten, niemals zufällig, wen sich jemand als Geschlechtspartner erwählt; „gleich und gleich gesellt sich gern", das gilt besonders in diesem Punkt.

Wenn man sagt, daß die Ursache für die erblichen Schwachsinnsformen Mutationen, also plötzliche Änderungen des Erbgefüges sind, so weiß man dadurch nicht allzu viel. Denn nur in seltenen Fällen kann man eine Ursache für das Auftreten von solchen Mutationen mit Sicherheit feststellen. Die Ergebnisse der experimentellen Genetik lassen sich nicht einfach auf die menschlichen Verhältnisse übertragen. Immerhin ist zu sagen, daß vielleicht auch beim Menschen Röntgenbestrahlungen, die auf die Keimzellen wirken, krankhafte Mutationen auslösen können (im Tierexperiment spielen ja diese Versuche eine sehr wichtige Rolle). Kommt es zu solchen Keimschädigungen durch Röntgenstrahlen, so sind die Persönlichkeitsstörungen meist sehr hochgradig, neben schwerem Schwachsinn finden sich oft hochgradige körperliche Mißbildungen. Die Röntgenmutation und wohl auch manche andere durch äußere Einwirkung ausgelöste Erbänderung bedeuten oft gleichzeitig einen „Letalfaktor", das heißt, die Störung ist so schwer, daß so gestörte Individuen bereits tot oder als Abortus zur Welt kommen; sie sind also sicher nicht fortpflanzungsfähig, so daß der Beweis der Erblichkeit nicht erbracht werden kann.

Trotz zahlloser, unter den verschiedensten Bedingungen unternommener Tierversuche ist es immer noch nicht eindeutig erwiesen, ob der *Alkohol* imstande ist, Mutationen, also Erbänderungen zum Schlechteren, auszulösen; das wäre auf doppelte Weise möglich: daß dieses Gift, wenn es ständig genossen wird, die in Entwicklung begriffenen Keimzellen schädigt, oder aber daß es zu einer Vergiftung der Keimzelle kommt, wenn das Individuum im Augenblick der Zeugung berauscht ist (das träfe zu für die „im Rausch gezeugten" Kinder, was besonders in der Volksmeinung eine große Rolle spielt). Nun sprechen die Tierexperimente, die in großer Zahl zur Lösung dieser Frage angestellt wurden, keine klare Sprache. Zudem ist folgendes zu bedenken: Es muß ja nicht sein — und es ist in vielen Fällen sicher nicht so —, daß der Alkoholismus die Ursache einer Persönlichkeitsstörung ist; oft ist er sicher eine Folge einer primär gegebenen Abnormität des Charakters (wie oft wird nicht in der Medizin Ursache und Wirkung verwechselt!). Es ist also nicht so, daß ein Mensch, der „ganz zufällig" an den Alkohol gerät, charakterlich durch diesen zerstört wird; sondern es ist möglich, daß ein Mensch deshalb zum Rausch greift, weil er wegen seiner vorgegebenen charakterlichen Minderwertigkeit, wegen eines Mangels an Halt und Hemmung, wegen einer Unfähigkeit, Unlustgefühle zu ertragen und sie sinnvoll, durch Arbeit oder auch durch Spiel, abzureagieren, weil er also aus allen diesen Gründen eine „endogene Affinität" zum Alkohol oder zu anderen Rauschgiften hat. Natürlich schädigt das Gift auch seinerseits weiter die Persönlichkeit, setzt die Hemmungsfähigkeit herab, verstärkt die Unlustgefühle, die wiederum nach dem Rausch verlangen — aber die erste Ursache liegt nicht in dem exogenen Faktor. Ein Beweis dafür ist, daß ein guter Menschenkenner den „süchtigen Charakter" manchmal mit Sicherheit schon beim Kind feststellen kann, das noch nie ein Rauschgift genossen hat, und daß die weitere Entwicklung dieser prognostischen Feststellung recht gibt. — Es ist also die Frage, ob der Alkohol wirklich die Ursache von Schwachsinn, besonders von erblichem, darstellt, nicht eindeutig zu entscheiden. (Gewiß mag es auch Fälle von Alkoholismus geben, bei deren Auslösung exogene Faktoren, eine Haltlosigkeit durch „neurotisierende" Erlebnisse eine wesentliche Rolle spielen.)

Viel wahrscheinlicher ist es jedoch, daß die *Lues* eine Keimschädigung bewirken kann. Auch da muß man sich klar machen, daß die Syphilis zunächst einmal eine Infektionskrankheit des Fötus bewirken kann: etwa um die Mitte der Schwangerschaftszeit wird die Plazenta für die Spirochäten durchgängig, das Kind wird im Mutterleib infiziert und kommt, wenn nicht eine rechtzeitige und energische Behandlung einsetzt, krank zur Welt (längst ist daher der alte Ausdruck „Erblues" zugunsten der allein richtigen Bezeichnung „angeborene —, Lues connatalis" aufgegeben). Eine weitere Übertragung der Infektion in die nächste Generation (Vorkommen von Spirochäten, typische serologische Reaktionen usw.), also eine „Lues in der dritten Generation", gibt es nicht. Wohl aber deuten zahlreiche Beobachtungen darauf hin, daß die Lues eine Keimschädigung, eine Mutation bewirken kann (die sich folgerichtig von da ab weiter fortpflanzt): bei verschiedenen charakterlichen Minderwertigkeiten und besonders auch bei Schwachsinnsfällen kann man eine Lues in der weiteren Aszendenz auffinden; sicher handelt es sich dabei aber nicht um eine wirkliche Infektion des Kindes.

Außer dem Nachweis einer Heredität wird für den Erbschwachsinn gefordert, daß Zeichen einer rezenten Hirnschädigung fehlen (siehe später!). Dagegen finden sich bei diesen Schwachsinnsformen fast regelmäßig, einzeln oder gehäuft, *degenerative Stigmen.*

Darüber muß einiges ausgeführt werden. In den biologischen und philosophischen Anschauungen der alten Griechen spielte der Begriff der „Kalokagathia" eine große Rolle: wer schön sei, der sei auch gut *(καλὸς καὶ ἀγαϑὸς)*, wer nicht gut sei, der sei auch nicht schön! Wir wissen, daß sich gegen eine solche Anschauung sehr gewichtige Gegenbeispiele erbringen lassen, nicht zuletzt auch gerade aus der griechischen Geschichte. Sicher ist aber, daß hinter diesem Denken sehr richtige biologische Beobachtungen stehen: seelische Abartigkeiten offenbaren sich im körperlichen Bild oft durch geringere oder größere Abweichungen von der Norm, eben die „degenerativen Stigmen". Das ist allgemeines Wissen der Menschheit. Zum ersten Mal exakt beschrieben wurden diese Dinge im vorigen Jahrhundert von dem Italiener CESARE LOMBROSO, der erkannte, daß soziales Scheitern eines Menschen sehr wohl etwas mit der Konstitution zu tun hat — er stellte den Begriff des „Delinquente nato", des „geborenen Verbrechers" auf, dessen weibliches Gegenstück die „Prostituta nata" darstelle; LOMBROSO hat nun gezeigt, daß sich bei diesen Typen auch bestimmte körperliche Abartigkeiten besonders häufen (z. B. wurde von da an das „angewachsene Ohrläppchen" berühmt).

Es ist nicht zufällig, daß degenerative Zeichen besonders am *Hautorgan* zu finden sind; deshalb nicht zufällig, weil sowohl die Haut und ihre Anhangsgebilde (Haare, Nägel, Zähne) wie auch das Zentralnervensystem entwicklungsgeschichtlich verwandt sind: beide entstammen dem äußeren Keimblatt, dem Ektoderm. Daß da Abartigkeiten des einen Anteils mit solchen des anderen parallel gehen, ist nicht verwunderlich. Da aber das Gehirn unmittelbarer Beobachtung nicht zugänglich ist, wird man gut tun, jene „äußeren" Zeichen genau zu beobachten.

Da gibt es also an der *Haut* den totalen oder partiellen Pigmentmangel (Albinismus). Vor allem finden wir aber bei degenerativen Schwachsinnigen *Behaarungs*anomalien in großer Zahl: das Haupthaar kann abnorm weit nach vorne, gegen die Stirn und die Schläfen zu, reichen, es kann besonders dicht und dick, bürstenartig aufrechtstehend sein (als „Bürstenhaar" oder „Pelzmützenhaar" wurde diese Anomalie als bei schizoiden oder schizophrenen Persönlichkeiten häufig vorkommend beschrieben; es findet sich aber auch bei Schwachsinnigen nicht selten). Aber auch das Gegenteil gibt es: das Haar ist besonders dünn, schäbig, glanzlos, oder aber trocken, strohig; im ganzen zu schütter oder auch ungleichmäßig verteilt, als wäre es von Mäusen benagt; auch abnorme Wirbelbildungen können als degeneratives Zeichen gewertet werden (Vervielfachung oder abnorme Lage der Haarwirbel).

Zahlreiche Abnormitäten finden sich im Bereich und in der Nähe der *Augen:* Änderungen der Irisstruktur, besonders eine „Heterochromia iridis", eine sektorenförmige oder totale Andersfarbigkeit einer Regenbogenhaut; häufig findet man auch, besonders bei der Sonderform des Mongolismus, aber auch bei anderen Schwachsinnsformen, einen mehr oder weniger ausgeprägten Epikanthus; es bleibe dahingestellt, ob diese im inneren Augenwinkel senkrecht abwärts ziehende Hautfalte wirklich eine Rückschlagsbildung (Atavismus) auf die Deckfalte der Vögel ist, jedenfalls ist er beim Menschen ein häufiges degeneratives Zeichen, häufiger beim Kleinkind — bei fortschreitendem Wachstum des Gesichtsskeletts, bei stärkerem Vortreten des Nasenrückens, verstreicht diese Hautfalte ja meistens; doch kann man sie ausnahmsweise auch einmal bei einem acht-, ja zehnjährigen Kind noch finden.

Besonders mannigfache degenerative Zeichen kann man am äußeren *Ohr* finden: Verbildungen der Ohrmuschel im ganzen und in einzelnen Teilen, besonders große oder besonders kleine, kümmerliche Muschel, derbe „Fleischigkeit" oder aber „fleischlose" Struktur, als läge über dem Knorpel gleich eine dünne, blasse Haut; besonders auffallend — und auch sehr zum Spott der Kameraden herausfordernd — sind die stark abstehenden Ohren; dann gibt es zahlreiche Anomalien der verschiedenen Wulstungen und Höcker, deren Fehlen oder Verkümmerung oder Verdopplung oder aber abnorme Grübchenbildung (was letzteres als eine Rückschlagsbildung aufzufassen ist, eine nicht richtige Verwachsung bzw. Weiterbildung des Kiemenganges, aus dem das äußere Ohr entstanden ist). Schließlich ist da noch zu nennen das angewachsene Ohrläppchen, das durch LOMBROSO bekannt wurde (diese Verwachsung kann verschieden stark ausgeprägt sein).

Weiters gehören zahlreiche *Skelettanomalien* ebenfalls in dieses Gebiet: Asymmetrien und Deformitäten im großen und im kleinen, Syndaktylien, Höckerbildungen und Auswüchse und anderes; bekannt ist, daß das letzte Kleinfingerglied axial abgebogen und nach einwärts gekrümmt sein kann — häufig wieder beim Mongolismus zu finden, aber ebenso auch bei anderen Schwachsinnsformen in überdurchschnittlicher Häufigkeit. Auch Anomalien des Kieferskeletts finden sich relativ häufiger bei intellektuell Abnormen als bei Normalen, besonders als die Spaltbildungen (Wolfsrachen, Kieferspalten und Hasenscharte) — Hemmungsmißbildungen: die beiden Gaumenfortsätze sind untereinander bzw. mit dem Zwischenkiefer nicht verwachsen. Daran sollen gleich die bei Schwachsinnigen ebenfalls sehr häufigen Zahnanomalien angeschlossen werden, obwohl die Zähne streng genommen schon beim Hautorgan besprochen werden sollten, da sie ja ektodermale Bildungen sind. Bei dem Kapitel der „Enzephalopathien" wird angeführt, daß sich Zahnanomalien häufig nach erworbenen zerebralen Störungen entwickeln; aber auch bei den konstitutionell bedingten Persönlichkeitsanomalien findet man sie, zusammen mit Kieferverbildungen, sehr häufig: unregelmäßige Stellung (Dystopie), besonders grober oder besonders schlechter, widerstandsloser Zahnschmelz, so daß im letzteren Fall die Zähne rasch zerbröckeln und zu häßlichen Ruinen werden.

Einige weitere Skelettanomalien, bei Schwachsinnigen in überdurchschnittlicher Häufigkeit zu finden (diese Aufzählung erhebt keinen Anspruch auf Vollständigkeit!), sind die Spinnenfingrigkeit (Arachnodaktylie) oder aber die Verplumpung der Finger und Zehen („Tatzenhand", bei Mongoloiden besonders typisch), die Hammerzehen, der Klumpfuß; auch die auf einer schlechten Ausbildung des Hüftgelenkes beruhende kongenitale Hüftluxation findet sich nicht selten mit Persönlichkeits-, besonders Intelligenzanomalien vergesellschaftet.

Natürlich gibt es degenerative Stigmen auch an den *Weichteilen,* etwa an der Zunge: sie kann von Falten und Rinnen durchzogen sein („Lingua scrotalis"), oder es können unregelmäßige, landkartenförmige Epithelanomalien darauf zu sehen sein („Lingua geographica") — beides wieder beim Mongolismus häufig, aber nicht nur bei dieser Störung zu finden. Auch am Genitale, besonders am männlichen, finden sich zahlreiche abnorme Bildungen, vor allem Hypoplasien im ganzen oder in Einzelheiten, dann aber auch verschiedene Verbildungen, die etwa Übergänge gegen das kontrasexuelle Genitale hin darstellen (clitorisartig gestalteter hypoplastischer Penis, zweigeteiltes Scrotum, das den großen Labien ähnelt, oder doch wenigstens ausgeprägte Hautfalten, welche die Peniswurzel umgreifen, und ähnliches; beim weiblichen Geschlecht penisartige Verbildungen der Clitoris).

Auch Mißbildungen innerer Organe sind im gleichen Sinn zu werten. So kommen angeborene Herzfehler oft zusammen mit anderen degenerativen Stigmen unverhältnismäßig häufig bei intellektuell Minderwertigen vor, z. B. recht häufig bei Mongoloiden (wieder zeigt da die Häufung von sicher konstitutionell bedingten Abartigkeiten, daß in solchen Fällen der geistige Rückstand nicht einfach eine Folge der durch den schweren Herzfehler bedingten schlechten Blutversorgung des Gehirns sein kann, sondern daß die zerebrale Störung eine dem Herzfehler gleichgeordnete Störung sein muß).

Weiter gehört in dieses Gebiet eine konstitutionelle Bindegewebsschwäche, die einmal eine besondere Bruchneigung bedingen kann (fast regelmäßiger Nabel-, seltener Leistenbruch bei Mongoloiden, aber auch bei angeborenen Hypothyreosen), andererseits eine besondere Gelenksschwäche, die zu einer starken Überstreckbarkeit der Gelenke führt — besonders kraß bei Mongoloiden, die man ja „wie ein Taschenmesser" zusammenklappen kann, dann auch fast regelmäßig ausgeprägt bei endokrin Fettsüchtigen auf Grundlage einer zerebralen Störung (das gleiche kann auch eintreten auf Grundlage einer rezenten Enzephalitis und wird in dem entsprechenden Kapitel besprochen).

Nachdem wir im obigen eine Anzahl degenerativer Symptome beschrieben haben (die Aufzählung ist keineswegs vollständig!), müssen wir aber sehr nachdrücklich betonen, daß das Vorhandensein solcher Zeichen, zumal wenn sie ganz vereinzelt vorkommen, keineswegs einen Beweis für eine intellektuelle oder psychische Minderwertigkeit darstellt. Es ist also durchaus nicht jeder Mensch, der ein angewachsenes Ohrläppchen oder einen einwärts gebogenen Kleinfinger hat, auch ein „geborener Verbrecher" oder ein Schwachsinniger. Freilich spricht eine starke Häufung dieser aufgezählten und anderer Merkmale schon mit Wahrscheinlichkeit dafür, daß etwas in dem Wesen eines solchen Menschen, und zwar seiner Konstitution nach, nicht in Ordnung ist. Gerade in einem solchen Parallelismus zeigt sich wieder einmal mehr, wie einheitlich eine menschliche Persönlichkeit „durchorganisiert" ist; sehr oft bleibt eben eine Störung nicht allein, sondern kommt an den verschiedensten Organen zum Ausdruck. Wir halten uns gern an äußere Zeichen, um die innere Störung besser zu verstehen.

Der Begriff „degenerativ" hat aber noch weitere Inhalte. Wir bezeichnen so nicht nur einzelne körperliche Zeichen, sondern auch Gesamtbilder und funktionelle Gegebenheiten. So sprechen wir von einem „degenerativen Aussehen", wenn der Gesamteindruck eines Kindes eigenartig häßlich, armselig, niedrig ist. Oft ist schwer zu sagen, was eigentlich diesen Eindruck bestimmt; man könnte keine Einzelmerkmale dafür anschuldigen, es liegt mehr im Zusammenwirken der Teile, in der gestörten Harmonie, nicht zuletzt aber auch in den lebendigen Abläufen, im Ausdruck, der von den inneren Vorgängen kündet.

Sehr wohl gehört also zum Begriff „degenerativ" die mangelnde Beherrschung gewisser nervöser Regulationen: das Kind erlernt die Beherrschung der Blase und des Mastdarmes oft um Jahre später als die Normalen, es kommt zu Einnässen bei Tag und Nacht sowie zu Einschmutzen. Auch Masturbation ist bei solchen Typen nicht selten. Neben diesen Symptomen am vegetativen Nervensystem gibt es auch noch andere, die im Kapitel „Neuropathie" näher zu beschreiben sein werden. Wir müssen ja überhaupt sagen, daß in vielen Fällen von „Neuropathie" eine „degenerative Konstitution" als Grundlage angesehen werden muß. Angesichts solcher Zustandsbilder gebrauchen wir den Ausdruck „degenerativ — neuropathisch". Gemeinsam für alle diese Wesenszüge ist, daß es nicht zum richtigen „höheren Überbau" über die Triebreaktionen kommt, daß die richtige Integration der Persönlichkeit ausbleibt. Es tritt darum die aus einer seelischen Fülle kommende Anpassung an die Lebensanforderungen nicht oder nicht im richtigen Maße ein. Ungestaltete, „amorphe", niedrige Triebreaktionen beherrschen das Bild, eine gestaltlose Unruhe, Getriebenheit, Schlimmheit, Sexualität. Über all das wird in dem genannten Kapitel ausführlich die Rede sein.

Das Bestehen degenerativer Stigmen, besonders körperlicher, ist aber kein Beweis für die Erblichkeit des Zustandes, sondern kann sicher auch durch erworbene Hirnstörungen bedingt sein, z. B. durch Embryopathien, aber auch durch frühkindliche Enzephalitiden; das trifft nach unserer Erfahrung besonders für die Behaarungs- und die Zahnanomalien zu. Man sieht nicht selten, daß durch frühkindliche Gehirnstörungen die körperliche Bildung auf ur- oder vormenschliche Stadien zurückgeworfen werden kann (Neandertaler-ähnliche Zustände!), daß es dadurch zu einer „Regression" im höchsten Grad kommen kann. — Wieder sehen wir hier, daß sich eine strikte Trennung zwischen ererbter und erworbener Konstitution nicht aufrechterhalten läßt.

Daß es sich beim erblichen Schwachsinn nicht um ein einheitliches Krankheitsbild, sondern um eine Sammlung genetisch sehr verschiedener Zustandsbilder handelt, war seit langem bekannt. Im allgemeinen konnte man sagen, daß die erblichen Schwachsinnsformen dem Grade nach leichter sind als die durch vor- oder nachgeburtliche Hirnschädigungen erworbenen.

Diese typischen erblichen Schwachsinnsformen weisen oft eine ganz gute Anpassung an die Anforderungen des Lebens auf, zeigen eine beträchtliche Vitalität, auch auf dem Feld der Sexualität. Freilich haben sie auch ihre besonderen Gefährdungen. Über beides wird noch zu sprechen sein.

Vielfache Untersuchungen, vor allem in Deutschland, haben ergeben, daß diese Familien sich, in den Städten zumal, in deutlich überdurchschnittlicher Zahl fortpflanzen. Sie haben die aus wirtschaftlichen Bedenken, jedenfalls aus intellektuellen Erwägungen kommenden Hemmungen des „normalen" Großstädters nicht, der eine große Nachkommenschaft ablehnt, leben sich daher ungehemmt aus, verlassen sich bedenkenlos auf die öffentliche Fürsorge, welche für die Aufzucht ihrer Kinder sorgen oder doch mitsorgen soll. Es ist klar, daß diese Tatsache ein sehr ernstes eugenisches Problem darstellt, von dessen Lösung wir weit entfernt sind, um so mehr, als sich die eugenische Politik der jüngstvergangenen Zeit als menschlich untragbar erwiesen hat.

Was bisher über den erblichen Schwachsinn gesagt wurde, ist der Stand des Wissens etwa bis zur Mitte der fünfziger Jahre. Bis dahin hatte man auch den Eindruck, daß es, was die Ätiologie betrifft, nichts wesentlich Neues gäbe. Nach längerer Stagnation brachten aber die allerletzten Jahre eine Fülle neuer, faszinierender Entdeckungen und Klärungen: Es ließen sich eine ganze Anzahl von Sonderformen des erblichen Schwachsinns differenzieren, einerseits durch Chromosomenanomalien, andererseits durch genetisch bedingte Fermentdefekte verursacht. Für die meisten dieser Formen trifft die oben angeführte Regel, der erbliche Schwachsinn sei von leichterem Grad, nicht zu. Über die praktische Wichtigkeit hinaus erhellen diese Erkenntnisse zentrale biologische Zusammenhänge, eröffnen einen Blick in die Werkstatt der Natur. Über diese Formen soll später im einzelnen berichtet werden.

Erworbener Schwachsinn

Lange schon vor der Geburt ist das sich formierende Gehirn Schädigungen ausgesetzt, welche infektiöser, toxischer und traumatischer Natur sein können; die Geburt ist für viele Kinder ein schweres Gefahrenmoment, besonders bei Frühgeburten oder bei einer Verengung der mütterlichen Geburtswege; und endlich ist gerade das kindliche Gehirn besonders empfänglich für verschiedene entzündliche Erkrankungen und ist natürlich nach der Geburt Traumen ausgesetzt. Alle diese Schädigungen werden im Kapitel „Postenzephalitische Persönlichkeitsstörungen" ausführlich geschildert.

Diese Störungen nun verursachen in den meisten Fällen auch Intelligenzdefekte verschiedenster Grade, wobei das Ausmaß des Schwachsinns keineswegs
mit dem Ausmaß der sonstigen Störungen, etwa der Lähmungen, parallel gehen
muß. So kommt es z. B. gar nicht so selten vor, daß ein Kind mit einer ganz
schweren Athetose, welches zu keiner koordinierten Bewegung fähig, ja fast
immobilisiert ist, ganz oder fast intakte intellektuelle Fähigkeiten hat, während
es umgekehrt Fälle gibt, bei denen sich die neurologischen Zeichen der erworbenen Gehirnstörung nur dem sehr geübten Blick offenbaren, aber ein sehr hochgradiger Schwachsinn besteht.

„Schwachsinn" bedeutet nicht nur einen Defekt der intellektuellen Fähigkeiten.
Man kann ja überhaupt, das wurde schon im allgemeinen Teil ausgeführt, die Intelligenz nicht von der ganzen Persönlichkeit isoliert betrachten; für das Prüfungs-
ergebnis spielen sonstige Persönlichkeitsqualitäten, die Stärke der Spontaneität,
die Stimmungslage, der Kontakt, das Interesse und anderes eine entscheidende
Rolle. Darüber hinaus wirkt sich ein Schwachsinn in den meisten Fällen auch
weit umfassender aus als bloß in einem Lernversagen, nämlich auch auf dem
Gebiete des Fühlens und des Wollens, in einer herabgesetzten Differenziertheit
des Gemütes. Auch da muß der Grad der Störung der Gesamtpersönlichkeit
keineswegs mit dem Defekt gewisser erlernbarer Fähigkeiten parallel gehen. Da gibt
es etwa Menschen, die selbst in der Hilfsschule nur schwer mitkommen, die aber
gemütsmäßig recht gut veranlagt sind, ein Gefühl für Recht und Pflicht entwickeln und besonders, wenn sie den richtigen Ehepartner finden (auch das ist
ja freilich kein Zufall, sondern, wenn es gelingt, eine beträchtliche Leistung der
Persönlichkeit!), zu einer durchaus erträglichen sozialen Anpassung gelangen,
ja für gewisse einfache Arbeiten viel besser geeignet sind als manche intellektuelle
Typen. Häufig freilich und unerfreulicher sind gegensätzliche Exemplare von
Schwachsinn, welche lernmäßig recht gut mechanisierbar sind, aber die höheren
Persönlichkeitsfunktionen, Triebbeherrschung, Halt, Verantwortung nicht in genügendem Maße entwickeln, so daß sie, wenngleich sie im Primitiven angepaßt,
ja geschickt und anstellig sind, doch in der sozialen Anpassung ungeheuer gefährdet sind, die Burschen in der Richtung auf Arbeitsscheu, Diebstähle, eventuell Trunksucht und Gewalttätigkeit, die Mädchen in bezug auf sexuelles Abgleiten.

Ererbter oder frühzeitig erworbener Schwachsinn (wir wollen im folgenden
die ätiologisch verschiedenen Gruppen nicht mehr trennen) zeigt sich schon sehr
bald in einer Verlangsamung der gesamten Entwicklung, beim Säugling zunächst
am klarsten in einer Verspätung der motorischen Entwicklung: das Kind lernt
nicht rechtzeitig den Kopf zu heben (normal spätestens mit drei Monaten), das
Sitzen und das Greifen (normal mit sechs Monaten) und besonders das freie
Gehen (normal mit einem Jahr oder wenig später) entwickeln sich in wesentlich
späterer Zeit, all das, ohne daß man eine Lähmung, also eine rein motorische
Störung feststellen könnte. Die Motorik ist ja nichts als ein Werkzeug der Seele,
freilich eines ihrer vorzüglichsten. Bei seelischem Rückstand entwickeln sich
naturgemäß auch die Werkzeuge verspätet und ungenügend. Sehr typisch ist in
dieser Beziehung, daß sich die Handmotorik abnorm langsam ausbildet. Auch
normalerweise ist es ja ein weiter Weg, bis aus der ungefügen „Patschhand" des
jungen Säuglings das wunderbar differenzierte Instrument wird, in dem jeder
einzelne Finger selbständig bewegt werden kann und mit dem sich, was die
Vielfalt der Möglichkeiten und vor allem die Anpassungsfähigkeit und „Beseelt-
heit" betrifft, auch die komplizierteste Maschine, also auch die beste Prothese,
nicht annähernd messen kann. Beim geistig rückständigen Kind bleibt jedoch
die Handmotorik abnorm lange „global", das heißt die Hand wird nur als

Ganzes bewegt, das Spiel der Finger erreicht noch lange nicht die nötige Differenziertheit.

Während man einen motorischen Entwicklungsrückstand ohne besondere Schwierigkeiten exakt feststellen kann, ist es in so jungem Alter viel schwerer, das zu erkennen, was dahintersteht, nämlich den psychischen Rückstand. Über die Problematik der Säuglingstests wurde schon im allgemeinen Teil gesprochen. Leichter als mit Tests gelingt es dem zusammenschauenden Blick des Erfahrenen, zu erkennen, ob ein Rückstand vorliegt und wie hochgradig er ist. Wieder erscheint uns da der Blick des jungen Kindes besonders aufschlußreich, die Lebhaftigkeit und die Tiefe des Interesses, die Schnelligkeit des Wiedererkennens, welche aus ihm sprechen. Es gehört zu den schönsten Erlebnissen, die ein aufnahmefähiger Mensch haben kann, wenn er sieht, mit welcher Intensität das normale Kind die es umgebenden Dinge und Menschen mit dem Blick in sich aufnimmt, wie es von Augenblick zu Augenblick höhere Stufen erklimmt (wie deutlich unterscheidet sich etwa das freudige Aufleuchten, wenn dem Kind ein Ding oder ein Mensch vertraut ist, von der Reaktion des „Fremdens" — zeitwörtlich gebraucht! — wobei sich in seinem Blick, auch wieder mit reichen Differenzierungsmöglichkeiten, Staunen, Interesse, energisches Zupacken, aber auch Angst mischen). Alle diese so reichen Ausdrucksmöglichkeiten laufen bei dem geistig rückständigen Kind nicht in richtiger Weise ab oder entwickeln sich nicht zeitgemäß; der Blick ist stumpf, wird von den Dingen und den Menschen nicht mit Selbstverständlichkeit gefangengenommen oder geht doch nicht „in die Tiefe" oder haftet nicht lange genug. Die Freude am Experimentieren ist bei dem gestörten Kind nicht vorhanden oder eingeschränkt.

Während beim normalen Kleinstkind kein Augenblick dem anderen gleicht, weil jeder dem Ding, welches vom Kind eben „begriffen" wird (im wörtlichen und übertragenen Sinn!), „neue Seiten abgewinnt", weil das Kind im nächsten Moment schon wieder ein Stück weiter ist — bleibt das schwachsinnige Kleinstkind allzu lange auf demselben Punkt stehen. Da ihm die angepaßte, das ist die ständig sich wandelnde, schöpferische Aktivität nicht gegeben ist, stellen sich oft *Stereotypien* ein, welche die Leere ausfüllen: automatenhaft, ständig das Gleiche wiederholend, meist in rhythmischer Abfolge, läuft irgendeine Aktion ab, eine unheimliche Karikatur echter Aktivität: auf tiefster Stufe ein Wiegen des Körpers, ein immer wieder gleichmäßiges Drehen der Hände (sehr deutlich zu unterscheiden von dem Finger- und Handspiel des vier-, fünfmonatigen Kindes, welches auf diese Weise sein Auge sowohl wie seine Motorik, die eben erst heranreifende Pyramidenbahnmotorik, übt), ein Herumzappeln; auf höherer Stufe nehmen solche Stereotypien das Gewand komplizierterer Tätigkeiten an; die Kinder hantieren mit Gegenständen, klopfen damit auf den Tisch oder schlagen Dinge gegeneinander oder, auf noch höherem Niveau, fahren endlos damit hin und her oder treiben eine noch kompliziertere Hantierung damit. Aber — es bleibt immer das gleiche, es gestaltet sich nichts, das Kind macht daran keine echte Erfahrung. Oft bleiben die Kinder jahrelang auf dem Niveau von Stereotypien stehen, sind völlig abgestellt gegen den Reichtum der ständig sich wandelnden Welt.

Auch die Entwicklung der *Sprache* hat natürlich beim schwachsinnigen Kind ihre Besonderheiten. Die Sprache ist ja einerseits das wichtigste Mittel, die Umwelt geistig zu bewältigen, andererseits ist sie, neben dem Blick, der Mimik und der Gestik, das wichtigste kontaktschaffende Medium. Es ist daher klar, daß sich bei Kindern, bei denen neben dem Schwachsinn die Störung des Kontakts im Vordergrund steht, eine Sprache ganz spät oder überhaupt nicht entwickelt (so wie es ganz folgerichtig ist, daß die an kleinkindlicher Schizophrenie

Erkrankten ihre Sprache über verschiedene Zwischenstufen, schließlich aber vollständig, verlieren — sie „brauchen sie nicht mehr", weil sie ja mit den Menschen keine Beziehungen mehr haben). Andere schwachsinnige Kleinkinder haben wieder einen recht guten, aus der „Thymopsyche" kommenden Kontakt, der aber auf sehr primitiver Stufe steht und der Geistigkeit des Wortes noch nicht bedarf: sie „sprechen" mit ihrer ungemein ausdrucksvollen Mimik und ihren Gesten oder auch mit dem bloßen Affektlaut, der ja am Anfang jeder Sprachentwicklung steht, und können damit ihren Willen und ihre Bedürfnisse unzweifelhaft kundtun. Auch bei diesen Kindern dauert es lange, bis sich eine Sprache entwickelt, und es gibt viele Störungen bis zur Beendigung dieses Weges, aber es werden doch ständige Fortschritte erzielt, die eine heilpädagogische Behandlung auch etwas beschleunigen kann. In wieder anderen Fällen steht die motorische Unterentwicklung im Vordergrund — das Sprechen, die Artikulation erfordert ja eine ungemein subtile Koordination der Sprechmuskulatur. Dann kommt es zu langdauerndem Stammeln, zu einer Fehlartikulation bestimmter schwierig zu bildender Laute (s, r, g, k und anderer), zum Verstümmeln von Worten, besonders von schwierigen, etwa mit Konsonantenhäufungen, kommt es eventuell auch zu Stottern. Selten sind aber Schwierigkeiten der Spracherlernung allein motorisch bedingt. Man sollte daher in der logopädischen Behandlung von Debilen niemals nur sprechmotorische Übungen treiben, sondern immer auch eine Begriffsschulung damit verbinden, schon aus dem Grunde, weil das erstere den Kindern viel zu langweilig wird, während die Kombination mit einer Begriffsschulung, wenn sie geschickt in eine lebendige Situation eingebaut wird, etwa in ein Spiel mit einem Bilderlotto im Wettbewerb mit anderen oder in das Besprechen netter Bilder, für die rückständigen Kinder einen starken „Aufforderungscharakter" hat. Ein solcher Sprachunterricht, der im dritten, vierten Lebensjahr beginnen soll, muß oft bis in die ersten Schuljahre hinein fortgesetzt werden. Im Sonderkindergarten für Debile müßte daher auch die Logopädie eine viel größere Rolle spielen, als das bisher meist der Fall war.

Nicht nur das Erlernen der Sprache ist bei rückständigen Kindern ein besonders schwieriges Problem. Das gleiche ist zu sagen über die einfachen Tätigkeiten des alltäglichen Lebens, das An- und Ausziehen, das Waschen, das Essen und dergleichen. Bei dem normalen Kind ist all das kein Problem. Leidenschaftlich drängt es selbst dazu, sobald nur die Motorik und das Verständnis so weit entwickelt sind — „alleine machen!", das ist ein Ausspruch, den man beim normalen Kleinkind immer wieder hört, ja das Kind ist im Normalfall daran überhaupt nicht zu hindern; es hat ein erstaunliches Geschick, den Erwachsenen das Nötige abzugucken und selber so lange zu experimentieren, bis eine Tätigkeit beherrscht wird — der Erzieher braucht nur wenig dazu zu tun. Ganz anders beim schwachsinnigen Kind: da kostet die Erlernung dieser Handgriffe ungeheure pädagogische Mühe, da muß das Material systematisch nahegebracht werden, eventuell in leichterer Form als in der realen Situation, da muß man die Sinnesorgane systematisch üben. Diese Schwierigkeit besteht oft selbst bei motorisch recht geschickten Kindern.

Wir verwenden z. B. in Rahmen eingespannte Stoffstreifen mit Knöpfen und Knopflöchern, an denen das Einknöpfen in verschiedenen Schwierigkeitsgraden, sowie solche mit Bändern, an denen das Binden von Maschen erlernt wird; ferner verschiedene Sinnesübungen für Sehen, Hören und Tasten, wie sie ingeniös von Frau MONTESSORI erdacht wurden — gerade bei debilen Kleinkindern haben diese „MONTESSORI-Methoden" große Erfolge erzielt (für solche Kinder wurden sie ja von der Autorin auch entwickelt), während sie uns für den

Kindergartenunterricht des normalen Kleinkindes zum Teil überflüssig erscheinen, da dieses gar keine Schwierigkeiten hat, an der „ganz gewöhnlichen", konkreten Situation seine Erfahrungen zu machen und in die Welt der Erwachsenen hineinzuwachsen (so sehr auch für den Normalkindergarten die Forderung zu Recht besteht, die Situation kindertümlich zu gestalten).

Die pädagogischen Schwierigkeiten mit intellektuell rückständigen Kleinkindern, die Notwendigkeit, sich mit ihnen besonders zu beschäftigen (Erlernen bestimmter Hantierungen, Sinnesübungen, vor allem aber Sprachschulung), rechtfertigen vollkommen die Errichtung von Sonderkindergärten für diesen Typus von Kindern. Es müßte deren noch viel mehr geben, als das jetzt bei uns und auch in den meisten anderen Ländern der Fall ist. Man könnte zweifellos damit diese Kinder auf eine höhere Stufe heben und sie fürs Leben brauchbarer machen (es kommt natürlich dabei nicht nur und nicht einmal in erster Linie darauf an, daß das Kind nunmehr allein Rock und Schuhe anziehen kann, weil sich der Erzieher damit Arbeit ersparen könnte — die Führung der Kinder bei solcher Tätigkeit kostet den Erzieher vielmehr ein Mehrfaches an Zeit und persönlichem Einsatz, als wenn er das Kind „bediente" — sondern weil man damit das Kind zur Leistung, zur Erfüllung von Anforderungen führen kann). Gerade bei diesen Kindern verlangt die Erziehung und „Bildung" ein solches Maß von pädagogischer Geschicklichkeit, von guten, das Kind fesselnden Einfällen, von anregendem Material, daß zu gleicher Leistung Eltern nicht allzu häufig fähig und willens sind. Während normale Kinder auch in einem Milieu, in dem man sich um ihre Förderung nicht allzu sehr kümmert, ihre Kräfte und Fähigkeiten entwickeln und sich die dazu notwendigen Anregungen schon von irgendwoher zu verschaffen wissen, verwahrlosen debile Kinder schwer, wenn man sich nicht sehr für sie einsetzt.

Hier muß noch ein wichtiges Problem besprochen werden: die *Verwöhnung* des schwachsinnigen Kindes (im Angelsächsischen „overprotection", im dortigen heilpädagogischen und psychiatrischen Denken eine ungeheure Rolle spielend). In Ländern, wo tiefenpsychologisches Denken „common sense" geworden ist, sucht man darin oft die Wurzeln aller Schwierigkeiten, welche Kinder machen, die Ursachen aller Anomalien; die Mutter müsse schuld sein, sie habe das Kind in eine Fehlhaltung hineingedrängt. Unsere Erfahrungen gehen da wesentlich anders. Ein normales, vitales, aktives Kind läßt sich nur schwer verwöhnen. Es drängt mit starker Durchschlagskraft dazu, eben alles „'leine" zu machen. Ganz anders ist es beim gestörten, beim schwachsinnigen Kind. Es spürt seine Insuffizienz vor den Anforderungen — und läßt sich allzu gern alle Schwierigkeiten von der Mutter abnehmen, die wiederum, in der Erkenntnis der Schwäche und Armseligkeit des geliebten, gerade wegen seiner Schwäche um so mehr geliebten Kindes gern alles für es tut, ihm jeden Stein aus dem Weg räumen will. Diese. im wesentlichen instinktbedingte Verhaltensweise schädigt aber das Kind schwer, hält es auf tiefem Niveau, hindert es, jene Stufen rechtzeitig zu erklimmen, die ihm bei geschickter Führung doch ersteigbar wären. Bei gestörten Kindern gibt es also sehr häufig eine schwere Verwöhnung. Aber wieder ist das keine rein exogene Schädigung, die Schwäche des Kindes und das fehlerhafte Verhalten der Mutter bedingen einander vielmehr. Da braucht es denn eine sehr intensive Belehrung und auch gemütsmäßige „Stützung" der Mutter, daß sie das Richtige tut. Ja oft sind nur familienfremde Personen, z. B. die Sonderkindergärtnerin, die da „sachlicher" eingestellt sind und gewiß auch größere Erfahrung haben und spezielle Methoden beherrschen, dazu imstande, die notwendigen und fördernden Anforderungen durchzusetzen.

Schwachsinnige Kinder können mit sechs Jahren noch nicht die normalen Schulanforderungen erfüllen, dazu sind sie weder nach ihrer Begriffsentwicklung fähig (allgemeiner Begriffsrückstand oder aber besondere Defekte, z. B. ein isolierter Rückstand im Zahlenbegriff), noch auch in der sozialen Anpassung, im disziplinären Verständnis (es ist z. B. unmöglich, sie einen ganzen Vormittag lang in einer Schulbank ruhig sitzend zu halten). Trotzdem ist, wo eine Sonderbeschulung nur möglich ist, dringend zu raten, sie nicht vom Schulbesuch zurückzustellen, sondern womöglich einem Vorschulunterricht zuzuführen, wo, noch ganz in der Arbeitsweise eines Kindergartens, vor allem auf bessere Begriffsbildung (auch des Zahlenbegriffes) sowie auf straffere disziplinäre Einordnung Wert gelegt wird. Es ist nicht entscheidend wichtig, ob eine solche „Vorschule" an eine Hilfsschule angeschlossen werden soll (auch dort wird die Gruppe am besten von besonders ausgebildeten Kindergärtnerinnen geleitet) oder an einen Sonderkindergarten für Debile. Nur sollte es viel mehr solche Einrichtungen geben! Läßt man die Kinder aber einfach ein oder zwei weitere Jahre daheim, so ist kostbare Zeit versäumt. Und aus dem schwachsinnigen Kind wird ohne intensive, hier wahrhaft schöpferisch wirkende Pädagogik nichts!

Man ist übereingekommen, den Schwachsinn in drei Grade einzuteilen, und unterscheidet demnach: als leichtesten Grad die *Debilität* (diese Kinder sind gut hilfsschulfähig), die *Imbezillität* (die Kinder sind auch in einer gewöhnlichen Hilfsschule nicht zu fördern, nur bei dem heroischen Einsatz der neuerdings gegründeten „Spezialklassen" an Hilfsschulen kann man sie zu einfachsten Kulturleistungen erziehen), und, als unterste Stufe, die *Idiotie* (die Kinder erlernen keine vollständige Sprache, höchstens einige Worte, und bleiben dauernd pflegebedürftig). Manchmal wird versucht, diese Grade ganz exakt nach dem Intelligenzquotienten zu trennen (Debilität bei einem I. Qu. von 0,90 bis 0,70, Imbezillität von da bis 0,50). Wir halten eine solche „Exaktheit" für der Wirklichkeit nicht ganz angepaßt: im allgemeinen Teil wurde schon über die Problematik der Testmethoden, über die zahlreichen Faktoren, welche die Resultate beeinflussen können, gesprochen. Das Urteil des Lehrers, der das Kind in der Lernsituation sieht, und — die Lebensbewährung stimmen sehr oft mit den Testergebnissen nicht überein! Über die höchst komplizierte Problematik der verschiedenen „Seiten" der Intelligenzdefekte unterrichtet in großartiger Weise das Werk von A. BUSEMANN: Psychologie der Intelligenzdefekte[1], ein Werk, das jeder kennen sollte, der sein Leben der Heilpädagogik an intellektuell gestörten Kindern gewidmet hat.

Jedenfalls gehören die Debilen in die Hilfsschule. Dem heute in allen Kulturstaaten wohlorganisierten Hilfsschulwesen ist es zu danken, daß die Mehrzahl der intellektuell leicht Rückständigen doch zu einer sozialen Einordnung gelangt. Die kleinere Schülerzahl, die stärkere Anschaulichkeit des Unterrichtes, die Konzentrierung auf das Wesentliche, der besondere Einsatz und die individuelle Führung, die an den Sonderschulen bestehen, welche — das kann man für die meisten Sonderschulen wohl behaupten — eine Auslese von Lehrern besitzen, denen auch für die wissenschaftlichen Fragen der Heilpädagogik ein weit über das Dilettantische hinausgehendes Wissen eignet — all das bringt Leistungen zustande, welche bei diesen Kindern in einer allgemeinen Schule nicht erzielt werden könnten. Wir sind über die Zeit hinaus, in der solche Kinder als mehr oder weniger „lebensunwert" angesehen wurden, in der man glaubte, man dürfe materiell und menschlich nichts für sie einsetzen. Wir wissen vielmehr,

---

[1] BUSEMANN, A.: Psychologie der Intelligenzdefekte. München und Basel: Reinhardt, 1959.

daß man bei ihnen nur dann etwas erreicht, wenn man ihnen die besten Schulen, die besten, interessiertesten, einsatzbereitesten Lehrer darbietet.

Sehr schwierig und schmerzlich ist die Problematik des debilen Kindes auf dem Lande. Für die Gründung einer ländlichen Hilfsschule oder auch nur einer Hilfsschulklasse gibt es zu wenig Kinder, die nächste Hilfsschule ist zu weit entfernt. So wird das Leben der Debilen in der Landschule zu einer reinen Tragödie — sie sitzen entweder stumpf und teilnahmslos in der letzten Bank, die bald für sie zu klein wird, weil sie ja immer wieder repetieren müssen, oder aber sie wehren sich mit Bosheiten gegen die unangemessenen Anforderungen und den Spott der Kameraden. Eine Lösung, die in vielen Fällen ratsam ist, nämlich die Unterbringung in einem Hilfsschulheim, bringt immer die Gefahr mit sich, daß die Kinder entwurzelt, der ländlichen Arbeit entfremdet werden, für die sie doch sonst am besten geeignet wären. Freilich kann dem durch gute Führung und besondere Bedachtnahme auf den bäuerlichen Beruf begegnet werden. Anderseits müßte man die Gründung ländlicher Hilfsschulen weiter vorantreiben; bei dem immer dichter werdenden modernen Verkehr wird es doch auch diesen Kindern immer leichter, die Schule zu erreichen.

Ein besonders dringendes Problem wäre die Führung der Debilen nach ihrer Schulmündigkeit, bis zum Abschluß ihrer Pubertätsentwicklung. In dieser Zeit sind gerade sie besonders gefährdet: aus der Obhut der Schule entlassen, stehen sie nun der Welt gegenüber, ohne daß sie den Anforderungen der freien Arbeitssituation gewachsen wären. Sie sind oft körperlich schwächlicher und ungeschickter als die Normalen; vor allem ist bei den meisten von ihnen die Funktion des Haltes noch nicht altersgemäß entwickelt. Wir haben im allgemeinen Teil den Typus der „pathologisch Integrierten" geschildert, die rückhaltlos dem lockenden Augenblick, den eigenen Triebimpulsen und jeder Verführung von außen ausgeliefert sind. Diese Beschreibung trifft besonders für die jugendlichen Debilen zu. Sie sind ja zu wenig „kortisiert", Überlegung und Einsicht sind zu schwach ausgebildet; besonders tritt auch der sexuellen Triebhaftigkeit eine zu schwach ausgebildete „höhere Instanz" entgegen, während sie sich rein instinktiv mit großer Gewandtheit bewegen (was sie gerade wieder in krimineller Beziehung besonders gefährdet). So kommt es denn, daß eine Anzahl debiler und grenzdebiler Jugendlicher ins Kriminelle abgleitet: bei beiden Geschlechtern findet sich Arbeitsscheu, oftmaliges Wechseln des Arbeitsplatzes, bei den Burschen hauptsächlich Eigentumsdelikte, einzeln und in Banden unternommen, Einbruch, wobei sie in der Mehrzahl der Fälle eine untergeordnete Rolle spielen (doch bringen es auch richtig Debile dabei manchmal zu einem gewissen „Format"); weiter spielen Delikte aus herabgesetzter Triebbeherrschung eine große Rolle: Aggressionen im unbeherrschten Affekt, Zündeln (aus Freude am Feuer oder auch aus Rachsucht, etwa für Hänseleien). Aus dieser Gefährdung ergibt sich die dringende Notwendigkeit, diese Jugendlichen in den kritischen Jahren von außen her zu „halten", um sie am Abgleiten zu verhindern. Bietet man ihnen eine gute pädagogische Atmosphäre, so sind sie ja meist gar nicht schwierig: sie sind bei ihrer „Integriertheit" ja auch im guten Sinn ebenso leicht führbar, wie sie zum Schlechten verführbar sind.

Eine solche Aufgabe könnte bei vielen Jugendlichen dieser Art sehr wohl im Rahmen einer „offenen Fürsorge" geleistet werden, etwa durch Errichtung von „Horten" oder Klubs, wo vor allem die Burschen in ihrer freien Zeit nach der Arbeit zu einer Beschäftigung zusammenkommen, die sie freut. Entsprechend ihrer Artung darf man da natürlich nicht sehr hochgeistige Dinge treiben, sondern muß sich hauptsächlich auf Sport und Wettspiele einstellen. Das Wichtigste ist jedenfalls, daß der, welcher diese Arbeit führt, so viel Schwung hat, daß die Jugendlichen sich dadurch angezogen und bereichert fühlen, daß sie da ein „Heim" finden. Daß sie dabei psychotherapeutisch „behandelt" werden, brauchen sie gar nicht zu merken. Eine solche Maßnahme wird freilich nur in jenen Fällen Aussicht auf Erfolg haben, wo die Jugendlichen gute Gemütsqualitäten und damit eine gute Bindungsfähigkeit haben und wo andererseits das familiäre Milieu nicht allzu ungünstig ist — denn dann sind die positiven Gegengewichte allzu schwach. Nun ist es kein Zufall, daß gerade die in leichterem Grade Debilen in der Mehrzahl der Fälle in einem sehr schlechten Milieu aufwachsen. Dabei handelt es sich ja meist um erbliche Formen, bei denen „der Apfel nicht weit vom Stamm fällt": materielle Not durch schlechte Arbeitsleistung des Vaters, oft Trunksucht durch dessen Haltlosigkeit, ungeordnete, fluktuierende Eheverhältnisse, insuffiziente Erziehung (Unkonsequenz, Verwöhnung oder Mißhandlung, oft gleichzeitig im selben Fall) — all das bildet zusammen mit dem ungünstigen Erbe jenen unheimlichen Teufelskreis, aus dem nur zu entkommen ist, wenn man ihn von Seite der außerfamiliären Erziehung her entscheidend durchbricht.

Das gelingt aber in vielen Fällen nur dann, wenn man die Kinder für die entscheidenden Jahre aus ihrer bisherigen Umwelt herausnimmt und in einer guten Anstalt unterbringt. Für die Jugendlichen ist es entscheidend, daß sie dabei, wenn sie intellektuell nur irgendwie dazu imstande sind, eine handwerkliche Arbeit erlernen. Nach Beendigung einer Lehre sind sie tatsächlich andere Menschen geworden. Auch wenn man nicht aus der Geschichte des Mittelalters großartige Beispiele hätte — aus den Lebensbildern solcher junger Menschen würde man es sofort erkennen, was es für das Selbstbewußtsein und für den Halt eines Jugendlichen bedeutet, ein Handwerk erlernt zu haben. Eine solche Arbeitserziehung gelingt allerdings in vielen Fällen nur in einer Anstalt, nicht in einer freien Lehre, und auch da im allgemeinen nur für „einfachere" Berufe, wie Gärtner, Schuster, in einzelnen Fällen Schneider und vor allem für die Landwirtschaft. In seltenen Fällen haben wir freilich ehemalige Hilfsschüler sich auch in viel höher differenzierten Berufen ausgezeichnet bewähren gesehen.

Manchmal findet man auch, daß Debile es in freien Berufen erstaunlich weit bringen, so daß ihnen später niemand ansehen würde, daß sie einmal in die Hilfsschule gingen, etwa als Vertreter und Agenten, als Wanderhändler und Schausteller, ja als Humoristen und Schauspieler, freilich meist nicht auf Bühnen von sehr hohem Niveau. Ihre geschickte instinktive Anpassung, ihre Wendigkeit, ja manchmal auch ihre Unbedenklichkeit befähigen sie zu solchen Leistungen. Manchmal ist auch auf einmal ein Sondertalent da, das man in der Kindheit noch gar nicht in ihnen vermutet hätte.

Wie sich eigentlich schon aus dem bisher Gesagten ergibt, ist Schwachsinn keineswegs ein einheitlicher seelischer Zustand, bei dem es graduelle Unterschiede nur etwa nach dem Ausmaß des Intelligenzdefektes gäbe. Es bestehen vielmehr innerhalb dieses Rahmens die größten qualitativen, charakterologischen Andersartigkeiten. Relativ am häufigsten ist der Typus des „integrierten Debilen", von dem im obigen ja schon viel die Rede war: er ist trotz des beträchtlich herabgesetzten Denk- und Abstraktionsvermögens in der Realität sehr gut zu Hause, vif, geschickt, gut aufgelegt, nur freilich sehr haltlos und im Sinne der Verwahrlosung und der Kriminalität gefährdet.

Es gibt aber auch unter den Debilen, ja unter noch viel höhergradig Schwachsinnigen den Typus des Autistischen Psychopathen, der ja in einem eigenen Kapitel behandelt wird. An dieser Stelle soll aber erwähnt werden, daß es gerade unter den Fällen von organisch gestörten Schwachsinnigen recht häufig hochgradig kontaktgestörte, einzelgängerische Menschen gibt, welche ganz

„außerhalb der Welt" leben, eingesponnen in irgendein Sonderinteresse, das hemmungslos auf Kosten aller anderen Interessenrichtungen hypertrophiert ist, meist in der Realität völlig unbrauchbar. Da gibt es also die „Kalendermenschen", die für jeden Tag des Jahres den oder die Namenstage auswendig wissen, oder auf anderen Gebieten noch leistungsfähigere „Gedächtnisautomaten". Es ist unerfindlich, wieso diese Menschen gerade auf ihre Spezialgebiete kommen; jedenfalls ist es meist ganz abseitig und unbrauchbar (Auswendigkönnen des Eisenbahnfahrplans in erstaunlich großem Umfang — bei jüngeren Kindern sind wieder die Straßenbahnlinien besonders beliebt —, Behalten von Telephonnummern oder von noch weniger brauchbaren Ziffern und Daten). Alle diese Dinge sind ja gut zu vergleichen mit den Bewegungsstereotypien idiotischer Kinder: Auch da modifiziert sich die motorische Aktion nicht nach den Erfordernisse des ständig wechselnden Augenblicks, sondern bleibt maschinenmäßig gleich. So sind auch jene schwachsinnigen Denk- und Gedächtnisautomaten deshalb für das Leben so unbrauchbar, weil sie sich nicht mit dem jeweiligen Augenblick erneuern und anpassen können. Von solchen Zustandsbildern geht die Reihe weiter, höher hinauf, zu jenen immer noch traurigen Exemplaren abstruser Denker, versponnener Philosophen, Erfinder und Weltverbesserer, fanatischer Propheten und Sektierer, die man oft, zumal im Kindesalter, für gescheit hält, weil sie ja auch in ihrem Denken so eigenständig sind, so fern jeder Schulweisheit, welche aber, von einem anderen Standpunkt aus gesehen, tiefstehend Schwachsinnigen gleichzuachten sind, so wenig sind sie den Lebensanforderungen gewachsen, so wenig können sie sich selber helfen. Manchmal „erwischen sie ja noch einen kleinen Zipfel der Realität" und kommen in irgendeinem abseitigen Beruf unter, um ihres Leibes Notdurft zu fristen, als Zeitungsverkäufer etwa oder in anderen untergeordneten Diensten; viele aber sind auch dazu nicht imstande und treiben als Vagabunden über das Land, unempfindlich gegen jede äußere Not, von ihrer überwertigen Idee aufrecht erhalten; denn sonst könnten sie ein solches Dasein nicht ertragen.

Auch andere Zustandsbilder der Psychopathologie findet man bei Schwachsinnigen wieder, hier in charakteristischer Weise abgewandelt. Gar nicht selten sind *hysterische* Mechanismen zu beobachten — und in solchen Fällen besonders klar als das zu durchschauen, was sie ja überhaupt sind: ein Ausweichen nämlich vor einer Situation, die man rational nicht zu bewältigen imstande ist, in ein Krankheitssymptom oder einen anderen abwegigen Mechanismus hinein. Oft steckt also hinter einem „Schulerbrechen" eine Debilität: das Kind fühlt sich naturgemäß der Schulsituation nicht gewachsen und „weicht in das Erbrechen aus". Wie weit das bewußt und willkürlich geschieht, soll im Kapitel „Hysterie" besprochen werden. Schon jetzt sei aber gesagt, daß eine Therapie des Zustandes unmöglich ist, wenn man seine auslösende Ursache nicht erkennt und die Anforderungen nicht so stellt, daß das Kind ihnen nunmehr gewachsen ist. Dann hat das hysterische Symptom seinen Sinn verloren und verschwindet von selbst. Auch viele Zustände von Kontaktempfindlichkeit bei Kleinkindern, die man ja ebenfalls wegen zahlreicher Einzelheiten (Totstellreaktion, Versteifung und andererseits Affektenthemmung) unter den Begriff „Hysterie" subsumieren könnte, haben ihre Wurzel in dem berechtigten Insuffizienzgefühl eines schwachsinnigen Kindes, das sich von den Anforderungen der Umweltsituation bedrückt und geängstigt fühlt. Überhaupt sind „hysterisch" wirkende Angstreaktionen (Untersuchungsangst, Reaktion auf Umgebungsänderung) bei Debilen häufig.

Ebenso sind *zwangsneurotische* Mechanismen bei Schwachsinnigen nicht so selten: bestimmte Gewohnheiten, von denen das Kind zur eigenen und zur Qual der Umgebung nicht loskommt, Zwangshandlungen und Zwangsdenken. Diesen Mechanismen sind intellektuell Rückständige noch viel rückhaltloser ausgeliefert, wobei es freilich dahingestellt sein mag, was für den Zwangskranken quälender ist: eine ganz klare Kritik darüber zu haben, daß das, wozu ihn seine dumpfe Angst zwingt, völlig sinnlos ist, oder diese Kritik nicht zu haben, wie das bei den neurotischen Schwachsinnigen der Fall ist.

Schwer zwangsneurotische Zustände nähern sich in manchen Fällen ja sehr der *Schizophrenie*, besonders bei Schwachsinnigen, und gehen manchmal auch in eine solche über. Überhaupt gibt es bei primär schwachsinnigen Kindern schizophrene Zustandsbilder eher etwas häufiger als bei vorher Normalen, am häufigsten mit hebephrenem Verlauf, also einem oft ganz undramatischen weiteren seelischen und intellektuellen Abbau, der jedoch manchmal mit schwerer Angst, mit Getriebenheit, mit bizarrem Benehmen einhergeht. Freilich ist bei vorher Schwachsinnigen die Differentialdiagnose gegenüber organisch bedingten Abbauprozessen besonders schwer zu stellen, und sicher gehört eine Anzahl von Fällen, die man als „Pfropfschizophrenie", „Pfropfhebephrenie" bezeichnet (damit ist gemeint, daß sich auf einen Schwachsinn ein schizophrener Prozeß „aufpfropft"), in Wirklichkeit in die Gruppe chronisch-progredienter enzephalitischer Prozesse; kann doch die organische Hirnveränderung das Bild aller „funktionellen" Psychosen und Psychopathien nachahmen!

Hier muß auch noch Stellung genommen werden zu intellektuellem Versagen, zu Fällen, bei denen eine organische Schädigung nicht nachgewiesen werden kann, sondern bei denen eine genaue Durchforschung ergibt, daß ein essentieller Intelligenzdefekt überhaupt nicht besteht. Solche Kinder nennt man „scheinschwachsinnig", „*pseudodebil*" (besonders in den westlichen Ländern ist viel von solchen Problemen die Rede): sie kämen aus rein seelischen Ursachen nicht zu ihrer optimalen Leistungsfähigkeit; vor allem könnten Störungen der emotionalen Entwicklung schuld daran sein, besonders in der frühen Kindheit, dieser so bildbaren, auf richtige mitmenschliche Beziehungen so sehr angewiesenen Entwicklungsperiode, weiter Schockerlebnisse, vor allem auf sexuellem Gebiet, Angst durch seelische Traumen vielfältiger Art, durch häuslichen Terror wie durch schulische Überforderung. Solche Kinder könnten in ihrem Verhalten und in ihren Schulleistungen ganz das Bild eines echt Schwachsinnigen imitieren und es gelinge oft lange Zeit nicht, zu einer Psychotherapie, ja selbst zu einer Klärung zu kommen.

Es war sicher richtig, auf solche Möglichkeiten des Versagens hingewiesen zu haben. Der Mensch ist in seiner Entwicklung wie kein anderes Wesen durch äußere, vor allem den emotionalen Bereich treffende Einwirkungen in hohem Maße zu „prägen"; Vertrauen in die Welt und in die Menschen oder aber Mangel an Vertrauen und Angst können auch die jeweilige Leistung stark beeinflussen. Trotzdem glauben wir, daß manche der zahlreichen, in der angelsächsischen Literatur geschilderten Fälle nicht ganz realitätsgemäß beschrieben sind, sondern daß in vielen Fällen solchen „Pseudoschwachsinns" andere, organische Störungen zumindest als Mitursachen beteiligt sind. (Leider übersehen heute viele Ärzte und Psychotherapeuten, die nur auf „psychogene" Störungen eingestellt sind, die oft nur geringfügigen organischen Zeichen, während andere wieder die seelischen Ursachen und Folgen bei „organischen" Erkrankungen nicht wahrhaben wollen!)

Sicher ist aber eins wahr: gerade schon vorher organisch geschädigte Kinder reagieren besonders schwer auf unrichtiges pädagogisches Vorgehen oder sonstige psychische Schädigungen, haben eine viel geringere „Toleranzbreite", bringen gegenüber schädigenden Einflüssen weniger Widerstandskräfte auf als

Normale (vgl. damit unsere Ausführungen über die „Verwöhnbarkeit" der Abnormen). Wenn man es also bei ihnen nicht ganz richtig macht, so wird bei weitem nicht alles aus ihnen herausgeholt, was an Möglichkeiten in ihnen liegt, ja
sie können noch zusätzlich schweren Schaden davontragen.

In dieser Tatsache ist die schwere Verantwortung begründet, die der Lehrer
gerade dem abnormen Kind gegenüber hat. Er braucht hier eine wahrhaft heilpädagogische Einstellung: er muß wissen, daß er es in der Hand hat, nicht nur
durch seine speziellen Lehrmethoden, sondern auch durch seine seelische Beeinflussung, durch die Herstellung der richtigen seelischen Atmosphäre dem
Kind entscheidend zu helfen, Schäden weitgehend auszugleichen, die ein ungünstiges Milieu, eine ängstliche und insuffiziente Mutter bisher gesetzt haben mag;
er muß aber auch wissen, daß er solche schwierigen Kinder gerade durch falsche
Führung in der Lernsituation sehr schädigen kann: er kann durch allzu robu-
stes Vorgehen (das einem vitalen, unfugbereiten Kind gegenüber gewiß ange-
bracht sein mag) das ängstliche, von Insuffizienzgefühlen erfüllte Kind schockie-
ren, kann das gehemmte nur tiefer in seine Hemmungen hineintreiben, kann
durch falsche disziplinäre Maßnahmen ein Kind, das sein Versagen durch
Schlimmheit und Unfug kaschiert, nur noch schwerer versagen lassen, wenn er
dieses „maskierende" Verhalten als Schlimmheit bestraft. So kann der Lehrer
tatsächlich nicht nur die Leistung, sondern auch das emotionale Befinden des
Kindes entscheidend bessern (und so wichtige psychotherapeutische Arbeit leisten), wie er auch eine „Pseudodebilität" verursachen oder doch verstärken kann.

Wenn wir somit auch falsche Ursache-Wirkung-Beziehungen ablehnten und
Übertreibungen auf das richtige Maß zurückzuführen versuchten, so muß doch
gesagt werden, daß die eben geschilderte Anschauung doch auch ihr Gutes hat: es wird
auf diese Weise das Gleichgewicht hergestellt gegenüber einer allzu „organbeton-
ten", materialistischen Betrachtungsweise der Probleme, die uns gerade vor den konkreten Fällen, vor den unserer Hilfe bedürfenden Kindern gar nicht weiterbrächte.

Sonderformen des Schwachsinns

Mongolismus

Der Name kommt daher, daß diese Kinder wegen der schief gestellten Lid-
achsen eine gewisse Ähnlichkeit mit Mongolen haben. Jedoch sind sie auf den
ersten Blick von gesunden Mongolenkindern zu unterscheiden (übrigens gibt
es den Mongolismus, der auf der ganzen Welt vorkommt, auch bei der mongo-
lischen Rasse, er ist auch bei solchen Kindern als spezifische Störung zu erkennen). Die Ursache für diese Schrägstellung der Augenachsen bildet (im
Rahmen der Abnormität des Schädelskelettes überhaupt) die Schrägstellung und
Verkürzung der Großen Keilbeinflügel (das Keilbein ist ein Knochen, der am
Schädelskelett fast nirgends oberflächlich in Erscheinung tritt, aber an der
Architektonik des Schädels maßgeblich beteiligt ist).

Der Mongolismus ist eine recht häufige Schwachsinnsform; es werden Zahlen
von 1 bis 2 auf 1000 der Geburten angegeben. Obwohl exakte Angaben fehlen,
hat man in verschiedenen Ländern den Eindruck, daß die Störung in der letzten
Generation tatsächlich häufiger wird, nicht nur, daß man sie jetzt mit größerer Sicherheit diagnostiziert (sie ist erstmals 1866 von LANGDON DOWN beschrieben worden).

So einheitlich das körperliche und psychische Bild ist, bestand bis vor ganz
kurzem keine Klarheit über die *Ätiologie;* es gehört zu den größten Überra-
schungen der oben genannten genetischen Forschungen, daß dieses viel umstrit-
tene Problem nunmehr gelöst zu sein scheint: mit größter Wahrscheinlichkeit
scheint der Mongolismus durch eine Chromosomenaberration bedingt zu sein.

Fest stand seit langem, daß es keinen spezifischen Erbfaktor gibt, welcher dafür angeschuldigt werden könnte. Man findet keine Häufung in einzelnen Sippen, keine Häufung in Geschwisterschaften. Es gibt zwar ganz vereinzelt mongoloide Geschwister (abgesehen von den eineiigen Zwillingen), aber ein solches Zusammentreffen liegt durchaus im Rahmen der Wahrscheinlichkeit (wenn also etwa jedes tausendste Kind ein Mongoloid ist, so können ja einmal zufällig zwei Geschwister in der gleichen Familie von der Störung befallen sein). Eineiige Zwillinge sind regelmäßig in bezug auf Mongolismus konkordant. Daraus konnte mit Fug geschlossen werden (was ja auch schon aus dem ganzen Bild als wahrscheinlich angenommen werden mußte), daß die Störung schon in den allerersten Entwicklungsphasen einsetzen muß, jedenfalls sehr wahrscheinlich schon in dem Zeitpunkt besteht, wenn sich das eine befruchtete Ei in zwei Individuen teilt, welche dann eben die „erbgleichen" Zwillinge darstellen.

Schon seit langem war man darauf aufmerksam geworden, daß es in einer großen Zahl von Fällen relativ alte Mütter sind, welche mongoloide Kinder haben, obwohl sie etwa vorher einer ganzen Anzahl völlig gesunder Kinder das Leben geschenkt haben. Man hatte sich vorgestellt, bei jenen Frauen sei es zu einer „Erschöpfung des Keimplasmas" gekommen, seien die Eizellen nicht mehr in normaler Weise entwicklungsfähig. Dazu würde eine Beobachtung passen, die auch wir in zahlreichen Fällen gemacht haben: es ist (auch bei nicht alten Müttern) im Laufe der Jahre ohne ersichtliche Ursache zu einem oder zu mehreren Abortus gekommen, darauf wird eine Schwangerschaft endlich ausgetragen — und es wird ein mongoloides Kind. Auch da könnte man an eine Erschöpfung, eine Störung des Keimplasmas denken. — Aber es gibt wieder zahlreiche andere Fälle, wo junge, anscheinend blühend gesunde Mütter als erstes ein mongoloides Kind zur Welt bringen und darauf eine ganze Reihe von gesunden, oder daß ein so gestörtes in der Mitte einer normalen Geschwisterreihe steht. Das erscheint sehr wichtig: sehr oft wird in solchen Fällen der Arzt von unglücklichen und angstbedrängten Eltern um Rat gefragt, ob sie es wagen könnten, nach einem solchen Unglück noch weiteren Kindern das Leben zu schenken. Darauf kann man mit ruhigem Gewissen sagen, wenn sich sonst an den Eltern, vor allem an der Mutter nichts Abnormes findet, daß sich nach menschlichem Ermessen ein solches Unglück nicht wiederholen wird, ja daß für die Eltern, welche die Erfüllung ihrer Ehe in Kindern suchen, und für das mongoloide Kind selbst, das oft von neben ihm heranwachsenden Geschwistern mehr lernt als von Erwachsenen, die Situation wesentlich besser wird, wenn weitere Kinder in der Familie vorhanden sind (das gleiche ist ja überhaupt in allen jenen Fällen zu sagen, wo in einer gesunden Familie ein Kind aus sicher exogenen Gründen schwachsinnig ist oder wird — wenngleich Eltern einen großen Mut zum Leben brauchen, einen solchen Rat anzunehmen). Zu diesem Rat stehen wir auch angesichts der neuen Anschauungen über die Ätiologie. Wir haben ihn schon sehr oft gegeben, nicht selten wurde er befolgt — und hat unseres Wissens noch nie versagt. — Als weitere Ursache zum Auftreten eines Mongolismus wurde angegeben, daß unmittelbar nach der Zeugung des Kindes chemische konzeptionsverhütende Mittel gebraucht worden seien, welche zwar die Empfängnis nicht verhindert, aber die schwere Störung bedingt hätten. Es wäre nicht unmöglich, daß das für seltene Fälle stimmt.

Eine umfassende und, so schien es, recht plausible ätiologische Erklärung hatte INGALLS[1] gegeben, der glaubte, zum Mongolismus käme es infolge Sauerstoffmangels in sehr früher Fötalperiode (spätestens bis zur siebenten Woche),

---

[1] INGALLS, TH.: Amer. J. Dis. Childr. 74, 147 (1947).

weil die häufig begleitenden Störungen (angeborener Herzfehler, Fingermißbil-
dung usw.) auch auf diese frühe „Determinationsperiode" hinwiesen; für solchen
Sauerstoffmangel gebe es verschiedene Ursachen, z. B. auch Schleimhautanoma-
lien der Gebärmutter bei alten Müttern.

Wir glauben feststellen zu können, daß sich Fälle von Mongolismus deutlich
in intellektuellen Familien häufen, daß sie bei gesund-primitiven Menschen seltener sind, selten auch bei erblich debilen. Gerade das macht diese Fälle ja oft
besonders tragisch, da die seelisch meist überdurchschnittlich differenzierten
Eltern schwerer als andere an dem Unglück leiden.

Dazu würde stimmen, daß zahlreiche Statistiken beweisen, daß es in hoch-
industrialisierten Gebieten deutlich mehr Mongoloide gibt als auf dem Land,
sowie daß in Rußland nur auf 10 000 bis 15 000 Geburten ein Fall dieser
Krankheit komme, daß also in einer ursprünglicheren, „instinktnäheren" Popu-
lation deutlich weniger Fälle vorkommen als in einer stärker unter dem Einfluß
der modernen Technik stehenden.

Wenngleich sich nichts Sicheres über eine Heredität des Leidens sagen läßt,
wie aus obigem hervorgeht, haben wir doch den Eindruck, daß sich in einer
größeren Anzahl von Fällen, als daß das bloßer Zufall sein könnte, in der Aszendenz körperliche oder seelische Abartigkeiten nachweisen lassen, welche man als
die Ursache der schweren „Degeneration", welche der Mongolismus darstellt, anschuldigen könnte: etwa eine Lues (die aber schon „so weit her" ist, daß sie
nicht mehr als Infektionskrankheit übertragen werden kann, sondern nur mehr
als keimschädigendes Agens zu werten wäre), oder ein besonders frühzeitiges
Altern (wir haben gefunden, daß die „alten" Mütter der Mongoloiden in vielen
Fällen noch älter wirken, als sie den Jahren nach sind), oder psychopathische
Minderwertigkeiten in der Verwandtschaft. Freilich gibt es kaum eine Familie,
in deren weiterem Kreis sich nicht irgendwelche Abnormitäten der Persönlichkeit finden; trotzdem glauben wir, daß sich solche im Umkreis der Mongoloiden
häufen.

Alle diese Erwägungen erschienen auf einmal in einem neuen Licht, als 1959
eine französische Forschergruppe unter LEJEUNE[1] erkannte, daß Mongoloide in
ihrem Chromosomensatz einen dieser „Erbkörper" zuviel hätten.

Daß die Chromosomen, Strukturen, die nur im Teilungsstadium der Zelle aufscheinen (im „Arbeitsstadium" ist das „Chromatin" diffus im Zellkern verteilt), Träger der Vererbung sind, das wußte man schon lange. Ebenso war bekannt, daß sie der
Zahl und der Form nach für jede Spezies lebender Wesen streng spezifisch seien. Die
einzelnen Erbfaktoren, die Gene, sind an ihnen perlschnur- oder scheibenförmig auf-
gereiht (bei den „Riesenchromosomen" in den Speicheldrüsenzellen der Drosophila, der
Taufliege, mit der man viel experimentierte, kennt man Lokalisation und Bedeutung der
meisten Gene). Auch den Chemismus dieser Träger der Vererbung hatte man weitgehend ergründet: Sie bestehen im wesentlichen aus einem sehr kompliziert gebauten
Eiweißkörper, der Desoxyribonukleinsäure, Riesenmolekülen mit zahlreichen, aus
Aminosäuren bestehenden Seitenketten, die durch ihre besondere Anordnung die Spezifität der Gene begründen.

Erst 1956 erkannte man, daß der Mensch 23 Chromosomenpaare in jeder seiner
Zellen besitzt (vorher glaubte man, es seien 24), man lernte auch ihre spezielle Form
und Größe erkennen. Es gelang, dadurch zu reichlichem Anschauungsmaterial zu kommen, daß man Zellen in einem Nährmedium züchtete, sie zur Teilung veranlaßte (wobei eben die Chromosomen in Erscheinung treten), sie durch Vergiftung mit Colchizin
im Teilungsstadium fixierte; so konnten die Chromosomen gut zur Darstellung gebracht werden.

---

[1] LEJEUNE, J., u. a.: Le Mongolisme, premier exemple d'aberration autosomique
humaine. Ann. Génét. *1*, 41 (1959).

Auf diese Weise konnte man feststellen, daß die Mongoloiden im 21. Chromosomenpaar, also in einem „autosomalen" Chromosom (das zur Ausbildung des Körpers beiträgt), 3 statt 2 Chromosomen haben (wir werden später noch hören, daß die Mehrzahl der anderen in diese Gruppe gehörenden Anomalien in den Geschlechtschromosomen, dem 23. Paar, liegen).

Wie kommt es nun zu derart abnormen Zahlen? In der reifen Geschlechtszelle, Eizelle wie Samenzelle, gibt es nur 23 *einzelne* Chromosomen — durch die Vereinigung der männlichen und der weiblichen Keimzelle komplettiert sich ja wieder der Chromosomensatz zu 23 Paaren. Die „Reifeteilungen" der Keimzellen haben ja hauptsächlich die Aufgabe einer Reduktion der Chromosomen auf den einfachen („haploiden") Satz. Unter pathologischen Umständen kann es nun zu einer nicht „sauberen" Teilung der Chromosomenpaare kommen („non-disjunction" nennen das die Angelsachsen), so daß einmal um ein oder mehrere Chromosomen zu wenig (diese Kombinationen sind aber meist nicht lebensfähig) oder aber zu viel in die befruchtete Keimzelle und damit in die Körperzellen gelangen. Aus dem Tierexperiment, besonders wieder bei der Drosophila, weiß man, daß es zu solcher „non-disjunction" besonders bei überalten weiblichen Tieren kommt. Das aber geht schön parallel mit der Erfahrung, daß vor allem alte Mütter mongoloide Kinder haben.

Der Mongolismus ist eine Persönlichkeitsstörung, bei der sich an zahlreichen Organen und Organsystemen Abnormitäten teils regelmäßig, teils in überdurchschnittlicher Häufigkeit finden. Erstaunen hat es immer erregt, wie einheitlich das Bild in fast allen Fällen ist: man ist nach der Betrachtung von eines Augenblicks Dauer kaum jemals im Zweifel, ob es sich um ein Mongoloid handelt oder nicht. Das erklärt sich nunmehr zwanglos durch die neuen Chromosomenbefunde. Die Mongoloide sind tatsächlich „eine neue Menschenrasse", ja gewissermaßen eine neue „Subspezies" des Menschen. Sehr eigenartig ist weiter auch, daß Mongoloide ziemlich selten das Pubertätsalter überleben; wird eines über 30 Jahre alt, so gehört das zu den Seltenheiten. Auch da glauben wir wiederum nicht, daß die landläufige Erklärung genügt, die Mongoloiden stürben deshalb so früh, weil sie für Erkrankungen der Schleimhäute der Atmungswege so besonders anfällig wären. Wir glauben eher, daß eine allgemeine Herabsetzung der Vitalität die letzte Ursache dafür ist. So sehr diese Kinder in der Regel von ihren Eltern geliebt werden, so schmerzlich diese den Tod betrauern — in Wirklichkeit ist er doch eine Erlösung von schwerer Sorge: auch die besten Fälle werden ja niemals voll berufsfähig.

Unverkennbar ist Schädel und Gesicht der Mongoloiden, eine Sammlung von „degenerativen" Stigmen. Der Schädel ist extrem brachyzephal (im sagittalen Durchmesser sehr kurz); das hat, ebenso wie die schiefe Stellung der Augachsen, von der wir schon sprachen, seine Ursache in einem abnormen Bau des Keilbeins. Die Nase ist hypoplastisch, knopfförmig. In dem meist offengehaltenen Mund erscheint eine plumpe, große Zunge, die sehr häufig die schon beschriebenen Degenerationsmerkmale der Lingua scrotalis oder der Lingua geographica zeigt. Die Zunge ähnelt sehr der Verbildung beim Myxödem — das ist aber nicht die einzige Ähnlichkeit mit dieser noch zu schildernden endokrinen Störung: auch die trockene, schilfrige Haut, die Minderwertigkeit des Bindegewebes ist beiden gemeinsam. Sehr oft ist auch beim Mongolismus die Schilddrüse nicht tastbar oder ist doch beträchtlich verkleinert, ein Symptom, das für die Therapie eine gewisse Rolle spielt.

Die Zähne (in manchen Einzelheiten ähnlich den Veränderungen, die wir für die „Enzephalopathien" zu beschreiben haben werden), die Haare, die Ohren weisen meist zahlreiche degenerative Stigmen auf. An den Augen findet sich fast regelmäßig ein deutlicher Epikanthus, sehr häufig sind Brechungsanomalien, meist eine Myopie, aber auch manchmal ein Astigmatismus.

Das Knochenwachstum ist allgemein verzögert; die Kinder sind und bleiben klein, manchmal ausgesprochen zwerghaft, aber auch die länger Überlebenden erreichen nur selten eine durchschnittliche Körpergröße. Sehr charakteristisch ist der Bau der Hand, an dem ein Mongoloid ebenfalls sofort zu erkennen ist: sie ist kurz und plump, eine ausgesprochene „Tatzenhand", besonders kurz sind Daumen und Kleinfinger, das letzte Kleinfingerglied in der Regel nach einwärts gebogen (Klinodaktylie). Eine interessante „Rückschlagsbildung" ist die „Affenfalte": die Handlinien in der Hohlhand zeigen nicht die normale M-Form, sondern es geht eine einheitliche Falte in der Gegend der Grundgelenke des zweiten bis fünften Fingers durch, eine Bildung, welche sich eben auch bei Affen findet. Auch die Füße sind in ähnlicher Weise verplumpt.

An den Wangen zeigt sich meist ein scharf umschriebener roter Fleck, ganz ähnlich wie sich Clowns schminken (das haben sie anscheinend von den Mongoloiden gelernt). Die Schleimhäute der Augen (häufige Bindehaut- und Lidrandentzündungen), der Nase, des Rachens und auch der tieferen Luftwege sind sehr häufig entzündet, man findet darum auch die aus Nase oder Mund stammenden Sekrete oft im Gesicht verschmiert.

Sehr charakteristisch ist die Minderwertigkeit aller dem Mesoderm entstammenden Organe: von den Knochenanomalien wurde schon gesprochen; die Muskulatur ist stark hypotonisch; die Gelenke sind wegen der schlaffen Gelenkskapseln stark überstreckbar: die Hände sind wie knochenlos, man kann dem Kind, wenn es mit gestreckten Beinen sitzt, mühelos den Kopf gegen die Knie beugen, kann es also „wie ein Taschenmesser" zusammenklappen; auch die Neigung zu Brüchen (fast regelmäßig ist ein Nabelbruch) ist ein Zeichen der Bindegewebsminderwertigkeit. Häufig sind endlich angeborene Herzfehler.

Das *psychische* Bild weist ebenfalls merkwürdige Ähnlichkeiten auf, wenngleich es unter den Mongoloiden beträchtliche Niveaudifferenzen und auch charakterliche Verschiedenheiten gibt. Ausnahmslos besteht ein Schwachsinn, es gibt aber graduelle Unterschiede von der Debilität bis zur Idiotie. Die Entwicklung ist immer verzögert. Die Säuglinge sind stumpf und teilnahmslos, lernen später lächeln, später mit den Augen fixieren, niemals ist der Blick so reich an seelischem Leben wie beim normalen Kind. Das Gehen beginnt erst nach eineinhalb, oft erst nach zwei Jahren, das Sprechen noch wesentlich später. Auch die weitere Sprachentwicklung ist regelmäßig stark verzögert, jahrelang, ja meist das ganze Leben hindurch, besteht ein mehr oder minder schweres Stammeln, Wortwahl und Satzbau bleiben ebenfalls in den meisten Fällen sehr primitiv.

Während der mongoloide Säugling gewöhnlich abnorm ruhig und apathisch ist, sind die Kleinkinder meist ausgesprochen erethisch, sind überall dran, oft recht geschickt, stellen viel Unfug an. Schon im Kleinkindesalter zeigt sich ein Charakterzug, der für fast alle Mogoloiden bezeichnend und in dieser besonderen Ausprägung eigentlich nur bei ihnen zu finden ist: die „Gestenhaftigkeit". Ungemein geschickt vermögen sie das Äußerliche, die Geste einer Handlung nachzuahmen, etwa das Zeitunglesen, das Schreiben, können mit höchst „weisem" Gesicht nicken, erfüllen die Handlung freilich nicht im entferntesten wirklich, machen aber dabei oft einen recht possierlichen Eindruck und werden darum von den Angehörigen meist für viel intelligenter gehalten, als sie wirklich sind. Aber lieb — und liebebedürftig — sind die Mongoloiden in ihrer Mehrzahl; man begreift es, daß die Eltern sie gern haben. Eine geringere Zahl von ihnen sind freilich ausgesprochen bockig, ja negativistisch, nur mit dem Einsatz starker pädagogischer Maßnahmen zum Gehorchen zu bewegen.

Sehr typisch ist eine ausgesprochene Freude an der Musik, am Rhythmus — eine Eigenheit, die sie übrigens mit zahlreichen anderen Schwachsinnigen gemeinsam haben. Zweifellos wenden sich eben Musik und Rhythmus vor allem an die „Tiefenperson" des Menschen, es haben darum auch diese so wenig „kortisierten" Schwachsinnigen eine besondere Vorliebe — und auch eine Art von Verständnis dafür.

Die besseren Vertreter dieses Typus können in die Hilfsschule eingeschult werden, nur wenige bringen es freilich über die ersten beiden Klassen hinaus. Dabei scheint sich anfangs die schon beschriebene „Gestenhaftigkeit" dieser Kinder fördernd auszuwirken: sie sind in manchen Schulleistungen nicht allzu schwierig zu mechanisieren; manche lernen recht geschwind das Abmalen der Buchstaben, ja sogar das Lesen — keiner jedoch das Rechnen. Dieser Rechendefekt ist für die Mongoloiden sehr charakteristisch: was sich nicht mechanisieren läßt — und vieles am Rechenprozeß ist eben nicht mechanisierbar —, wird nie erlernt.

Viele dieser Kinder eignen sich eine recht possierliche Höflichkeit und Grandezza an; dann wirken sie ausgesprochen clownartig. Aber auch diese Verhaltensformen sind durchaus gestenhaft, niemals kommt es zu einer höheren Differenziertheit des Gefühlslebens. Diese Possierlichkeit verliert sich freilich fast immer, wenn die Mongoloiden älter werden, so wie sie in höherem Alter auch körperlich besonders häßlich, schrumpelig sind.

Die Prognose ist auch in den meisten Fällen wenig günstig; nur ganz selten kann man mehr erreichen (wenn die Mongoloiden am Leben bleiben), als sie für ganz einfache Handarbeit einzustellen, und auch das nur bei lückenloser Aufsicht und Führung.

Daß die *Therapie* wenig Aussichten auf wirkliche Erfolge hat, ist nicht verwunderlich, wenn man einsieht, wie allgemein und wie tiefgehend die Störungen sind. Gerade weil sich mongoloide Kinder so häufig in den gehobenen Bevölkerungsschichten finden, wurden ungeheuer viele therapeutische Versuche unternommen, bisher keiner mit überzeugendem Erfolg. Am meisten kann man nach unserer Erfahrung noch mit einer Schilddrüsensubstitutionsbehandlung leisten, besonders in Fällen, wo die Zeichen einer Schilddrüsenunterfunktion ausgesprochen sind; nur muß man möglichst frühzeitig mit der Darreichung von Thyreoidin beginnen. Großes Aufsehen hat in der ganzen Welt die von dem Wiener v. WIESER inaugurierte Röntgenbestrahlung des Zwischenhirns gemacht. Wir konnten uns bei gewissenhafter Nachprüfung in keinem Fall davon überzeugen, daß dadurch entscheidende Fortschritte erzielt worden wären, die nicht etwa durch eine gleichzeitige heilpädagogische Behandlung zu erklären gewesen wären. Auch von einer Fiebertherapie, wie sie mancherorts versucht wird (besonders in Form der Malariakur), möchten wir dringend warnen: wir wissen von Todesfällen, wissen, daß viele Kinder durch diese Behandlung an den Rand des Grabes gebracht wurden, und haben davon nie eine überzeugende Besserung gesehen. Recht skeptisch denken wir auch über die modernste medikamentöse Therapie intellektueller Defekte, der Behandlung mit Glutaminsäure. Ob und wie weit die Behandlung mit dieser Aminosäure, welche sicher im Stoffwechsel des Gehirns eine besondere Rolle spielt, eine Besserung zerebraler Defektzustände bewirken kann, darüber herrschen in der Literatur sehr widersprechende Anschauungen. In manchen Fällen — aber bei nicht-mongoloiden Schwachsinnigen — glauben auch wir eine Anregung der Aktivität, der Aufmerksamkeit gesehen zu haben, was natürlich viel bedeuten kann. Ziemlich einig ist man sich jedoch darüber (und auch unsere eigenen Erfahrungen stimmen damit überein), daß diese Therapie gerade beim Mongolismus wenig nützt. Manchmal scheinen reichliche Gaben von Vitaminen, besonders der B-Gruppe, eine gewisse Beschleunigung der Entwicklung zu bewirken — aber nie auf ein ganz normales Niveau.

Zweifellos vermag aber eine heilpädagogische Behandlung eine Besserung zu erreichen, freilich oft in recht engen Grenzen. Vor allem kann eine gute logopädische Behandlung einiges bessern, wobei man sich wiederum nicht mit der Übung der Sprechmotorik begnügen, sondern eine für das Kind möglichst reizvoll gestaltete Begriffsschulung damit verbinden sollte. Dabei und auch bei jeder weiteren Beschulung macht freilich die schwer gestörte Konzentrationsfähigkeit dieser Kinder besondere Schwierigkeiten.

Weitere Chromosomenanomalien

Wie wir im vorigen Kapitel schon sagten, wurde in den allerletzten Jahren bei einer systematischen Durchforschung der Chromosomen noch eine ganze Anzahl von Anomalien entdeckt oder geklärt, die zu beträchtlichen Persönlichkeitsstörungen, meist auch zu Schwachsinn führen. Bei allen den nunmehr zu beschreibenden Störungen liegt die Abnormität in den Geschlechtschromosomen.

Auch das Geschlecht ist vom Augenblick der Zeugung an durch die besondere Chromosomenkonstellation determiniert. Besteht das in der Reihe als letztes rangierende, als 23. gezählte Chromosomenpaar aus zwei gleichen Einheiten, X-Chromosomen genannt (sie gehören zu den größten), so wird das Individuum weiblich, besteht es aber aus einem X- und einem (viel kleineren) Y-Chromosom, so wird es männlich. Es hängt also von der männlichen Keimzelle ab, ob von da ein X- oder ein Y-Chromosom mit einem (selbstverständlich) X aus der Eizelle zusammenkommt und damit die Kombination XX (weiblich) oder XY (männlich) ergibt.

Nun kann es in seltenen Fällen vorkommen, daß in der weiblichen Eizelle beide X-Chromosomen (statt nur eines einzelnen) verbleiben; treffen diese von der männlichen Samenzelle her mit einem Y zusammen, so ergibt sich die Kombination XXY. Es ist also, so wie beim Mongolismus, in allen Zellen um ein Chromosom zu viel, 47 statt 46. Diese Anomalie ist seit längerer Zeit bekannt (nur wußte man nichts über die Ätiologie).

Es handelt sich um das KLINEFELTER-Syndrom, ein Zustand, der durch eunuchoiden Hochwuchs und Gynäkomastie (weibliche Brustentwicklung) charakterisiert ist. Das äußere Genitale macht einen männlichen Eindruck, doch bleiben die Hoden auch nach der Pubertät klein, die histologische Untersuchung ergibt, daß das samenproduzierende Epithel nicht ausgebildet ist; trotz manchmal erhaltener Beischlaffähigkeit bleiben darum diese Individuen immer steril, erreichen nie eine Zeugungsfähigkeit.

Intellektuell sind diese Menschen fast immer schwachsinnig; durchforscht man systematisch die Insassen von Debilenanstalten, so findet man einen ziemlichen Prozentsatz derart gestörter Menschen, auch charakterlich sind sie meist recht schwierig.

Schon theoretisch mußte man sich fragen, ob es unter solchen Umständen nicht auch die Kombination XXX gäbe (zwei in der Eizelle, dazu eines von der Samenzelle her). Tatsächlich wurde dieser Befund auch festgestellt, freilich in viel geringerer Zahl als das KLINEFELTER-Syndrom, und von englischen Autoren als *Super-female* („Über-Weib") bezeichnet — mit grimmigem Hohn; denn diese Individuen sind körperlich (sie reifen nie geschlechtlich aus), intellektuell und charakterlich höchst kümmerlich.

Aber es wurden auch noch abnormere „Anhäufungen" von Geschlechtschromosomen bereits beobachtet, so die Kombination XXXY (diese Individuen haben demnach 48 Chromosomen), ja XXXXY (49 Chromosomen). Auch diese Menschen sind, wie nach den bisherigen Feststellungen ja schon zu erwarten war, körperlich schwer verbaut und auch geistig hochgradig minderwertig.

Wenn es zu Recht besteht, daß alle diese Anomalien auf „nondisjunction" beruhen, so mußte man von vornherein erwarten, daß es auch Eizellen gäbe, in denen kein Geschlechtschromosom vorhanden ist. Bei einer Befruchtung muß daher nur das X- oder das Y-Chromosom aus der Samenzelle übrigbleiben. Solche Individuen müssen daher um ein Chromosom zu wenig, also nur 45, in ihren Zellen haben. Fälle mit einem Y-Chromosom allein wurden bisher nicht beobachtet (es wäre ja möglich, daß das vorkommt, sich aber wegen eines Zuwenig an Erbmaterial — das Y-Chromosom ist ja besonders klein — als „Letalfaktor" auswirkt, so daß solche befruchtete Keimzellen schon ganz früh absterben).

Nicht so extrem selten werden jedoch Fälle beobachtet, die nur ein einziges X-Chromosom haben (also nur 45 Chromosomen, Kombination XO). Es handelt sich um das sogenannte TURNER-Syndrom: körperlich sind diese Individuen ebenfalls schwer verbaut (besonders charakteristisch sind flügelartige Hautfalten, die seitlich vom Hals zu den Schultern ziehen, Pterygium genannt; außerdem bestehen noch zahlreiche andere körperliche Anomalien); das äußere und innere Genitale ist weiblich, doch kommt es nie zum Ausreifen der Geschlechtsfunktion. Intellektuell sind diese Menschen ebenfalls in der überwiegenden Zahl beträchtlich reduziert.

Wenn alle diese Menschen, bei denen derartige abnorme Chromosomenkombinationen festgestellt wurden, körperlich und seelisch schwer abnorm befunden wurden, so beruht das wahrscheinlich nicht nur auf einem Überschuß oder einem Defekt an genetischem Material, sondern es sind wahrscheinlich vor allem die gegenseitigen Beziehungen der Chromosomen untereinander, ist das gegenseitige — wohl chemische — Widerspiel gestört. Und eben das muß sich sehr unheilvoll auswirken.

So haben diese Forschungen wieder einen faszinierenden Einblick in die Werkstatt der Natur eröffnet — vorläufig ist es nicht mehr als das; denn therapeutische oder auch nur prophylaktische Konsequenzen konnten bisher aus diesen Erkenntnissen nicht gezogen werden.

Schilddrüsenstörungen, besonders Myxödem

Das System der endokrinen Drüsen ist einem Konzert zu vergleichen, bei dem jeder Teil des Systems sein besonderes Instrument spielt, dessen Ausfall oder falsche Funktion auch die ganze Harmonie sowie jedes der anderen „Instrumente" schwer in Mitleidenschaft zieht. Dieses Konzert hat auch einen Dirigenten, das Gehirn, insbesondere das Zwischenhirn, durch dessen Impulse richtige oder falsche Funktion des endokrinen Systems letztlich bedingt ist. Gerade diese Tatsache wird in der neuesten Forschung immer mehr in seiner Bedeutung erkannt. Wieder sind es besonders die Erfahrungen an postenzephalitisch oder posttraumatisch Gestörten, welche uns den Blick für die zentrale Steuerung auch dieser Lebensvorgänge geöffnet haben.

In der Pathologie der Schilddrüse sind diese Zusammenhänge klar erkennbar. Bei sicher primär zerebralen Störungen, Mikrozephalus, LITTLEschen Lähmungen, Mongolismus finden sich nicht selten die klassischen Symptome einer Unterfunktion der Schilddrüse. Auch beim Kretinismus, in dessen Problematik es ja noch viel Unbekanntes gibt, stehen die zerebralen Symptome sehr im Vordergrund. Angesichts dieser Tatsachen muß man sich fragen, ob es überhaupt primär endokrine Störungen häufig gibt (natürlich abgesehen von jenen Fällen, bei denen eine rezente exogene Schädigung einer Drüse mit innerer Sekretion eindeutig nachzuweisen ist). Es wird uns vielmehr immer wahrscheinlicher, daß jene Drüsenstörungen meist Folgeerscheinungen primär zerebraler Störungen sind.

Wir wollen zuerst die Symptomatik des Myxödems, des vollständigen oder teilweisen Ausfalls der Schilddrüsenfunktion, näher besprechen. Der gut gewählte Name bezeichnet das führende Symptom: Myx-ödem, das ist schleimiges Ödem des Bindegewebes: das Unterhautzellgewebe erscheint beträchtlich verdickt durch die Retention von Flüssigkeit und Kochsalz, welches ja die Flüssigkeit an sich bindet, sowie durch die Einlagerung einer eigenartigen, schleimigen Substanz ($\mu\acute{v}\xi\alpha$, myxa heißt Schleim). Diese Verdickung der Haut zeigt sich besonders an der Stirn, welche sich vor allem bei entsprechendem Mienenspiel in dicke Falten legt, und hinten am Nacken, wo das Myxödem dicke Polster bildet. Die Haut ist trocken, schilfrig, es ist überhaupt keine Schweißsekretion festzustellen, desgleichen sind die Haare trocken, glanzlos, schäbig. Die Veränderungen der Zunge und des Handskelettes sind ganz ähnlich wie beim Mongolismus und wurden dort bereits beschrieben. Eine Schilddrüse ist in der Regel nicht tastbar: man kann nicht wie normal unter dem Kehlkopf den Querwulst des Drüsengewebes feststellen, welcher sich beim Schlucken deutlich hebt, sondern findet das Symptom der „nackten Luftröhre".

Das Hormon der Schilddrüse ist ein wichtiger Aktivator aller Lebensvorgänge, welche bei seinem Ausfall sämtlich darniederliegen. Es ist, als wäre die Lebensflamme „ganz auf klein gedreht". Schwer gestört ist das Wachstum. Unbehandelte Patienten bleiben zwerghaft, auch die Substitutionstherapie holt den Rückstand nie vollständig auf. Sehr typisch ist die Verzögerung der enchondralen Ossifikation: die Knochenkerne treten beträchtlich verspätet auf. Die Verzögerung des Erscheinens der Handwurzel- und der benachbarten Epiphysen-Knochenkerne, röntgenologisch leicht festzustellen, wird geradezu als Test für den Grad des Rückstandes benützt. Auch das Gesichtsskelett ist typisch verändert: es ist breit, die Nasenwurzel eingezogen (Keilbeinveränderungen!), auch die Nase ist besonders breit, die großen Nasenlöcher stehen nach vorne — es ist ja vor allem das Aussehen der Nase, welches den Eindruck der grotesken Häßlichkeit des Myxödems bestimmt.

Die Lebensvorgänge der Atmung, des Kreislaufs (beträchtlich verlangsamter Puls), der Darmperistaltik (schwer zu behandelnde Obstipation), des Grundumsatzes sind regelmäßig herabgesetzt — die Stoffwechselvorgänge laufen eben nicht intensiv genug ab.

Ganz das Gleiche ist auch vom seelischen Leben zu sagen. Auch die intellektuelle Entwicklung, insbesondere die Ausbildung der Sprache, erfolgt sehr verspätet und erreicht nie das normale Niveau. Der Assoziationsablauf ist stark verzögert. Aufmerksamkeit und Aktivität sind beträchtlich herabgesetzt, Stumpfheit und Apathie beherrschen das Bild. Von Charakter sind die Myxödematösen meist gutmütig, führen in gut geleiteten Anstalten ein still-vergnügtes Dasein, können freilich, wenn man sie falsch behandelt, bockig und eigensinnig werden. Je nach dem Grad der Störung kann das intellektuelle Niveau recht verschieden sein: von stumpfen Idioten bis zu gut hilfsschulfähigen und zu einfachen Arbeiten recht gut brauchbaren Debilen.

Das Myxödem kann, was der häufigere Fall ist, angeboren sein, ohne oder mit begleitenden, oder besser gesagt, „führenden" zerebralen Symptomen, es kann aber auch erworben sein (etwa durch Entzündungen, welche die Schilddrüse in Mitleidenschaft ziehen, z. B. im Gefolge eines Typhus, einer Diphtherie, einer Pneumonie, vor allem einer Enzephalitis), schließlich auch durch Operationen an der Schilddrüse, welche einen zu großen Anteil funktionierenden Drüsengewebes entfernen.

Von diesen Zuständen ist abzugrenzen das viel komplexere Bild des *Kretinismus*, an dessen Zustandekommen zweifellos zahlreiche Faktoren beteiligt sind, über deren Bedeutung im einzelnen und über deren Zusammenspiel vieles noch unklar ist. Ein Hauptfaktor ist sicher ortsgebunden: diese Krankheit findet sich vorwiegend in bestimmten abgeschlossenen Gebirgsgegenden, besonders der Schweiz, auch Österreichs, aber auch in zahlreichen anderen Gebirgsgegenden in Europa und außerhalb unseres Kontinents. Immer ist in solchen Gegenden auch der Kropf besonders häufig. Die Kretinen selbst können Kröpfe haben oder auch, so wie das „reine" Myxödem, schilddrüsenlos sein. Was eigentlich in den Gebieten, in denen der Kretinismus endemisch ist, das wirksame Agens sei, darüber gibt es viele einander widersprechende Theorien. Etwas scheint das Trinkwasser mit dem Zustand zu tun zu haben, vielleicht ein Mangel an Jod (es ist ja bekannt, daß das Jod im Stoffwechsel der Schilddrüse eine besondere Rolle spielt; bekannt ist auch, daß der Blutjodspiegel bei diesen Schilddrüsenstörungen herabgesetzt ist; vielleicht ist aber bei diesen Menschen nur die Fähigkeit gestört, das Jod zu resorbieren und richtig zu verwerten, vielleicht durch einen angeborenen Fermentdefekt; dann würde diese Krankheit in die Gruppe der später zu besprechenden genetisch bedingten Fermentstörungen gehören). Auch an einen Vitaminmangel (besonders an A-Vitamin) oder eine Unfähigkeit, die Vitamine zu verwerten, wird gedacht. Andere Autoren nehmen wieder die Radioaktivität des Bodens oder andere, noch geheimnisvollere Faktoren als wirksames Agens an. Zu bedenken ist ferner noch, daß es in jenen meist sehr vom Verkehr abgeschlossenen Gebieten, in denen der Kretinismus gehäuft vorkommt, sehr häufig zu starker Inzucht kommt, bei der ungünstige Erbanlagen „herausmendeln", sich also verstärkt manifestieren. Es scheint ja überhaupt sehr wahrscheinlich, daß eine erbliche Disposition bei der Entstehung des Kretinismus eine wichtige Rolle spielt.

Außer der Ortsgebundenheit ist es vor allem die häufige Mitbeteiligung des Gehörs, welche den Kretin vom einfachen Myxödem unterscheidet: die Mehrzahl der Kretins sind schwerhörig, eine Anzahl von ihnen taub. Meist handelt es sich um eine Innenohrschwerhörigkeit, es wurden aber auch Mittelohrveränderungen beschrieben.

Prophylaxe und Therapie: Der echte Kretinismus kommt nur in Gegenden mit besonderer Kropfneigung vor. Diese Neigung zur Wucherung schlecht funktionsfähigen Schilddrüsengewebes, wodurch der Kropf bedingt ist, wird sicher durch regelmäßige Darreichung von kleinen Jodgaben günstig beeinflußt. Darum spielt diese Medikation, welche in Österreich durch WAGNER v. JAUREGG eingeführt wurde, auch für die Prophylaxe des Kretinismus eine bedeutende Rolle.

Ist eine Schilddrüsenunterfunktion deutlich festzustellen, so ist die Substitution des Schilddrüsenhormons von außen her das Gegebene. Transplantationen von Schilddrüsengewebe haben sich nicht bewährt: die eingepflanzte Drüse wird nach kurzer Zeit resorbiert und kann dann natürlich keine Wirkung mehr entfalten. Zweifellos bewährt hat sich aber die Zuführung von Präparaten, welche aus Tierdrüsen hergestellt sind oder das synthetisch hergestellte Schilddrüsenhormon enthalten (Thyroxin, Thyreoidin, Thyreosan, Elithyran und andere). Beginnt man mit dieser Medikation möglichst frühzeitig, setzt man sie ständig fort und dosiert man richtig, so ist damit viel zu erreichen. Besser werden die körperlichen Symptome beeinflußt (Wachstum, Stoffwechsel, Verschwinden des „schleimigen Ödems"), weniger gut die psychischen und intellektuellen, obwohl auch in bezug auf die psychische Aktivität, die Lebhaftigkeit, das geistige Aufnahmevermögen die Fortschritte nicht zu bezweifeln sind. Man muß jedoch sagen: bestand einmal eine schwere Schilddrüsenstörung, so werden die Kranken im

besten Fall, durch die bestgeführte Therapie — debil. Zu einem vollkommen
normalen Niveau kommen sie niemals. Aber schon eine solche Verbesserung ist
eine große medizinische Leistung.

Besonders wichtig ist dabei, daß die Störung so frühzeitig als möglich erkannt und behandelt wird. Das gehört zu den wichtigen Aufgaben einer Neu-
geborenen- und Säuglingsfürsorge (Mutterberatung). In der Dosierung halten
wir uns an kein festgelegtes Schema, auch nicht an die von Nobel angegebene
Dosierung nach der Sitzhöhe. Wir beginnen also etwa bei Säuglingen mit 0,05 g
Thyreoidin oder Thyreosan pro Tag und steigern so lange, bis sich eine deutliche
Besserung der Symptome zeigt und so lange keine Zeichen eine Hyperthyreose
aufscheinen (Durchfälle, starkes Schwitzen, Pulsbeschleunigung, körperliche und
psychische Unruhe).

Daß aber eine Schilddrüsenmedikation bei diesen Fällen niemals zu völlig
normalen Verhältnissen führt und manchmal den Zustand gar nicht entscheidend
zu bessern vermag, ist nicht so verwunderlich, wenn man bedenkt, daß es eben
fast nie die Schilddrüse allein ist, welche eine Störung aufweist, sondern daß die
Abnormität viel umfassender ist. Trotzdem ist es eine Großtat der Medizin, aus
der Erkenntnis der Zusammenhänge einen therapeutischen Weg gewiesen zu
haben.

Luetische Persönlichkeitsstörungen

Wird eine kongenitale Lues nicht rechtzeitig erkannt und behandelt (das
heißt also am besten schon durch Behandlung der Schwangeren, jedenfalls aber
sofort nach der Geburt), so entwickelt sich in vielen Fällen bei dem Kind das
Bild einer Spätlues (Lues congenita tarda, Encephalomeningitis luetica). Zu
der Zeit, in welcher diese unheilvolle Entwicklung einsetzt (fast immer erst im
Schulalter), ist das Erscheinungsbild des kongenital luetischen Kindes fast immer sehr deutlich. Nicht immer ist die viel beschriebene „Hutchinsonsche Trias"
voll ausgeprägt: 1. die Keratitis parenchymatosa (eine mehr oder weniger
dichte, unscharfe, „wolkige" Trübung der Hornhaut), 2. eine Taubheit oder,
häufiger, eine Schwerhörigkeit, und 3. der typische Zahnbefund: bei den
„Hutchinsonschen Zähnen" finden sich halbmondförmige Schmelzdefekte an den
bleibenden Schneidezähnen, vor allem aber eine „flaschenförmige" Verbildung
der Schneide- und Eckzähne (die Zähne sind in der Mitte breiter als am Zahn-
hals und an der Schneide). Noch konstanter sind aber sonstige Skelettverände-
rungen: eine „olympische Stirn" (besonders hohe Stirn mit deutlichen Tubera
frontalia, bedingt durch den luetischen Hydrozephalus, der aber meist nicht so
hohe Grade annimmt wie bei sonstigen Formen von Wasserkopf), die Sattelnase
(der Nasenrücken ist eingesunken, da das Nasenbein durch das luetische Granulationsgewebe weitgehend zerstört ist); manchmal finden sich auch andere Veränderungen am Gesichtsskelett, etwa eine besonders „gedrängte", „kleinfigurige"
Physiognomie, oder eine starke Asymmetrie („verbogenes", „halbmondförmiges"
Gesicht). Die übrigen Skeletterscheinungen sind in den meisten Fällen anders als
bei der Säuglingslues — kein Wunder, da ja das rasch wachsende Säuglings-
skelett auch auf andere Noxen (Avitaminosen oder entzündliche Schädigungen)
anders reagiert als das des älteren Menschen: statt des Osteochondritis dissecans und
der luetischen Osteomyelitis sind jetzt am häufigsten Veränderungen an der Tibia
zu finden (Verplumpung der vorderen Schienbeinkante, „Säbelscheidentibia").

Im Laufe des fortschreitenden luetischen Hirnprozesses entwickeln sich nun
die mannigfaltigsten neurologischen Symptome: Lähmungen von seiten verschiedener Hirnnerven, relativ häufig eine Degeneration des Sehnerven, eine
Optikusatrophie (wie auch entzündliche Veränderungen am Augenhintergrund

im Sinne einer luetischen Chorioretinitis); häufig ist auch das ARGYLL-ROBERTSON-sche Zeichen positiv (die reflektorische Verengung der Pupillen auf Lichteinfall bleibt aus, während sich die Pupillen beim Sehen in die Nähe — bei Konvergenz der Augenachsen — verengen). Weiters können sich auch am peripheren Nerven-system die verschiedensten Störungen ausbilden, die dann, wenn sie voll in Erscheinung getreten sind, ganz dem Bild einer zerebralen Kinderlähmung entsprechen können, also hauptsächlich eine spastische Lähmung, bei der jedoch das ständige Fortschreiten auf die wahre Natur des Leidens aufmerksam machen sollte. Es gibt aber auch „extrapyramidale" Störungen: eine choreaartige Bewegungsunruhe, Ataxie und Gleichgewichtsstörungen. Vor allem kommen aber bei diesen Prozessen, oft schon als einleitendes Symptom, epileptiforme Anfälle recht häufig vor.

In der Gehirn-Rückenmarksflüssigkeit finden sich regelmäßig Zeichen der chronischen Entzündung: Eiweiß- und Zellvermehrung. Die WASSERMANN- und die anderen serologischen Reaktionen sind im Blutserum keineswegs immer positiv, fast regelmäßig jedoch im Liquor.

Die charakterlichen und die intellektuellen Veränderungen sind besonders im Anfang des Prozesses oft nicht leicht greifbar. Man kann von einer allgemeinen psychischen Minderwertigkeit sprechen, die sich ganz schleichend entwickelt, so daß man kaum einen genauen Beginn angeben kann. Es beginnt den Kindern an der „höheren Integration" zu mangeln, sie verlieren in zunehmendem Maße an Konzentration, an Pflichtgefühl, an Hemmungsfunktionen. Alle Disziplinarmittel versagen, die Kinder begegnen ihnen mit Gleichgültigkeit, ja mit Bosheit. Eine „polymorphe Dissozialität" tritt auf, die Kinder stellen alles an, was nur verboten ist. Aggressionen, Eigentumsdelikte, Bosheitsakte, Durchgehen treten auf — ganz ähnlich, wie das bei den postenzephalitischen Charakterstörungen geschildert werden soll — es ist ja auch die anatomische Grundlage des Geschehens nicht viel anders! Typisch ist auch der unverkennbare intellektuelle Abbau, der manchmal sehr rasch fortschreitet, manchmal geradezu testmäßig an bestimmten Rechenoperationen erkennbar, die im Verlaufe weniger Wochen immer schlechter ablaufen. Auch die dissozialen Handlungen werden immer ungeformter, stehen auf immer tieferem Niveau. Immer unheimlicher wird die „Aushöhlung" der menschlichen Persönlichkeit, der Verlust an seelischer Differenziertheit, an Gefühlsansprechbarkeit, an Fähigkeiten. Schließlich kommt es, wenn die Fälle nicht rechtzeitig und nicht richtig behandelt werden (manchmal aber auch trotz der Therapie!) zu einem schrecklichen Zustand körperlicher und seelischer Ruinenhaftigkeit.

Von dieser Encephalomeningitis luetica, die im obigen geschildert wurde, ist sehr schwer zu unterscheiden die *progressive Paralyse* (PP) der Kinder, die sich ebenfalls auf Grund einer kongenitalen Lues entwickelt. Auch bei dieser Krankheit sind Fälle beschrieben, die schon um das fünfte Lebensjahr mit typischen Symptomen begannen; viel häufiger beginnt aber die „juvenile" PP erst im zweiten Lebensjahrzehnt. Daß die Unterscheidung schwer ist, das ist nicht verwunderlich, wenn man bedenkt, daß ja auch der dem Geschehen zugrunde liegende Prozeß ungemein ähnlich ist; nur ist der chronisch-entzündliche Prozeß, welcher die anatomische Grundlage der PP ist, diffuser, er führt zu einem chronischen Abbau vor allem der Rindenfunktionen, während es bei der zuerst beschriebenen Form zu mehr umschriebenen, größeren Zerstörungsherden kommt. Bei der luetischen Enzephalomeningitis stehen darum auch neben dem psychischen Abbau die neurologischen Herderscheinungen im Vordergrund, während bei der PP in den klassischen Fällen der psychische Abbauprozeß, wenigstens im Anfang, nicht mit greifbaren neurologischen Zeichen einhergeht.

Wie das für die kindlichen Geistesstörungen überhaupt charakteristisch ist (siehe auch die Schizophrenie!), geht auch die kindliche PP viel weniger „blühend" vor sich als beim Erwachsenen. Meist fehlen weitausgesponnene Größenideen, meist fehlt überhaupt das ausgesprochen Wahnhafte. Im Vordergrund steht, ganz ähnlich wie bei der zuerst beschriebenen Form, der intellektuelle und psychische Abbau, der Verlust der menschlichen Beziehungen, die Verstumpfung. Ein weiterer Unterschied gegenüber der Krankheit des Erwachsenenalters ist, daß die kindliche PP einen langsameren Verlauf nimmt.

Die Therapie der Wahl ist bei jedem ersten Zeichen kindlicher Neurolues eine Malariakur mit anschließender energischer antiluetischer Behandlung, heute ja vornehmlich mit Penicillin, die freilich vorsichtig begonnen werden muß, da es gerade bei diesen Formen zu gefährlichen „HERXHEIMER-Reaktionen" kommen kann (schwer toxische Zustände, wahrscheinlich durch den Zerfall von Spirochäten und das Freiwerden von Toxinen bedingt). Bei beiden Formen ist es entscheidend wichtig, daß die Therapie so früh als möglich begonnen wird, am besten ja, bevor es überhaupt zum Auftreten von auf das Zentralnervensystem hinweisenden Krankheitssymptomen gekommen ist, also schon beim ersten Auftreten einer positiven WASSERMANN-Reaktion im Liquor. Die Erfolge dieser beschriebenen Behandlung sind bei der Encephalomeningitis luetica wesentlich besser als bei der juvenilen PP, welche nicht so selten auch auf die Fiebertherapie wenig anspricht.

Seltene Schwachsinnsformen

Gerade in den letzten Jahren wurde eine ganze Anzahl von gesonderten Krankheitsbildern aus dem weiten Gebiet des Schwachsinns herausgegriffen und beschrieben, Zustandsbilder erblicher, heredodegenerativer, entzündlicher, neoplastischer Genese. Es kann nicht die Aufgabe dieser „Einführung" sein, alle diese Bilder im einzelnen zu schildern. Nur kurz seien einige dieser Möglichkeiten aufgezählt, damit ein Begriff von der Weite der Problematik auf diesem Gebiet vermittelt werde.

Die großartigsten neuen Entdeckungen liegen auf dem Gebiet der *genetisch bedingten Fermentdefekte.* Dieses Wissen hat uns der Aufschwung der modernen Biochemie gebracht, die ja die Medizin von heute in hohem Ausmaß bestimmt. Zu den wichtigsten Erbeigenschaften gehört die Fähigkeit zur Bildung bestimmter Fermente oder Enzyme in den Zellen, die in Art von Katalysatoren für den Ablauf zahlreicher lebenswichtiger chemischer Prozesse unabdingbar notwendig sind. Man weiß heute, daß zahlreiche, im Erscheinungsbild (Phänotypus) aufscheinende erbliche Verschiedenheiten durch die Verschiedenartigkeit von Fermenten bedingt sind (z. B. die Farbunterschiede der Erbsen oder der Wunderblume, mit denen GREGOR MENDEL experimentierte und an denen er seine Erbgesetze erkannte). Diese Fermentregulationen (von denen wir freilich noch nicht genau wissen, wie sie in solcher Differenziertheit und großer Zahl in dem Erbmaterial der Keimzelle vorgebildet sind) können nun in mannigfacher Weise gestört sein. Dann treten im Chemismus des Lebens abnorme Spaltprodukte auf, die im Organismus, vor allem in dem sehr empfindlichen Gehirn, schwere chronische Vergiftungszustände verursachen können. Auf diese Weise entstehen verschiedene Sonderformen erblichen Schwachsinns.

Am bekanntesten, am besten geklärt und in dieser Gruppe auch am häufigsten ist der *Phenylbrenztraubensäureschwachsinn* (Oligophrenia phenylpyruvica): gen-, also erbbedingt, fehlt im Organismus ein Ferment, das den richtigen Abbau einer essentiellen Aminosäure, des Eiweißbausteins Phenylalanin, zu steuern hätte; der Abbau geht vielmehr abnorme Wege, es kommt zu einer Ansammlung der für den Körper giftigen Phenylbrenztraubensäure im Körper; diese wird auch im Harn reichlich ausgeschieden und ist hier leicht, durch die FÖLLINGsche Ferrichloridprobe, nachzuweisen. Durch diese chronische Vergiftung kommt es zu einem meist sehr hochgradigen Abbau der geistigen Fähigkeiten, einen fast völligen Kontaktverlust, nicht selten auch zu epileptischen Anfällen. Ist es einmal soweit gekommen, ist keine Hilfe mehr möglich.

Aus der klaren Erkenntnis der Pathogene konnte man aber einen Weg der Prophylaxe finden (HORST BICKEL): wenn man durch rechtzeitiges Anstellen der Harnreaktion die Störung frühzeitig entdeckt, bevor es noch zur Vergiftung des Gehirns gekommen ist (dazu müßte man freilich systematisch bei jedem Säugling den Harn untersuchen), und läßt man daraufhin das Phenylalanin aus der Nahrung weg, so entwickeln sich die Kinder völlig normal. Das ist freilich langwierig und auch sehr teuer (natürlich braucht das junge Kind zum Aufbau seines Körpers Eiweiß, man muß also ein phenylalaninfreies Eiweißpräparat herstellen, was sehr teuer kommt), aber das Geld dürfte da, wo es um menschliches Leben geht, doch keine Rolle spielen.

Wir kennen aber noch eine ganze Anzahl anderer erblicher Fermentstörungen, die durch toxisch wirkende Abbauprodukte, etwa auch durch die Speicherung solcher Produkte in den Organen (dann spricht man von Speicherkrankheiten) zu Schwachsinnszuständen führen. Die Angelsachsen, die Meister in der Schöpfung prägnanter Namen sind, sprechen da von „inborn error of metabolism" (angeborenem — besser wäre: ererbtem — Irrweg des Stoffwechsels).

Wir können hier nicht alle weiteren Möglichkeiten aufzählen oder gar ausführlich beschreiben, sondern wollen nur kurz anführen: den *Gargoylismus* (der Name kommt von den Wasserspeiern der gotischen Dome — gargouille —, weil diese Kinder ein fratzenhaft häßliches Gesicht haben und schwer disproportioniert sind; die Ursache ist eine durch Fermentdefekt bedingte Speicherung eines Mukopolysacharids in den Geweben); die WILSONsche Krankheit (eine Störung des Kupferstoffwechsels, zu schweren Störungen des Eiweißabbaus, zu Leber- wie Hirndegeneration und damit zu ganz schweren Schwachsinnszuständen führend); daß wahrscheinlich auch der *Kretinismus* in diese Gruppe von Stoffwechselstörungen gehört, wurde schon besprochen; die *Galaktosämie* (Störung des Milchzuckerabbaus mit konsekutiver Vergiftung) — um nur einige Beispiele von einer recht langen und durch die neuen Forschungen ständig länger werdenden Reihe zu nennen.

Weiter gibt es eine ganze Anzahl seltener Schwachsinnsformen auf erblicher Grundlage, mit klar erforschtem Erbgang, mit Besonderheiten des Krankheitsbildes oder des Verlaufes, etwa mit typischen begleitenden Augensymptomen wie die mit einer Netzhautdegeneration einhergehende „amaurotische Idiotie"; auch manche erbliche Formen von angeborenem Star sind regelmäßig mit mehr oder weniger hochgradigem Schwachsinn kombiniert, desgleichen Spaltbildungen im Bereich der Netz- und der Aderhaut. Das ist uns deshalb interessant, weil es uns daran erinnert, daß das Auge sich ja als ein Teil des Gehirns entwickelt, so daß es kein Wunder ist, daß Störungen dieses Sinnesorgans und des Zentralnervensystems gemeinsam vorkommen.

Als weitere Gruppe sollen die *heredodegenerativen* Erkrankungen des Zentralnervensystems erwähnt werden. Es gibt in allen Anteilen des Nervensystems, den peripheren wie den zentralen, Krankheitsvorgänge, welche durch Degeneration, durch Abbauvorgänge des Nervengewebes, bereits ausgereifte Funktionen wieder zerstören und durch den Ausfall dieser Funktionen zu motorischen und sensiblen Lähmungen und anderen Defektzuständen führen. Relativ häufiger spielen sich diese Krankheiten in der Peripherie ab, wie z. B. die ERBsche Muskeldystrophie, die FRIEDREICHsche Ataxie und eine Anzahl weiterer ähnlicher Störungen. Aber auch im Gehirn gibt es derartige Prozesse fortschreitenden Abbaus, die man meist als Sklerosen bezeichnet, weil das zerstörte Nervengewebe durch wucherndes Stützgewebe ersetzt wird. Während naturgemäß die rein peripheren Störungen das seelische Leben nicht unmittelbar in Mitleidenschaft ziehen, ist das sehr wohl der Fall, wenn das Gehirn selbst dabei betroffen ist: es kommt dann nicht nur zu fortschreitenden zerebralen Lähmungen (also zu spastischen Lähmungen wie etwa bei der LITTLEschen Krankheit), sondern auch zu fortschreitendem intellektuellem und seelischem Abbau. Bei den meisten dieser Krankheitsbilder ist eine Erblichkeit nachzuweisen; in der Mehrzahl der Fälle folgen sie dem rezessiven Erbgang. Nicht selten sind jedoch die Erblichkeitsverhältnisse sehr kompliziert: es finden sich in den belasteten Sippen auch andere „heredodegenerative" Erkrankungen oder aber ganz andere Erbkrankheiten des Nervensystems, etwa eine Epilepsie. Angesichts solcher Tatsachen hat man öfters den Eindruck, derartige Krankheiten seien, wenigstens was die Erblichkeit betrifft, keine geschlossenen „nosologischen Einheiten", sondern es werde eher eine gewisse Minderwertigkeit des Nervensystems vererbt, die dann bei den verschiedenen Individuen unter verschiedenartigen Krankheitsbildern (freilich manchmal auch unter dem gleichen) in Erscheinung tritt — vielleicht auch unter dem Einfluß bestimmter exogener, auslösender Faktoren[1].

Auch durch *entzündliche* Prozesse hervorgerufene Schwachsinnszustände bieten interessante Probleme. Darüber soll im nächsten Kapitel, bei den „Enzephalopathien", mehr gesagt werden.

Ebenfalls erst seit den letzten Jahren gibt es eine „neue" Form des Schwachsinns und vor allem der Charakterstörung: die durch die Streptomycinbehandlung am Leben erhaltenen, defektgeheilten Fälle von Meningitis tuberculosa. Früher bedeutete diese Diagnose ein Todesurteil, das mit unerbittlicher Konsequenz vollzogen wurde. Heute bleiben infolge der Therapie, wenn sie nur rechtzeitig genug einsetzt, diese Kinder am Leben. Aber die tbc. Encephalitis und die zu herdförmigen Gehirnerweichungen führende tbc. Endarteriitis können schwere Schädigungen setzen. Während das akute und subakute Krankheitsbild sehr verschiedenartige neurologische und auch psychiatrische Symptomenkomplexe erzeugt, ähneln die Spätfolgen sehr den in einem eigenen Kapitel beschriebenen „enzephalitischen Charakterstörungen", haben ja eigentlich auch die gleiche Ursache und das gleiche anatomische Substrat.

Schließlich gibt es Schwachsinns- und seelische Defektzustände auch infolge von *Neoplasmen*. Deren gibt es im Raume des Gehirns gerade im Kindesalter recht verschiedene, und leider sind solche Fälle auch gar nicht so selten. In den Kreis unserer Betrachtungen sollen die Fälle von Hirntumoren nicht einbezogen werden, die, von einer Stelle ausgehend, durch ihr schrankenloses Wachstum nach Wochen oder Monate dauerndem Siechtum das kindliche Leben zerstören, wenn nicht die Operation gelingt und keine Rezidive eintreten. In den meisten Fällen schreitet diese Krankheit ja doch so rasch fort, daß der begleitende Abbauprozeß nicht mit einer anderen Schwachsinnsform verwechselt werden kann. Dagegen gibt es andere, gutartige, multipel auftretende Tumoren, welche sehr wohl Dauerzustände psychischer Defekte verursachen können. Als ein Beispiel sei genannt das *Adenoma sebaceum* oder die *Tuberöse Hirnsklerose*, welche charakterisiert ist durch das Auftreten zahlreicher, von den Talgdrüsen ausgehender Tumoren in der Haut sowie von ebenfalls aus epithelialem Gewebe stammenden

---

[1] Überzeugend hat das dargelegt: CURTIUS, F.: Die Erbkrankheiten des Nervensystems. Stuttgart: F. Enke, 1935.

kleinen Geschwülsten im Gehirn (wieder einmal ist hier ein Parallelismus zwischen Haut und Gehirn festzustellen!). Die Lieblingslokalisation dieser fast immer schon im Kleinkindalter deutlich ausgebildeten Neubildungen ist die Wangengegend, nicht ganz so häufig die Sakralgegend: es finden sich dicht gedrängt zahlreiche stecknadelkopfgroße und noch kleinere rötlich-gelbe, glänzende, nicht sehr über die Oberfläche vorspringende Knötchen. Die entsprechenden Neubildungen im Gehirn machen in der Mehrzahl der Fälle ganz schwere Defektzustände: Schwachsinn, schwerer Erethismus, pädagogisch völlig unbeeinflußbare Getriebenheit — und in der Regel auch epileptische Anfälle. Meist kommt es noch zu weiterem Abbau der Persönlichkeit. Wir kennen aber auch Fälle, bei denen die Anfälle fehlen (das ist natürlich darauf zurückzuführen, daß in den „Krampfgebieten" des Gehirns keine Tumoren zu finden sind), auch solche, bei denen die Störung der Persönlichkeit nicht so hochgradig ist.

In vielen Punkten damit vergleichbar ist die RECKLINGHAUSENSche *Neurofibromatose*. Auch da finden sich zahreiche Tumoren in der Haut, im Verlauf der peripheren Nerven und auch im Gehirn, nur gehen diese vom Bindegewebe aus. Das psychische Bild kann, entsprechende Lokalisation vorausgesetzt, ganz der oben geschilderten Krankheit entsprechen.

Und endlich sei noch ein drittes Krankheitsbild kurz erwähnt: die STURGE-WEBERsche Krankheit, bei der es zu meist halbseitig lokalisierten kavernösen Hämangiomen am Körper, besonders im Gesicht und, auf der gleichen Körperhälfte, auch im Gehirn kommt, was ebenfalls schwere Persönlichkeitsdefekte und meist halbseitige (auf der Gegenseite der Hämangiome lokalisierte) epileptische Krämpfe zur Folge hat.

Wir haben in der Aufzählung einiger Möglichkeiten zerebraler Störungen auch nicht annähernd nach Vollständigkeit gestrebt. Vielmehr kam es uns darauf an, von den Störungen her begreiflich zu machen, wie kompliziert die Organisation des Gehirns ist und wie sehr seine Funktionen in das gesamte körperliche und psychische Geschehen hinein verwoben sind.

Postenzephalitische Persönlichkeitsstörungen, Enzephalopathien

Die ganze Kompliziertheit der Heilpädagogik zeigt sich so recht in diesem Kapitel, das die Persönlichkeitsstörungen auf Grund organischer Hirnschädigungen behandeln soll. Es bietet eine Fülle von diagnostischen Schwierigkeiten, die im einzelnen Fall oft nicht völlig zu überwinden sind; die hier behandelten Zustandsbilder gehen manchmal mit verschwimmenden Grenzen in andere über; die pädagogischen Schwierigkeiten mit solchen Kindern sind, so müssen wir trotz unseres pädagogischen Optimismus sagen, manchmal nicht zu beherrschen. Dieses Kapitel ist andererseits deshalb besonders interessant, weil sich gerade von diesen Störungen her wichtige Einblicke in zentrale Funktionen der menschlichen Persönlichkeit ergeben, z. B. in die Steuerung der Aktivität und in das Willensproblem.

Ätiologie

Die Ätiologie zerebraler Störungen ist ungeheuer vielfältig. Schon in den ersten Schwangerschaftsmonaten, also lange vor der Geburt, kann es zu Hirnstörungen kommen. Für diese *„Embryopathien"* interessiert man sich gerade in der letzten Zeit besonders. Wird die Mutter gerade in den ersten drei Schwangerschaftsmonaten, also in jener Zeit, in welcher sich die Organe des kindlichen Körpers hauptsächlich formieren (man spricht darum von der „organogenetischen" Periode), von bestimmten, meist virusbedingten, Krankheiten befallen (in der angelsächsischen Literatur der letzten beiden Jahrzehnte spielt

da besonders die Rubeolen-Infektion eine große Rolle), so kann es zu schweren Mißbildungen des Kindes, vor allem des Gehirns, kommen. Die Krankheiten können bei der Mutter sehr leicht verlaufen, etwa unter dem Bild einer
gewöhnlichen Grippe; und doch können Keime auf dem Plazentarwege auf das
Kind übertragen werden und bei diesem eine schwere Hirnstörung verursachen.
In der letzten Zeit wird viel von der *Toxoplasmose* gesprochen, die ebenfalls
vor allem junge Föten besonders schwer zu schädigen scheint. Der Erreger, das
Toxoplasma, ist ein Protozoon. Dabei kann die Krankheit der Mutter, welche
sich dann auf den Embryo überträgt, klinisch ganz oder fast symptomlos verlaufen. (Über die Problematik der Toxoplasmose unterrichtet in umfassender
Weise das Werk von O. THALHAMMER[1].)

Manchmal hört man anamnestisch auch von einem „drohenden Abortus" in
der ersten Schwangerschaftszeit: es sei zu Blutungen gekommen, welche auf eine
drohende Fehlgeburt hinwiesen, durch die ärztliche Behandlung sei die Schwangerschaft aber erhalten worden, das Kind habe sich aber sofort nach der
Geburt als zerebral schwer gestört erwiesen. Das Wahrscheinlichste bei diesen
Fällen ist, daß die bei diesem Vorgang eintretende Zirkulationsstörung die
Schädigung des Fötus bewirkte; man kann freilich nicht von der Hand weisen,
daß umgekehrt die aus einem anderen Grunde, vielleicht wegen einer Mutation,
eingetretene Gehirnstörung hätte zu einem Abortus führen sollen, der dann,
eigentlich zum Unglück für das Kind, verhindert wurde.

Weiter kennen wir eine Anzahl von Fällen, bei denen ein mit chemischen
oder mechanischen Mitteln unternommener Abtreibungsversuch sein eigentliches
Ziel nicht erreichte, wohl aber zu einer schweren Schädigung des werdenden Kindes führte.

Es ist leicht verständlich, daß außer der Massigkeit und Aktivität der Infektion besonders der Zeitpunkt für den Grad der Störung sehr wichtig ist: zu
je früherem Termin die Schädigung den rasch wachsenden Organismus trifft,
um so schwerer werden die Folgezustände sein.

Die noch sehr junge Lehre von den Embryopathien hat viele unserer früheren Anschauungen verändert oder modifiziert. Man hat erkannt, daß vieles, was
man früher als erbliche Mißbildung, als ererbte degenerative Veränderung auf-
faßte, eben auf intrauterin erworbene Schädigungen zurückzuführen ist. Jedenfalls muß man immer an eine solche Störung denken, wenn man einer Kombination verschiedener Abartigkeiten und Mißbildungen gegenübersteht: einer allgemeinen Unterentwicklung, einem starken Untergewicht bei normalem Geburts-
termin (also nicht auf eine Frühgeburt zurückzuführen), Gehirnstörungen meist
recht hohen Grades, darum auch meist sehr hochgradige Schwachsinnsformen
oder Charakterabartigkeiten, Knochen- und anderen Organmißbildungen, besonders aber Störungen des Seh- und Gehörorgans (andere Sinnesorgane sind kaum
je geschädigt); da finden wir also abnorme Kleinheit des Augapfels (Mikroph-
thalmus), verbunden mit hochgradiger Sehschwäche, Anomalien der Iris, der
Linse, der Netzhaut, da finden wir Hörstörungen zusammen mit Mißbildungen
der äußeren oder inneren Teile des Gehörapparates. Oft sind solche Kinder
grotesk häßlich, es zeigen sich Rückschlagsbildungen (Atavismen), worüber noch
zu sprechen sein wird.

Eine weitere sehr häufige Ursache zerebraler Störungen ist das *Geburtstrauma*. Selbst bei normalen Verhältnissen wird der Schädel des Neugeborenen

---

[1] THALHAMMER, O.: Toxoplasmose bei Mensch und Tier. Wien und Bonn: W. Mau-
drich. 1957.

bei der Geburt manchmal so stark deformiert, daß man sich wundert, daß dem Gehirn dabei nichts passiert ist. Besteht nun ein Mißverhältnis zwischen den mütterlichen Geburtswegen und der Größe des kindlichen Schädels, so kann leicht ein Unglück geschehen. Das ist der Fall bei besonders großen Kindern oder aber, viel häufiger, bei einer Verengung des mütterlichen Beckens, hauptsächlich auf Grund einer durchgemachten Rachitis. Anamnestisch hört man in solchen Fällen von einer besonders langen Dauer der Geburt, die dann unter Umständen künstlich, durch die Zange beendet werden mußte. Eine andere häufige Ursache zerebraler Geburtsstörungen ist die Frühgeburt, obwohl man doch denken sollte, daß der kleine Schädel des vor seiner Zeit zur Welt kommenden Kindes leicht geboren werden müßte. Hier liegt die Gefahr aber vor allem in der Unausgereiftheit und besonderen Verletzlichkeit der kleinsten Blutgefäße. Es kommt also bei dem zuerst beschriebenen Typ von Geburtstraumen entweder zu direkten Verletzungen der Gehirnsubstanz, etwa durch eine Impressionsfraktur eines Schädelknochens durch einen Zangenlöffel oder aber zu Hirnzerstörungen durch mächtige Blutungen, hervorgerufen durch Einrisse der venösen Blutleiter (besonders gefürchtet der „Tentoriumriß", bei dem ja freilich die Blutung meist deletär ist, da die lebenswichtigen Zentren des verlängerten Marks vom Ort der Blutung nicht weit entfernt sind). Bei den Frühgeburten jedoch findet man meist keine derart massigen Zerstörungen, sondern mikroskopisch kleine, aber multiple Blutungen, eben aus den so sehr verletzlichen kleinsten Gefäßen. In der jüngsten Zeit bewertet man die mechanischen Momente (direkte Hirnschädigungen oder Gefäßzerreißungen) nicht so hoch, sondern legt größeres Gewicht auf eine Störung der Blutversorgung und damit des Sauerstoffangebotes an die dafür ja so sehr empfindlichen Hirnzellen, welche dadurch irreversibel gestört werden.

Nicht so selten hört man anamnestisch von einem Geburtstrauma, die genauere Durchforschung des Schwangerschaftsverlaufes und das ganze Bild lassen aber darauf schließen, daß schon lange vor der Geburt eine Schädigung im Sinne einer Embryopathie eingetreten sein muß. Daraus ergibt sich dann, daß es eben die schon vorher bestehende Schädigung des Kindes ist, welche es nicht zu einem normalen Geburtsverlauf kommen läßt, wobei dann gewiß das „Geburtstrauma" eine weitere Schädigung setzen kann. Auch hier sind also die Vorgänge komplizierter, als wir früher glaubten.

Wegen der diagnostischen Wichtigkeit muß bei allen zerebralen Störungen genauestens die Geburtsgeschichte erhoben werden: Dauer der Geburt, Wehentätigkeit, eventuell künstliche Beendigung; Aussehen und Verhalten des Kindes unmittelbar nach der Geburt; erster Schrei; Asphyxie; Aussehen des Schädels; eventuelle Wiederbelebungsmaßnahmen. Sehr wichtig ist auch die Beschreibung des Verhaltens in den ersten Lebenstagen: auffallende Ruhe und Schlafsucht, oder aber auffallende Unruhe, ununterbrochenes Schreien, besondere Ungeschicklichkeit beim Trinken; Anfälle irgendwelcher Art — recht häufig hört man da von „stillen Fraisen", Streckkrämpfen mit Bewußtlosigkeit, oder aber auch von klonischen Krämpfen.

Natürlich kann es auch im späteren Leben zu *traumatischen* Hirnstörungen kommen, durch Herausfallen des Kindes aus dem Bettchen, durch Sturz von der Stiege und ähnliches. In solchen Fällen hört man von unmittelbar oder kurze Zeit nach dem Unfall eintretender Bewußtlosigkeit oder Dösigkeit sowie von Erbrechen.

Eine weit größere Rolle als die traumatisch verursachten organischen Hirnstörungen spielen heute die *entzündlichen*. Wir stehen da vor der unheilvollen Tatsache, daß sich überall in der Welt, vor allem unter den Bedingungen der

großstädtischen Zivilisation, die Zahl der entzündlichen Störungen des Zentralnervensystems in den letzten 30 Jahren vervielfacht hat[1].

Eine interessante Parallele dazu bildet die Beobachtung, daß heute die HEINE-
MEDINsche Krankheit, die epidemische Kinderlähmung, früher selbstverständlich als
Polio-*Myelitis*, also Erkrankung des Rückenmarkes, bezeichnet, nunmehr in vielen Fällen
zu einer Hirnkrankheit — Polio-*Enzephalitis* — geworden ist, was ja viele unaufhaltsame
Todesfälle bedingt; weiters haben weltweite Untersuchungen ergeben, daß die Häufigkeit und die Schwere dieser Krankheit deutlich mit dem Zivilisationsgefälle der verschiedenen Länder parallel geht — je besser die hygienischen Bedingungen sind, desto
gefährlicher ist also die Kinderlähmung, die sich damit als „Zivilisationskrankheit"
deklariert.

Die Folgezustände nach den traumatischen zerebralen Störungen unterscheiden sich
in keiner Weise von den entzündlichen, weder in funktioneller Beziehung (dabei kommt
es einzig und allein auf die Lokalisation der Störungen an), noch auch nach dem pathologisch-anatomischen Bild: In beiden Fällen findet später der Anatom die vom Blut-
pigment braun gefärbte Hirnnarbe und kann nicht mehr entscheiden, ob die Ursache
eine Blutung oder eine Entzündung war. Auch wir legen daher auf eine säuberliche
Differentialdiagnose nach der Ätiologie keinen besonderen Wert, sondern halten uns
hauptsächlich an das neurologische und psychische Bild.

Entzündliche Hirnstörungen sind im Kindesalter, und gerade wieder im
frühen Kindesalter, viel häufiger als in späteren Lebensphasen. Alle Viruskrank-
heiten (Masern, Feuchtblattern, Mumps, Röteln) sowie der Keuchhusten, selten
auch der Scharlach oder der Typhus, können enzephalitische Komplikationen mit
sich bringen; sehr selten kann auch einmal eine Diphtherie, und zwar durch eine
Endarteriitis, dauernde zerebrale Schäden mit sich bringen, während die ander-
weitigen nervösen Störungen im Gefolge der Diphtherie, nämlich die „neuriti-
schen" Lähmungen, restlos ausheilen. Es können also, wie man sieht, fast sämtliche Kinderkrankheiten auch Gehirnstörungen verursachen. Gefürchtet ist auch
die Impfenzephalitis, wenn sie auch selten vorkommt; besonders tragisch dadurch, daß sie durch einen ärztlichen Eingriff bei einem vorher gesunden Kind
ausgelöst wurde. Wenn man öfters lesen kann, daß diese letztere Krankheit
entweder zum Tode führe oder aber vollkommen ausheile, so stimmt das nicht
ganz; wir haben doch nicht selten Fälle mit dauernden Charakterstörungen gesehen (interessant ist in diesem Zusammenhang, daß die Impfenzephalitis um so
seltener wird, je früher die Erstimpfung erfolgt, während die anderen Enzepha-
litisformen um so häufiger vorkommen, je jünger die Kinder sind).

Außer diesen „parainfektiösen" gibt es noch „spontane", d. h. nicht im Gefolge einer anderen Infektionskrankheit entstehende, durch verschiedene Viren
hervorgerufene Enzephalitiden. Das akute Krankheitsbild kann sehr verschieden sein: manchmal sehr dramatisch, mit Bewußtlosigkeit oder schwerer Benommenheit, mit Erbrechen, mit Krämpfen, mit Lähmungen (besonders Augen-
muskel- oder anderen Hirnnervenlähmungen), mit Bewegungsstörungen (Tremor,
choreiforme Unruhe), mit Gleichgewichtsstörungen einhergehend; sehr typisch
sind auch Schlafstörungen: während des akuten Bildes meist eine besondere
Schlafsucht — nur für kurze Zeit, etwa für die Nahrungsaufnahme, kann der
Schlafzustand durchbrochen werden (von den als Folgezustand von Gehirnentzündungen auftretenden Schlafstörungen wird noch die Rede sein). Wir müssen
aber annehmen, daß manchmal eine Gehirnentzündung auch mit schweren kon-

---

[1] Siehe dazu KUNDRATITZ, K.: Erkrankungen des Zentralnervensystems als Ursache
körperlicher und geistiger Defekte. Wandlungen der Krankheitsbilder. In: Bericht des
III. Internationalen Kongresses für Heilpädagogik. Wien: Verlag für Jugend und Volk,
1955.

sekutiven Persönlichkeitsveränderungen, unter ganz undramatischen, leicht zu
übersehenden akuten Erscheinungen verlaufen kann, etwa einer gewöhnlichen
Grippe, von der man höchstens hört, daß das Kind dabei eigenartig dösig gewesen sei. Auch schwerere Darmstörungen im Säuglingsalter, bei denen im akuten Bild ja zerebrale Symptome sehr häufig vorkommen, scheinen irreversible
Hirnstörungen hervorrufen zu können; wenigstens ist der Bericht über derartige
Krankheitsprozesse oft die einzige verwertbare anamnestische Angabe bei eindeutig zerebral gestörten Kindern. Freilich besteht da auch die Möglichkeit, daß
es sich um eine primäre Enzephalitis handelte, die erst sekundär, durch die zentrale Störung der Stoffwechselregulierung, Darmsymptome machte, wobei aber
die verursachende Hirnstörung nicht diagnostiziert wurde. Auch die defektgeheilten Fälle von streptomycinbehandelter Meningitis tuberculosa (siehe voriges
Kapitel) zeigen leider nicht so selten das Bild der „postenzephalitischen Persönlichkeitsstörung".

Weiter können sich die gleichen Erscheinungen auch einmal an eine von
verschiedenen Eitererregern hervorgerufene Gehirn*haut*entzündung anschließen,
wenngleich festzuhalten ist, daß Eiterungen hervorrufende Bakterien hauptsächlich Entzündungen der Hirnhäute, Vira dagegen solche der Hirnsubstanz, vor
allem der subkortikalen Zentren, verursachen.

Zweifellos gibt es *neben den traumatischen und den entzündlichen Ursachen*
von Hirnminderwertigkeiten auch *erb*bedingte, vor allem im Sinne von sprung-
haften Änderungen des Erbgefüges (Mutation). Auch diese sind *funktionell*
von den früher besprochenen nicht zu trennen. Es würde sich daher empfehlen,
alle diese so verschieden bedingten Hirnstörungen unter einem gemeinsamen
Namen, etwa „Enzephalopathie", zusammenzufassen; freilich hat sich der Name
„postenzephalitische Störungen" sehr eingebürgert, auch für die Fälle, die nicht
sicher entzündlicher Genese sind.

Wieder einmal müssen wir uns entschließen, eine gedankliche Trennung, die
uns um der wissenschaftlichen Systematik willen sehr erwünscht wäre, den Realitäten gegenüber aufzugeben, nämlich die strikte Unterscheidung zwischen erworben und ererbt: wir sehen bei derartigen Fällen nicht selten in der Verwandtschaft Hirnanomalien, was also für erbliche Minderwertigkeit spricht, und erhalten gleichzeitig anamnestische Anhaltspunkte dafür, daß vor oder nach der
Geburt von außen kommende Schädigungen auf das Gehirn eingewirkt haben.

Ja es gibt zweifellos gewiß disponierende Faktoren für organische, besonders für entzündliche Hirnstörungen, Faktoren, welche in der Familie oder im
vorhergehenden Lebensschicksal liegen: wir haben in einer Häufigkeit, die kein
Zufall mehr sein kann, gesehen, daß Kinder an einer Enzephalitis erkrankt sind,
welche schon vorher zerebral geschädigt waren, etwa durch ein Geburtstrauma.
Das gleiche ist zu sagen bezüglich Enzephalitiden bei Kindern, in deren Verwandtschaft sich auch sonst Minderwertigkeiten des Zentralnervensystems in
gehäuftem Maße finden. Aber nicht nur endogene, vorgegebene Minderwertigkeiten disponieren zu entzündlichen Hirnerkrankungen, es gibt vielmehr auch
ganz gegenteilige Beobachtungen, nämlich eine besondere Hochwertigkeit als
disponierenden Faktor: wir haben oft gesehen, daß gerade solche Kinder an
Enzephalitis erkrankten, welche ein besonders fein differenziertes Nervensystem
hatten, intellektuell weit überdurchschnittlich entwickelt, seelisch besonders sen-
sibel, auch im körperlichen Bild von geradezu prinzenhaft feiner Struktur. Das
ist seit langem bekannt bezüglich der Meningitis (und Enzephalitis) tuberculosa,
gilt aber auch für virusbedingte, besonders für metainfektiöse Enzephalitiden;
vor allem bei der (Meningo-) Enzephalitis nach Mumps konnten wir ausnahmslos eine derartige Disposition feststellen. Es ist eben gewiß kein Zufall, wer an

einer Enzephalitis erkrankt, sondern es besteht eine deutliche Veranlagung für eine Enzephalitis — auch das ein Beispiel für die „endogene Erlebnisbereitschaft" der Persönlichkeit, von der im allgemeinen Teil die Rede war.

Neurologische Folgezustände

Die Folgezustände organischer Hirnschäden bei Kindern können sehr mannigfaltig sein. Zunächst seien die neurologischen Störungen beschrieben. Sehr häufig sind spastische Lähmungen verschiedener Ausdehnung und verschiedenen Grades.

Zum Unterschied von den schlaffen Lähmungen, welche durch Störungen in der „letzten gemeinsamen Strecke" der motorischen Innervation, also durch Erkrankungen des Rückenmarkes oder der peripheren Nerven bedingt sind (deren Prototyp ist die spinale Kinderlähmung), handelt es sich hier um Störungen zentraler Abschnitte der motorischen Bahnen; dafür ist charakteristisch eine meist nicht völlig aufgehobene, aber erschwerte und versteifte Motorik, eine Erhöhung der Spannung der Muskulatur — Tonussteigerung — sowie eine Steigerung der Muskel- und Sehnenreflexe. Wir sprechen hier von „spastischer" oder „Krampflähmung".

Bekannt ist das Bild der „LITTLEschen Lähmung", schon im vorigen Jahrhundert von einem Engländer beschrieben, ursprünglich für geburtstraumatisch geschädigte Frühgeburten, heutzutage aber vielfach für jede Art von frühkindlichen Hirnschäden mit spastischen Symptomen gebraucht: eine oder mehrere Extremitäten oder auch eine Körperhälfte oder überhaupt die gesamte Muskulatur sind spastisch, der Tonus gewisser Muskelpartien ist besonders gesteigert, woraus sich charakteristische Haltungen und Bewegungsformen ergeben: bei den unteren Extremitäten sind in der Regel die Adduktoren besonders kontrahiert, wodurch es zu einem „Überscheren" der Beine kommt, die Streckmuskulatur der Beine ist besonders hypertonisch, daraus erklärt sich der „Fußspitzengang", eventuell ein Zirkumduzieren des gelähmten Beines; der gelähmte Arm wird mit gebeugtem Ellbogen und nach einwärts rotiertem Unterarm, meist mit gebeugtem Handgelenk an den Körper angepreßt gehalten. So schwer gestört ist die Motorik aber keineswegs immer. Oft ist die spastische Parese nur dem sehr geübten Auge erkennbar, zeigt sich etwa nur in einer besonders hochgradigen Ungeschicklichkeit, einem verspäteten Erlernen feinerer Hantierungen, etwa des Maschenbindens, einer Störung des natürlichen Flusses der Bewegung, welche dann eigenartig eckig, gar nicht gelöst wirkt; von den mit solchen Bildern häufig verbundenen Sprachstörungen wird noch die Rede sein.

Es gibt auch noch eine andere Störung der Aktivität: ohne eigentliche motorische Defekte (manchmal allerdings auch bei großer körperlicher Ungeschicklichkeit) kommt es zu einem Fehler in der Bewegungs- und Handlungs*vorstellung* (ideatorische Apraxie): diese Kinder finden keinen Weg, auch einfache Handlungen, z. B. das Anzünden eines Streichholzes, durchzuführen und wirken so in der konkreten Situation kraß unangepaßt.

Nicht selten findet man bei so gestörten Menschen eine *Athetose*, eine eigenartige Koordinationsstörung und Hyperkinese, charakterisiert durch bizarr durcheinandergehende Überbeugungen und Überstreckungen und Verdrehungen der einzelnen Glieder, aber auch der mimischen Muskulatur und der Zunge, all das bedingt durch Störungen der subkortikalen motorischen Integrationsorte. Während die rein spastischen Lähmungen häufiger mit mehr oder weniger hochgradigen Intelligenzstörungen einhergehen, trifft man nicht selten selbst hochgradige Athetosen mit ganz oder fast intakter Intelligenz, was dann natürlich die Prognose auch der motorischen Störung wesentlich verbessert: wenn nämlich die Kinder mit großem Interesse und starkem persönlichem Einsatz selber aktiv an einer Übungstherapie mitwirken (die verständnislosen und stumpfen Schwach-

sinnigen sind dazu ja nicht zu bringen), so bessert sich die Beweglichkeit oft
erstaunlich. Hier hat die Heilpädagogik der Körperbehinderten ein weites Feld
der Betätigung und bringt sehr erfreuliche Resultate zutage. Selbst wenn die
motorische Störung wenig besserungsfähig bleibt, so finden diese Kinder, wenn
sie nur intellektuell und seelisch halbwegs intakt geblieben sind, doch genug
Ausdrucksmöglichkeiten und auch genug Wege zu einer sinnvollen Betätigung,
daß sie zu einem erfüllten und zufriedenen Leben zu erziehen sind. Immer ist
es bei diesen Kindern das zentrale Problem, sie zur „Selbsttätigkeit" zu bringen,
wozu gewiß von seiten des Heilpädagogen eine Fülle von klugen, witzigen,
den Besonderheiten des Falles angepaßten Einfällen, vor allem aber ein unbe-
dingter persönlicher Einsatz gehört, welcher dem Kind einfach nicht erlaubt,
auszuweichen. Der größte Fehler ist ja — ein Fehler, den die Eltern sehr häufig
begehen —, das „arme Kind" zu bedauern, ihm jede Schwierigkeit, jede Anforderung abzunehmen und ihm gerade dadurch die eigene Aktivität, ja den Sinn
seines Daseins zu nehmen. Gewiß sind bei diesen schwer motorisch behinderten
Kindern die Schritte zum Erfolg sehr klein, aber Kind und Erzieher werden reich
belohnt von den Erlebnissen des aufblitzenden Interesses, der Erweckung der
Eigenständigkeit und der Erweiterung des geistigen Horizontes[1].

Auf seltenere motorische Störungen, wie Ataxie, Gleichgewichtsstörungen,
choreatische Störungen, Tremor und dergleichen, sei hier nicht weiter eingegangen. Der Überschuß an motorischen Impulsen, die Hyperkinese nach zerebralen
Störungen soll anläßlich des Erethismus besprochen werden.

Es ist bekannt, daß es nicht so selten, meist erst Jahre nach der akuten
Gehirnentzündung, zum Ausgang in einen *Parkinsonismus* kommt, einer allgemeinen Versteifung und Bewegungsverarmung sowie einer Herabsetzung auch
der rein psychischen Impulsivität (der Schütteltremor, der beim „Altersparkinson"
das Bild charakterisiert, fehlt beim kindlichen, postenzephalitischen Parkinsonismus meist). Wer genau beobachtet, findet bei solchen Kindern oft lange Zeit vor
dem Auftreten der typischen Hypokinese eine Bewegungsverarmung leichtesten
Grades, vor allem eine Störung der Leichtflüssigkeit der Mimik, eine leichte
Andeutung eines „Masken-" oder (wenn damit eine gesteigerte Sekretion des
Hauttalges einhergeht) eines „Salbengesichtes". Manchmal bleibt es auch bei
diesen rudimentären Symptomen, es bildet sich also das volle Bild der Parkinsonschen Krankheit nicht aus, dann müssen diese geringen Zeichen wohl
beachtet werden und können in der Diagnose einer etwaigen Charakterstörung
führend sein.

Von motorischen Störungen seien weiter die *Ticks* erwähnt. In der Mehrzahl der Fälle ist ein Tick, jene charakteristische Abfolge unwillkürlicher, stereotyper Kontraktionen, vor allem der mimischen Muskulatur, einfach Ausdruck
eines neuropathischen Zustandsbildes und wird in diesem Kapitel ausführlicher
beschrieben; ein organisches Substrat für diese Bewegungsstörung ist dann nicht
nachzuweisen. In manchen Fällen läßt sich aber zeigen, daß eine vorangegangene
Enzephalitis die Ursache ist, besonders bei sehr intensiven oder bei generali-
sierten Ticks, auch bei solchen motorischen Entladungen, die einen Übergang zu
komplizierteren Handlungsabläufen erkennen lassen (Räuspern, Schnüffeln,
Schlürfen, Zwangslachen und -weinen, bis zu zwanghaft wirkenden stereotypen
Bosheitshandlungen, z. B. Hinunterwischen von Gegenständen vom Tisch, wodurch etwa den anderen Kindern das Spiel zerstört wird). In die Gruppe dieser

---

[1] Siehe dazu ASPERGER, H.: Heilpädagogische Problematik der organischen Hirnstörungen. In: Bericht des III. Internationalen Kongresses für Heilpädagogik. Wien:
Verlag für Jugend und Volk, 1955.

Erscheinungen gehört auch eine Atemstörung, die sich, neben einem Schnauf-
oder Schnüffeltick, nicht allzu selten findet: Die Kinder atmen vertieft und
etwas unregelmäßig, so wie ein stark echauffierter Mensch. Gerade diese letztere
Störung spricht uns, wenn auch andere Symptome dazu stimmen, sehr für eine
organische Genese.

Auch verschiedene *Sprachstörungen* finden wir als Folgezustände organischer
Hirnstörungen: leichte Grade von Dysarthrie, manchmal nur eine gewisse Störung
der Leichtflüssigkeit der Sprache, manchmal ein Skandieren, eine auffallende
Monotonie, ein Sprechsingsang, häufiger noch ein Stottern. Wir sind überhaupt
der Meinung, daß das Stottern öfter, als man früher annahm, die Folge eines
organischen Hirnschadens ist; das läßt sich schon daraus erweisen, daß sich
bei solchen Kindern meist noch andere Störungen, wenn auch leichtesten Grades,
finden: auf motorischem Gebiet leichte spastische Paresen, die man übersieht,
wenn man nicht besonders darauf achtet, oder eine bloße Apraxie, oder aber
typische vegetative oder charakterliche Symptome.

Daß auch epileptiforme Krampfanfälle als Folge organischer zerebraler Schädigungen auftreten können, wird im nächsten Kapitel behandelt.

Vegetative und endokrine Störungen

Sehr interessant sind die verschiedenen vegetativen Zeichen als Enzephalitis-
folge. Sie weisen uns darauf hin, daß sich der Prozeß hauptsächlich im subkortikalen Bereich, besonders im „zentralen Höhlengrau" abspielt, also in den
Gebieten um den dritten Hirnventrikel. Diese Veränderungen als Folgezustände
von Gehirnentzündungen waren es ja, welche ihren ersten Beschreiber, den Wiener Konstantin v. Economo, die zentrale Lokalisation der vegetativen Inner-
vationen finden ließen und welche überhaupt die für unser modernes wissenschaftliches Denken so wichtige Erforschung der vegetativen Schaltungen in Gang
brachten. Wir haben aber auch deshalb besonders auf jene vegetativen Symptome zu achten gelernt, weil sich daraus oft der einzige Hinweis ergibt, daß in
einem bestimmten Fall eine organische Hirnstörung vorliegt.

In der größten Zahl dieser Fälle und nur bei organischen Hirnstörungen
findet sich eine *Hypersalivation*. Nicht immer ist diese Steigerung der Speichelsekretion so stark ausgeprägt, daß den Kindern der Speichel aus dem Munde
läuft; oft sieht oder hört man nur, daß ihnen beim Sprechen Blasen von Speichel
im Mund springen, sie haben eine „feuchte Aussprache", manchmal schlürfen sie
öfters den Speichel ein. Ganz fehlt die Hypersalivation nach unserer Erfahrung
bei solchen Fällen selten, bei manchen hierher gehörigen Bildern, z. B. beim
Parkinson, ist sie meist sehr hochgradig.

Ein weiteres vegetatives, sekretorisches Symptom ist die erhöhte Anfeuchtung der Bindehaut durch gesteigerte Sekretion der Tränendrüsen, was eine wesentliche Komponente des Syndroms des *„enzephalitischen Blicks"* darstellt. Wesentlich dafür ist neben dem verstärkten Augenglanz die abnorm weite Lidspalte (es ist nicht, wie normal, das obere Drittel der Iris vom Oberlid verdeckt,
sondern die ganze Iris, ja manchmal sogar das Weiße ringsum ist sichtbar, was
auf einen gesteigerten Tonus des vegetativ innervierten Lidhebers zurückzuführen ist); zu diesem Syndrom gehört wohl auch eine ganz leichte mimische Starre
der Muskel rings um das Auge und wohl auch noch andere Merkmale, die wir
nicht genau definieren können. Jedenfalls ist dem Erfahrenen der Gesamteindruck des „enzephalitischen Blicks", jener strahlende, dabei kalte, wie leblose
Glanz, der an ein Glas- oder ein Puppenauge erinnert, sehr evident. Aber es
gibt bei diesen Fällen auch das Gegenteil: ein besonders glanzloses, mattes Auge.

Nicht selten finden sich auch verschiedene *trophische Störungen,* die sicherlich ebenfalls von den vegetativen Zentren aus gesteuert werden. Besonders charakteristisch erscheint uns das Symptom des *„enzephalitischen Zahnfleisches".* Längere Zeit nach Abklingen der akuten Krankheit, oft erst nach Jahren, kommt es bei den Kindern zu einer Hypertrophie der Gingiva, die sich, stark verdickt und gerötet, über die Zähne vorwulstet. Öfters haben wir auch gesehen, daß der ganze Alveolarfortsatz verdickt und verplumpt wird, daß die Zähne dystopisch sind oder besonders stark auseinanderstehen wie bei einem Pferdegebiß. Besonders bei zerebral gestörten Schwachsinnigen findet man in großer Zahl diese und andere Abnormitäten des Gebisses und des Zahnfleisches. Manchmal wird, einige Jahre nach der Enzephalitis, das gesamte Mittelgesicht, von der Nasenwurzel bis zum Alveolarfortsatz des Unterkiefers, stark hypertrophisch: das früher hübsche Kleinkindergesicht wird dadurch entstellt, daß sich die obere und untere Kieferpartie stark vorbaut. Dadurch werden diese Kinder oft grotesk häßlich, erinnern in ihrem Aussehen an urmenschliche oder an vormenschliche, pithekoide Bildungen. Es erscheint uns auch grundsätzlich sehr interessant, daß eine Störung jener zentralen Hirnfunktionen den Menschen auch in seinem Aussehen auf „vormenschliche" Entwicklungsstufen zurückwerfen, also „atavistische" Rückschlagsbildungen erzeugen kann. Besonders embryopathische oder sehr früh nach der Geburt eintretende organische Hirnstörungen können solche Formationen erzeugen.

Dazu passen nun auch *Behaarungsanomalien,* die manchmal bald nach dem Krankheitsbild auftreten können: ziemlich rasch wächst dem Kind am Körper und an den Extremitäten eine dichte, lange, fast tierfellartige Behaarung, die entweder dauernd bestehenbleibt oder aber nach einiger Zeit wieder verschwindet. Wir haben das gleiche einmal nach einem Typhus mit schweren zerebralen Komplikationen gesehen, sowie viele Male bei Fällen von Meningitis tuberculosa, die mit Streptomycin wohl am Leben erhalten wurden, aber mit zerebralen Defekten ausgeheilt waren.

Bei postenzephalitischen oder anderen in frühester Jugend eingetretenen zerebralen Störungen findet man weiter nicht selten, zweifellos ebenfalls als trophische Störung zu werten, folgenden Befund: Es sind die Gelenke sehr stark überstreckbar, was besonders an den Fingern ausgeprägt ist, aber auch an den Ellenbogengelenken festgestellt werden kann. Die Finger lassen sich weit zurück-, ja selbst nach den Seiten biegen, oft hat man beim Handreichen das Gefühl, diese hätte gar keine Knochen, sondern sei aus Gummi. Manchmal stehen besonders die letzten Fingerglieder fast in einer Subluxationsstellung.

Es ist wahrscheinlich ganz ähnlich, nämlich in trophischen Störungen begründet, daß solche Kinder häufig besonders schmale, wie zugespitzte Endglieder der Finger haben. Die Finger müssen nicht sehr lang und schmal sein, sondern die Veränderung ist eben nur an den Endgliedern zu finden, während sonst die Finger wurstförmig dick sein können. Aber auch eine richtige „Spinnenfingrigkeit" (Arachnodaktylie), was früher allein als degenerative, erbliche Minderwertigkeit angesehen wurde, kann sicher durch eine embryopathische Hirnstörung verursacht werden. Wir konnten aber auch eine gegenteilige trophische Störung beobachten: eine Verplumpung, Verbreiterung des letzten Fingergliedes. Wir begegnen ja bei diesen Störungen immer wieder sehr gegensätzlichen Anomalien!

Diese beschriebenen Gelenks- und Knochenveränderungen finden sich keineswegs nur bei massiven zerebralen Lähmungen, sondern auch bei relativ ungestörter Motorik, bei Fehlen grob neurologischer Zeichen. Sehr häufig kann der gute Beobachter aber feststellen, daß das fehlt, was man „Beseelung der Hände" nennen könnte; die Hände, als das wichtigste motorische Instrument des Menschen, deren feinst differenzierte Beweglichkeit eine Vorbedingung der Kulturentwicklung ist, haben ja auch ihre Bedeutung als Träger starken seelischen Ausdrucks. Und oft liegt gerade in diesem Punkt eine Störung, die wohl dem „zusammenschauenden", wenn auch ganz naiven Blick leichter erkennbar ist, als daß man bei exakter neurologischer Untersuchung, etwa der Reflexprüfung, oder bei anderen Messungen etwas Abnormes feststellen könnte.

Nicht selten finden wir *endokrine Störungen* als Folgezustand von Enzephalopathien. Die modernen Anschauungen über endokrine Störungen gehen immer deutlicher in die Richtung, daß es isolierte, von einer einzelnen endokrinen Drüse ausgehende Dysfunktion sehr selten geben dürfte, sondern daß fast immer eine Störung der endokrinen Harmonie besteht und daß diese Harmoniestörung wieder durch die fehlerhafte zerebrale Leitung des endokrinen Systems bedingt sei, also etwa auch als Folgezustand einer Enzephalitis. Eine zentrale Rolle spielt dabei die *Hypophyse.* Das ist nicht verwunderlich, wenn man bedenkt, wie enge die gegenseitigen Beziehungen dieser wichtigen endokrinen Drüse zu der benachbarten Regio hypothalamica des Gehirns sind, also der Zentrale der vegetativen Regulationen. Nicht so selten finden wir also, sichtlich als Folge einer organischen Hirnstörung, eine auffallende Fett- oder eine Magersucht. Diese Konstitutionsänderungen können sich sehr rasch, ja im Verlauf von mehreren Wochen entwickeln, manchmal auch ziemlich kurze Zeit nach Abklingen der akuten Enzephalitis, so daß an ihrem Zusammenhang mit der rezenten Gehirnstörung nicht gezweifelt werden kann. Da gibt es also menschliche Kolosse, bei denen die Fettwülste förmlich wie Kaskaden am Körper herunterhängen (gerade bei diesen Typen finden sich besonders häufig stark überstreckbare Gelenke, Senkfüße, X- oder O-Beine, was aber keineswegs einfach auf die Belastung zurückzuführen ist, denn die Fingergelenke sind ebenso stark überstreckbar). Aber auch das Gegenteil kommt vor: extrem magere, fast skelettierte Gestalten, mit einem Totenschädelgesicht, zu dem der unnatürlich brennende „enzephalitische Blick" in eigenartigem Kontrast steht. Man möge nicht glauben, daß eine solche Magersucht einfach durch eine oft gleichzeitig bestehende triebhafte Unruhe bedingt sei; es gibt auch schwerst erethische Kinder, die keinen Augenblick Ruhe geben und die doch förmliche Fettklumpen sind.

Überhaupt ist es ja um den Energiehaushalt zerebral gestörter Kinder sehr eigenartig bestellt; wir erinnern uns an ein etwa einjähriges Kind, das während seiner akuten Enzephalitis über einen Monat lang fast bewußtlos war, sich ständig, Tag und Nacht, in höchster Unruhe im Bett herumschnellte „wie ein Fisch auf dem Trockenen", dem man dabei kaum Nahrung beibringen konnte — und das nur um wenige Dekagramm an Gewicht abnahm; wie dieses Kind seine Energiebilanz und damit sein Körpergewicht aufrechterhielt, war uns ein vollkommenes Rätsel.

Man weiß, daß die Hypophyse bei der Steuerung der *Wachstums*vorgänge eine entscheidende Rolle spielt. Tatsächlich finden sich auch bei Postenzephalitikern nicht selten auffallende Wachstumsstörungen, wiederum ganz gegensätzlicher Art, ebenso Zwergwuchs wie Hochwuchs.

Wir kennen ein Paar eineiiger Zwillingsbrüder, von denen der eine nach einer Enzephalitis im dritten Lebensjahr fast überhaupt nicht mehr wuchs, so daß er weit hinter seinem Geschwister zurückblieb. Aber auch extravagante Hochwuchsformen sind nicht selten, oft von eunuchoidem Typ (besonderes Wachstum der unteren Extremitäten), manchmal von ausgesprochen akromegalem Aussehen (starke Vergrößerung der „Akren", der Enden des Körpers: des Kinnes, der Nase, der Hände, der Füße). Diese letzteren Formen wirken noch dadurch besonders grotesk, daß sie infolge der meist begleitenden Apraxie im wörtlichen und übertragenen Sinn überall Anstoß erregen, an einen Golem erinnern.

Da die Hypophyse auch die Steuerung der *Genital*entwicklung „besorgt", sind Anomalien auf diesem Gebiet bei organisch Hirngestörten ebenfalls nicht selten.

Man findet ebenso Verspätungen wie Verfrühungen der sexuellen Entwicklung, sexuellen Gigantismus, Pubertas praecox, manchmal von erschreckendem Ausmaß (Menstruationsbeginn im Kleinkindesalter), besonders häufig aber sexuellen Infantilismus, meist zusammen mit Fettsucht, was dann ganz der von FRÖHLICH beschriebenen „Dystrophia adiposo-genitalis" entspricht, all das aber eindeutig nach früh erworbenen Hirnstörungen.

Auch *Schilddrüsen*störungen sind bei Enzephalopathien nicht selten. Zum Beispiel Hypothyreosen mit all den charakteristischen Symptomen bei LITTLE-Kindern. Diese Komponente der umfassenden Gehirnstörung ist auch durchaus einer substituierenden Hormontherapie zugänglich.

Es gibt auch zweifellos einen zerebralen Diabetes, bei dem man annehmen muß, daß nicht die Anomalie der *Bauchspeicheldrüse*, sondern die Hirnstörung das Führende ist. Diese Kinder sind nicht nur als Diabetiker sehr schwer zu behandeln, die Stoffwechsellage kippt trotz richtiger Insulinbehandlung allzu leicht von Hyper- in Hypoglykämie um, vor allem sind sie charakterlich ungemein schwierig, durch ihren enzephalitischen Erethismus disziplinär kaum haltbar — sie sind ja auch nicht an eine Diätdisziplin zu gewöhnen; auch sonst zeigen sie, wenn man genau hinsieht, typische Zeichen einer Enzephalopathie.

Alle diese oben angeführten vegetativen und trophischen Symptome (in weiterem Sinn kann man auch die endokrinen Störungen dazu rechnen) wurden nicht nur deshalb angeführt, weil sie auch schon in geringer Intensität doch wichtige diagnostische Hinweise auf die organische Ätiologie einer Persönlichkeitsveränderung darstellen, sondern auch deshalb, weil sie zeigen, wie das Gehirn ständig leitend und regulierend in alle, aber auch alle Lebensvorgänge eingreift und wie sich daher zerebrale Störungen sofort oder nach längerer Zeit auch an Organen und Funktionen zeigen, welche man zunächst als vom Gehirn weitgehend unabhängig ansehen möchte. Wir sehen vielmehr, daß in unserem Körper nichts geschieht, daß „kein Haar von unserem Haupte fällt" — und auch keines wächst, daß auch sonst nichts wächst, ohne die ständige zentrale Leitung. So eröffnen gerade diese Anomalien einen Blick in die wunderbare Durchorganisiertheit des Lebendigen.

Es stimmt ganz mit unseren eigenen Erfahrungen überein, was M. BLEULER (der Jüngere), freilich vornehmlich bei Erwachsenen, als *„endokrines Psychosyndrom"* beschreibt: Menschen, welche durch ihre endokrine Störung sonderlinghaft, nach Stimmung, Affektivität, Triebhaftigkeit, Kontakt, Aktivität abartig sind. BLEULER stellt nun fest, daß sich diese Zustandsbilder in keiner Weise von dem „hirnlokalen Psychosyndrom" abgrenzen ließen. Er meint, „daß Teile des Nervensystems und Teile des Endokriniums funktionelle Einheiten bilden und daß das klinische Ergebnis dasselbe bleiben müsse, ob das endokrine oder das zentral nervöse Substrat dieser Funktionseinheit geschädigt sei". Wir möchten hinzufügen, daß wohl in der Mehrzahl der Fälle das „endokrine Psychosyndrom" ein Folgezustand eines „hirnlokalen" ist.

Auch die *Schlafstörungen* sind in diesem Zusammenhang hochinteressant. Das akute Bild der Enzephalitis ist ja in der Mehrzahl der Fälle bestimmt durch eine verschieden hochgradige und verschieden lange dauernde Schlafsucht (nicht nur das Bild der von ECONOMO beschriebenen epidemischen Enzephalitis, die ja davon den Namen „Schlafgrippe" erhalten hat, sondern auch das akute Krankheitsstadium anderer Enzephalitiden). Aus dem Zusammentreffen dieser Schlafstörung mit bestimmten pathologisch-anatomischen Veränderungen am Boden des dritten Hirnventrikels schloß dieser Forscher ja auf die Existenz eines eigenen „Schlafsteuerungszentrums". Längere Zeit nach der akuten Krankheit, meist erst nach Jahren, kommt es nun in manchen Fällen zu einer „Umkehrung der Schlafkurve": die Kinder werden erst abends und nachts richtig lebendig und „tatendurstig", toben in der Wohnung herum — und sind gerade dadurch, daß sie sich die Nacht dazu aussuchen, eine besonders schwere Belastung für die Umgebung; erst spät in der Nacht oder erst morgens schlafen sie ein, schlafen bis tief in den Tag hinein, sind auch noch den ganzen Vormittag verdöst und unlustig. Es ist also der normale Rhythmus von Wachsein und Ermüdung völlig umgekehrt! Nach Jahren kann sich diese Schlafstörung wieder verlieren.

Charakterstörungen

Das wichtigste Problem dieses Kapitels, auch wegen der pädagogischen Konsequenzen, bieten aber die Persönlichkeitsveränderungen nach zerebralen Störungen. Wer es unternimmt, alle Möglichkeiten dieser Störungen zu schildern, der müßte daran gehen, eine vollständige Psychopathologie zu schreiben. Es gibt nämlich innerhalb dieses ganzen weiten Gebietes kein Zustandsbild „funktioneller" Störung, weder der „Neuropathie", noch der „Psychopathie" oder der Psychose, das nicht von den Folgezuständen einer Enzephalitis nachgeahmt werden könnte; so getreulich nachgeahmt, daß sich in allen diesen Fällen die Aufgabe einer Differentialdiagnose stellt, die keineswegs immer gelingt. Das ist ein eindrucksvoller Beweis dafür, wie gehirnabhängig alle seelischen Verläufe sind.

Der gemeinsame Nenner, auf den alle diese Störungen gebracht werden können, ist: die Enzephalitis stört oder zerstört die normale Integration der Persönlichkeit, die Ausbildung und Beherrschung jenes Spannungszustandes zwischen Trieb- und Instinktschicht einerseits und andererseits der Denkschicht der Persönlichkeit.

Innerhalb dieses weiten Bereiches gibt es nun verschiedene Möglichkeiten. Am einfachsten sind jene Fälle zu verstehen, bei welchen die „höhere Instanz" weggeräumt wurde, nennen wir sie die **„Abgebauten".** Da gibt es also Schwachsinnszustände aller Grade, bei welchen dann meist begleitende neurologische, trophische oder vegetative Zeichen, die wir oben beschrieben haben, den diagnostischen Weg weisen. Manchmal erscheinen solche Kinder, so tiefstehend sie auch in Sprache und Denken sind, durch erhaltene Instinktfunktionen in gewisser Beziehung recht gut an die Umweltsituation angepaßt; sie wissen ungemein gewandt alle Gelegenheiten auszunützen, die zu primitiven Triebbefriedigungen führen, alle Hindernisse zu überwinden, die dem entgegenstehen; in ihrer Vifheit und unbeirrbaren Unbekümmertheit erinnern sie häufig an tierhafte Zustände. Wegen eben dieser Geschicklichkeit hält man solche Kinder sehr häufig für intelligenter, als sie tatsächlich sind, trägt in ihre Handlungen ein wirkliches „Raffinement" hinein; diesen Ausdruck müßte man aber doch jenen Fällen vorbehalten, bei denen eine gedankliche Durchdringung der Situation festzustellen ist. Bei diesen Fällen handelt es sich aber nur um ein rein triebhaftes Ergreifen der Gegebenheiten.

In allen diesen Fällen ist die Störung so eindeutig und auch das psychologische Verstehen solcher Persönlichkeiten so einfach, daß sich auch für den Laien meist keine großen diagnostischen Schwierigkeiten ergeben. Ganz anders steht es aber um völlig gegensätzlich geartete Typen, bei denen die „höhere Instanz", die Denkfähigkeiten völlig intakt geblieben, ja manchmal geradezu hypertrophisch entwickelt sind, während die Störung in den „tieferen" Persönlichkeitsschichten der Instinktanpassung überwiegt.

Gerade in diesen Fällen ist uns eine Tatsache aufgefallen, welche ein Licht auf die eben besprochene familiäre Disposition zur organischen Hirnstörung wirft: Persönlichkeiten, die zweifellos postenzephalitisch gestört sind, zeigen Charakteranomalien, welche schon in der Aszendenz als psychopathische Wesenszüge vorkommen; diese Züge sind aber bei den so gestörten Kindern vergröbert, karikiert, sie wirken da noch deutlicher krankhaft als bei den Eltern. So kann man sagen, die Enzephalitis arbeite schon vorgegebene Eigenheiten noch stärker heraus und wirke so „desintegrierend" auf die Persönlichkeit.

Zu dieser Problematik sei ein beispielhafter Fall beschrieben: Der jetzt neuneinhalb Jahre alte Knabe ist das einzige Kind seiner Eltern, die beide schrullenhafte Menschen sind, vor allem ist die Mutter wegen ihrer Logorrhöe und ihrer instinktlosen, auf die Umgebung keinerlei Rücksicht nehmenden Zudringlichkeit schwer zu ertragen. Der Knabe, über dessen frühkindliche Anamnese man nichts Charakteristisches erfährt, leidet seit einigen Jahren an nur nächtlich vorkommenden, typischen epileptischen Anfällen. Auch das Elektroenzephalogramm (EEG) zeigt deutlich pathologische Kurvenbilder.

Nicht zu bezweifeln ist die organische Hirnstörung wegen der trophischen und endokrinen Zeichen: ein Riesenwuchs mit genitaler Hypoplasie und kontrasexuellen Zügen (eine Fettleibigkeit mit weiblicher Verteilung — stark betonte Hüften, ausgesprochene Mammabildung, ein Genitale, welches zwitterhafte Züge trägt: Skrotalfalten, welche an große Labien erinnern, umgreifen die Peniswurzel). Die Gelenke sind stark überstreckbar (er hat auch ausgesprochene X-Beine), die Fingerendglieder stark zugespitzt; der Gesichtsausdruck ist ausgesprochen feminin.

Der Knabe ist in geradezu grotesker Weise apraktisch, jede seiner Bewegungen, besonders aber Schwungbewegungen, fallen lächerlich ungeschickt aus. So wundert es einen nicht, daß er seit jeher in jeder Kindergemeinschaft im Mittelpunkt arger Hänseleien stand. Dazu fordert er aber auch durch sein gesamtes Verhalten geradezu heraus.

Am aufreizendsten aber für spottlustige Buben ist sein sprachliches Verhalten. Kaum betritt man das Zimmer, prasselt die Rede schon los, ohne daß man ihn abstellen kann, man müßte ihn denn einfach überschreien. Er hat überhaupt keine persönliche Distanz, kein Gefühl für Über- und Unterordnung, kein Gefühl dafür, wie lächerlich er sich benimmt. Abnorm ist schon die Stimme: hoch, schrill, krähend, sehr zu dem hypoplastischen Typus passend. Völlig fehlt die normale Sprechmodulation, was allein schon die Störung der thymischen Persönlichkeitsqualitäten demonstriert. Dabei hat er aber eine wunderbare Denkmaschine, die ihn zu weit überdurchschnittlichen Leistungen auf dem Gebiet der formalen Intelligenz befähigt. Er speit nicht nur ununterbrochen Wissen von erstaunlichem Detailreichtum aus, sondern er vollbringt auch ungewöhnliche Leistungen von rascher Abstraktion, gibt prägnante sprachliche Formulierungen von Denktests, löst Schlußrechnungen, die weit über seinem Altersniveau liegen, blitzartig geschwind, beschäftigt sich dauernd mit der Erfindung von Denk- und Rechenrätseln und der Konstruktion von Kreuzworträtseln. Er spielt mit Worten nach Klangähnlichkeiten und Sinnbeziehungen, wobei sich ihm ungemein rasch Assoziationen schließen, was oft sehr witzig wirkt, dabei ist er aber absolut humorlos, hinter all dem steht ein geradezu tierischer Ernst. Es fehlt ihm so ganz jenes menschliche und Situationsverständnis, jenes Sicheinfühlen-können, jene „Feuchtigkeit, die das Menschliche durchknetet und zusammenhält" — das eben bedeutet das lateinische Wort „humor", d. i. Feuchtigkeit.

Sieht man ihn so „ablaufen", hat man unbedingt den Eindruck, der Knabe werde da von einem Denkzwang gehetzt. Alle diese Produktionen haben kaum einen Zusammenhang mit der jeweiligen Situation, geben kaum Antwort auf Fragen oder auf Realitätsanforderungen, sondern laufen aus spontanem Impuls ab. Dadurch wirkt er im höchsten Maße unangepaßt, lächerlich, störend. So hoch intellektuell diese Produktionen auch sind, er ist doch so unfähig, das zu erfüllen, was das Leben von ihm verlangt, daß man ebensogut auch sagen könnte, er sei schwachsinnig.

An solchen Fällen sieht man, was uns auch noch bei den „Autistischen Psychopathen" beschäftigen wird: eine gut geölte Denkmaschine kann dem wirklichen Leben gegenüber lächerlich insuffizient sein, wenn sie nicht richtig und zur rechten Zeit eingesetzt wird, wenn das Verstandesmäßige nicht mit dem gesunden Instinkt

„verschmolzen" ist, wenn der Mensch nicht das rechte Gespür dafür hat, wem er was sagen kann und soll, wann es etwa zu schweigen gilt statt zu reden, was eine gewisse Situation im „rechten Augenblick" erfordert. Erst wenn diese Gegebenheiten zutreffen, kann man von wahrer Gescheitheit oder gar Weisheit sprechen, ohne sie wirken intellektuelle Produktionen geradezu automatenhaft, unmenschlich und unbrauchbar. Gibt man sich nicht mit den Ergebnissen technisierter Tests zufrieden, sondern bewahrt man sich einen Blick für menschliche Fülle, so sieht man rasch die schwere Störung.

Innerhalb der Gruppe der **„Instinktgestörten Postenzephalitiker",** von denen wir eben einen eindrucksvollen Fall beschrieben haben, gibt es nun Persönlichkeiten von ungemein verschiedenem Niveau; angefangen von Menschen mit noch höheren, wirklich hochschulreifen Denkfähigkeiten (bei denen man geradezu die Vorstellung hat, ihre „Denkmaschinerie" sei auf Kosten aller anderen seelischen Funktionen hypertrophiert) bis hinunter zu armseligen Tröpfen, denen ihre erstaunlichen isolierten Gedächtnis- und andere Denkleistungen nicht das mindeste zur Anpassung an die Lebensanforderungen nützen, welche trotzdem eindeutig schwachsinnig sind („Kalendermenschen", siehe S. 86). Trotz dieser großen Niveaudifferenzen haben sie alle gemeinsam, daß man ihnen gegenüber immer den Eindruck des Automatenhaften, „Ausgehöhlten" hat: es drängt sich einem das unheimliche Gefühl auf, da laufe eine Maschine ab, aufgezogen, starr in vorgezeichnete Bahnen gebannt, es seien nicht Menschen, aus einer Lebensfülle urhebend handelnd, mit-menschlich fühlend, es fehle eben jenes Menschliche, das alle Reaktionen zusammenhält und mit Sinn erfüllt.

Gerade diese Typen können so sehr den später zu beschreibenden „Autistischen Psychopathen" ähneln, daß eine Differentialdiagnose manchmal unmöglich wird; in den meisten Fällen gelingt diese aber doch, nicht nur durch den Nachweis motorischer, vegetativer, trophischer, endokriner Symptome, nicht nur durch eine entsprechende Anamnese, sondern doch auch nach ihrem Verhalten: so unmenschlich automatenhaft, so apraktisch, so lächerlich in allen ihren Äußerungen sind die Autistischen doch nicht!

Noch ein dritter Typus organisch bedingter Persönlichkeitsstörungen ist zu beschreiben: die **Kurzschlüssig-Enthemmten.**

Gerade die Erfahrungen an diesen Kranken haben uns eine Modellvorstellung darüber gegeben, wie die menschliche Aktivität normalerweise im Gehirn gesteuert wird. Wir müssen uns vorstellen, daß, spontan oder auf einen durch die Sinnesorgane zum Gehirn geleiteten Reiz hin, ein Handlungsimpuls entsteht; wir können annehmen, daß diese spontane Impulsivität vornehmlich subkortikal lokalisiert ist (zweifellos spielen dabei die subkortikalen motorischen Integrationsorte eine wesentliche Rolle). Diese Impulse werden aber normalerweise nicht sofort auch schon zu Handlungen; sie müssen vielmehr eine „höhere Instanz", sozusagen ein Filter durchlaufen, wo sie mit früher gemachten Erfahrungen in Vergleich gesetzt, mit den möglichen Folgen der Tat konfrontiert, mit höheren moralischen Wertungen assoziiert werden; dabei werden sie entweder, was sicher der häufigere Fall ist, als unangebracht, schädlich oder moralisch verboten erkannt und darum gebremst und zurückgehalten, oder sie werden als sinnvoll beurteilt und dürfen nunmehr als bewußte und verantwortete Willkürhandlung „in die Aktion münden". Normale Aktivität ergibt sich also aus der richtigen „Integration", der richtigen Verzahnung und Übereinanderschaltung zweier Instanzen, des Triebimpulses einerseits, der Überlegung, Hemmung oder höheren Leitung andererseits. Diese Integration kann nun durch enzephalitische Prozesse, welche zweifellos eine Unterbrechung der entsprechenden Leitungsbahnen bewirken, schwer gestört werden. Es kommt dann zu einer Enthemmung der Handlungsimpulse, zu einer „Kurzschlüssigkeit" des Handelns. Es ist ganz ähnlich wie beim elektrischen Kurzschluß, von dem das Bild genommen ist: auch da nimmt der Strom, weil irgendwo auf seinem Wege zwei blanke Drähte sich berühren, zerstörend einen kurzen Weg, statt am richtigen Erfolgsort sinnvolle Arbeit zu leisten. Ganz ähnlich ist es bei der enzephalitischen Kurzschlüssigkeit: es kommt sofort zu einer Reaktion, ohne dazwischen- und darübergeschaltete Überlegung und höhere Leitung, ohne Rücksicht auf Erlaubt oder Unerlaubt, ohne Bedenken der Folgen der Handlung. Die höhere Kritik muß dabei nicht völlig aufgehoben sein (darüber ist noch zu sprechen): sie greift nur im entscheidenden Augenblick nicht ein, sondern läuft nebenher oder kommt später. Die beiden Instanzen greifen eben nicht richtig ineinander ein, die so gestörten Menschen bestehen gewissermaßen nur aus gegenwärtigen Momenten, es gibt für sie keine Vergangenheit, aus der sie lernen könnten, und keine Zukunft, auf die sie Rücksicht nähmen — im ganzen eine unheimliche Störung, welche zentrale menschliche Funktionen auslöscht, insbesondere die „Zeitfunktion".

Aus dieser Beschreibung lassen sich bereits die wesentlichen Merkmale der enzephalitischen Triebhandlung ableiten: Sie erfolgt blitzschnell, da sie ja „auf kurzem Wege" abläuft. Darum ist sie auch nicht vorherzusehen und auch kaum durch pädagogische Mittel zu verhindern; auch mimisch spielt sich auf dem Gesicht dieser Kinder nichts ab, das darauf schließen ließe, was kommen wird; die Handlung erfolgt eben nicht reiflich überlegt und vorbereitet, sondern aus dem momentanen Impuls.

Ein weiteres Merkmal der Triebhandlung ist die Geschicklichkeit, mit der sie ins Werk gesetzt wird. Es ist nur scheinbar paradox, daß das, was man triebhaft tut, viel gewandter und treffsicherer abläuft als das reiflich Überlegte; die Überlegung hindert vielmehr des öfteren und macht unsicher. Die meisten von uns erinnern sich wohl an Situationen, da man in Augenblicken höchster Lebensbedrohung ohne Überlegung, aus starkem Selbsterhaltungstrieb instinktiv handelnd, Leistungen an Gewandtheit und Schnelligkeit vollbrachte, über welche man nachher selbst staunte; mit Absicht und Bewußtsein hätte man das gleiche nie zustande bringen können (freilich gibt es neben diesen ungemein sinnvollen, lebensrettenden Instinkthandlungen auch kurzschlüssige Panikreaktionen, welche lebenzerstörend wirken, so daß im allgemeinen für den Menschen eben doch die „großhirngeleitete" Reaktionsweise die angepaßte ist). Diese Triebhandlungen überwinden also mit größter Geschicklichkeit alle entgegenstehenden Hindernisse; keine Mauer ist den Kindern zu hoch, daß sie nicht im Schwung drüber kommen könnten; keine Absperrung kann so lückenlos durchgeführt werden, daß sich nicht einmal ein gelockerter Moment ergäbe, der dann sofort zum Durchgehen benützt wird. Wir erinnern uns an ein solches Kind, dem es gelang, in der Nacht von der Fensterbrüstung der im fünften Stock gelegenen Beobachtungsstation, den über ein Meter breiten Zwischenraum zu einem Maurergerüst (damals wurde das Gebäude gerade renoviert) überspringend und über die Leitern abwärts kletternd, selbstverständlich völlig unverletzt „in die Freiheit" zu entkommen.

Durch diese Merkmale wirken die Triebhandlungen dieser Kinder ungemein raffiniert, selbst bei tiefstehend schwachsinnigen, zerebral gestörten Kindern. Dieses „Raffinement" wird denn auch von den Eltern solcher Kinder regelmäßig als Beweis für deren Intelligenz herangezogen: jene gestörten Wesen, die so arm an Verstand und an seelischem Leben sind, spüren mit untrüglicher Sicherheit, was in der augenblicklichen Situation am allerunangenehmsten, am störendsten ist, haben im Handumdrehen Sachen beim Fenster hinausgeworfen, wenn dieses auch nur kurze Zeit offensteht, haben die Wohnung unter Wasser gesetzt, wichtige Dokumente unter die Wasserleitung gehalten, gerade die kostbarsten Sachen

zerstört, wenn man nur einen Moment die Aufmerksamkeit nicht auf sie richtet —
all das aber zweifellos nicht aus bewußter Absicht und Überlegung, sondern
eben mit der Treffsicherheit der Triebhandlung.

Aus obiger Beschreibung konnte man schon weitere charakteristische Merkmale der Triebhandlung erkennen: ihre Gefährlichkeit für die gestörten Kinder
selbst und für die Umgebung, jedenfalls für die Dinge der Umgebung (sie selbst
kommen ja aus den schlimmsten Situationen meist — aber eben doch nicht
immer — unverletzt heraus), sowie die sichtliche Freude dieser Kinder an ihrer
Bosheit, die so typisch ist, daß wir geradezu von einer „enzephalitischen Bosheit"
sprechen.

Aus dem Gesagten ist auch der Begriff des *Erethismus* leicht abzuleiten, der
für viele der zerebral gestörten Kinder so typisch ist. Erethisch heißen wir jene
Abfolge von Triebhandlungen, die da ständig aus dem Augenblick aufschießen,
ohne tiefere Begründung, ohne Verbindung mit Vergangenheit und Zukunft,
nicht in sinnvolle Zusammenhänge eingeordnet, letztlich leer und sinnlos, so geschickt sie auch manchmal bei intellektuell besser begabten enzephalopathischen
Kindern wirken. Erethische Aktivität ist auch oft mehr oder weniger stereotyp,
da diese Kinder eben nicht recht „erfahrungsfähig" sind, während ein normales
Kind jeden Augenblick aus seinem sinnvollen Experimentierspiel Erfahrungen
macht, so daß kein Spielmoment mehr derselbe ist, wie der frühere war. Es kann
aber auch sein, daß Aufmerksamkeit und Aktivität von Augenblick zu Augenblick völlig „abspringen", auf ein ganz anderes Gebiet hinüberwechseln, ganz
ohne Zusammenhang mit dem früheren Geschehen.

So ergibt sich auch innerhalb dieses Typus zerebral Gestörter eine bunte Reihe
sehr verschiedener Persönlichkeiten: am unteren Ende dieser Reihe stehen jene
Schwachsinnig-Erethischen, bei denen fast unaufhörliche Bosheitsakte sozusagen
die einzigen seelischen Leistungen sind; jene Kinder können eine Familie durch
ihre dranghafte Unruhe, die meist auch mit großem Lärm verbunden ist und
die oft gerade in der Nacht ihren Höhepunkt hat (siehe früher!), völlig zur Verzweiflung bringen, so daß Unterbringung in einer Heil- und Pflegeanstalt der
einzige Ausweg bleibt. Von da an geht die Reihe zu intellektuell immer höher
Organisierten, die darum auch viel komplizierterer Aktionen — und Unfughandlungen — fähig sind. Man müßte da eigentlich alle dissozialen Handlungen aufzählen, bei denen das Moment des Triebhaften stark beteiligt ist. Da gibt es
also: Aggressionen gegen die Umgebung, oft ganz ohne Anlaß, „aus heiterem
Himmel", ohne Rücksicht auf Gefahr, auf das wirkliche Kräfteverhältnis (Losgehen gegen viel Ältere, ja gegen Erwachsene); Zerstörung von Sachen und andere
Bosheitshandlungen, deren Effekt dann geradezu mit Wollust, strahlend von
Bosheit, genossen wird; unabstellbarer Unfug aller Art, der in vielen Fällen
ein Verbleiben des Kindes in einer Klassengemeinschaft ganz unmöglich macht:
ständig neuer Schabernack, oft sehr witzig, die Klasse mitreißend und jede
Schuldisziplin zerstörend, oft freilich selbst für Kinder der Umgebung, die gern
für jedes „Theater" zu haben sind, lästig und unerträglich, so daß die Enzephalitiker völlig abgelehnt werden; besonders charakteristisch ist das Spucken, in dem
es manche Kinder zu großer Treffsicherheit bringen — bei ihrer Hypersalivation
haben sie ja genügend Material dafür zur Verfügung. Es gibt bei den so gestörten Kindern aber auch noch viel kompliziertere Handlungsabläufe: elsterartiges
Stehlen, vom sinnlosen „Grapschen" (triebhaftem, nicht vorher überlegtem Weg-
nehmen) aller möglichen Dinge, mit denen das Kind gar nichts Rechtes anfangen
kann, bis zu scheinbar sehr raffinierten Diebszügen, die meisterhaft alle Wider-
stände überwinden und manchmal gründlich geplant erscheinen; weiter gibt es da
Pseudologien, wobei auch alle Abstufungen vorkommen, von ganz zweckfreien,

blühenden, manchmal völlig sinnlosen phantastischen Konfabulationen bis zu treffsicheren, scheinbar sehr zweckbetonten Lügen und Verleumdungen, z. B. auch mit sexuellen Inhalten. (Im Kapitel „Lügen", S. 249 ff., wird ein solcher Fall ausführlich geschildert, der aber auch ein gutes Beispiel der „enzephalitischen Dissozialität" bietet.)

Daß die Sexualität in den Triebhandlungen der Enzephalopathen eine große Rolle spielt, ist nicht verwunderlich — ist doch das Sexuelle ein Prototyp des Triebhaften. Da gibt es also hemmungslose Masturbation, oft völlig schamlos ohne Rücksicht auf die Umgebung, ja mit einer Freude am Exhibitionieren betrieben; nicht selten aber auch — und dadurch können diese Menschen zu einer schweren Gefahr für die Umgebung werden — sexuelle Aggressionen gegen Personen des anderen Geschlechts, völlig ohne Rücksicht auf die gesetzlichen Folgen. Sadistische Züge spielen dabei oft eine große Rolle, aber auch sonst haben diese Kinder nicht selten sadistische Anwandlungen, quälen Tiere auf entsetzliche Weise; auch in den Bosheitshandlungen gegen die Umgebung liegt oft ein Zug sadistischer Grausamkeit. Jedenfalls gelingt es diesen Menschen sehr oft nicht, die Sexualität sinnvoll in ihre Persönlichkeit zu „integrieren"; sie bricht ungehemmt von der Tiefenperson her durch und ist so ein typisches Beispiel von „Kurzschlüssigkeit".

Ein weiteres, gerade für Enzephalitiker sehr bezeichnendes Delikt ist das triebhafte Durchgehen. Es ist gar keine Überlegung, kein Plan festzustellen: die Kinder trachten nicht, einer quälenden oder mit Angst verbundenen Situation zu entgehen (etwa weil sie der Schulsituation nicht gewachsen wären), sie suchen nicht das Abenteuer der Ferne, von dem sie dann später, reich an innerem Erleben, strahlend erzählen; der „Ausflug" ist überhaupt nicht vorbereitet, etwa durch Bereitstellen von Geld, Proviant, Landkarten — nein, sie gehen durch aus dem augenblicklichen Impuls, der gar keinen äußeren Anlaß hat oder doch einen lächerlich kleinen, etwa ein strafendes oder drohendes Wort des Erziehers; wie schon erwähnt, gibt es dabei für sie keine Hindernisse, keine Bedenken, keine Gefahr. Es ist darum auch in der bestgeführten Beobachtungsstation, in der bestverschlossenen Anstalt unmöglich, das Durchgehen dieser Kinder zu verhindern, es gelingt selten, sie auf ihrer Flucht einzufangen. Mit „tierhafter" Geschicklichkeit vermögen sie alle Verkehrsmittel zu benützen, sich ihren Lebensunterhalt zu fristen. Manchmal legen sie erstaunlich weite Entfernungen zurück, und es kann lange Zeit dauern, bis sie entweder von selber zurückkommen oder doch irgendwo aufgegriffen werden.

Aus dem Gesagten ergibt sich schon, wie verschieden hoch das Persönlichkeitsniveau und wie bunt das Bild im einzelnen sein kann. Daß es da schwere Schwachsinnszustände gibt, ist für den, der eine Einsicht in das organische Hirngeschehen hat, nicht verwunderlich. Es gibt aber auch Fälle — und bei diesen wehrt sich der Laie oft, eine zerebrale Störung anzuerkennen —, bei denen die formale Intelligenz ganz intakt ist, ja die, wenigstens im Kleinkindalter, sogar sehr klug erscheinen. Man hat dabei manchmal sogar den Eindruck, daß ihr Erethismus sie fördert! Es ist ja das Kleinkind schon in physiologischer Weise irgendwie „erethisch" — es läßt sich von jedem Sinneseindruck gefangen nehmen und ablenken, wechselt rasch seine Intentionen; das hat sicher seinen biologischen Sinn: das Kind macht auf diese Weise sehr rasch Erfahrungen und erobert sich die Umwelt; später, wenn es zur „Werkreife" gelangt ist, muß es freilich lernen, seine Aufmerksamkeit einzuengen, zu „konzentrieren" und alles andere abzuschirmen, muß bei *einer* Sache bleiben, sonst gelangt es zu keiner Vollendung. Nun erlebt das in überdurchschnittlichem, pathologischem Maße erethische Kind, solange es klein ist, tatsächlich mehr als das normale; es nimmt mehr Reize auf und „weiß" daher unter Umständen auch mehr als das langsamer reagierende normale Kind, das bereits gelernt hat, sich einzuengen, zu distanzieren und zu — erfüllen. Wenn diesen Kindern dann noch eine leichtfließende Rede zur Verfügung steht, so werden sie in der Regel besonders von den Eltern für sehr klug gehalten, aber auch bei manchen Testmethoden erscheinen sie als überdurchschnittlich gescheit. Bei zunehmendem Alter macht sich dann freilich bei den gestörten Erethischen die mangelnde Verarbeitung, der mangelnde Tiefgang entscheidend geltend, und diese Kinder, die früher so sehr geblendet haben, landen jetzt — in der Hilfsschule, wo allein man sie, wegen der kleineren Schülerzahl und wegen der eindringlichen Lehrmethoden, zu einer Leistung bringen kann.

Wie kraß unangepaßt oder aber wie raffiniert solche Kinder wirken, das richtet sich natürlich danach, wie wenig oder wie viel von jenen Hirnfunktionen erhalten geblieben ist, welche die Umweltanpassung zu besorgen haben. Aber auch bei den Höchststehenden (und darum Gefährlichsten) bleibt das Moment des Pathologischen, Unmenschlichen für den guten Beobachter unverkennbar.

Eine ganze Anzahl von den bisher angeführten Symptomen finden wir auch in dem Kapitel „Neuropathie" wieder: verschiedene vegetative Zeichen, vor allem auf dem Gebiet der Hautblutgefäße (auch einen „Glanzblick" gibt es bei Neuropathen!), die motorische Unruhe, ja auch die motorischen Automatismen der Ticks, manche Formen des Stotterns (früher hat man ja fast alle Fälle von Stottern als rein funktionell bedingt, als „assoziative Aphasie" aufgefaßt); vor allem ähnelt aber das psychische Bild des Neuropathen in vielen Punkten dem des Kindes mit einer organischen Hirnstörung: in der Unruhe und Getriebenheit, der „herabgesetzten Bewußtseinsklarheit" und der Konzentrationsstörung, nicht zuletzt auch in der Neigung zu triebhaften dissozialen Handlungen (Aggressionen, Eigentumsdelikte, Durchgehen). Sollten diese großen Ähnlichkeiten nicht auf eine tiefere Verwandtschaft der Zustandsbilder hinweisen? Wir glauben das durchaus, wir meinen also, daß die vegetative und psychische Disharmonie der Neuropathen in bestimmten konstitutionellen Gegebenheiten der Hirnstruktur begründet ist, welche Ähnlichkeiten aufweist mit den geschilderten organischen Hirnstörungen, daß es also kein nervöses Symptom gibt ohne eine vorgegebene Anlage dazu (so viel auch, im schädigenden wie im fördernden Sinn, die Umwelt darauf Einfluß hat!).

Nun gibt es tatsächlich Fälle, wo allein aus dem vorliegenden Zustand eine Differentialdiagnose zwischen „funktioneller" Neuropathie und organischer Hirnstörung unmöglich gestellt werden kann, besonders wenn die Anamnese im Stich läßt; in den meisten Fällen echter postenzephalitischer Zustände werden freilich die wenn auch oft sehr geringgradigen „organischen" Symptome eine Differentialdiagnose ermöglichen. Meist ist aber auch das psychische Bild des „enzephalitisch" Gestörten deutlich anders als die doch, trotz aller Schwierigkeiten, intakte Persönlichkeit des Neuropathen. Die „Kurzschlüssigkeit" der Aktivität des Hirngestörten, die fehlende „Verzahnung" von Trieb und Überlegung macht auf den erfahrenen Beobachter einen sehr charakteristischen Eindruck. Während man den „verlorenen" Neuropathen doch von außen her „sammeln", an seine Persönlichkeit appellieren kann, während er auch selber imstande ist, sich „zusammenzunehmen", gelingt das bei dem Enzephalitiker in Wirklichkeit nicht, wenngleich man auch ihn unter unmittelbarem Druck für den Augenblick halten kann. Letztlich aber baut sich bei ihm nichts auf; eine Einsicht kann wohl nebenher laufen oder nachfolgen, aber im „entscheidenden" Augenblick „greift sie nicht ein", und auch im nächsten kritischen Augenblick läuft die Aktion wieder kurzschlüssig ab. Freilich ist zu solchen Feststellungen ein sehr intensives Zusammenleben mit dem Kinde notwendig, weit über die Test- und die Examensituation hinaus. Man muß das Kind also bei zahllosen unprovozierten Reaktionen zu beobachten Gelegenheit haben, muß seine spontanen Produktionen, seine Antwort auf disziplinäre und arbeitsmäßige Anforderungen, sein Verhalten in der Kindergruppe sehen. Erst dann wird einem die schwere Charakterstörung völlig klar werden.

In bezug auf den persönlichen *Kontakt* sind die zerebral Gestörten nicht einheitlich. Die größere Zahl von ihnen hat einen leicht, vielleicht allzu leicht sich einstellenden Kontakt. Sie stehen dem Erwachsenen ohne Scheu und Respekt gegenüber, reden mit ihm ganz ungeniert, beginnen sofort zu witzeln, ja sind manchmal von einer ganz krassen Respektlosigkeit, selbst dem Fremden, dem Höhergestellten gegenüber. Das ist nicht verwunderlich: die seelischen Funktionen, welche wir unter dem Begriff „Kontakt" zusammenfassen, sind ja hauptsächlich in die „Tiefenperson" zu lokalisieren, welche in der kurzschlüssigen Art des Enzephalitikers auch noch in anderer Beziehung unverhüllt und ungehemmt in Erscheinung tritt.

Aber es gibt auch das Gegenteil (wie wir denn ja überhaupt bei enzephalitischen Störungen, selbst bei gleicher Lokalisation, sehr gegensätzliche vegetative, motorische und psychische Symptome finden): es gibt eine Kontakteinschränkung, die erscheinungsmäßig weitgehend dem gleicht, was im Kapitel „Autistische Psychopathen" zu beschreiben sein wird — mit all den charakteristischen Ausdruckserscheinungen der Mimik, des Blicks, der Sprache, der Einengung der Interessen auf ein hypertrophisches Spezialgebiet.

Ganz das gleiche ist zu sagen bezüglich des Extremfalles der Kontakteinschränkung, des psychotischen Autismus der kindlichen, vor allem der kleinkindlichen Schizophrenie, deren Bild auch später zu beschreiben ist (und besonders des „early infantile autism" — siehe S. 204 f.). Auch da ist es oft ungemein schwierig, die „funktionelle Psychose" von einer eine Enzephalitis begleitenden oder ihr folgenden Persönlichkeitsstörung zu unterscheiden. Immer muß daher in solchen Fällen eine genaueste neurologische Untersuchung sowie eine Lumbalpunktion vorgenommen werden — aber selbst das läßt manchmal im Stich.

So sahen wir einen Fall, bei dem eine allmählich einsetzende, aber sich rasch steigernde Verarmung der spontanen Aktivität, eine zunehmende Kontaktablehnung, Sprechverarmung sowie starke Angstsymptome sehr an den Beginn einer kleinkindlichen Schizophrenie denken ließen. Die neurologische und die Liquoruntersuchung ergab zunächst normale Werte, auch anamnestisch wurde nicht Sicheres angegeben. Im Laufe der Beobachtung an unserer Station zeigten sich aber plötzlich Zeichen einer Meningitis. Das Kind hatte eine fast ganz verheilte Wunde in einem inneren Augenwinkel, der wir zuerst — so unscheinbar war sie — keine Bedeutung beigemessen hatten. Bei genauerer Untersuchung ergab sich nun die überraschende Tatsache, daß hinter der fast völlig verheilten Hautwunde eine die knöcherne Augenhöhle gehirnwärts penetrierende Verletzung und dahinter ein Stirnhirnabszeß lag, der schließlich die Meningitis verursacht hatte. Auf eindringliches Befragen gaben nunmehr die Eltern an, das Kind habe sich, als es von einem Stuhl fiel, mit einem Bleistift in der Augengegend verletzt, die Wunde sei aber scheinbar gut verheilt. Wie schwer in Wirklichkeit die Verletzung war, hatte niemand geahnt. Die Operation des Abszesses und intensive Penicillinbehandlung führten zu vollkommener körperlicher und psychischer Restitution. Auch im Laufe der Jahre stellten sich keine Folgeerscheinungen ein.

In anderen Fällen wieder steckt hinter scheinbar primär psychischen Veränderungen, die völlig einem schizophrenen Prozeß gleichen, ein chronisch-entzündlicher Hirnprozeß oder der Restzustand nach einer Enzephalitis. Wir kennen aber auch zwangsneurotische Zustandsbilder, bei denen die Diagnose einer postenzephalitischen Persönlichkeitsstörung schlüssig begründet werden kann (darüber später mehr!).

So ist also zu sagen: Die Hirnentzündung kann alle, aber auch alle „funktionellen" Störungen der Persönlichkeit nachahmen.

Pädagogische Konsequenzen

Nach dem Gesagten dürfte es klar geworden sein, wie schwierig, ja wie unlösbar in vielen Fällen bei den so gestörten Kindern das pädagogische Problem ist. Selbst wenn man einen unentwegten pädagogischen Optimismus hat — und der Heilpädagoge muß ihn haben —, muß man vor diesen Fällen manchmal kapitulieren oder sich doch mit den allerkleinsten Erfolgen zufrieden geben. Neben den Enzephalitikern halten wir höchstens noch bestimmte epileptische Charaktere für ähnlich schwierig. Die pädagogische Situation ist bei diesen Kindern deshalb so verzweifelt, weil sich bei ihnen keine Erfahrungen ausbilden, die in die Zukunft weiterwirken würden — und Erziehbarkeit hat eben „Erfahrungsfähigkeit" zur Voraussetzung. Selbst wenn die Kinder ihrer formalen Intelligenz nach intakt sind, wenn sie nachher, wenn die Tat passiert ist, eine ganz echte Einsicht und ganz ehrliche Reue haben, so wird bei der nächsten Gelegenheit dem Triebimpuls doch wieder ebenso hemmungslos und ohne Rücksicht auf die Folgen nachgegeben. Gerade das Erlebnis, immer wieder vor der gleichen Situation zu stehen, keinen Schritt weiterzukommen, kann den Erzieher einem solchen Kind gegenüber völlig zur Verzweiflung bringen.

Freilich kann auch ein gestörtes Gehirn noch Entwicklungsmöglichkeiten haben, es bilden sich in manchen Fällen doch genügend Hemmungsfunktionen aus, welche schließlich eine tragbare soziale Anpassung ermöglichen. Aber in einer großen Zahl von Fällen dauert die beschriebene Triebenthemmung bis ins Erwachsenenalter fort und führt dann nicht selten zu immer komplizierteren, immer raffinierteren und gefährlicheren kriminellen Handlungen (siehe S. 249 ff.).

Zum Trost geplagter Eltern kann ja gesagt werden: der schwere Erethismus der Kleinkinder, der Schwachsinnigen wie der intellektuell besser entwickelten, verschwindet oder bessert sich doch stets im späteren Kindesalter. Darüber hinaus kommt es in manchen Fällen sogar zu einer deutlichen Impulsverarmung, ohne daß sich das voll ausgeprägte Bild eines Morbus Parkinson entwickeln muß. Auch da vergröbert, karikiert also die Hirnstörung den normalen Verlauf, wonach der Reichtum an spontanen Impulsen, der beim sehr jungen Kind zu beobachten ist, im späteren Alter ganz gesetzmäßig abnimmt.

Die pädagogischen Maßnahmen bei zerebral gestörten Kindern müssen, ganz anders als im Normalfall, wo man die Kinder zu möglichst großer eigener Verantwortung erziehen und sie so bald als möglich in die Freiheit entlassen muß, vielmehr das Ziel haben, allzu arge Untaten, welche das Kind selbst und seine Umgebung gefährden, zu verhindern und das Kind doch zu seiner größtmöglichen Leistung zu führen. Nur selten sind heroisch sich aufopfernde Eltern dazu willens und auch imstande, obwohl es, wenn einmal dieser günstige Fall gegeben ist, für das Kind zweifellos das Beste ist, allein und unter lückenloser Führung und Aufsicht gehalten zu werden. Ideal ist es auch, wenn ein intellektuell ungefähr intaktes Kind dieser Art einzeln unterrichtet werden kann; unter vier Augen kann man ihm die zur Leistung nötige Arbeitskonzentration aufzwingen, auch bei der Abschlußprüfung in der öffentlichen Schule bringt es ein solches Kind unter dem Druck der Ausnahmssituation nicht selten zu guten Leistungen. In der Klassengemeinschaft der öffentlichen Schulen sind diese Kinder jedoch, wenn die Störung ausgeprägt ist, fast niemals zu unterrichten: sie bringen selber gar nichts zuwege und zerstören durch ihren Unfug völlig jede Klassendisziplin.

Dieser günstigste Fall — Einzelpflege und Einzelunterricht — ist aber leider nicht sehr häufig gegeben, schon aus materiellen Gründen. Sonst bleibt eigentlich nur Unterbringung in einer Spezialanstalt übrig, bei möglichst kleinen Gruppen, da sich solche Kinder in Gesellschaft ähnlich gearteter natürlich nur noch mehr „in die Höhe steigern", bei idealen Erziehern, welche schon durch ihr Wesen Ruhe und Konzentration ausstrahlen. An solchen guten Anstalten besteht freilich überall großer Mangel. Manchmal ist darum auch bei diesen Fällen, besonders wenn es sich um auch intellektuell gestörte Kinder handelt, Unterbringung in einer Heil- und Pflegeanstalt der einzige Ausweg.

Bei erethischen Kleinkindern ist es eine besondere Aufgabe des Erziehers, die Reize der Außenwelt möglichst einzuschränken, um die ständig abspringende Aufmerksamkeit der Kinder wenig zu beschäftigen und sie dadurch etwas ruhigzustellen. Es kommt wesentlich darauf an, bestimmte fördernde Reize stereotyp in gleicher Weise darzubieten und die Kinder dadurch zu einer gewissen Mechanisierung zu bringen.

Persönlichkeitsstörungen auf Grundlage organischer Hirnschädigungen bieten auch dem *Gerichtspsychiater* interessante und schwierige Probleme. Wir haben ja schon des öfteren erwähnt, wie häufig bei diesen Menschen gefährliche und auch sehr raffiniert wirkende kriminelle Handlungen vorkommen. Sind aus den Kindern Jugendliche, sind sie also strafmündig geworden (zwischen 14 und 18 Jahren), kommen sie vor das Jugendgericht, das ja auf Zusammenarbeit mit in diesem Problem erfahrenen Ärzten besonderen Wert legt. Dabei wird immer wieder die Frage nach der Verantwortlichkeit vor dem Gesetz an den Begutachter gestellt.

Dieser wird in solchen Fällen gewöhnlich gefragt, ob die Voraussetzungen des § 10 unseres Jugendgerichtsgesetzes gegeben seien oder nicht. Diese Gesetzesstelle exkulpiert einen jugendlichen Täter, der „nicht fähig ist, das Verbotene seiner Tat einzusehen, oder, trotz dieser Einsicht, danach zu handeln". Nun ist es verhältnismäßig einfach, den ersten Teil dieser Fragestellung zu beantworten: man kann über die Kritik- und Einsichtsfähigkeit eines Menschen ein schlüssiges Urteil abgeben, wenn man sein Verhalten in gewissen Testsituationen prüft sowie seine allgemeine Kritik in der konkreten Situation, etwa auch seine Stellungnahme zu seinem Delikt beurteilt. Gewiß kann eine zerebrale Störung, welche zu einem Intelligenzrückstand führt, auch diese Fähigkeit zur Einsicht in verschiedenem Grad beeinträchtigen.

Aber das muß, selbst bei beträchtlichen Graden einer „enzephalopathischen" Persönlichkeitsstörung, keineswegs immer der Fall sein. Es kann die nebenherlaufende und die nachfolgende Kritik über die eigene Tat, also auch die „Einsicht in das Verbotene" völlig erhalten sein — und doch kann die „Fähigkeit, nach einer solchen Einsicht zu handeln" (im Deutschen Jugendgerichtsgesetz heißt es noch präziser: „die Fähigkeit, einer solchen Einsicht gemäß seinen Willen zu bestimmen") in hohem Maße gestört sein, und zwar durch eben die vorher beschriebene Kurzschlüssigkeit der Aktivität, durch das fehlende Ineinandergreifen von Triebimpuls und „höherer Instanz" (welch letztere an sich nicht zerstört zu sein braucht). Es handelt sich in diesen Fällen um eine *isolierte Störung der freien Willensbestimmbarkeit* im Rahmen der postenzephalitischen Aktivitätsstörung. Diese Störung ist freilich nicht durch Tests zu erheben, sie kann nur bei intensivem Zusammenleben mit solchen Menschen erfahren werden. Dann ist es aber auch evident: ein solcher Mensch *kann* sich im Augenblick seines Triebimpulses nicht zurückhalten, ist völlig „ausgeliefert". Man kann ihn daher vor dem Gesetz auch nicht verantwortlich machen. Freilich wird dieser Fall nicht bei allen jenen Menschen gegeben sein, bei denen einmal eine zerebrale Störung abgelaufen ist, selbst wenn noch irgendwelche „organische" Symptome festzustellen sind; es kann eben doch höhere Kritik und Hemmungsfähigkeit soweit „eingreifen", daß jene zentrale Persönlichkeitsfunktion des freien Wollens im wesentlichen erhalten geblieben ist. Das festzustellen, braucht es im einzelnen

Fall genaueste Durchforschung aller Einzelheiten der kriminellen Handlungen und vor allem eindringlichste Persönlichkeitsuntersuchung des Täters. Es müssen sich daraus die bereits ausführlich beschriebenen Merkmale der enzephalitischen Kurzschlußhandlung klar erkennen lassen, es muß das „Überwältigt-werden" des Jugendlichen vom Triebimpuls deutlich hervorgehen. Nur in einem solchen Fall wird man dafür sprechen, daß ein Täter für seine Tat nicht verantwortlich sei, nicht jedoch dann, wenn sich trotz Anzeichen einer zerebralen Störung eine höhere Integration der Persönlichkeit zum Normalen hin ergibt.

Die Erkenntnis solcher Fälle gibt höchst interessante Ausblicke in die Willensproblematik überhaupt. Eindrucksvoll beweisen diese Störungen, daß eine Bindung auch der höchsten seelischen Funktionen an die materielle Grundlage des seelischen Lebens, das Gehirn, besteht. Störung der Hirnintegration durch deutlich nachweisbare anatomische Veränderungen, durch Zerstörungen von Zentren und Unterbrechung von verbindenden Bahnen, führt auch zu einer seelischen Desintegration.

Dafür ist außer der Unhemmbarkeit der Triebimpulse bei zerebral Gestörten auch die Willensstörung beim *Parkinsonismus* ein eindrucksvolles Beispiel. Dabei kommt es nicht nur zu einer mimischen und allgemein motorischen Hemmung und Versteifung, sondern auch zu einer Verarmung an psychischer Aktivität und damit an Willkürhandlungen überhaupt. Die Assoziationen laufen verlangsamt ab, die Denkprozesse sind in ganz ähnlicher Weise „eingefroren" wie etwa die Mimik (z. B. das „zeitlupenartig" ablaufende Lächeln), selbst die einfachste Willkürhandlung, etwa das Heben einer Hand, kostet den Kranken eine ungeheure Willensanstrengung (nur daraus erklärt sich ja die Armut an Aktionen; eine wirkliche Lähmung, also eine Unmöglichkeit, die „Werkzeuge" des Körpers in Bewegung zu setzen, besteht ja nicht); ebenso schwer kann es für den Kranken werden, einen bereits im Gang befindlichen motorischen Ablauf wieder zu bremsen: ist er z. B. einmal im Gehen, so ist es ihm sehr schwer, auch wieder Halt zu machen; es kann vorkommen, daß er dabei, als wäre er blind, gegen die Mauer am Ende des Zimmers rennt (Symptom der „Propulsion" und „Retropulsion"). Auch hier führt also eine organische Hirnveränderung, die postenzephalitische Zerstörung oder die Altersdegeneration gewisser subkortikaler motorischer Integrationsorte, zu einer schweren Behinderung der Willensfunktion.

Im Kapitel „Aktivität" wurde bereits ausgeführt, daß gerade diese Erfahrungen an pathologischen Persönlichkeiten tiefe Einblicke gestatten in zentrale menschliche Probleme, besonders in die entscheidende Frage der Willensfreiheit. Wir glauben, daß gerade dieses Wissen besondere Beachtung verdient, ja daß es ein Fundament bilden muß für die philosophischen Deduktionen, die sonst in den leeren Lüften schweben.

Epilepsie

Die Epilepsie bietet eine Fülle wichtiger und schwieriger heilpädagogischer Probleme. In einem Buch über Heilpädagogik kann aber die Klinik dieser Krankheit nicht mit der gleichen Ausführlichkeit abgehandelt werden wie in einem neurologischen oder psychiatrischen Werk. Trotzdem muß hier über das Bild sowie über die Ätiologie dieser Krankheit einiges gesagt werden, zumal da dieses Buch ja auch für Vertreter nicht-ärztlicher Berufe bestimmt ist.

Jeder epileptiforme Anfall ist ein Gehirnsymptom, ist ein Beweis für eine akute zerebrale Störung oder einen Folgezustand nach einer solchen.

Das Kindesalter ist eine Zeit besonderer Krampfbereitschaft. Anfälle verschiedener Art und Ursache sind in ihm häufiger als in jeder anderen Lebensphase; manche davon sind harmlos und verschwinden später wieder, ohne bleibenden Schaden zu hinterlassen. Diese Anfallsbereitschaft ist im ersten Lebensjahr am größten und nimmt mit zunehmendem Alter kontinuierlich ab.

Früher war man gewohnt, streng zu scheiden zwischen der „genuinen" Epilepsie, die durch Erbfaktoren bedingt sei, und der „symptomatischen", bei der die Anfälle ein Symptom einer andersartigen zerebralen Störung seien. Diese Scheidung ist, je mehr wir über diese Probleme wissen, immer schwieriger geworden: einmal, weil man immer deutlicher die Komplexität der Ursachen erkannte (darüber siehe später!), zum andern, weil der Begriff der „symptomatischen" Epilepsie dadurch ständig erweitert wurde, daß man immer mehr äußere Ursachen für Anfälle fand.

Da seien genannt: Entzündungsprozesse des Gehirns und seiner Häute (die von verschiedenen Erregern hervorgerufenen Enzephalitiden und Meningitiden) können epileptiforme Anfälle auslösen, und zwar sowohl während der akuten Krankheit wie auch in der weiteren Folge, im unmittelbaren Anschluß oder Jahre nach durchgemachter Krankheit; als weitere Gruppe von Ursachen sind traumatische Hirnstörungen zu nennen, welche ja auch in bezug auf jede andere Symptomatologie (z. B. motorische Störungen, Intelligenz- und Charakterdefekte) die gleichen Folgezustände herbeiführen können wie entzündliche Erkrankungen des Zentralnervensystems, am häufigsten also zerebrale Geburtstraumen, aber auch manchmal scheinbar recht geringfügige Hirnverletzungen im späteren Leben; bisweilen gehen, und das besonders im früheren Kindesalter, die verschiedensten toxischen Zustände mit Krämpfen einher: die alimentäre Intoxikation besonders des Säuglingsalters, seltener schwere Ernährungsstörungen im späteren Alter, die Urämie sowie auch andere Vergiftungen, die Neurolues in ihren verschiedenen Erscheinungsformen, ein Hirntumor, ein sklerosierender Prozeß, alle diese Störungen können, wenn sie auf die motorischen Zentren übergreifen oder diese beeinflussen, Krämpfe auslösen; auch blutchemische Veränderungen (eine Hypoglykämie, eine Alkalose oder Azidose des Blutes — z. B. bei den schon erwähnten schweren Ernährungsstörungen des Säuglings —, rascher Wechsel der Kalzium-Phosphor-Relation — z. B. bei der Tetanie) verursachen Krämpfe; schließlich können sonst ganz harmlose Fieberzustände, freilich nur bei dazu disponierten Kindern, zu Anfällen führen, die sehr einer Epilepsie ähneln.

Auch bei der Epilepsie trifft zu, was wir schon des öfteren erörtert haben: exogene Ursachen (welche also eine „symptomatische" Epilepsie hervorrufen) und endogene Ursachen („genuine" Epilepsie) sind nicht einander ausschließende Gegensätze, sondern wirken in vielen Fällen zusammen. Nicht selten sieht man nämlich, daß nach der Anamnese ein exogener Faktor ätiologisch anzuschuldigen ist, daß aber im gleichen Fall Anfallskrankheiten auch in der Aszendenz nachzuweisen sind. Man kommt dadurch zu der Überzeugung, die sich übrigens ganz in den Rahmen moderner biologischer Anschauungen einfügt, daß in gewissen Fällen bestimmte äußere Faktoren eine schlummernde, konstitutionell gegebene Anfallsbereitschaft zur Manifestation bringen; ohne diese exogene Ursache, aber auch ohne Erbanlage wäre es da wahrscheinlich nicht zum Auftreten einer Epilepsie gekommen.

Übrigens hat die moderne Vererbungsforschung gezeigt (z. B. CURTIUS[1]), daß bei der Epilepsie, ebenso wie auch bei anderen Erbkrankheiten des Nervensystems, der Erbgang keineswegs immer ganz klar nachzuweisen ist: man findet also durchaus nicht bei jeder Epilepsie, die man als weitgehend erbbedingt ansprechen muß, auch epileptische Anfälle in der Aszendenz, wohl aber in gehäuf-

---

[1] CURTIUS, F.: a. a. O.

tem Maße andere erbliche Nervenstörungen, so wie bei anderen, sicher erblichen Krankheiten des Nervensystems, z. B. der FRIEDREICHschen Ataxie, Epileptiker in der Verwandtschaft. Das zeigt, daß der Erbgang bei diesen Krankheiten nicht immer streng spezifisch ist. Durch solche Erfahrungen kommt man eher zu der Vorstellung, daß oft eine allgemeine Minderwertigkeit des Nervensystems vererbt wird. Was dann schließlich bewirkt, daß sich in einem Fall eine Epilepsie, im anderen eine andere Nervenkrankheit manifestiert, ob das in bestimmten Genkombinationen oder in exogenen, auslösenden Faktoren seine Ursache hat, das ist uns noch unbekannt.

Das Bild des epileptischen Anfalls ist ungemein vielfältig, die Unterschiede etwa zwischen dem schweren Krampfanfall und der kaum eine Sekunde dauernden epileptischen Absence sind sehr groß. Als das wichtigste Zeichen des epileptischen Zustandes, des großen wie des kleinen Anfalls, hat man die Bewußtlosigkeit angesehen; mit der Erweiterung des Begriffes „Epilepsie" aber — etwa der Hereinnahme der „vegetativen Epilepsie" — mußte man diese abgrenzende Forderung aufgeben und sagen, daß auch Zustände mehr oder weniger herabgesetzter Bewußtseinsklarheit zu dieser Krankheitsgruppe gehören können. Für den klassischen Anfall aber gilt: während es zu den Grundtatsachen des Lebens gehört, daß der Mensch ein kontinuierliches Bewußtsein hat, das natürlich auch im Schlaf nicht aufhört, ist die Zeit des epileptischen Anfalls scharf und abrupt aus diesem kontinuierlichen Bewußtsein „herausgestanzt" und diese dunkle Leere ist auch später nie mehr aufzuhellen (wenn Epileptiker in manchen Fällen berichten können, was mit ihnen im Anfall vorgeht, so wissen sie es nur aus den Erzählungen der Umgebung, nicht aber aus eigener Wahrnehmung).

In manchen Fällen haben die Kranken aber ein „Vorgefühl", an das sie sich erinnern und von dem sie daher berichten können; dieser Umstand kann darum ein wichtiges diagnostisches Hilfsmittel sein. Dieses Vorgefühl kann in Sensationen der verschiedenen Sinnesgebiete bestehen. Als erstes wurde in der wissenschaftlichen Literatur bekannt, die Kranken hätten unmittelbar vor dem Anfall das Gefühl, sie würden von einem schwachen Lüftchen angeweht; der Name **Aura,** d. i. Lüftchen, wurde von da aus auch für andere Arten dieses Vorgefühls gebraucht. Es gibt auch noch andere Arten von sensorischer Aura außer dem beschriebenen Gefühl des „Lüftchens", etwa das Gefühl des „Pampstigwerdens" bestimmter Körperteile (ein Gefühl der Taubheit, überhaupt der Veränderung der sensiblen Qualitäten), ein Ameisenlaufen, ein Kälte- oder Hitzegefühl, das meistens zentralwärts fortschreitet. Manchmal erinnern sich die Patienten auch noch, wie es ihnen krampfhaft etwa den Daumen in die Faust „hineindreht", also gewissermaßen eine „motorische" Aura (oder aber bereits der Beginn des Krampfanfalles). Weiters gibt es auch eine visuelle Aura, das Aufblitzen von Lichtern oder bestimmter Farberscheinungen, sowie eine akustische Aura, ähnlich wie das Rauschen von Wasser oder das Klingen von Tönen, schließlich auch sensorische Vorgänge auf dem Gebiete des Geruchs- oder des Geschmackssinnes. Wichtig erscheint uns, daß bei der kindlichen Epilepsie eine Aura viel seltener beschrieben wird als bei jener der Erwachsenen und daß sie weniger differenziert ist (etwa nur Übelkeit, ein undefinierbares Unbehagen). Sicher hängt das damit zusammen, daß die Kinder nicht den gleichen hohen Grad von Bewußtheit erreichen wie die Erwachsenen und daß sich darum auch in ihrer Krankheit nicht so viel „gestaltet" wie beim Erwachsenen (damit wäre etwa in Vergleich zu setzen, daß bei der kindlichen Schizophrenie Halluzinationen auf verschiedenen Sinnesgebieten weit seltener sind als beim Erwachsenen — oder daß man zumindest nichts davon erfährt).

Von einer eigenartigen Aura berichtete ein sechsjähriger, freilich weit überdurchschnittlich gescheiter Epileptiker: er hatte stereotyp immer das gleiche „Traumerlebnis": „Da sitz ich so im Auto und dann will ich die Kupplung ziehen" (das illustriert er mit einer Handbewegung, als wollte er einen Gang einschalten) „und dann ist alles aus" (dann käme nämlich der Anfall, meint er).

In manchen Fällen, besonders bei seltener auftretenden großen Anfällen, ist den Patienten schon tagelang vorher anzumerken, daß ein Anfall kommen wird: die Kinder sind unlustig, verstimmt, gereizt, leiden an Kopfschmerzen, man kann in der Schule und auch sonst mit ihnen nichts anfangen. Wenn man in diesem Zeitpunkt mit einer besonders intensiven medikamentösen Behandlung einsetzt, gelingt es anscheinend manchmal, einen Anfall zu verhindern.

Das **Bild** des epileptischen Krampfanfalles ist auch dem Laien bekannt: Der Kranke fällt zusammen (daher der Name Epilepsie oder der deutsche, rein sprachlich falsche Ausdruck „hinfallende Krankheit"). Meist stürzt der Patient „wie vom Blitz gefällt" nieder, verletzt sich dabei oft nicht unbeträchtlich, so daß etwa am Schädel zahlreiche Narben als Spuren und Beweis der vorangegangenen Anfälle festzustellen sind; gelegentlich findet man auch Verbrennungsnarben, wenn der bewußtlos Gewordene gegen den heißen Ofen oder Herd gefallen ist (die Bewußtlosigkeit ist ja so tief, daß auch der Schmerz der Verbrennung nicht warnen kann). Manchmal freilich tritt die Bewußtlosigkeit nicht so abrupt ein, so daß der Kranke langsam niedergleitet, ohne sich schwerer zu verletzen.

Meist beginnt der Krampfanfall mit einer Verspannung (tonischer Krampf) des ganzen Körpers oder einzelner Extremitäten; es verdreht sich etwa ein Arm nach innen oder der Kopf nach der Seite oder es kommt zu einem Blickkrampf. Manchmal erschöpft sich der Anfall rasch in solchen motorischen Teilentladungen; häufiger aber greift er auf andere Muskelgebiete über, oft auf die Muskulatur des ganzen Körpers; es kommt zu ruckartigen Zuckungen, zu rhythmischen Kontraktionen. Der Kranke sieht dabei beängstigend aus: nicht nur wegen der Seelenlosigkeit dieses unwillkürlichen motorischen Geschehens, wodurch es den Eindruck macht, er wäre gar nicht mehr er selber, sondern von einem Dämon besessen (daher kommt der lateinische Name „Morbus sacer", heilige Krankheit). Er ist, manchmal in beängstigendem Maße, zyanotisch; der Atem geht röchelnd; der Krampf der Kaumuskulatur schlägt den Speichel zu Schaum, der dann vor den Mund tritt (freilich spricht es keineswegs gegen die epileptische Natur eines Anfalls, wenn einmal der „Schaum vor dem Mund" fehlt). Hat sich der Kranke in die Zunge gebissen (was meist zu Beginn des Anfalles erfolgt), so wird der Schaum blutig (übrigens sind auch eventuell zu findende Zungenbißnarben, die manchmal sehr ausgedehnt sein können, ein wichtiger Hinweis auf eine bestehende Epilepsie).

Nach kürzerer oder längerer Dauer löst sich endlich der Krampf, die Bewegungen werden schwächer und hören auf. Schließlich verfällt der Kranke, um so regelmäßiger, je schwerer der Anfall war, in einen tiefen, oft stundenlang dauernden Schlaf, aus dem er verdöst und müde, mit dumpfem Kopf erwacht.

Die Dauer des Krampfanfalles kann sehr verschieden sein, von wenigen Sekunden bis zu Minuten, ja Viertelstunden. Noch länger dauernde Anfälle sind sehr selten. Gewöhnlich wird aber die Anfallsdauer von den aufgeregten Eltern um ein Vielfaches überschätzt, ja die Dauer von Sekunden als ebensoviele Minuten angegeben — so endlos dehnt sich die Zeit. Daß der Kranke völlig erschöpft aus einem schweren Anfall hervorgeht, wird sofort begreiflich, wenn man einmal einen solchen Zustand miterlebt hat. Trotzdem ist der einzelne Anfall fast nie wirklich lebensgefährlich. Nur der „Status epilepticus" kann es werden: das ist eine Serie von fast pausenlos einander ablösenden Anfällen, die stundenlang dauern und unter völliger Erschöpfung aller Kräfte zum Tode führen kann. In solchen Fällen ist freilich rasche ärztliche Hilfe vonnöten.

Bei einem „gewöhnlichen", kürzer dauernden Anfall jedoch soll die Umgebung nicht viel tun — und kann es auch nicht. Man soll das Kind auf den Boden oder, wenn vorhanden, eine Liegestätte lagern, so daß es sich beim Krampf nicht verletzen kann, soll aber gar nicht versuchen, die krampfenden Extremitäten festzuhalten und dadurch den Anfall zu „stillen" — dabei wird der Krampf nämlich regelmäßig noch stärker. Ebenso ist es ganz falsch, einen Zungenbiß dadurch verhindern zu wollen, daß man dem Anfallskranken einen harten Gegenstand zwischen die Zahnreihen zwängt, wie man noch manchmal in Lehrbüchern der Ersten Hilfe zu lesen bekommt: wenn es im epileptischen Anfall zu einem Zungenbiß kommt, so erfolgt dieser zu Beginn, man käme also mit dieser Hilfe zu spät; der Kieferkrampf ist aber oft so stark, daß man dem Kranken eher Zähne ausbricht, als daß man etwa einen Löffel zwischen die Zahnreihen brächte!

Nur selten hat ein Arzt Gelegenheit, einen epileptischen Anfall selbst zu sehen; fast immer kommt er zu spät. Er muß sich also die Zeichen von den Augenzeugen aufs genaueste schildern lassen. Sehr häufig muß man die Diagnose einer Epilepsie aus der Anamnese machen, besonders bei den noch zu schildernden leichteren, kürzer dauernden Formen. Die Lichtstarre der Pupillen, die für den epileptischen Anfall so charakteristisch ist, verschwindet mit dem Ende des Anfalls. Manchmal bleibt das BABINSKISCHE Zeichen (die Dorsalflexion der großen Zehe, eventuell das Spreizen der anderen Zehen bei Bestreichen der Fußsohle) bis zu einer Stunde nach dem Anfall bestehen, ist daher, im positiven Fall, ein wichtiger Hinweis. Auch das Symptom des Einnässens oder Einschmutzens im Anfall ist keineswegs regelmäßig, sein Fehlen spricht also nicht gegen eine Epilepsie.

Immer wichtiger ist die moderne Untersuchungsmethode der **Elektroenzephalographie** (EEG) geworden, die Ableitung der Aktionsströme des Gehirns, welche normalerweise typische Kurvenbilder aufweisen, freilich in verschiedenen Altersstufen verschieden gesaltet. Gewisse abnorme Bilder sprechen mit Wahrscheinlichkeit, andere (z. B. die „spikes and waves", nämlich die unmittelbare Aufeinanderfolge einer spitzen- und einer wellenförmigen Kurve) mit Sicherheit für eine Epilepsie. Solche Kurvenbilder sind, zumindest mit bestimmten Provokationsmethoden, meist auch zwischen den Anfällen zu erzielen, so daß eine Diagnose auch ohne Beobachtung eines Anfalles zu stellen ist. Durch differenzierte Ableitungsmethoden ist es auch möglich, etwas über den Herd des epileptischen Erregungszustandes im Gehirn auszusagen. Für das Kindesalter allerdings sind gewisse Vorbehalte am Platze: „unreife" Kurvenbilder und pathologische Abläufe sind manchmal nicht leicht zu unterscheiden.

Im obigen wurde der „große" epileptische Anfall beschrieben („grand mal"). Von diesem dramatischen Zustand gibt es alle Übergänge bis zu Anfällen, die kaum mehr bemerkbar sind, die jedenfalls von Laien gar nicht mehr als solche gewertet werden, und zu besonderen Anfallsformen, die auch noch beschrieben werden sollen.

Bei den Anfällen, die sich von den „Großen" abheben, ist man sich in der Nomenklatur nicht einig. Während manche Autoren sowohl Anfälle mit geringen motorischen Erscheinungen wie auch solche, die nur aus einem kurzen Bewußtseinsverlust bestehen, einheitlich „Kleine" Anfälle (Petit mal) nennen, unterscheiden andere — und wir schließen uns ihnen an, weil dadurch doch eine klare Differenzierung möglich ist — noch zwischen den „Petit mal" und den „Absencen".

Bei den **Petit mal** lassen sich doch leichte motorische Abläufe feststellen: ein leichtes Verdrehen einer Extremität oder des Kopfes, ein Zucken um den Mund oder ein krampfhaftes Zwinkern, ein Verdrehen der Augen oder ein Zucken der Augäpfel, ein krampfhaftes Schlucken, eine mehrere Sekunden lang dauernde stark forcierte Atmung. Sehr oft sind dabei vasomotorische Vorgänge festzustellen: ein Erblassen, dem eventuell ein Erröten, manchmal mit zyanotischem Stich, folgt. Der Bewußtseinsverlust wirkt sich keineswegs so dramatisch aus wie beim „großen Anfall". Die Kinder stürzen nicht zusammen; manchmal gleiten sie zu Boden, aber das ist bei diesen kleinen Anfällen eher selten; nur bei genauerem Zusehen merkt man manchmal, daß sie taumeln oder daß sie sich einen Augenblick lang krampfhaft um das Gleichgewicht bemühen müssen.

Nicht selten werden große Anfälle durch einen Schrei eingeleitet. Bisweilen ist ein solcher Schrei aber auch das einzige Anfallszeichen; manchmal ist er ganz unartikuliert, manchmal ein bestimmtes Wort oder eine bestimmte Phrase, meist stereotyp dieselbe, z. B. ein Hilferuf an die Mutter oder die Krankenschwester, unmittelbar vor der Bewußtlosigkeit ausgestoßen, gewissermaßen noch mit dem letzten Rest von Bewußtsein innerviert.

Sehr oft wird als differentialdiagnostisches Zeichen angegeben, daß bei der echten Epilepsie der Patient zusammenstürzt, ohne daß er noch Rücksicht nehmen kann, wie er hinfällt, so daß er sich dabei oft Verletzungen zuzieht, während andererseits bei „funktionellen" Anfällen die Patienten sich „einen Platz aussuchen, wo sie sich hinlegen, ohne sich weh zu tun". Dieses Kriterium trifft nach unserer Erfahrung nicht für alle Fälle zu. Oft wirken Anfälle, gerade in bezug auf diesen letzteren Punkt, sehr funktionell, ja „gemacht", ausgesprochen theatralisch, und sind doch, wie sich aus anderen Kriterien oder aus dem weiteren Verlauf ergibt, eine echte Epilepsie.

Noch schwieriger ist die Differentialdiagnose bei der unscheinbarsten Art von epileptischen Anfällen, den **Absencen.** Hier fehlen vollkommen alle motorischen Zeichen, der Anfall besteht allein in einem Bewußtseinsverlust von mehreren Sekunden Dauer, ja manchmal dauert die charakteristische „Unterbrechung der Kontinuität des Bewußtseins" nur Bruchteile von Sekunden. Trotzdem ist dem aufmerksamen Beobachter klar, daß es sich um einen Anfall handelt: die Mimik zeigt kein Leben, vor allem aber ist der Blick, jener „Spiegel der Seele", völlig leblos, leer glasig. Während der Absence verstummen die Kinder, oder aber es wird jener Impuls, der im letzten klaren Augenblick im Gehirn auftrat, völlig leer, automatenhaft weitergeführt: die Kinder kritzeln z. B. in diesem Augenblick sinnlos über den Heftrand hinaus, oder sie gehen auf der Straße ganz blindlings (sie sind ja in Wirklichkeit bewußtlos, völlig abgestellt gegen alle Sinnesreize) durch den dichten Verkehr und sind dabei natürlich aufs schwerste gefährdet; auch Sprechimpulse können in der gleichen Weise sinnlos fortgesetzt werden: die Kinder murmeln unartikuliert oder sie wiederholen ganz automatisch irgendeine Redewendung, was dann etwa so klingt, als würde bei einer beschädigten Grammophonplatte die Nadel immer wieder in die gleiche Rille gleiten. In ähnlicher Weise wie bei den Petit-mal-Anfällen gehen auch die Absencen in der Mehrzahl der Fälle mit vasomotorischen Erscheinungen, wenn auch nur leichter Art, einher.

Nach dem Vorgang von FRIEDMANN[1] haben vor allem mehrere deutsche Psychiater und Pädiater versucht, ein Krankheitsbild „Pyknolepsie" gegenüber der Epilepsie abzugrenzen, welches durch häufig auftretende Absencen, das Fehlen

---

[1] FRIEDMANN, M.: Z. Nervenhk. *1906*, 462; Z. Neurologie *1912*, 245.

von motorischen Erscheinungen und die gute Prognose charakterisiert sei: niemals käme es dabei im weiteren Verlauf zu Krampfanfällen, auch charakterliche Veränderungen oder intellektueller Abbau stellten sich niemals ein. Wie die Mehrzahl der heutigen Autoren glauben auch wir auf Grund unserer Erfahrungen nicht, daß das Bild der „Pyknolepsie" eine nosologische Einheit darstellt, sondern daß es eben doch zur Epilepsie gehört. Gewiß kennen auch wir Fälle, bei denen Kinder durch einige Jahre an gehäuften Absencen leiden, die dann wieder, und zwar für immer, verschwinden. Wohl noch häufiger sind aber Fälle, bei denen im früheren Kindesalter einzig nur Absencen vorkommen, die im späteren Verlauf von echten kleinen und großen Krampfanfällen (petit und grand mal) abgelöst werden, oder Fälle, bei welchen ganz die gleichen Absencen wie bei der „Pyknolepsie" zusammen mit Krampfanfällen bestehen. Da nun die beiden zuletzt geschilderten Typen zweifellos zur Epilepsie gehören — warum sollte man den ersteren Typus aus dem so vielgestaltigen Bild dieser Krankheit herauslösen? Zudem kennen wir Kinder, die nur an Absencen leiden und doch eine typische epileptische Charakterveränderung aufweisen, was auch nicht in das Bild der „Pyknolepsie" hineinpaßt. Richtig ist, daß Absencen auf eine medikamentöse Therapie im allgemeinen schlechter ansprechen — aber auch das begründet unseres Erachtens nicht eine nosologische Sonderstellung.

Die vasomotorischen Erscheinungen, welche, wie oben ausgeführt, Absencen öfters begleiten, erleichtern die Differentialdiagnose, die in derartigen Fällen ungemein schwierig sein kann, vor allem gegenüber der Verlorenheit und Verschlafenheit, dem „Ins-Narrenkastel-Schauen" neuropathischer Kinder (siehe dieses Kapitel!). Vor allem ist da der Gesamteindruck maßgebend, so schwer dieser manchmal präzis zu beschreiben ist: die epileptische Absence ist eben doch ein Augenblick, der, plötzlich kommend, „aus dem Bewußtsein ausgestanzt" ist; das erscheint auch dem naiven Beobachter viel abnormer als die neuropathische Verlorenheit, welche einen viel länger dauernden Zustand halb wacher Bewußtseinslage darstellt, in welchen die Kinder „mit fließendem Übergang" hineingleiten, aus dem sie, wenn auch oft unter Schwierigkeiten, durch äußere Einwirkungen herauszureißen sind; freilich erscheinen manchmal auch Kinder mit echten Absencen deswegen „ansprechbar" — sie reagieren etwa auf einen Anruf oder ein Rütteln —, weil eben der Bewußtseinsverlust schon wieder vorbei ist, sobald man sie anruft. Besonders deutlich sind die Absencen als solche zu erkennen, wenn die Kinder in einer Beschäftigung begriffen sind, welche ununterbrochen richtiges Reagieren erfordert, z. B. bei einem Gruppenspiel oder einer Prüfung. Als eine wesentliche Hilfe bei der Differentialdiagnose hat sich da das EEG erwiesen.

Wir haben schon davon gesprochen, daß in der Absence eigenartig sinnlose, automatenhafte Handlungen vorkommen. Ein typisches Beispiel dafür ist die „Epilepsia cursoria", die man bei Kindern nicht allzu selten beobachten kann: das Kind springt plötzlich von seiner Beschäftigung auf, stürzt blindlings davon, manchmal so blind, daß es mit Wucht an die Mauer anrennt, manchmal doch noch etwas klarer, indem es sich in die Arme der Mutter oder der Krankenschwester „flüchtet", so verschieden intensiv kann eben der Bewußtseinsverlust sein. Etwas Ähnliches ist die „Epilepsia rotatoria", bei der sich die Kinder ein oder mehrere Male um die eigene Achse drehen.

In der letzten Zeit wurde der Begriff der Epilepsie erweitert durch die Beschreibung von Anfällen, die sich nicht auf motorischem, sondern nur auf dem Gebiet des vegetativen Nervensystems abspielen („vegetative Anfälle"): wir haben schon geschildert, daß vegetative Begleitsymptome bei Anfällen häufig und auch differentialdiagnostisch wichtig sind, z. B. starker plötzlicher Farbwechsel

des Gesichts oder Speichelfluß oder Einnässen. Es gibt nun epileptische Zustände, bei denen solche vegetative Vorgänge das einzige Zeichen des Anfalls
sind (Erröten, Schwitzen, anfallsweise Bauchschmerzen, die wohl auf Gefäß-
krisen der Bauchblutgefäße zurückzuführen sind — wenn auch sicherlich manche
Fälle von derartigen „Nabelkoliken" epileptisch bedingt sind, was durch EEG
und Ansprechen auf eine antiepileptische Therapie zu erweisen ist, so trifft das
doch keineswegs für alle Fälle dieser Schmerzzustände zu; mit dieser Annahme
wurde in letzter Zeit sicher übers Ziel geschossen); vielleicht gehören auch manche
Fälle von Bett- und Kleidernässen hierher. Wieweit die Migräne zum epileptischen Formenkreis gehört, ist umstritten; in neuester Zeit bezweifelt man das
immer mehr.

Wir möchten auch gewisse Fälle von Masturbation bei Kleinkindern, die durchaus wie ein Anfall wirken, der Epilepsie zuzählen: die Kinder werden von dem
Geschehen sichtlich „überwältigt", sind gegen äußere Beeinflussung, gegen alle
Versuche, sie daran zu hindern, völlig abgestellt, vollführen glasigen Blicks,
in schwerster Erregung, sichtlich ohne jedes Lustgefühl, sondern sehr gequält,
masturbatorische Bewegungen; das Bewußtsein ist aufgehoben oder wenigstens
ist die Bewußtseinsklarheit deutlich herabgesetzt; nach dem „Anfall" sind die
Kinder schwer erschöpft, so wie nach einem großen Krampfanfall.

Vor allem durch das EEG hat man in letzter Zeit eine Gruppe von Anfällen
besonders herausgehoben, welche gerade bei den temporalen (vom Schläfelappen
abgenommenen) Ableitungen die stärkst abnormen Kurvenbilder aufweisen. Er-
scheinungsbildlich finden sich mimische Bewegungen (z. B. staunender oder ängstlicher Blick), weiter Kau-, Schluck-, Schmatzbewegungen, dazu oft bestimmte
Geruchs- oder Geschmacksempfindungen. Man spricht daher von „psychomotorischen" oder „psychosensorischen" Anfällen oder, mit einem lokalisatorischen
Terminus, von einer *Temporallappenepilepsie*. Manche rechnen auch die oben
geschilderten, „vegetativen" Anfälle zu dieser Gruppe.

Eine besondere Aktualität hat die Problematik einer Krampfform bekommen, weil diese Fälle, die früher gerade in bezug auf die weitere Entwicklung
eine besonders schlechte Prognose hatten, nunmehr gut behandelbar geworden
sind: es geht um die *„Blitz-Nick-Salaam-Krämpfe"*: die — meist sehr jungen —
Kinder zucken blitzschnell zusammen (der Anfall dauert meist kürzer als eine
Sekunde), machen eine Nickbewegung, schlagen manchmal auch die Arme vor
dem Leib zusammen. Daß man das als „Salaambewegung" bezeichnet hat, erscheint uns nicht sehr treffend; denn diese zuckende Bewegung läßt ganz die
orientalische Würde dieses Grußes vermissen. Meist treten diese Anfälle sehr
häufig auf, manchmal zu Hunderten im Lauf des Tages. Es handelt sich dabei
um entwicklungsgeschichtlich sehr urtümliche, in tiefen Zentren lokalisierte Bewegungsabläufe, die meist bei von vornherein schwer geschädigten Kindern auftreten und bisher immer auch zu weiterem Persönlichkeitsabbau, meist völliger
Kontaktunterbrechung, bis auf ein schrecklich tiefes Niveau führten. Bisher
waren diese Fälle therapeutisch ganz refraktär. Das hat sich nun erfreulicher-
weise geändert (siehe später!). Charakteristisch ist bei diesen Fällen das EEG:
es bietet ein buntes Bild mit trägen Wellen sehr hoher Spannung, mit hohen
Krampfspitzen, weshalb man von einer „Hypsarrhythmie" spricht.

Das epileptische Geschehen muß sich nicht in den geschilderten motorischen
oder vegetativen Symptomen äußern, sondern kann einfach als Herabsetzung des
Bewußtseins in Erscheinung treten, was man als *epileptisches Äquivalent* oder als
Dämmerzustand bezeichnet: es kommt zu dämmerigen oder deliriösen Zuständen,
die plötzlich, eben anfallsartig, da sein oder sich langsam, allmählich ausbilden
können; in solchen Phasen sind die Kinder mehr oder weniger verwirrt, geben

sinnlose Antworten, sind Anforderungen gegenüber völlig ratlos, oder aber sie
rennen triebhaft davon oder werden aggressiv. Solche Zustände können wenige
Minuten, Stunden, ja selbst (selten) Tage lang dauern. Im ganzen sind echte
epileptische Dämmerzustände bei Kindern seltener als bei Erwachsenen.

Sehr große differentialdiagnostische Schwierigkeiten können *nächtliche epileptische Anfälle* machen. Häufig manifestiert sich die Epilepsie nur des Nachts.
Oft kommen erst nach Jahren, wenn sich der Zustand verschlechtert, auch tagsüber
Anfälle zur Beobachtung. Wenn bei diesen nächtlichen Anfällen nur geringe oder
gar keine motorischen Erscheinungen auftreten, dann wird der Zustand sicher in
vielen Fällen durch lange Zeit übersehen, oder eben nur durch einen Zufall entdeckt. Im Gegensatz zum harmlosen Pavor nocturnus, der weit mehr Aufsehen
und Lärm macht, sind solche nächtliche Epilepsie-Anfälle oft sehr undramatisch:
die Eltern beschreiben, das Kind atme nur so eigenartig schnarchend oder röchelnd, sei nicht zu erwecken, hätte einen unheimlich glasigen Blick, nach Sekunden oder wenigen Minuten sei das Ganze vorbei; im Anfall komme es bisweilen
zum Einnässen (man soll daher, besonders bei sehr seltener Enuresis nocturna,
doch auch an eine Epilepsie denken!). Manchmal, aber keineswegs immer, seien
die Kinder am nächsten Tag dösig und unlustig.

Die Abgrenzung eines Pavor nocturnus gegen echte epileptische Anfälle wird
dem Arzt nicht selten als Problem gestellt. Meist ist das nicht schwierig, wenn
die Eltern gut beobachten und beschreiben können: die Grundlage eines Pavor ist
ein agitierter Angsttraum, dessen Inhalte später freilich oft nicht erinnert werden, die Kinder schreien angstvoll auf, setzen sich manchmal auf, ja stürzen aus
dem Bett, schlafen aber dabei, wenigstens zu Beginn, oft aber während der
ganzen Dauer des „Anfalls"; all das läßt die Unterscheidung gegenüber der
echten Epilepsie meist leicht treffen. Weiter ist noch anzuführen, daß beim Pavor
oft ein deutlicher Zusammenhang festzustellen ist mit erregenden oder schockierenden Ereignissen des vergangenen oder des folgenden Tages (z. B. eine Kino-
vorstellung oder eine Strafprozedur oder aber eine am nächsten Tag drohende
Schularbeit), da ja ein Angstaffekt, ein Spannungszustand so häufig in den
Schlaf hinein fortwirkt. Auch beginnende Fieberzustände können bei dazu disponierten Kindern Pavoranfälle auslösen; freilich kann dadurch aber auch eine
Häufung echter epileptischer Anfälle hervorgerufen werden.

Auch gegen die „respiratorischen Affektkrämpfe", das „Wegbleiben" der
Kleinkinder müssen epileptische Anfälle abgegrenzt werden. Hier wird die Entscheidung ebenfalls vor allem durch die Affektbetontheit der Anfälle ermöglicht,
ihre Auslösung einzig und allein durch einen Zornaffekt, mag dieser spontan auftreten oder durch Wunschverweigerung oder durch einen plötzlichen Schmerz,
z. B. durch Anschlagen oder Niederfallen provoziert sein. Diese Anfälle werden
im Kapitel „Neuropathie" ausführlich beschrieben. Differentialdiagnostisch wichtig erscheint noch, daß dieses Wegbleiben immer aus einem „Zusammenspiel"
kommt, zwischen einer insuffizienten Umgebung, die sich aus Angst vor der
Wiederholung solcher „schrecklicher" Zustände unentwegt tyrannisieren läßt,
und andererseits einem neuropathisch veranlagten, zu besonderer Affektlabilität
neigenden Kind, welches schließlich, da es ja die prächtigen Erfolge davon sieht,
die Anfälle förmlich „einübt", sich mehr oder weniger bewußt, mehr oder weniger willentlich „hineingleiten" läßt.

So leicht es scheint, in solchen Fällen eine sichere Differentialdiagnose zu
treffen, ist doch für die Prognose gewisse Vorsicht geboten: wir kennen einige
Kinder, bei denen sich nach scheinbar klaren „Wegbleibanfällen" im Laufe der
Jahre eine sichere Epilepsie entwickelte. Unbedingt muß man eine Epilepsie annehmen, wenn es im „Wegbleibanfall" auch nur zu geringen tonischen oder

klonischen motorischen Erscheinungen kommt. Es wäre natürlich ganz schlecht, den Eltern von solchen Befürchtungen Mitteilung zu machen — das würde eine Behandlung, für die gerade eine überlegene Erziehung und die Freiheit von Angst von seiten der Eltern ganz wesentlich ist, sehr erschweren. Aber der Arzt selbst, der vor solchen Fällen steht, wird sich immer der Unsicherheit seiner Prognosen auf diesem Gebiet bewußt sein müssen, einer Unsicherheit, die ja bei so vielen medizinischen Problemen gegeben ist.

Das gleiche ist zu sagen über die „Fieberfraisen": Vor allem im Kleinkindesalter ereignen sich nicht so selten Krampfzustände bei hohem Fieber verschiedener Genese, und zwar nur bei Fieber, niemals bei normaler Temperatur (sicher sind sie durch Änderungen im Stoffwechselgeschehen im Fieber bedingt); diese Zustände hören im späteren Alter wieder auf, ohne irgendwelche Folgen zu hinterlassen, so daß man im allgemeinen die Eltern beruhigen kann, wenn man hört, die (seltenen) Krämpfe seien immer nur bei Fieber aufgetreten. So klar die Differentialdiagnose zu sein scheint — wir kennen doch auch Fälle, bei denen sich aus scheinbar sicheren „Fieberfraisen" im Laufe der Jahre eine Epilepsie entwickelte.

Meist wird als wichtiges differentialdiagnostisches Merkmal angegeben, daß echte Epilepsie-Anfälle immer anlaßlos, „aus heiterem Himmel" auftreten, während bei „funktionellen" Anfällen häufig oder immer ein solches auslösendes Ereignis nachzuweisen sei, ein Schock, ein Schmerz-, ein Angst-, ein Zornaffekt. Auch das trifft nicht ausnahmslos zu. Es gibt Fälle von sogenannter „Affektepilepsie", bei der Anfälle sehr wohl durch einen derartigen Affekt, spontan auftretend oder willkürlich ausgelöst, provoziert werden können; die Anfälle ereignen sich freilich meist neben spontanen Anfällen, die ohne solchen Affekt kommen.

Wir konnten einen Knaben beobachten, bei dem man mit der Sicherheit eines Experiments Petit-mal-Anfälle auslösen konnte, wenn man ihm einen unerwarteten Stoß versetzte, besonders wenn man ihm einen nur leichten Schlag auf den Kopf gab. Schon damals stellten wir die Diagnose auf eine echte Epilepsie, weil auch der Charakter typisch epileptoid war. Nach einigen Jahren wurde diese Diagnose tragisch verifiziert, als der Knabe im Status epilepticus zugrunde ging.

Schon einigemale, bei den Absencen, den nächtlichen Anfällen und den respiratorischen Affektkrämpfen ging es um die Differentialdiagnose zwischen echter Epilepsie und neuropathischen Erscheinungen. Das gleiche Problem ist gestellt — und dieses Mal kann es sehr schwierig sein — bei den Ohnmachtsanfällen älterer neuropathischer Kinder. Es kommt dabei zum schlaffen Zusammenstürzen (wenn bei solchen Gelegenheiten ein tonischer Krampf auftritt, muß man immer, auch wenn die anderen Umstände dagegen zu sprechen scheinen, an echte Epilepsie denken), zu maximaler Blässe (die mit der Blässe des Gesichtes parallel gehende reflektorische Hirnanämie ist ja die Ursache des Zustandes), zu einer Sekunde bis Minuten dauernden Bewußtlosigkeit; die Kinder liegen ganz ruhig da, mit schlaffen Gliedern, sind durch starke Haut- oder Geruchsreize oder durch Analeptika immer rasch zu erwecken. Entscheidend ist, daß man immer eine auslösende Ursache feststellen kann — eine körperliche (starker Schmerz, große Hitze, besonders in dumpfen, menschenüberfüllten Räumen, scharfe oder ekelhafte Gerüche, der Anblick von Blut oder von anderen angst- oder ekelerregenden Dingen, Magenstörungen und anderes) oder eine psychische (starke Affekte, besonders Schreck oder Angst, seltener ein starker Zornaffekt); manchmal genügt die bloße Vorstellung schreckhafter oder ekelhafter Dinge, um eine Ohnmacht auszulösen. Immer sind bei Kindern, die zu solchen Anfällen neigen, Zeichen vegetativer Stigmatisierung nachzuweisen (siehe wieder das Kapitel „Neuropathie"!), immer wieder sieht man aber auch, daß die Umweltkonstellation, vor allem die pädagogische Atmosphäre, entscheidend zur Auslösung beiträgt (Lieblosigkeit, Ängstigung und Terrorisierung, etwa auch durch einen allzu strengen Lehrer, und andere seelische Spannungen). Manchmal sind solche Ohnmachtsanfälle auch Ausdruck einer „Flucht in die Krankheit", z. B. wenn sich ein Kind den Schulanforderungen gegenüber insuffizient fühlt.

In den allermeisten Fällen werden also Anamnese, körperliche Untersuchung und Examen auf die eben geschilderten Zeichen und Tatsachen hin eine diagnostische Entscheidung ermöglichen, was ja auch für die Behandlung äußerst wichtig ist. Aber auch da ergeben sich manchmal große diagnostische Schwierigkeiten; es gibt Fälle, wo sich nach scheinbar neuropathisch bedingten „Ohnmachts"anfällen eine echte Epilepsie entwickelt. Es ist also ein gewisser prognostischer Vorbehalt auch bei solchen Fällen ratsam. Es sei noch erwähnt, daß die gleichen Situationen, welche Ohnmachtsanfälle auslösen können, nämlich Aufenthalt in sehr heißen Räumen oder ein Erschöpfungszustand am Ende eines langen und anstrengenden Schulvormittags, auch einmal das Auftreten von epileptischen Anfällen begünstigen können. Unbedingt sollte in jedem Zweifelsfall ein EEG angestellt werden.

Über das Wesen des epileptischen Krampfanfalles herrscht noch nicht völlige Klarheit. Während ältere Autoren den Anfall durch Vorgänge in den Hirngefäßen bedingt ansahen, faßt ihn SELBACH als eine „Kippreaktion" auf, ein plötzliches Umschlagen eines schweren, lebensbedrohenden parasympathischen Spannungszustandes in einen sympathisch gesteuerten Ablauf, der dann eben den Anfall darstellt und des weiteren zu einem Spannungsausgleich führt; so wäre der Anfall selbst gewissermaßen ein rettender Ausweg aus gefährlichen Fehlschaltungen. Daß es vor dem Anfall als Ausdruck solcher Störungen auch zu Verschiebungen im Chemismus und im Wasserhaushalt des Körpers kommt, war auch schon früher bekannt.

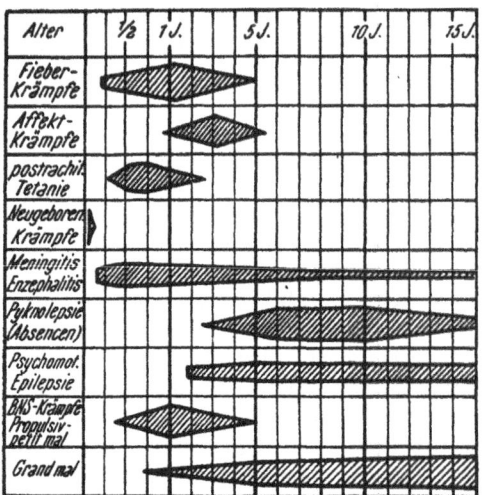

Zum Abschluß der Schilderung verschiedener Anfallsformen soll ein Schema angeführt werden (ursprünglich von FANCONI angegeben, von BAMBERGER und von uns modifiziert), bei dem die Alterstypik der verschiedenen Formen, die ja schon im obigen öfters anklingt, schön dargestellt ist (gewisse Anfallsformen kommen eben vorwiegend oder ausschließlich nur in bestimmten Altersphasen vor).

Zuerst werden hier Anfallstypen dargestellt, die wohl in Differentialdiagnose mit der Epilepsie kommen, aber nicht zu ihr gehören und darum auch eine viel bessere Prognose haben: die Fieberkrämpfe, die Affektkrämpfe und die rachitogene Tetanie (die durch plötzlichen Absturz des Kalziums im Serum bei der „anheilenden" Rachitis ausgelöst ist, der Form nach sehr ähnlich epileptischen Anfällen, aber sofort durch Kalziumgaben und richtige Rachitisbehandlung zu heilen. Auf die schwierige und auch recht kontroverse Problematik der nicht rachitogenen, auf einer Dysfunktion der Nebenschilddrüse beruhenden Tetanie können wir hier nicht eingehen).

Dann kommen die „organisch" bedingten Krampfformen: die *Neugeborenen-krämpfe* (sie können verschiedene Ursachen haben, im Sinn einer Embryopathie oder einer Fötalerkrankung, können geburtstraumatisch, etwa auch durch einen Kernikterus bedingt sein, schließlich auch durch Anpassungsvorgänge an das extrauterine Leben). Die Prognose dieser Krämpfe ist die des Grundleidens.

Auf dem Schema kommt gut zum Ausdruck, daß die Disposition, an einer *Meningitis* oder *Enzephalitis* — und als Folgezustand dann auch an einer Epilepsie — zu erkranken, in den unteren Lebensjahren wesentlich größer ist und von da an kontinuierlich abnimmt. Die *Absencenepilepsie* ist eine Krankheit des Kleinkindes- und Schulalters, die *Blitz-Nick-Salaam-Krämpfe* des Säuglings- und Kleinkindesalters. Die *Grand-mal-Epilepsie* kann wohl auch schon sehr früh beginnen, nimmt aber im späteren Alter an Häufigkeit zu.

Für unsere differentialdiagnostischen Erwägungen, aber auch aus heilpäd-agogischen Gründen, erscheint uns die Beurteilung des **epileptischen Charakters** entscheidend wichtig. Diese typische Persönlichkeitsveränderung bildet sich bei Kindern, die an wiederholten und schweren Krampfanfällen leiden, in den meisten Fällen aus, einmal früher, manchmal erst nach Jahren; es kann aber auch bei Fällen mit sehr leichten oder sehr seltenen Anfällen zu schwerer Charakterstörung kommen; ja manchmal scheint sie bei Kindern auf einmal in ganz ausgeprägter Weise da zu sein — und erst Jahre später treten die Anfälle auf. Es ist also kein einfacher Parallelismus mit den Krampfzuständen festzustellen. Dem guten und erfahrenen Beobachter ist aber der Epilepsie-Charakter unverkennbar.

Es gibt recht verschiedene Wesenszüge, welche alle auf den gemeinsamen Nenner der epileptischen Charakterstörung gebracht werden können. Da ist einmal die Dämmerigkeit, Schwerbesinnlichkeit, Schwerfälligkeit, die Verlangsamung aller Reaktionen, auch des Denkablaufes. Die Menschen werden umständlich, pedantisch, neigen zu Stereotypien; das drückt sich deutlich auch in der Handschrift, ja selbst in den Zeichnungen der Kinder aus: die Schrift ist oft eng und schwunglos, vor allem wirken die Zeichnungen wohl säuberlich, aber kleinlich pedantisch, mit einer sehr bezeichnenden Neigung zu Reihenbildungen.

Wir haben einige Male gesehen, daß epileptische Kinder das Zeichenblatt völlig mit gleichartigen Zeichnungen bedecken so wie ein Schulanfänger das Schreibheft mit Zeilen von gleichen Buchstaben: eine „Zeile" Häuser, eine voll gleicher Bäume, eine weitere mit Hunden usw., oder daß sie etwa bei einer Landschaft Hunderte von ganz gleichen Bäumen malen, pedantisch genau dieselben Zweige, alles ganz schwunglos und fad, oder zahllose ganz gleiche Äpfel auf dem Baum, oder zahllose ganz gleiche Dachziegel.

Auch die Affekte sind länger andauernd, gewissermaßen schwerer beweglich — und tiefergehend als normal; es kommt nicht selten zu schweren und gefährlichen Aggressionen in einem unheimlichen, stierähnlichen Zornaffekt. Dieser Affekt ist ganz anders als bei den Neuropathen, welche rasch entflammen, aber ebenso rasch auch wieder besänftigt sind, die man mit einem Machtwort rasch herausreißen kann; nein, der Epileptiker „wühlt sich" gewissermaßen langsam immer tiefer in den Zorn hinein und kann dann oft lange nicht heraus, ist nicht abzulenken. Als Dauerzustand findet sich oft eine starke Reizbarkeit, welche zu all den pädagogischen Schwierigkeiten mit diesen Kindern noch eine weitere häuft.

Sehr charakteristisch ist in vielen Fällen auch das physiognomische Bild: das Dämmerige, Verdöste, Verlangsamte zeigt sich deutlich in der schlaffen, tonus-armen, zähflüssigen Mimik und vor allem in dem verschleierten Blick, dem

herabhängenden Oberlid, dem „langsamen Schauen". Keineswegs alle Epileptiker schauen so aus; wenn sich dieses Bild aber einmal findet, dann ist es sehr
charakteristisch und ermöglicht rasch die Diagnose.

Im Kapitel „Kontakt" wurde die bezeichnende Kontaktstörung vieler epileptischer Kinder geschildert: die Klebrigkeit, Distanzlosigkeit und Lästigkeit,
die schleimige Beflissenheit, „Hilfsbereitschaft" und „Gschaftelhuberei", die aufdringliche „Einsicht", die weit entfernt von echter Einsicht ist.

Auch die Sprache der Epileptiker ist oft (nicht immer) charakteristisch, nämlich „monoton" — entweder bleibt sie überhaupt ständig auf dem gleichen Ton
oder es wird stereotyp, in der Art eines Singsangs, ein und derselbe Melodie-
bogen der Sprachmelodie wiederholt, was der Rede etwas eigenartiges Unleben-
diges, Automatenhaftes verleiht; jedenfalls fehlt ihr der lebendige, ständig nach
dem wechselnden Sinngehalt sich ändernde Fluß der normalen Sprache. Manchmal, besonders bei stärker abbauenden Epileptikern, ist die Rede „häsitierend"
(sie bleibt an gewissen Punkten immer wieder hängen, was dann ein eigenartiges
„Stakkato" ergibt), öfters finden sich dann auch Perseverationen (es kommen
gewisse Worte unnatürlich häufig vor oder die Rede kehrt ihrem Inhalt nach
immer wieder zu denselben Punkten zurück). So wird dann die Sprache dem
Inhalt und auch der Form nach ein fades, salbaderndes Geleier.

Auch diese Spracheigentümlichkeiten tragen zu dem Eindruck bei, der sich
ja überhaupt als tragische Erkenntnis über den Epileptiker ergibt, daß nämlich
aus dem Kontakt, den man mit ihm hat, keine Seele spricht, daß die Gefühle,
die er zur Schau trägt, nicht aus der Tiefe des Gemütes kommen, die ganze Persönlichkeit auf dieses ihr Gefühl verpflichtend, daß etwa auch seine Religiosität
geradezu die Karikatur einer echten Frömmigkeit ist. Gewiß sind nicht alle Epileptiker so, schon gar nicht alle epileptischen Kinder; die Geschichte kennt ja
auch eine Anzahl genialer Epileptiker (Cäsar, Napoleon, vielleicht auch Mo-
hammed); wir selber kennen eine Anzahl weit überdurchschnittlich begabter und
sehr leistungsfähiger Anfallskinder, welche jene so unangenehmen charakterlichen
Eigenheiten nicht oder nur in Andeutungen zeigen. Freilich hat man aber auch
bei diesen immer wieder die bange Sorge um die Zukunft, gerade auch in bezug
auf den Charakter.

Das führt uns auf die Frage der **Prognose.** Auch in bezug auf diesen Punkt
ist die Epilepsie so vielgestaltig wie im klinischen Bild. Es ist im einzelnen Fall
unmöglich vorauszusagen, welche der verschiedenen Entwicklungsmöglichkeiten
eintreten wird. Schon der Beginn des Leidens kann zu sehr verschiedener Zeit
erfolgen: das ist selbstverständlich bei der „symptomatischen" Epilepsie (aber
auch da kann die Zeit zwischen verursachender Störung und Anfallskrankheit
sehr verschieden lang sein: diese kann sich unmittelbar an den akuten Insult
des Gehirns anschließen, kann aber auch erst Jahre später beginnen). Auch die
„genuine" Epilepsie kann sich zu ganz verschiedenen Zeiten manifestieren; es
gibt jedoch Entwicklungsphasen, in denen es häufiger zum Auftreten einer Epilepsie kommt als in anderen — und zwar sind das vor allem jene beiden „Ge-
fahrenzeiten" der kindlichen Persönlichkeitsentwicklung: das spätere Kleinkindesalter einerseits, in dem sich ja häufig Kontaktschwierigkeiten (siehe die Besprechung der „Kontaktempfindlichkeit"!), aber auch verschiedene neurologische
Systemerkrankungen, ja auch die kindliche Schizophrenie manifestieren können,
sowie andererseits die Pubertät, von der ja viel allgemeiner bekannt ist, daß sie
eine entscheidende — und darum auch besonders gefährdete Lebensphase
darstellt.

Noch größer ist die Unsicherheit, will man etwas über das Aufhören der Epilepsie sagen. Wir wollen jetzt gar nicht von einer Heilung dieser Krankheit

durch eine medikamentöse oder anderweitige Behandlung reden. Es hat sich oft gezeigt, daß auch eine ganz unbehandelte Epilepsie in jedem Augenblick aufhören kann. Relativ häufiger kommt das in der Pubertät vor, in der andererseits wieder gerade zahlreiche Fälle beginnen. Es kann aber auch vorkommen, daß Anfälle, die etwa im Kleinkindesalter bestanden, für Jahre aufhören und dann auf einmal, etwa in der Pubertät, wieder beginnen. Ebenso sehen wir oft, daß die Anfälle plötzlich oder allmählich ihren Charakter ändern: es wird zwar häufig beschrieben, daß in vielen Fällen die Anfälle, aber auch die dazugehörige Aura, mit photographischer Treue ganz gleich ablaufen; nicht selten ist es aber so, daß ein Kind jahrelang ganz leichte Absencen hatte, welche die Eltern gar nicht besonders beunruhigten, daß darauf jedoch immer schwerer werdende Krampfanfälle folgen; aber auch das Umgekehrte kann sich ereignen: daß auf eine Zeit schwerer Krampfanfälle eine kürzere oder längere Phase von Absencen folgt und daß damit die Krankheit zu Ende geht. Das eine aber kann jedenfalls gesagt werden: daß jene Fälle, bei denen es sehr frühzeitig zu deutlichen Charakterveränderungen, ja zu rasch fortschreitendem Intelligenzabbau kommt, eine sehr schlechte Prognose haben.

Die Epilepsie ist ja eine Krankheit, welche zu einem Persönlichkeitsabbau, vor allem zu einer Verschlechterung der intellektuellen Fähigkeiten, einer Demenz, führen kann: immer stärker verlangsamt sich der Assoziationsablauf, immer deutlicher verschlechtert sich die psychische Aktivität, das gesamte seelische Leben versinkt in Dumpfheit, ja auch der Wissensbesitz, der bereits bestand, kann sich verringern. Schon im Kindesalter kann man dann entsetzlich ruinenhafte Zustände menschlichen Seelenlebens antreffen, die sich nicht sehr von einem schizophrenen Endzustand mit völligem seelischem Abbau unterscheiden. Auch in bezug auf einen eventuellen Abbauprozeß oder das Tempo eines solchen ist keine sichere Prognose zu stellen. Dieser Verlauf muß ebenfalls nicht mit der Schwere der Anfälle parallel gehen, wenngleich natürlich bei sehr schweren und gehäuften Anfällen eher ein solch ungünstiger Verlauf befürchtet werden muß; wir haben aber auch schon Fälle beobachtet, die nur Absencen zeigten und trotzdem deutlich abbauten.

Schon aus dem bisher Gesagten dürfte hervorgehen, wie schwer, ja wie unlösbar in manchen Fällen die **pädagogischen Probleme** bei der kindlichen Epilepsie sein müssen.

Das gilt schon in bezug auf die Umgebung des epileptischen Kindes, z. B. die Klassengemeinschaft, wenn es sich um ein Schulkind handelt. Ein Anfall in der Schule kann für die anderen Kinder einen schweren Schock bedeuten und geradezu eine psychische Infektion auslösen, besonders wenn der Lehrer der Situation nicht gewachsen ist. Vor mehreren Jahren kam eine Mädchenhauptschulklasse einer Wiener Schule durch den Anblick eines epileptischen Anfalls derart außer Rand und Band, daß mehrere der Mädchen in einer Panikreaktion aus dem Fenster sprangen und sich schwer verletzten. Sicherlich hatte damals auch die Lehrerin menschlich versagt. Sie hätte tun müssen, was in allen solchen Fällen geboten ist: das krampfende Kind auf den Boden legen, damit es sich nicht verletzen kann (mehr kann man ihm ja, wie wir schon sagten, ohnehin nicht helfen), und hätte mit dem Einsatz ihrer ganzen Persönlichkeit, auch mit dem Einsatz all ihrer Stimmittel, die Aufmerksamkeit der Kinder auf sich und von dem Leiden der Kameradin weg lenken müssen; so hatte sie aber den Kopf verloren und sich in die allgemeine Panik hineinziehen lassen. Es muß also, wenn in einer Kindergruppe bei einem derartigen Zwischenfall nur ein einziger Erwachsener vorhanden ist, dieser sich in erster Linie um die anderen Kinder kümmern. — Wegen der Schwierigkeiten, die sich naturgemäß aus solchen sensationellen Ereignissen ergeben, kommt es vor, daß Schulen Kinder mit Anfällen von vornherein ablehnen, selbst wenn diese ihrer Intelligenz nach gut lernfähig wären. Das ist für die betroffenen Kinder besonders tragisch, weil es ihre an und für sich schon so zweifelhafte Berufsprognose noch weiter verschlechtert.

Aber die Kinder bieten ja auch ihrer eigenen Persönlichkeit nach die schwersten Erziehungsprobleme, sofern sie im Sinn eines „epileptischen Charakters" gestört sind: selbstredend dann, wenn sie schwerbesinnlich und dämmerig, zu länger dauernder Arbeitskonzentration nicht fähig sind. Vielleicht noch schwieriger werden sie aber durch die anderen Seiten ihres psychopathischen Wesens, die klebrige Lästigkeit, die Scheineinsicht. Gerade ein Lehrer mit natürlichem Gefühl, der das Falsche in all diesen Reaktionen spürt, wird ein epileptisches Kind leicht gefühlsmäßig ablehnen. Es braucht auch wirklich eine „himmlische Geduld", einem solchen Kind trotz seiner Schwierigkeiten gewogen zu bleiben (vielleicht gerade aus der Einsicht, daß es sich, so sehr das Kind auch stört, dabei ja doch nicht um eine überlegte Bosheit, sondern eben um Krankheitserscheinungen handelt), es braucht eine fast übermenschliche Ausdauer, nicht darüber zu verzweifeln, daß man ja trotz aller schönen und geläufigen Beteuerungen des Kindes, sich nun aber wirklich zu bessern, kaum einen Schritt weiterkommt. Freilich erfolgt ja auch da mit der Zeit ein Fortschritt im Lernen und in der Lebensanpassung, aber das ist nur mit ungeheuren pädagogischen Mühen zu erreichen.

So sehr das epileptische Kind arm an voller Menschlichkeit, arm an echtem Gefühl zu sein scheint, darf man auch es nicht innerlich ablehnen, will man ihm nicht schaden und sich jeden pädagogischen Weg verbauen. In diesem Sinne muß der Lehrer handeln, so muß er, was besonders schwierig ist, die Klassenkameraden beeinflussen, und zu dieser Einstellung muß man auch die Eltern zu bringen versuchen, wenn sie nicht von vornherein so eingestellt sind. Wir haben freilich die Erfahrung gemacht, daß in der Mehrzahl der Fälle die Mütter epileptischer Kinder besonders hingebend, ja heroisch sind. Hier möchten wir eine eigenartige Beobachtung erwähnen: relativ häufig zeigen auch Mütter von anfallskranken Kindern, auch wenn sie selber keine Epilepsie haben, deutlich Züge eines „epileptischen Charakters", sind ähnlich lästig und geschwätzig, ähnlich „scheineinsichtig" wie ihre Kinder. Wieder einmal erscheint es uns müßig, darüber zu streiten, ob diese Tatsache auf der gemeinsamen Erbanlage beruht oder darauf, daß die Mütter durch das Zusammenleben mit den gestörten Kindern von diesen „anziehen" (die Frage wäre geklärt, könnte man feststellen, ob diese Mütter schon früher so waren, bevor ihr Kind epileptisch wurde). Ein Licht auf diese Zusammenhänge wirft aber die Tatsache, daß man bei Eltern epileptischer Kinder, obwohl bei ihnen selbst keine Anfälle vorkamen, in recht großer Zahl ebenfalls ein abnormes, auf eine Anfallskrankheit verdächtiges EEG fand.

Es ist sicher, daß ein unrichtiges Verhalten der Eltern, der Mütter zumal, die Schwierigkeiten, welche ein epileptisches Kind in der Welt hat, beträchtlich steigern kann. Allzuoft werden dem Kind ängstlich alle Schwierigkeiten aus dem Weg geräumt, wird ihm aber auch jede Gelegenheit genommen, sich in der Lebenssituation zu bewähren, wird ihm das Spiel, das Turnen, das Schwimmen verboten, wird es eben dadurch noch mehr zu einem Kranken gestempelt, als es schon ist. Wenn auch die Bedeutung solcher „overprotection" (Überbefürsorgung) im angloamerikanischen Schrifttum unserer Meinung nach übertrieben wird, wenn auch die Verhaltensschwierigkeiten des epileptischen Kindes dadurch allein nicht erklärt werden können, sondern eben doch mit den organisch bedingten Charakterveränderungen in Zusammenhang stehen, so spielen solche falschen erzieherischen Grundeinstellungen doch eine große Rolle und es braucht große heilpädagogische Bemühung, sie zurückzudrängen. Gerade auch das epileptische Kind muß mit geschickter und starker Hand in Situationen geführt werden, wo es sich bewähren muß und kann.

Über die **therapeutischen Probleme** soll in einem Werk über Heilpädagogik nicht allzu ausführlich geredet, sondern es sollen nur einige Grundprinzipien dargelegt werden. Gleich zu Beginn sei gesagt, daß im einzelnen Fall nicht vorausgesagt werden kann, ob eine Therapie Erfolg haben wird oder nicht. Oft sprechen gerade schwere Krampfanfälle ausgezeichnet auf eine medikamentöse Behandlung an, während eine solche bei scheinbar leichteren Fällen gar keinen Erfolg hat. Fast allgemein kann man sagen, daß gerade epileptische Absencen medikamentös besonders schwer zu behandeln sind. Man kann auch kaum ein bestimmtes Medikament als das absolut beste bezeichnen, sondern findet, daß der eine Fall auf dieses, der andere auf jenes besser anspricht, so daß man in der Wahl des Mittels und in seiner Dosierung streng individualisieren, unter Umständen des öfteren wechseln muß.

Die beiden ältesten antiepileptischen Medikamente sind das Brom und das Luminal, das erstere in Dosen von einem bis zu mehreren Gramm, das letztere in solchen von einem bis zu mehreren Dezigramm im Tag (mit einer oder wenigen „Luminaletten", also 0,015 g Luminal oder wenig darüber, richtet man selten etwas aus). Diese beiden gewiß altbewährten Mittel haben den Nachteil, daß sie oft die Kinder schläfrig und dösig machen. Man hat daher nach Mitteln gesucht, welche keine einschläfernde Nebenwirkung haben. In dieser Richtung haben sich das „Prominal" (ein Barbitursäureabkömmling wie das Luminal) und die verschiedenen Hydantoinpräparate bewährt: Mesantoin, Hydantal, Epilan, Dilantin; weiter Comital, ein Kombinationspräparat aus Hydantoin und Prominal. Alle diese letztgenannten Präparate werden in Dosen von einem bis zu mehreren Dezigramm verabreicht (auch da muß individuell die optimale Dosis gefunden werden).

Gegen die epileptischen Absencen bewähren sich, leider keineswegs in allen Fällen, Präparate der Oxazolidingruppe, wie das Tridione und Petidion, manchmal auch das Comitiadon (ein Harnstoffabkömmling). Einen deutlichen Fortschritt auf dem Gebiet der Behandlung der oft so therapierefraktären Absencen, aber auch der psychomotorischen Anfälle scheinen die neuerdings eingeführten Succinimide Suxinutin und Petinutin (Firma Parke & Davis) zu bringen. Bei allen modernen Epilepsiemitteln, besonders denen der Oxazolidingruppe, gibt es nicht ungefährliche allergische Erscheinungen und Störungen der Blutbildung. Eine regelmäßige Kontrolle des Blutbildes ist daher unbedingt nötig. Treten Exantheme, Schleimhautveränderungen, Darmstörungen auf, muß das Mittel sofort abgesetzt werden. Meist kündigt sich eine Allergie bei der Blutbildkontrolle schon vorher an, vor allem durch ein Absinken oder eine starke Zunahme der Leukozyten. Das zwingt dann zu einer Umstellung auf ein anderes Medikament (womöglich zuerst auf ein chemisch ähnliches).

Die Blitz-Nick-Salaam-Krämpfe behandelt man jetzt, nach dem Vorgang von L. SORELL[1] und einer amerikanischen Forschergruppe um F. W. STAMPS[2] mit dem Hypophysenhormon ACTH und nach einigen Wochen anschließend mit Cortison. Auch nach unserer Erfahrung gelingt es damit die Mehrzahl der Kinder anfallsfrei zu machen, eine normale EEG-Kurve zu erzielen

---

[1] SORELL, L.: Acta Neurol. Psychiatr. Belg. 2, 130 (1958).
[2] STAMPS, F. W.: J. Amer. Med. Ass. 171, 408 (1959).

und anscheinend auch, was natürlich das Wichtigste ist, die Entwicklungsprognose entscheidend zu bessern (dabei ist man sich über den Wirkungsmecha-
nismus dieser neuen Therapie durchaus nicht im klaren — aber die Hauptsache ist ja doch, daß sie hilft!).

Sehr wichtig ist die Frage, wann eine antiepileptische Therapie beendet werden darf: das soll frühestens dann geschehen, wenn durch eineinhalb bis zwei
Jahre kein Anfall zu beobachten war und wenn sich auch das EEG zum Besseren entwickelt hat. Ein wichtiges Kriterium ist auch, wie es mit der Entwicklung
der Gesamtpersönlichkeit steht (intellektuell und charakterlich, Fortschreiten
oder Ausbleiben typischer Charakterstörungen). Natürlich ist die Prognose wesentlich besser bei ungestörter Persönlichkeit, schlechter bei schwereren hirn-
organischen Symptomen.

In seltenen Fällen, die auf Medikamente gar nicht ansprechen, hilft für
immer oder doch für geraume Zeit eine Luftfüllung des Ventrikelsystems des
Gehirns. Es wird der bei einer Lumbalpunktion abgelassene Liquor möglichst
vollständig durch Luft ersetzt. Diese therapeutische Maßnahme verursacht dem
Patienten wohl manchmal einen oder wenige Tage lang Kopfschmerzen, fügt ihm
aber, bei richtigem Vorgehen, keinen dauernden Schaden zu. Früher hat man
gemeint, durch diese Prozedur könne man eventuell narbige Verwachsungen des
Gehirns mit seinen Häuten, welche die Anfälle verursachten, lösen, heute glaubt
man eher, daß es dadurch zu einer entscheidenden Umstellung des Gehirnstoff-
wechsels und so zu einer Beeinflussung des Leidens kommen könne. Es gibt
Fälle, bei denen auf Grund einer solchen Behandlung die Anfälle nicht für dauernd sistieren, sondern nur für ein Jahr oder länger, so daß man sie bei Wie-
derbeginn der Anfälle wiederholen muß. Aber auch das kann man auf sich
nehmen.

Den Eltern muß dringend eingeschärft werden, die medikamentöse und sonstige Therapie ganz gewissenhaft durchzuführen. Jeder schwerere Krampfanfall
scheint ja den Boden für weitere Anfälle zu bereiten und das Gehirn weiter zu
schädigen (FOERSTER). Die medikamentöse Behandlung kann durch bestimmte
Anweisungen über die Ernährung (salzarme, eventuell fettreiche, „ketogene"
Diät) und die Lebensweise (Vermeidung von Überanstrengungen und starker
Besonnung; reichlicher Schlaf) unterstützt werden. Man muß die Eltern und
etwa auch die Lehrer das Kind verstehen und ertragen lehren, muß ihnen den
richtigen Weg weisen zwischen Überforderung einerseits und andererseits allzu
ängstlichem Fernhalten von den unabweislichen und stimulierenden Anforderungen des Lebens. Zu alldem gehört freilich, daß man die Eltern regelmäßig
sieht und richtig und fest „führt".

Man kann dieses Kapitel nicht schließen, ohne mit größtem Nachdruck von
der Notwendigkeit einer Epileptikeranstalt zu sprechen. Diese Notwendigkeit
ergibt sich aus mehreren Gründen: wir haben schon davon gesprochen, daß ein
Anfallskind in einer normalen Klassengemeinschaft untragbar sein kann; das
kann durch den Eindruck bedingt sein, den die Anfälle auf die anderen Kinder
machen, kann aber darüber hinaus seinen Grund darin haben, daß das Kind
seiner epileptischen Charakterveränderung wegen in der normalen Klasse nicht zu
führen ist; nur Erziehungskünstler können mit einem solchen Kind fertig werden
und es fördern — das geht vor allem in einer Klasse sonst normaler Kinder
schwer, wo doch gleiches Recht für alle herrschen müßte und wo man daher
den anderen irgendwie unrecht tut, wenn man dem einen etwas konzediert,
was man den anderen verbietet. Andererseits ist zu sagen: für das intellektuell
intakte, noch intakte epileptische Kind ist es entscheidend wichtig, die vorhandenen Intelligenzanlagen so weit als nur möglich zu fördern. Was aber tun, wenn

die Schule dieses Kind ausschließt? Ein Einzelunterricht ist, aus materiellen Gründen, doch nur in den seltensten Fällen möglich.

Ganz gleich schwierig ist das Berufsproblem der Epileptiker: Ihnen sind doch so viele Berufe von vornherein verschlossen, z. B. alle jene, bei denen der Anfallskranke durch Maschinen oder durch Abstürzen gefährdet werden könnte. Versucht man Epileptiker dennoch einzustellen, so sind auch da wieder die Führungsschwierigkeiten besonders groß. In Österreich bleibt unter diesen Umständen, wenn die Kranken nicht in der Familie zu halten sind — und dort können sie ja oft weder schulmäßig noch beruflich etwas lernen —, nur Unterbringung in einer Heil- und Pflegeanstalt übrig. Dazu sind viele von diesen Kranken aber doch wieder zu gut und fühlen sich in solchem Milieu mit Recht unglücklich. Der gegebene Ausweg aus diesen Schwierigkeiten wäre eine große Anstalt mit genügend Differenzierungsmöglichkeiten für Schulkinder von verschiedenem Intelligenzniveau und vor allem mit möglichst vielfältigen Beschäftigungsmöglichkeiten für Jugendliche und Erwachsene. Ein großartiges Beispiel dafür ist die von der deutschen „Inneren Mission" (Pastor BODELSCHWINGH) begründete und erhaltene „Epileptikerstadt" in Bethel bei Bielefeld sowie das von der gleichen Organisation betriebene und gleichwertige Stetten bei Stuttgart, weiter entsprechende Caritasanstalten; ähnliches gibt es auch in verschiedenen anderen Ländern. Auch in Österreich wird die Notwendigkeit einer solchen Gründung von allen, die mit solchen Kranken zu tun haben, voll eingesehen — nur ist es immer noch nicht zur Gründung gekommen.

Funktionelle Störungen

Vorbemerkung

An dieser Stelle besteht in dem Werk eine deutliche Zäsur: die bisherigen Kapitel heben sich von den folgenden deutlich dadurch ab, daß an der „organischen" Genese der zuerst beschriebenen Störungen kein Zweifel sein kann: Schwachsinn, postenzephalitische Charakterstörungen, Epilepsie haben abnorme Hirnstrukturen zur Grundlage, wenngleich das im einzelnen Fall schwer festzustellen sein mag. Was aber jetzt behandelt werden soll, rechnet man zu den „funktionellen" Störungen. Das will besagen, daß nur Funktionen, nervöse oder geistig-seelische Abläufe gestört sind, während man Veränderungen in der Struktur des Nervengewebes nicht nachweisen kann. Wir betonen: nicht nachweisen kann; denn daß diese Abartigkeiten nicht von zufälligen äußeren Ursachen her „angeflogen" sind, sondern daß zu ihrem Zustandekommen ebenfalls in der materiellen Grundlage des seelischen Lebens gewisse Vorbedingungen gegeben sein müssen, davon sind wir fest überzeugt. Das erweist sich schon daraus, daß sich fast ausnahmslos zeigen läßt, daß sich gewisse Anzeichen der zu beschreibenden Störungen schon im allerfrühesten Kindesalter finden, ja daß auch in der Aszendenz ganz ähnliche Symptome vorkommen, so daß man annehmen muß, daß diese erblich, also in der materiellen Struktur, die allein vererbt werden kann, verankert sind. Freilich sind wir noch nicht so weit, die „organischen" Grundlagen dieser Störungen, die wir erschließen, mit unseren Forschungsmitteln zu beweisen — und es ist fraglich, ob wir jemals dazu imstande sein werden.

Wohl aber ist zu sagen, daß zur Ausprägung der zu besprechenden Störungen (vielleicht mit Ausnahme der Prozeßpsychosen, obwohl auch da auslösende äußere Faktoren eine Rolle spielen mögen) die Umwelt, vor allem die menschliche Atmosphäre, in der ein Kind aufwächst, eine weit größere Rolle spielt als bei den erstgenannten: das ist so klar, daß diese „exogenen" Faktoren von vielen als

die einzigen Ursachen angesehen werden. Das gegenseitige Verhältnis der beiden
Ursachengruppen ist freilich so leicht nicht zu klären. Darum ist auch, im
Gegensatz zu dem bisher Besprochenen, über das doch im wesentlichen einmütige
Auffassungen bestehen, bei den jetzt zu besprechenden Kapiteln vieles unge-
mein kontrovers; Theorie steht gegen Theorie; auch über die therapeutischen
Konsequenzen geht erbitterter wissenschaftlicher Streit. Gerade um dieser letzte-
ren Frage willen ist man daher gezwungen, auch zu den wesentlichen Theorien,
die bis ins Weltanschauliche reichen, Stellung zu nehmen.

Neuropathie

Es gibt in der Heilpädagogik kaum eine Benennung, gegen die nicht gewichtige Einwände erhoben worden wären; einmal weil verschiedene Autoren unter
demselben Wort ganz Verschiedenes verstehen, so daß sie aneinander vorbei-
reden, und dann, weil bei all diesen Begriffen die Grenzen verschwimmen. Diese
letztere Schwierigkeit liegt im Wesen der Sache und ist nicht zu beheben: nichts
Lebendiges läßt sich in klare, erschöpfende Kategorien einfangen und gegen
anders Geartetes scharf abgrenzen, zu reichhaltig sind die Beziehungen und die
Übergänge zu dem Benachbarten. Trotzdem fühlt man sich gezwungen, Begriffe
aufzustellen und zu verteidigen, um sich überhaupt mitteilen zu können.

So ist es auch dem Begriff „Neuropathie" ergangen. Viele Ärzte bezeichnen
damit ungefähr *alle* nervösen und seelischen Störungen des Kindesalters. Demgegenüber war es sicher ein Fortschritt, eine Trennung aufzustellen zwischen
„Neuropathie" und „Psychopathie": es sollte unterschieden werden zwischen
Funktionsanomalien des nervösen Apparats und primären charakterlichen Abartigkeiten. Natürlich wurde dagegen eingewendet, man könnte eine solche Unterscheidung nicht treffen, da es sehr häufig Übergänge gebe, sehr viele „Psychopathen" mit Symptomen der „Neuropathen".

Trotzdem wollen auch wir an dieser Nomenklatur festhalten, da wir es für
fruchtbar halten, das Wort so zu gebrauchen, wie es ursprünglich gemeint war.
Um es primitiv auszudrücken: „Es sind die Nerven", mit denen es bei diesen
Fällen nicht in Ordnung ist, und „nur die Nerven" — genauer gesagt: das vegetative Nervensystem (so ist denn fast ein Synonym dieser Zustandsbilder die
heute viel berufene „vegetative Dystonie"). Nichts ist damit über die Persönlichkeit ausgesagt und bestimmt, die dahinter steht. Das ist ein großer
Unterschied zu den „psychopathischen" Störungen, die wir im Anschluß daran
behandeln wollen. Wenn wir vom „autistischen", „neurotischen", „hysterischen"
Charakter sprechen, haben wir, so wenig erschöpfend auch diese Begriffe sein
mögen, doch eine gewisse Vorstellung von der Persönlichkeit des so bezeichneten
Menschen. Neuropathische Züge aber lassen sich bei allen möglichen Charakteren
feststellen: wir finden solche Züge bei automatenhaften Schwachsinnigen fast
ohne seelische Regungen; wir sehen sie bei anderen, wesentlich höher stehenden
Typen, die aber doch auch seelisch wenig differenziert erscheinen, leer, verloren bis zur Dämmerigkeit; scheinbar „ausgefüllt" von nervösen Symptomen
und sonst seelisch ganz undifferenziert, eine quälende Mühe für Erzieher und
Lehrer und auch eine undankbare, bis schließlich im Verlauf der Entwicklung
meist doch eine gewisse seelische „Substanz" nachreift; von da geht die Reihe
bis zu jenen intellektuell überdurchschnittlich begabten, seelisch höchst differenzierten, empfindlichen und fein empfindenden Neuropathen, bei denen man den
Eindruck hat, ihre nervösen Symptome seien der Preis, den sie für ihre besonders feine seelische Organisation, ihre frühe geistige Reife bezahlen müßten, seien
ihnen ein „Antrieb zum Vollkommenen", ein Ausdruck dessen, daß ein jedes

feine, empfindliche Instrument auch besonders gefährdet sei. Aber auch „Psychopathen" aller Art können „neuropatische" Züge aufweisen. Das sind für uns nicht „Übergangsformen" zwischen den beiden Typen, welche das System aus den Angeln zu heben imstande sind, sondern sprechen nach unserer Ansicht eben dafür, daß der Begriff „Neuropathie" nichts über den Charakter aussagt, bei allen möglichen Persönlichkeitsformen vorkommen kann. Hinter den nervösen Symptomen muß erst der Charakter aufgesucht werden, er bestimmt erst Art der Behandlung, Prognose, Wertung des Menschen.

Vieles von dem, was hier „neuropathisch" genannt wird, heißt vor allem in der angelsächsischen Literatur „neurotisch". Dahinter steht eine grundsätzlich andere Anschauung vom Wesen dieser Symptome: daß sie nämlich allein von außen her, vom traumatisierenden Erlebnis bedingt seien. Abgesehen von diesem Gegensatz im ätiologischen Denken ist unser Begriff vom „Neurotischen" viel enger, wie noch auszuführen ist.

Ätiologie

Die Frage nach der Verursachung der neuropathischen Symptome ist einer der Anlässe, an denen sich die Geister scheiden: die Anhänger endogener und exogener Kausalität stehen einander schroff gegenüber, kämpfen mit gewichtigen Argumenten. In dieser Frage geht es aber, so glauben wir, nicht allein um Argumente. Sie ist eines jener in die Tiefen des Lebens führenden Probleme, deren Beantwortung nicht allein aus eindeutigen Beobachtungen und daraus folgenden logischen Überlegungen kommt, sondern auch aus Einstellungen zum Leben, die in der Tiefenperson verankert sind und für die man dann oft sekundär einen gedanklichen Überbau zu schaffen sucht.

Aus solchen gegensätzlichen Grundeinstellungen kommt es dann zu dem bekannten trost- und endlosen Streit der Wissenschaftler. Die größte Gefahr für die Wissenschaft ist es aber, daß sie sich ins Subjektive auflöst. Demgegenüber muß der wahre Forscher mit letzter Ehrlichkeit darum kämpfen, der Wirklichkeit gemäß zu werden, alle Tatsachen, auch die unbequemen, anzuerkennen, muß bereit sein, ihm liebgewordene Theorien aufzugeben oder umzubilden, wenn entgegenstehende Tatsachen auftauchen. Wie subjektiv man auch die Dinge ansehen mag, es gibt doch eine objektive Wahrheit, der man die Ehre geben muß. In den meisten Fällen ergeben sich ja hauptsächlich daraus die gegensätzlichen Meinungen, daß die Wissenschaftler es nicht wagen, die Erscheinungen des Lebens so komplex begründet zu sehen, wie sie wirklich sind, sondern nur Teilursachen erkennen, diese verabsolutieren und solche Erkenntnisse dann gegeneinander ausspielen.

Es ist unsere Überzeugung, daß die primäre Ursache neuropathischer Störungen in einer besonderen Labilität, einer Übererregbarkeit und einer Neigung zu Fehlregulationen des vegetativen Nervensystems zu suchen ist, welche in den meisten Fällen anlagemäßig bedingt ist, in manchen Fällen aber auch durch organische, erworbene Hirnstörungen, hauptsächlich Enzephalitiden, ausgelöst sein kann.

Ein Beweis dafür ist uns die Tatsache, daß die nervösen Züge, wenn man nur genau zusieht, schon im frühesten Säuglingsalter mit ganz charakteristischen Zeichen in Erscheinung treten, zu einer Zeit also, da man noch kaum einen so tiefgreifenden Einfluß der Umwelt annehmen kann (das Krankheitsbild des Pylorospasmus beweist uns sogar, daß die „funktionelle" Störung bereits vor der Geburt begonnen haben muß, siehe S. 149 f.), daß die Symptome im weiteren Verlauf des Kindesalters freilich Art und Organ wechseln können, während „die Nervosität" ständig bestehenbleibt.

Ein weiterer Beweis für die endogene Verursachung liegt darin, daß nervöse Züge so wie bei den Kindern in fast allen Fällen auch in der Aszendenz festzustellen sind. Hier beginnt aber auch schon das Dilemma, das wir oben geschildert haben. Die nervösen Eltern haben ihren Kindern nicht nur ihren Zustand vererbt, sondern sie bieten ihnen auch ein nervöses Milieu. Aus dieser letzteren Tatsache schließen viele mit Selbstverständlichkeit, die neuropathischen Symptome seien milieubedingt, seien anerzogen oder erlebnisbedingt. Und nun erhebt sich der niemals mit Sicherheit zu entscheidende Streit, welche von den beiden Ursachengruppen für das Entstehen der Symptome wichtiger sei.

Es kann ja keinem Zweifel unterliegen, daß Milieueinflüsse bei neuropathischen Zustandsbildern eine entscheidende Rolle spielen, nämlich als auslösende, die Schwierigkeiten in Gang haltende und in der Gradausprägung steigernde Faktoren. Ist doch das Nervensystem, das jene Symptome hervorbringt, das „sympathische", d. i. das „mit-leidende", „mit-empfindende"!

In dem Kapitel „Allgemeine Ursachenlehre" wurde die Bedeutung ungünstiger Familienkonstellationen und unrichtiger Erziehungsmaßnahmen, vor allem aber unrichtiger emotionaler Einstellungen für die Genese von nervösen und seelischen Störungen geschildert, was alles besonders für jene Symptome zutrifft, von denen hier die Rede ist, ist doch die vegetative Symptomatik die eigentliche Domäne der „Psychosomatik".

Diese dort geschilderten, lange Zeit hindurch in gleicher Richtung einwirkenden Faktoren führen zu einem „Zusammenspiel" zwischen Kindern und Eltern, steigern und fixieren die nervösen Symptome. Daß das in der Art eines „bedingten Reflexes" vor sich geht — im Sinne der PAWLOWschen Schule —, darauf hat HAMBURGER[1] immer hingewiesen.

Besonders stark reagiert das vegetative Nervensystem mit der Hervorbringung nervöser Symptome auf dauernde Überforderung und Überspannung der Kräfte des Kindes. Sei es, daß man seine Zeit zu sehr mit Anforderungen überfüllt, etwa mit Schularbeiten, so daß dann nicht genügend Raum bleibt für Erholung und Schlaf, besonders aber für das Spiel, welches zum Aufbau seiner Persönlichkeit so notwendig ist, sei es, daß man seelisch zu viel von ihm fordert, ihm zu viel Eigenverantwortung aufládt, die es noch nicht tragen kann, es in Konflikte hineinzieht, die es bei seiner noch unvollkommenen Kritik nicht zu lösen imstande ist. Vor allem bringt aber neuropathische Symptome in Gang, und hält sie im Gang, wenn sich ein Kind in seiner Umweltsituation nicht zu Hause fühlen, nicht Wurzeln schlagen kann, wenn es keine Wärme und Liebe spürt (so sieht man nicht selten, daß etwa ein Kind zugleich mit einer Internatsunterbringung einzunässen beginnt — die größte Exaktheit und Hygiene in Pflege und Führung ist, jedenfalls für besonders ansprechbare Kinder, nicht ein genügender Ersatz für verlorene „Nestwärme").

Demgegenüber schätzen wir einzelne oder nur durch kurze Zeit sich wiederholende äußere Geschehnisse, und seien sie noch so schreckhaft und bedrohlich, lange nicht als so wichtige ätiologische Faktoren ein. Nur in folgenden Fällen kann nach unserer Erfahrung ein einzelnes Erlebnis mit nervösen oder neurotischen oder hysterischen Symptomen in Verbindung stehen: Die eine Möglichkeit ist, daß es bei einem seelisch abnorm veranlagten Kind die zufällige Auslösung des Zustandsbildes darstellt (nicht aber die alleinige Ursache); bei einem Examen oder einer Analyse werden wohl öfters Erlebnisse ausgegraben, die mit dem Zustand in Zusammenhang gebracht werden, aber diese Erlebnisse sind oft so banal und alltäglich, daß sie in gleicher Weise auch einem jeden anderen Kind

---

[1] Zum Beispiel in den „Neurosen des Kindesalters". Stuttgart: F. Enke, 1938.

passieren können, und anderseits läßt sich meist bei genauerem Zusehen feststellen, daß das Kind schon vorher eigenartig war, so daß man, ist man wirklich
unvoreingenommen, zur Überzeugung kommt, das Symptom hakt sich ganz zufällig an dem Ereignis fest, dieses bleibt nur deshalb in der Erinnerung haften,
weil es gut in die ganze, schon vorher bestehende charakterliche Situation hineinpaßt. Die andere Möglichkeit eines Zusammenhanges zwischen Erlebnis und
nervöser Störung scheint uns dadurch gegeben, daß das Ereignis durch fortge-
setztes falsches Verhalten der Umgebung „warm gehalten" und fixiert wird,
wenn nicht gar hinter dem Verhalten der Erzieher der affektstarke Wunsch
steht, das Kind möchte ja nicht vergessen (Typus: Rentenneurose, oder der
Wunsch, an irgend jemand Rache zu nehmen oder dergleichen); das Kind ist gezwungen, dauernd in einer Atmosphäre der Angst, der Sensation, der Neugierde,
der Gehässigkeit zu leben; dadurch kommt es zu jener fortgesetzten und ständig in gleicher Richtung wirkenden Schädigung, die wir oben als wesentliche
Ursache nervöser Zustände geschildert haben. Immer wieder kann man sehen,
daß Eltern die Selbstbeherrschung und die Überlegenheit über die Situation
nicht aufbringen, die zu dem richtigen Verhalten führt, weil eben die Affekte so
oft die vernünftige Überlegung verfälschen!

Hier soll auch über den *Symbolwert der Symptome* ein Wort gesagt werden.
Es klingt zunächst ungemein bestechend, wenn man hört, daß ein Symptom Ausdruck dafür sein soll, was in der Seele eines Menschen vorgeht, etwa dafür, daß
lange vergangene, nicht richtig verarbeitete, „verdrängte" Ereignisse sich auf
diese Art „zum Wort melden"; daß also, um Beispiele anzuführen, hinter einem
fortgesetzten Erbrechen der Abscheu vor einer bestimmten Person oder Situation
stecke, der den Befallenen ständig quält, oder daß ein Tick, der einer Ausdrucks-
bewegung ähnelt, auch symbolhaft etwas Bestimmtes ausdrücke: etwa solle ein
tickartiges Achselzucken aussprechen, daß man jemand verachtet, oder ein anderer
Tick sei ein Bild für die Abwehr eines längst vergangenen Ereignisses; so „sage"
etwa ein Blinzeltick: „ich will dich nicht sehen!" Jeder Psychotherapeut, der mit
seiner Analyse solche Zusammenhänge „aufdeckt", ist darüber stolz und hält
sie auch schon für sich und die staunenden Zuhörer für erwiesen. Alle sind so
schön zufrieden, weil ihr logisches Bedürfnis dadurch befriedigt wird.

Aber — dadurch, daß man derartige Assoziationen schlägt, ist der Zusammenhang ja noch nicht bewiesen, in keinem Fall bewiesen. Ja es ist sogar unwahrscheinlich, daß die Zusammenhänge so sind, wie sie da aufgezeigt werden. Es
widerspricht geradezu der Natur, die nicht nach solchen logischen Gesichtspunkten
organisiert ist, wie ihr unser klügelnder Verstand nachzurechnen vermag, sondern
immer wieder unerwartete Befunde darbietet und Sprünge macht — was ja eben
das Kennzeichen des Lebendigen ist. Ein Tick soll nichts symbolisieren, sondern
kommt aus einer anlagemäßig grundgelegten Organbereitschaft, er kommt und
geht nach dem jeweiligen Erregungszustand des Nervensystems oder eines Nerven, er wechselt den Ort — aber all das ist nicht im logischen Zusammenhang
mit bestimmten Erlebnissen. Billigt man ihm Symbolwert zu, so deutet man
etwas in das Bild hinein, was nicht in ihm liegt.

In gewissem Maße sind freilich auch wir überzeugt, daß neuropathische Symptome vor allem über den inneren Zustand eines Kindes — und auch über
äußere Ereignisse, die diesen beeinflußt haben — etwas „aussprechen", ausdrücken können und daß es da auch bestimmte Affinitäten gibt. So scheinen
uns etwa Erbrechen und Bettnässen oft mit Angst, Obstipation mit neurotischer
Hemmung in Zusammenhang zu stehen (aber man muß sich dabei doch auch
fragen, wie viel nicht bei solchen Zuständen endogen sei).

Jedenfalls möchten wir davor warnen, bei ätiologischen Erwägungen allzu buchstäblich Zusammenhänge zwischen dem speziellen Bild und dem verursachenden Ereignis aufzusuchen. Dieser Fehler bei der Beurteilung, den wir hier aufgezeigt haben, wird aber nach unserer Überzeugung in der Psychopathologie des Kindes oft gemacht. Man deduziert, statt unvoreingenommen zu beobachten. Man glaubt ein Strukturgesetz erkannt zu haben und schließt daraus auf Symptome, man sieht Dinge hinein, die nicht vorhanden sind. Dieser Zwang zum Logischen ist dem Menschen eingeboren und ist so stark, daß man sich ihm selber schwer entziehen kann. Man urteilt und handelt nicht danach, wie das Kind wirklich ist, sondern danach, wie man es auf Grund seiner theoretischen Überlegungen zu sehen glaubt. Man ist verliebt in seine Erkenntnisse, sein Denksystem, man glaubt, das Kind müßte sich in einer bestimmten Weise verhalten — und übersieht das Wirkliche.

Dieser Gefahr erliegen vor allem jene Psychotherapeuten und Erziehungsberater, welche nicht den ganzen langen Tag mit dem Kind leben und nicht die tausend zufälligen, unprovozierten Äußerungen seines Wesens erleben, sondern es nur in der „künstlichen" Test- und Examenssituation sehen, welche, wenn man nur sie allein zur Verfügung hat, so viele Fehler der Beurteilung und Deutung in sich birgt und im besten Fall doch nur einen eng begrenzten Ausschnitt des kindlichen Wesens erhellt.

Symptomatologie

Die neuropathischen Zustände können so vielfältig sein wie die vom vegetativen Nervensystem beherrschten Organfunktionen; dazu kommen noch die allgemeinen nervösen Störungen. Man könnte somit die neuropathischen Symptome zunächst nach den vom vegetativen System innervierten Organen ordnen.

Vorher soll aber einiges über das **Erscheinungsbild** der Neuropathen gesagt sein. Dieses Bild findet sich keineswegs in gleicher Weise in jedem einzelnen Fall, aber doch sehr oft und läßt dann, wenn es vorhanden ist, wichtige Schlüsse auf den nervösen Zustand zu. Wir sehen also unter den Neuropathen sehr häufig blasse, magere Gestalten von schlaffer Haltung. Die Blässe beruht meist nicht, wie ängstliche Eltern fürchten, auf einer wirklichen Anämie — die Blutuntersuchung ergibt normale Hämoglobinwerte —, sondern auf einem habituell verstärkten Tonus der Blutgefäße der Gesichtshaut. Von gleicher Ursache und häufig mit dem eben geschilderten Symptom vergesellschaftet sind die „halonierten", dunkelgeränderten Augen (es schimmern die Venen des Unterhautzellgewebes durch die dünne, blasse Gesichtshaut in der Umgebung der Augen durch), was von den Erziehern oft als Folge und als Beweis von Masturbation angesehen wird. Das stimmt aber keineswegs: viele so aussehende Kinder masturbieren nicht; und wenn es vorkommt, dann ist es ein dem Obigen beigeordnetes, eben dem neuropathischen Syndrom zugehörendes Symptom, nicht aber die Ursache des „schlechten Aussehens". Die Haut, besonders des Gesichtes, hat oft im ganzen nicht das Vollsaftige, Strotzende wie beim normalen Kind, sondern wirkt eigenartig alt, schlaff; besonders an den Schläfen zeichnen sich die Venen des Unterhautzellgewebes ab.

Die so häufige Magerkeit der Neuropathen beruht, wie wir glauben, nicht allein auf der oft gleichzeitig vorkommenden Appetitlosigkeit — denn diese Kinder haben manchmal geradezu einen Heißhunger, der ebenfalls als nervöses Zeichen gedeutet werden kann —, sondern auch und vor allem auf ihrer Unruhe und Getriebenheit, die keinen Fettansatz zulassen, und vielleicht auch auf einer mit ihrer Sympathikotonie (dem Überwiegen des sympathischen Anteils des vegetativen Nervensystems) zusammenhängenden Grundumsatzsteigerung. Die schlaffe Haltung ist auf eine Muskel- und Bindegewebsschwäche zurückzuführen, die wir bei neuropathischen Konstitutionen häufig finden. Darüber hinaus eignet vielen Neuropathen — aber gewiß nicht allen, es gibt auch ganz gegensätzliche Charaktere — auch psychisch eine gewisse Schwächlichkeit, Schlaffheit, Entschluß-losigkeit, worüber noch zu sprechen sein wird.

Das Erscheinungsbild der Neuropathen wird oft mitbestimmt durch degenera-tive Züge: im Gesamteindruck des Gesichtes, das häßlich und verbaut wirkt, an den Ohren und an den Haaren (Art und Begrenzung des Haupthaares, das etwa besonders weit gegen Stirn und Schläfen hin reicht, abnorme Wirbelbildung zeigt; oft haben wir auch eine eigenartige Diskrepanz zwischen blondem Haupt-haar und dunklen Brauen gesehen und dann immer gefunden, daß es sich um beträchtlich neuropathische Kinder handelt). Weiter sehen wir an degenerativen Stigmen oft einen steilen Gaumen, Anomalien der Zähne und der Zahnstellung, Trichterbrust usw. (über das Degenerative wurde ausführlich schon im Kapitel „Schwachsinn" gesprochen). Man hat in solchen Fällen den Eindruck, die vege-tative Dysfunktion sei nur ein Symptom der allgemeinen konstitutionellen Unter-wertigkeit. Besonders gewisse vegetative Fehlsteuerungen sind häufig bei „de-generativen" Konstitutionen zu finden, vor allem das Einnässen und Ein-schmutzen (wenngleich diese Symptome auch bei sehr fein differenzierten Kin-dern vorkommen können).

Wir sind aber noch lange nicht mit den vegetativen Zeichen zu Ende, die den äußeren Eindruck des Neuropathen beherrschen. Eine große Anzahl dieser Kin-der zeichnet sich durch besondere Vasolabilität aus. Rasch wechseln die Farben auf ihrem sonst blassen Gesicht — der kleinste Anstoß bringt sie ja schon aus der seelischen Gleichgewichtslage —, wie mit Blut übergossen stehen sie auf ein-mal da, manchmal wieder zeigt sich eine scharf abgegrenzte fleckige Röte auf Wangen und Hals, manchmal werden nur die Ohren oder gar nur ein Ohr hoch-rot, das andere bleibt blaß. Auch ein Dermographismus findet sich sehr häufig, von verschiedenem Grad und verschiedener Qualität (der „rote Dermographis-mus" kann von anämischen Streifen begleitet sein, er kann bis zur Exsudation ins Gewebe im Bereich der bestrichenen Hautpartien gehen). Mit diesen Zeichen einer gesteigerten Gefäßerregbarkeit geht oft parallel eine erhöhte Schweißsekre-tion, auch diese manchmal eigenartig verteilt, daß etwa nur auf dem Nasenrücken die großen Schweißtropfen stehen.

Mannigfaltig sind die vegetativen Zeichen am Auge. Sie bestimmen eindrucks-mäßig vielleicht in erster Linie den „Visus neuropathicus". Die Augen erscheinen aufgerissen (eine Wirkung des vegetativ innervierten, glatten Lidhebers), der Glanz des Auges ist erhöht, was auf einer stärkeren Anfeuchtung durch gestei-gerte Tränenproduktion beruht. Zusammen mit dem „Halonierten" des Auges und eventuell mit einer Unruhe des Auges und einer gesteigerten Mimik in der Umgebung des Sehorgans („flackernder Blick") ergeben diese Symptome einen ungemein charakteristischen Ausdruck. Nicht selten ist aber auch ein gegenteiliger Ausdruck: das Auge ist glanzlos und unbewegt, der Blick trüb und stumpf — die „herabgesetzte Bewußtseinsklarheit" dieser Kinder wird dadurch unmittel-bar evident. Diese beiden so gegensätzlichen Erscheinungen können ganz unver-mittelt wechseln.

Dieser neuropathische Typus bildet sich aber meist erst nach dem Klein-kindalter aus; in früherer Zeit ist er lange nicht so häufig, wenngleich auch da schon manchmal aufzufinden: da fehlt den Kindern eben das „Kindliche", die quellende Fülle, das Unbekümmert-Frische in Aussehen und Wesen. Solche nervösen Kleinkinder wirken dann eigenartig senil, in ihren Gesichtszügen wie auch in ihrem Verhalten; sie sind manchmal unkindlich-bewußt, sorgenvoll, verstimmbar. In manchen Fällen ist etwas von diesem Eindruck schon im Säuglingsalter zu finden.

Um zu einer gewissen Ordnung zu gelangen, sollen nun zunächst die *Organneurosen,* und zwar nach Organgruppen besprochen werden.

Wohl die häufigsten von allen neuropathischen Symptomen sind abnorme Abläufe auf dem Gebiete des Verdauungstraktes — und unter diesen steht wiederum die **Appetitlosigkeit** an erster Stelle.

An dieser Störung wird beispielhaft deutlich, daß neben konstitutionellen Gegebenheiten (gerade hier finden wir das beschriebene „neuropathische Erscheinungsbild" sehr regelmäßig) das ungünstige erzieherische Milieu eine ganz wesentliche Rolle bei der Entstehung des Symptoms spielt. Es ist vor allem die Unsicherheit des erzieherischen Instinkts, nicht ein Nicht-wissen, sondern meist ein Zuviel-wissen, worin der Fehler liegt. Man hebt einen der wunderbar funktionierenden automatisch regulierten körperlichen Abläufe, für dessen richtigen Ablauf es wesentlich ist, daß er eben automatisch und unbewußt bleibt, ins Licht der Aufmerksamkeit, rückt ihn in den Mittelpunkt des Interesses, macht ihn zum Gegenstand der Angst und Sorge — und bringt ihn dadurch in Unordnung (HAMBURGER[1] hat diese Tatsachen als „Beachtungsneurose" in hervorragender Weise beschrieben). Die Mahlzeiten sollten eine selbstverständliche Notwendigkeit sein, eingebaut in den gewohnten Tagesablauf, ja eine lustvolle Betätigung, hingenommen mit Dankbarkeit gegen die Eltern, die mit ihrer Arbeit die Nahrung schaffen, und in den Familien, in denen religiöses Leben herrscht, mit Dank gegen Gott, der „Speise gibt zur rechten Zeit" — statt dessen werden sie für das Kind verknüpft mit Unlustgefühlen, der angstvollen Beachtung, des Zornes des Vaters mit Zank und Schlägen, sie werden ein wichtiges Mittel im Machtkampf zwischen Kindern und Erwachsenen, ein Anlaß, mit dem die Kinder tyrannisieren und an dem die Erwachsenen ihre Unterlegenheit beweisen. Wenn man bedenkt, wie sehr die Stimmungslage auf alle vegetativen Funktionen einwirkt, bis auf die Sekretion der an der Verdauung beteiligten Drüsen, dann ist es nicht erstaunlich, daß auf solche Weise erreicht wird, daß die Kinder bei den Mahlzeiten kaum etwas essen. Oft ist die Appetitlosigkeit nur eine scheinbare: die Kinder nehmen, was die Eltern meist nicht einkalkulieren, zwischen den Mahlzeiten mit Butterbroten, mit Milch, die sich so leicht hinuntertrinkt, oder mit Näschereien genügend Kalorien zu sich und haben dann natürlich, wenn sie essen sollten, keine Eßlust. Es gibt aber gewiß auch Fälle, bei denen es aus eben diesen Gründen zu einer echten Unterernährung kommt, daß die Gefahr eines Zusammenbruches der gesamten Stoffwechselregulationen besteht (im Normalfall vermag die „chemische Fabrik" des Körpers selbst bei nicht richtigem Angebot mit wunderbarer Präzision das Gleichgewicht der lebensnotwendigen Elemente, vor allem der einzelnen Ionen, aufrechtzuerhalten). Dann kommt es zu lebensbedrohlichen Zuständen, die rascheste Spitalsaufnahme, schon aus psychischen Gründen, notwendig machen.

Wie sehr der Appetit mit der allgemeinen Stimmung, mit der ganzen häuslichen Atmosphäre zusammenhängt, beweist folgende eindrucksvolle Tatsache: in der Ordination eines Kinderarztes wie im Ambulatorium eines Kinderspitales sind Klagen über Nichtessen der Kinder der häufigste Grund für das Konsultieren eines Arztes. In den letzten Jahren dieses Krieges und in den ersten Nachkriegsjahren nun waren solche Fälle fast verschwunden; Ausnahmen waren nur Appetitstörungen auf Grund organischer Krankheiten oder konstitutionell sehr

---

[1] HAMBURGER, F.: a. a. O.

Abnorme, die trotzdem nichts essen wollten. Der Grund für diese Änderung liegt auf der Hand: es war nicht etwa nur so, daß alle Kinder zu wenig Nahrung bekamen und darum das Wenige gern aßen, weil ja „Hunger der beste Koch" ist. Viele bekamen ja doch ausreichende Mengen, weil die Eltern das Letzte aufopferten, um ihre Kinder satt zu bekommen. Aber jetzt war die ganze Einstellung zum Essen geändert: es war etwas Kostbares, Erstrebenswertes, Erfreuliches geworden, daß man überhaupt etwas bekam — und diese andere Einstellung übertrug sich automatisch (HAMBURGER spricht hier, in einem ungemein prägnanten Ausdruck, vom „thymogenen Automatismus") auf die Kinder und — machte ihnen Appetit! Und um den Beweis voll zu machen: mit der Besserung der Ernährungsbedingungen kamen allmählich die Klagen über Appetitlosigkeit wieder häufiger vor und beherrschen jetzt wieder zahlenmäßig das Bild.

Andererseits gibt es aber, freilich lange nicht so häufig wie jene so sehr vom Milieu beeinflußten und beeinflußbaren Fälle, Kinder, deren Appetitstörung eindeutig Ausfluß einer in dieser Hinsicht abnormen Konstitution ist. Vom frühesten Säuglingsalter an machen sie die größten Schwierigkeiten mit dem Essen und das bleibt so das ganze Kindesalter hindurch, ja bis zum Erwachsensein. Man kann auch nicht finden, daß sich die Eltern dabei besonders falsch benommen hätten, die Eßschwierigkeiten sind in einem sehr guten Erziehungsmilieu, etwa einer heilpädagogischen Abteilung, wohl zu bessern, aber nicht ganz zu beheben. Diese Kinder sind auch sonst ein recht einheitlicher Typ: besonders fein und zart gebaut (und das gewiß nicht nur wegen des wenigen Essens!), von unkindlichem Ausdruck — und auch von Wesen unkindlich reif. Schon nach dem körperlichen, noch mehr aber nach dem psychischen Bild hat man den Eindruck, sie hätten eine kindliche Stufe übersprungen, für die ja das Beruhen im Instinktiven bezeichnend ist; darum versagten die unbewußten Regulationen. Übrigens finden sich bei solchen Kindern oft auch noch andere Zeichen eines „Instinktverlustes" bei hypertrophischem Intellekt, manchmal auch zwangsneurotische Züge.

Oft von vornherein zusammen mit Appetitstörungen, sicher aber dann, wenn ein solches Kind zum Essen gezwungen wird, findet sich habituelles **Erbrechen** — ein klassischer „bedingter Reflex", der sich mit der Zeit immer fester „einspielt" und immer leichter ausgelöst wird. Ist es aber einmal so weit, dann haben die Kinder auch eine mächtige Waffe, mit der sie mit Sicherheit erreichen, daß sie nicht mehr essen müssen. So ist es nicht verwunderlich, daß diese Waffe auch bei anderen Gelegenheiten „angewendet wird", wenn es gilt, mit einer quälenden Situation fertig zu werden, der man sonst nicht gewachsen ist. Hierher gehört das morgendliche Erbrechen der Schulkinder. Meist zeigen ängstliche und kontaktempfindliche Kinder dieses Symptom, oft ist tatsächlich der Lehrer zu streng und ungeschickt, manchmal ist es eine Maske — wahrlich eine sehr geschickt gewählte! —, hinter der sich eine intellektuelle Insuffizienz verbirgt. Natürlich handelt es sich dabei, wie bei allen derartigen Symptomen, nicht um etwas bis ins Letzte Bewußtes und völlig frei Gewähltes; vor allem „geschieht etwas" mit dem Kind, geschieht auf Grundlage besonderer konstitutioneller Disposition — aber irgndwie läßt sich das Kind doch „hineingleiten", „spielt mit" mit seinen Organen, „spielt auf ihnen". Manchmal freilich hat man auch deutlich den Eindruck, daß ein Kind diesen Reflex ganz bewußt zum Tyrannisieren seiner Umgebung benützt, ganz mit Willen erbricht, wobei man immer auch deutlich feststellen kann, daß die Umgebung durch ihre Insuffizienz die Vorbedingungen dafür schafft.

In das Gebiet der „vegetativen Neurose" im weitesten Sinn gehören sicher auch zwei besondere Formen von Erbrechen: der *Pylorospasmus* der Säuglinge und das sogenannte „azetonämische Erbrechen" der Kinder. Es spricht alles dafür, daß die Hypertrophie des Pylorus, die zu dem wiederholten, lebensbedrohlichen Erbrechen führt, auf einer nervös bedingten „Arbeitshypertrophie" beruht, die wieder ihre Ursache in einer bereits lange vor der Geburt begonnenen — denn schon in den ersten Lebenswochen ist das Bild voll ausgebildet — vegetativen Fehlinnervation haben muß. Eben das beweist uns wieder die konstitutionelle Ätiologie „neuropathischer" Zustände. Sicher ist, daß alle diese Säuglinge auch sonst regelmäßig nervöse Züge zeigen (motorische, mimische — starkes Stirnrunzeln — und psychische Unruhe, Reizbarkeit, unruhiger Schlaf) sowie daß sie meist eine verfrühte geistige Entwicklung aufweisen — es ist z. B. für sie charakteristisch, daß sie einige Wochen früher zu fixieren beginnen als der Durchschnitt der Kinder, manche schon vor dem Alter von zwei Monaten. Bei Nachuntersuchungen hat sich auch gezeigt, daß aus diesen Säuglingen meist gescheite Kinder werden, aber mit mannigfachen nervösen Eigenheiten. Das würde zu unserer oben angeführten Bemerkung passen, daß eine verfrühte geistige Entwicklung, eine besonders sensible Artung mit nervösen Symptomen bezahlt werden muß. Ausnahmslos haben sie auch nervöse Eltern — besonders solche, die aus ihrer nervösen Übererregbarkeit sehr konfliktgeneigt sind —, was uns ebenfalls für die konstitutionelle Genese des Zustandes spricht, so sehr dadurch auch das Milieu beeinflußt wird.

Ganz ähnliche Konstitutionen weisen Kinder mit *Ulcus ventriculi et duodeni* (Magen-Zwölffingerdarmgeschwür) auf, sowohl den körperlichen wie den seelischen Symptomen nach. Auch hier handelt es sich eher um differenzierte, feiner geartete Kinder mit verschiedenen Empfindlichkeiten, Affektlabilität, Konfliktbereitschaft, oft auch Angst, freilich auch mit der typischen nervösen Störung der Arbeitsweise. Da es hier aber um weit ältere Kinder geht, ist es nicht verwunderlich, daß man bei diesen Fällen klarere Zusammenhänge mit schockierenden Erlebnissen oder länger anhaltenden Konfliktssituationen findet, wobei man freilich nicht übersehen darf, daß sie ihrer psychischen Anlage nach besonders leicht in Konflikte geraten, ja diese geradezu „anziehen". So wie beim Erwachsenen spielt, so erstaunlich das zunächst klingt, manchmal schon im Schulalter eine ausgesprochene Nikotinsucht zur Auslösung oder zum In-Gang-halten des Geschwürs eine große Rolle. Sicher ist das Wesentliche der Krankheit eine vegetative Fehlsteuerung, was die Sekretion, vielleicht auch die Motorik von Magen und Duodenum betrifft (und darauf kann gewiß ein vegetativ stark wirksames Gift wie das Nikotin einen großen Einfluß haben). Wir haben diese Zustandsbilder in einer Arbeit[1] ausführlich beschrieben.

Heute ist es fast allgemein anerkannt, daß auch das „*azetonämische Erbrechen*" der Kinder nicht eine Erkrankung sui generis ist, hervorgerufen durch das Auftreten von Azeton im Blut, sondern ein freilich beängstigendes nervöses Symptom, eine Krise des vegetativen Systems; das Azeton, das im Blut und auch in der Ausatmungsluft festgestellt werden kann, ist meist nicht die Ursache, sondern die Folge des Zustandes (bei jedem heftigen, fortgesetzten Erbrechen ist ja Azeton zu finden). Es scheint freilich auch Fälle zu geben, bei denen Azeton im Blut (eine „Azetonämie") vorhanden ist, bevor es noch zu Erbrechen gekommen ist. Fast immer ist bei diesen Zuständen nachzuweisen, daß psychische Einflüsse an der Auslösung des Bildes beteiligt sind; sie halten den Zustand auch in Gang und lassen ihn so schwere Grade erreichen. Bei beiden eben geschilderten Krankheitsbildern ist es aber zweifellos, daß das konstitutionelle

---

[1] Asperger, H.: Ulcus pepticum im Schulalter. Neue Österr. Z. Kinderhk. *4*, 95 (1959).

Moment eine sehr große Rolle spielt. Neben anderen nervösen Zeichen ist bei den meisten dieser Kinder auch eine beträchtliche neuropathische Belastung, z. B. mit Kopfschmerzen, festzustellen.

Von weiteren Symptomen, die sich am Verdauungstrakt abspielen, wären zu nennen die **Nabelkoliken,** krampfartige, in die Nabelgegend lokalisierte Schmerzen, die auf lokale Gefäß-, vielleicht auch Darmkrämpfe zurückzuführen sind, und diffuse, nicht genauer lokalisierte *Bauchschmerzen,* für die sonst keine organische Ursache zu finden ist. Die funktionelle Natur dieser Symptome erhellt deutlich auch daraus, daß sie einer Suggestivtherapie (siehe später!) immer leicht zugänglich sind. Neuere Forschungen haben ergeben, daß einige (gewiß nicht alle) dieser Fälle dem Kreis der Epilepsie, und zwar der „vegetativen Epilepsie" zuzurechnen und auch als solche zu behandeln sind.

HAMBURGER hat (a. a. O.) darauf hingewiesen, daß sich neuropathische Symptome besonders häufig am Anfangs- und am Endteil des Verdauungstraktes abspielen, weil diese in ihrem Arbeitserfolg vom Kind unmittelbar beobachtet werden können. Tatsächlich betreffen auch neben den bisher beschriebenen (die meist im obersten Teil lokalisiert sind) die häufigsten nervösen Störungen der Verdauung den Enddarm.

Hier läßt sich wieder schön zeigen, daß es dann zu Störungen kommt, wenn aus inneren oder äußeren Gründen die Automatisierung der Funktion nicht erreicht wurde. Es sollen da zunächst die Verhältnisse beim **Einschmutzen** (Incontinentia alvi) erörtert werden. Die Kinder, welche an diesem für die Umgebung so sehr quälenden Symptome leiden, lassen sich deutlich nach verschiedenen Typen unterscheiden. Da sind einmal die Kinder, die so schwachsinnig oder doch charakterlich so primitiv und ihrem Zustand gegenüber so indolent sind, daß sie einer erzieherischen Beeinflussung zur Reinlichkeit zu wenig Angriffspunkte bieten; bei diesen, ihrer Anlage nach auf tiefer Kulturstufe stehenbleibenden Kindern ist auch eine lustvolle Beschäftigung mit den Exkrementen (Kotschmieren) nicht so selten. Man kann es auch so ausdrücken: Diese Kinder sind nicht imstande, jene „höheren Integrationen" zu entwickeln, welche zur Beherrschung dieser Funktionen nötig sind. Ähnlich zu verstehen sind jene autistischen Kinder, welche einschmutzen, obwohl sie gar nicht „niedrig geartet", sondern im Gegenteil besonders stark intellektuell bestimmt sind; bei ihnen hat aber die Überintellektualisierung ihres Wesens die richtige Integration mit dem Bereich des Instinkthaften verloren; sie „haben kein Körperschema", sind ihrem Körper und seinen Funktionen fremd geworden; es passiert ihnen oft, daß sie den Stuhldrang nicht gleich „verstehen", erst dann auf das Klosett gehen, wenn es schon zu spät ist — und dann ratlos vor dem geschehenen Unglück stehen.

Ein weiterer Typ der Einschmutzer sind Angstkinder. Jedermann weiß, daß akute Angst, ein sehr starker Schreck, besonders bei Kindern, bei denen die Beherrschung der körperlichen Funktionen noch nicht so fixiert ist, aber in besonderen Ausnahmefällen schließlich bei jedermann, zu dem unangenehmen Ereignis führen kann, daß ihnen „etwas Menschliches passiert". So hat zweifellos auch die Angst als konstitutionell verankerter Dauerzustand enge Beziehungen zu diesem Leiden. Als schwierigster Typus sind die „Bosheitskinder" zu nennen, bei denen das Einschmutzen ein Symptom unter anderen triebhaften Bosheitsakten darstellt, wobei wir aber nicht behaupten wollen, daß es diese Kinder in jedem Fall bewußt darauf anlegen, mit ihrer Inkontinenz der Umgebung etwas zuleiß zu tun, sondern nur daß es eben zu diesem, im ganzen immer sehr abnormen Charakterbild gehören kann. So kann ja auch plötzlich auftretendes Einschmutzen erstes, unheimliches Symptom schwerer seelischer Störungen, z. B. einer kindlichen Schizophrenie, sein.

Ein normales Kind legt es ja unbedingt darauf an, sich so zu verhalten, daß es sich die Liebe der Umgebung, vor allem der Mutter, erhält, und vermeidet alles, was diese guten Gefühlsbeziehungen stören könnte. Es ist nun immer ein Zeichen von Gefühlsabwegigkeit, wenn ein Kind mit Lust gerade das tut, was die anderen verletzt — und man kann Menschen ja kaum schwerer ärgern, als indem man ihnen so ekelhafte Arbeit bereitet, wie das ein einschmutzendes Kind tut. Die Ursachen solcher Zustände können gewiß ebensosehr in einer abnormalen Konstitution liegen (z. B. bei postenzephalitischen Charakterstörungen), wie darin, daß das Kind gerade im frühesten Alter, wo es so sehr auf die Anbahnung richtiger emotionaler Beziehungen angewiesen ist, in dieser Hinsicht schwer vernachlässigt wurde.

Bei sehr vielen Kindern, die an diesem Übel leiden, ist eine Tatsache festzustellen, die auch für die Therapie eine große Rolle spielt: die Einschmutzer haben keineswegs einen besonders „leichten Stuhl", wie man vermuten würde, sondern sind im Gegenteil meist obstipiert, halten den Stuhl zurück, so daß man oft große Mengen von Faeces im Bauch tasten und durch abführende Maßnahmen unglaubliche Massen zutage fördern kann. Es ist daher der unbedingt nötige Beginn einer Therapie dieses Zustandes, daß man zunächst einmal gründlich abführt, und zwar sowohl durch laxierende Medikamente als auch insbesondere durch Einläufe — so paradox das bei einem Inkontinenten zu sein scheint; oft ist schon damit das Leiden ein für allemal behoben. Die abnormen Tonusverhältnisse, die im Enddarm durch die Überfüllung mit Stuhlmassen herrschen, tragen ja wesentlich zu dem Leiden bei — und es ist viel damit gewonnen, daß es nach der Entleerung zu normaler Tonisierung kommen kann.

Es muß hier noch ein kurzes Wort über die heilpädagogische Therapie der Incontinentia alvi gesagt sein. Neben der suggestiven Behandlung, die in allen diesen Fällen Aussichten hat (darüber später!), braucht es eine besondere pädagogische Einstellung, je nach dem Typus, dem die Kinder angehören. Bei den zuerst beschriebenen, den „auf tiefer Kulturstufe stehenden", den Schwachsinnigen oder doch Primitiven kommt es darauf an, sie durch geduldige Führung, was die Angelsachsen sehr gut „toilet training" nennen, zur Anerkennung jener Forderung menschlicher Kultur zu bringen. Es ist klar, daß man das nicht durch Brutalisieren erreicht, sondern nur durch Anbahnung gemütstiefer Beziehungen zu dem Kind, das sich um derentwillen bewogen fühlt, sich bei einer solch schwierigen Funktion alle Mühe zu geben. Noch wichtiger ist die richtige emotionale Einstellung bei den Angstkindern. Würde man diese für das Einschmutzen strafen, so triebe man sie nur noch mehr in ihre Angst hinein. Es bleibt also die sehr schwierige Aufgabe, solchen Kindern „die Angst abzunehmen", erst dann wird das Leiden versiegen. Am schwierigsten ist aber die Behandlung des dritten Typus, der Kinder mit abnormer Affektivität. Die dabei so naheliegende Einstellung der Erwachsenen, daß sie nämlich moralisch abwerten, sich für die Bosheit des Kindes durch Strafen „rächen wollen", fixiert mit Sicherheit das abnorme Verhalten des Kindes. Das richtige Verhalten des Erziehers ist schwer zu schildern. Am besten ist eine betont sachliche Einstellung — daß man nicht nur keinen Ärger, keine Erbitterung zeigt, sondern sich auch wirklich nicht ärgert, daß man das Kind mit viel Diplomatie zu seiner bestmöglichen Leistung führt, damit es bei Erfolgserlebnissen doch einmal positive, fördernde Gefühle gegenüber der Umgebung kennenlernt und eben dadurch in die Gemeinschaft hineingeführt wird. Das gibt in allen Fällen einen zähen Kampf mit dem Kind, der kaum je im häuslichen Milieu geführt werden kann, sondern unbedingt eine wenigstens zeitweise Herausnahme aus der Familie braucht.

Weiter ist in diesem Zusammenhang die nervös bedingte **Obstipation** zu erwähnen. Wieder finden wir einen ganzen Komplex von Ursachen: konstitutionelle Momente (bei diesen Fällen ist in einem sehr hohen Prozentsatz eine gleichsinnige Heredität festzustellen), konditionelle Gegebenheiten: unzweckmäßige Ernährung, und zwar besonders konzentrierte, schlackenarme Kost, zu wenig Bewegung, sitzende Lebensweise, was ebenfalls die Darmträgheit fördert. Nicht zuletzt aber sind es wieder unrichtige Erziehungseinflüsse, die wesentlich an der Entstehung des Leidens beteiligt sind. Vor allem liegt, so wie bei den Appetitstörungen, der Fehler in der zu starken Bewußtmachung der Funktion, liegt darin, daß man mit angstvoller Spannung darauf wartet, in langen „Sitzungen" ein Ergebnis zu erzwingen sucht. Und doch ist auch in diesen Dingen, ebenso wie bei der Reinlichkeit oder beim Essen, eine Erziehung möglich und erforderlich. Die richtige Art und Weise ist nicht leicht zu beschreiben, weil man eben, hier wie auch in anderen Bezügen, nicht so sehr durch wortreiches Erklären und durch bewußtmachende Übungen, sondern mehr durch die Haltung, durch richtige Einstellung, durch das eigene sichere, überlegene Wesen zum Erfolg kommt. Das Ziel ist, daß alle diese Funktionen zu selbstverständlichen, alltäglichen Gewohnheiten werden, über die man nichts mehr zu reden braucht, daß sie, halb unbewußt, im Tagesrhythmus verankert werden (etwa indem man die Kinder regelmäßig, ohne daraus eine „Haupt- und Staatsaktion" zu machen, zu bestimmter Stunde aufs Klosett schickt) — bei richtigem Vorgehen gewöhnen sich jene vegetativen Funktionen unschwer an solche Ordnung. „Organisch" wirksam — und besonders in jenen Fällen zu empfehlen, wo es bereits zur stärkerer Erweiterung des Enddarms gekommen ist (solche Fälle bezeichnet man als „idiopathisches Megacolon"), ist das Medikament Dihydroergotamin (DHE, Firma Sandoz), das, weil es den sympathischen Anteil des vegetativen Nervensystems dämpft, die Spasmen des Enddarms löst und die Defäkation in Gang bringt (man gibt es in Dosen von dreimal 5 bis 15 Tropfen täglich).

Noch ein „nervöses" Symptom auf dem eben besprochenen Gebiet ist zu erwähnen, der *Analprolaps:* nur bei Kleinkindern zu finden, ausgelöst in den meisten Fällen durch eine mit starken Tenesmen einhergehende Durchfallsstörung oder eine Obstipation, die zu starkem Pressen führt, in Gang gehalten aber zweifellos durch unzweckmäßiges, insuffizientes Verhalten der Umgebung gegenüber einem von vornherein nervösen Kind. Es kommt so zur Ausstülpung und zum Vorfall eines mehrere Zentimeter langen Stückes des Enddarmes, die rote Schleimhaut liegt bloß — ein besonders für Laien recht erschreckender Anblick, und dieser Schreck teilt sich dann auch dem Kind mit. Daß dieses Leiden vorwiegend nervös bedingt ist, ist dadurch zu erweisen, daß es durch Verbringen des Kindes in ein gutes Erziehungsmilieu meist sofort verschwindet, daß es auf rein suggestive Behandlung sehr gut anspricht. Wenn man etwa dem Kind quer über die Nates einen Heftpflasterstreifen klebt (jedoch so hoch über der Analöffnung, daß der Streifen durch den Stuhl nicht beschmutzt wird und so nicht immer gewechselt werden muß), der das Herausgleiten des Mastdarms nicht wirklich verhindern könnte, der aber dem Kind das Gefühl gibt, da unten sei jetzt alles „fest", so hört die Störung mit Sicherheit sofort auf.

Im Anschluß daran soll eines der häufigsten und unangenehmsten neuropathischen Organsymptome besprochen werden — das **Bettnässen.** Zweifellos haben die Kinder, welche einschmutzen, und viele Bettnässer charakterliche Ähnlichkeiten. Stehen aber die ersteren trotz der Verschiedenheit der Typen doch in den meisten Fällen auf einer tieferen Stufe der intellektuellen oder charakterlichen Entwicklung, so sind die Enuretiker viel mannigfaltiger geartet. Gewiß gibt es auch hier Typen von primitivem Wesen, die ihrem Leiden gegenüber ganz indolent sind und eine erschwerte Lernfähigkeit für gewisse soziale Gewohnheiten aufweisen, daneben aber finden sich intellektuell und charakterlich höchst Differenzierte. Bei vielen dieser Kinder zeigt sich die konstitutionelle

Verankerung deutlich: mehr als die Hälfte der Fälle weist eine gleichsinnige
Heredität auf; bei vielen Kindern findet man weiter Genitalhypo- und dysplasien,
oft auch einen Kryptorchismus, was deutlich auf eine anlagemäßige Abartigkeit
des Urogenitalsystems hinweist. In manchen Fällen dürfte auch ein gewisser Zusammenhang bestehen mit Spaltbildungen der Wirbelsäule („Spina bifida
occulta").

Diese gar nicht so seltene Anomalie kommt zwar auch bei Kindern vor, die ganz
zur normalen Zeit bettrein geworden sind. Es geht auch diese Spaltbildung im Knochen
gewiß nicht immer mit Mißbildungen des Rückenmarks einher, welche die organische
Grundlage für das Bettnässen wären. Weiters hat sich gezeigt, daß Kinder mit dieser
Anomalie meist nicht schlechter auf eine Behandlung ansprechen als in dieser Hinsicht
Normale. Trotz alledem scheinen doch Bettnässer häufiger mit dieser Spaltbildung be-
haftet zu sein als der Durchschnitt, was unseres Erachtens ein Hinweis wäre auf eine
organische Prädisposition.

Daß konditionelle Momente bei der Auslösung der Enuresis eine Rolle spielen, kann wohl nicht zweifelhaft sein, z. B. wasserreiche Abendkost, und zwar
nicht nur vieles Trinken, sondern auch Milch- und Kartoffelspeisen, die direkt
diuretisch zu wirken scheinen, besonders auch kaltes und nasses Wetter, vor
allem dann, wenn die Kinder kein gutes Schuhwerk und warmes Unterzeug haben, das sie vor Durchnässung und Kälte schützt; auch vorangegangene Pyurien
sieht man bisweilen in eine gewöhnliche Enuresis übergehen. Auch bei Fieber beginnen manche Kinder, die schon sauber waren, wieder zu nässen; das ist nicht
schwer zu verstehen: es leiden in solchem Zustand die „höheren Integrationen",
jene nervösen Schaltungen, welche die Blasenfunktion beherrschen. In manchen
Fällen scheint auch eine eigenartige vegetative Steuerung der Harnausscheidung
das Bettnässen zu begünstigen, in dem Sinne nämlich, daß in der Nacht ungleich
mehr Harn produziert wird als bei Tag; das Kind braucht also über Tag kaum
das Klosett aufzusuchen, bei Nacht aber „schwimmt es" in großen Harnmengen,
welche dann von der Blase einfach nicht zu beherrschen sind. Sicher steht in zahlreichen Fällen eine weitere „vegetative" Eigenheit mit der Enuresis in ursächli-
chem Zusammenhang: die Kinder schlafen abnorm tief, sind nicht zu erwecken,
auch wenn man sie auf den Topf setzen will.

Sicher gibt es aber auch seelisch auslösende Faktoren. Bei zahlreichen Fällen
wird es evident, daß schreckhafte Einzelerlebnisse, besonders aber Angst als
Dauerzustand oder ein andersartiger seelischer Druck, als wesentliche Ursachen
an der Entstehung der Enuresis beteiligt sind. So sahen wir in Wien während
und nach dem Krieg eine sehr starke Zunahme dieser Fälle. Mögen dabei vielleicht auch die geänderte Ernährung, die wasserreichere, vielleicht auch die vita-
minärmere Kost, mangelnde Hygiene, ungünstige Wohnverhältnisse eine Rolle
spielen, ein Hauptgrund sind ohne Zweifel die schrecklichen Erlebnisse der
Kinder in den Luftschutzkellern und bei anderen Gelegenheiten.

Auch charakterlich finden wir bei bettnässenden Kindern, wie schon gesagt, die größten Verschiedenheiten. Wir können BENJAMIN (in seinem vorzügli-
chen Beitrag zu dem „Lehrbuch der Psychopathologie des Kindesalters" a. a. O.)
nicht voll beipflichten, der die Bettnässer ganz einheitlich als „fahrig, gleichgültig, unordentlich, energielos und ohne inneren Halt" sieht, „recht passiv
ihrem Zustand gegenüber", „von mangelhaften Schulleistungen — — — bei normaler Begabung". Es ist richtig, daß man solche Typen unter Bettnässern
häufig findet; aber es gibt auch ganz andere, seelisch empfindsame, hoch differenzierte Bettnässer, die auch schwer und echt unter ihrem Zustand leiden.

Diese eben erwähnten „Enuresis-Charaktere" (sie offenbaren sich manchmal
schon physiognomisch durch einen leeren, dämmerigen Blick, eine ausdruckslose

Mimik, eine allgemeine Schlaffheit) bedürfen neben der direkt auf das Bettnässen gerichteten Suggestivtherapie einer besonderen heilpädagogischen Führung:
es kommt darauf an — und dazu braucht es regelmäßig eine längere Aufnahme
an eine darauf eingerichtete Abteilung —, sie in jeder Hinsicht zu straffen, sie
in einen festen Tagesablauf einzuspannen, der sie ununterbrochen hält und jeden
Augenblick von ihnen etwas verlangt, freilich so, daß er nicht bedrückt, sondern
freudige Erfolgserlebnisse bietet; eine wichtige Funktion hat da ein gutes Turnen,
das körperlich viel von den Kindern verlangt, ebenso aber auch eine gute Lern-
und Aufgabenführung. Gelingt es auf diese Weise, die Kinder gut „in Zügel zu
nehmen" und lernen sie es dann auch, sich selber in die Hand zu nehmen, so hat
man damit jene höhere Stufe der Persönlichkeitsintegration erreicht, durch welche
automatisch jene nervösen Schaltungen beherrscht werden, weil eben in der
menschlichen Persönlichkeit alles mit allem zusammenhängt.

Seltener als das eben beschriebene Leiden ist die *Enuresis diurna,* das Einnässen bei Tag, und die *Pollakisurie,* oft gleichzeitig zu finden mit Bettnässen,
bei ähnlichen Charakteren, vornehmlich aber bei ängstlichen, selbstunsicheren
Kindern, vor allem auftretend in angstvollen Situationen, z. B. in der Schule.
Nicht selten kommt es auch zum Hosennässen, wenn Kinder ganz in ihr Spiel
versunken sind, so daß sie den Miktionsreiz der vollen Blase nicht merken; oft
freilich bemerkt es der Erzieher, daß sie nun herumzuzappeln und zu pressen
beginnen, und kann dann meist noch rechtzeitig eingreifen und die Kinder aufs
Klosett schicken. Auf die Behandlung sprechen diese Fälle im allgemeinen leich-
ter an als die Bettnässer, die für den Erzieher wie für den psychotherapeutischen
Arzt ja ein sehr schwieriges Problem sind! Es kommt bei dem entsprechenden
Typ vor allem auf die richtige Behandlung der Angst an.

Ein weites Feld für neuropathische Symptome sind die **Kreislauforgane.**
Wir denken ja auch in erster Linie an Erscheinungen am Herzen und an den
Gefäßen, wenn wir uns den Begriff „vegetative Reaktion" vor Augen halten,
die sich „sympathisch", „mitleidend" mit den seelischen Vorgängen, abspielt.
Bestehen doch die Ausdruckserscheinungen, durch die wir hauptsächlich Nachricht von dem seelischen Leben der anderen Menschen erhalten, zu einem wesentlichen Teil aus vasomotorischen Reaktionen (Erröten und Erblassen), gehen
doch die Affekte mit starken, am Effekt wesentlich beteiligten Durchblutungs-
veränderungen im Gehirn einher (Hirnanämie bis zur Ohnmacht beim Schreck,
Hyperämie beim Zorn), erleben wir doch selbst unsere Gemütsbewegungen in
erster Linie als Vorgänge am Kreislaufsystem — eben deshalb lokalisieren ja
einfache Menschen gefühlsmäßig das seelische Leben, das Gemüt und die Liebe
ins Herz.

Nach dem Gesagten wird es nicht verwundern, daß die Neuropathen mit
ihrem abnorm reagierenden vegetativen System auf dem Gebiete des Kreislaufs
eine Fülle von Symptomen aufweisen, daß sie auf bestimmte Erlebnisse oder
ungünstige Umweltsituationen mit den verschiedensten, oft sehr unangenehm
empfundenen vasomotorischen Erscheinungen antworten. Besonders die Angst
spielt hier wieder ursächlich eine große Rolle; hat doch schon der Mensch mit
ganz gesundem Nervensystem im Zustand der Angst sehr eindrucksstarke Empfindungen an Herz und Gefäßen.

Da finden wir förmlich anfallsweise auftretendes Herzklopfen, Schmerzen
und Druckgefühl in der Herzgegend, weiters oft eine sehr stark ausgeprägte
respiratorische Arrhythmie (Pulsbeschleunigung im Inspirium, -verlangsamung
bei der Ausatmung). Nicht selten haben neuropathische Kinder auch ein „funk-
tionelles" Geräusch am Herzen, das im allgemeinen leiser und weniger scharf ist
als die durch organische Herzfehler bedingten Geräusche und sein Maximum an

der Herzbasis hat, nicht wie diese an der Herzspitze. Es ist auch für den Arzt
sehr wichtig, hier die richtige Differentialdiagnose zu treffen: in dem einen
Fall, beim organischen Herzfehler, wird man Schonung empfehlen, während
anderenfalls gerade reichliche Bewegung in froher Situation, ein Training des
Kreislaufs die beste Therapie ist.

In das gleiche Gebiet gehören weiter Erscheinungen einer verstärkten *Vasolabilität,* die wir schon oben bei der Beschreibung des neuropathischen Typus
erwähnten. Da sind zu nennen: der Dermographismus, das flammende Erröten
bis in den Hals und bis über die Ohren, überhaupt der rasche Wechsel des Aussehens innerhalb kurzer Zeit, der den Eltern oft große Sorgen macht (halonierte
Augen, „spitzes Gesicht"); weiter rasch kommende und auch wieder vorüber-
gehende Blutdrucksteigerungen, freilich vorwiegend bei älteren Kindern, wobei
man manchmal die Arteria radialis als derbes Rohr tasten kann; schließlich
kalte, wie leblose, livide, feuchte Hände. Besonders quälend werden alle diese
Erscheinungen für manche differenzierte Kinder, welche eine besondere „Selbstbeschau" besitzen, die Vorgänge in ihrem Körper, die für andere unter der
Schwelle des Bewußtseins ablaufen, stark spüren und auch beobachten, denen
alle diese Dinge zu Problemen voller Angst und Sorge werden.

Weitere Symptome sind verursacht durch Vorgänge an den Gehirngefäßen:
Kopfschmerzen oder *Schwindelgefühl,* besonders nach Erregungen oder bei übermäßiger geistiger Anspannung, z. B. in den letzten Schulstunden (es muß gesagt
werden, daß die Schule überhaupt oft zu wenig Rücksicht nimmt auf die intellektuelle und willensmäßige Belastbarkeit der Kinder!); manche dieser Kinder
sind auch für Wetterumschläge („Frontwechsel"), besonders für Föhn, sehr
empfindlich, viele vertragen auch die pralle Sonne nicht und sollten dieser daher
nur mit breitrandigen Hüten ausgesetzt werden. (Solchen Kindern tut der
sonnendurchglühte Sandstrand von Meer und See oft gar nicht gut, sie brauchen,
wenn sie auf Sommerfrische gehen, das grüne Waldesdunkel!) Schließlich ist noch
von *Ohnmachtsanfällen* zu sprechen, verursacht durch reflektorische Hirnanämie.
Dieses alarmierende Symptom bringt die Kinder regelmäßig zum Arzt und verpflichtet zu einer oft nicht leichten Differentialdiagnose gegen epileptische Anfälle. Da man eine solchen Anfall kaum je selbst zu Gesicht bekommt, ist das
Hauptgewicht auf die Beschreibung des Kindes zu legen, was es selber von dem
Anfall gespürt hat (Übelkeit, Gähnen — als Ausdruck des Sauerstoffmangels,
Rauschen in den Ohren, Gefühl, daß es schwarz vor den Augen wird und daß
sich alles dreht, also Angaben, die doch ganz anders sind als die Schilderung
einer epileptischen Aura — siehe das Kapitel „Epilepsie"!), und besonders auf
die Schilderung derer, die den Anfall erlebt haben (Auslösung durch einen
Schreck — manchmal genügt schon der Anblick von Blut oder sonst etwas Ekel-
haftem — oder durch einen heftigen Schmerz; maximale Blässe, Schlaffheit aller
Glieder, keine Zuckungen oder gar Krämpfe). Freilich gibt es Fälle, wo die Entscheidung sehr schwierig wird, weil einzelne der angegebenen Zeichen nicht zutreffen (z. B. kann sehr wohl auch ein epileptischer Anfall durch einen Schreck
ausgelöst werden) und wo nur der weitere Verlauf die Diagnose klären kann.

Wir schließen die Besprechung einer anderen Art von „Anfällen" an: der
„respiratorischen Affektkrämpfe": das Kind — es handelt sich immer um Klein-
Kinder — wird unter dem Einfluß eines heftigen Zornaffektes apnoisch, weil sich
die Stimmlippen aneinanderlegen und dadurch die Stimmritze verschlossen wird;
plötzlich ist das vorherige Zorngebrüll und Herumschlagen wie abgeschnitten, das
Kind ist auf einmal beängstigend still, wird während qualvoll lang erscheinen-
der Sekunden schwer zyanotisch, fällt manchmal sogar zusammen, bis sich endlich in einem langen Inspirium der Glottisverschluß öffnet und sich der ganze

für den Laien beängstigend aussehende Zustand in einem ängstlichen Weinen auflöst. Es ist begreiflich, daß Eltern über derlei Anfälle aufs schwerste erschrecken und alles tun wollen, um die Wiederholung zu vermeiden, vor allem angstvoll dem Kind alles Verbotene gewähren, damit es nur ja nicht wieder dazu kommt; eben dadurch aber fixieren und „üben" sie den Zustand: das Kind lernt nämlich auf dem Instrument seiner abnormen Reaktionsweise spielen, läßt sich in den Anfall „hineingleiten" und setzt dadurch mit Sicherheit seinen Willen durch, wieder ein Beispiel des schon oft genannten „Zusammenspiels" zwischen Kind und insuffizienten Eltern. In einem solchen Fall kann schließlich die erzieherische Situation völlig untragbar werden. In einem geänderten, guten Milieu jedoch hören diese Zustände schlagartig auf, wenn der Erzieher unerschrocken fest und überlegen bleibt, sich dabei aber nicht „auf einen Justament-Standpunkt stellt", sondern in seinen Anforderungen diplomatisch und elastisch bleibt — dann fehlt eben der Bedingungsreiz für den bedingten Reflex.

Freilich gibt es diese Affektkrämpfe auch bei zweifellos organisch gehirngestörten Kindern; zudem haben verschiedene Autoren und auch wir gefunden, daß sich an solche Zustände im späteren Lebensalter echte epileptische Anfälle anschließen können, so daß man demnach innerlich nicht immer so ruhig und optimistisch sein kann, wie man vor den Eltern im Interesse der Behandlung stets scheinen muß.

Dieses Zustandsbild leitet uns über zu anderen neuropathischen Symptomen auf dem Gebiet der **Atmungsorgane.** Wir finden da Störungen im Atemrhythmus, Unregelmäßigkeiten, tiefe, schnappende, krampfhafte Atemzüge, was von den Betroffenen manchmal als recht quälend empfunden wird. Unserer Meinung nach spielt auch dabei eine wesentliche Rolle, daß in diese Funktion, die automatisch ablaufen sollte, die Beachtung und Selbstbeschau störend eingreift.

Angesichts dieser Tatsachen erscheint es uns grotesk, daß es „Schulen" gibt, deren wesentliche Aufgabe es ist, die Menschen zu lehren, daß sie bisher falsch geatmet haben, und ihnen zu zeigen, wie man mit Willen und genauer Darnachachtung richtig atmen müsse, all das mit richtigem, religiösem Pathos — eine der vielen säkularisierten Religionen der Gegenwart!

Auch beim *Asthma* gibt es nach unserer Erfahrung seelisch bedingte Fälle, mag auch die größere Zahl auf „allergischen" Überempfindlichkeitsreaktionen beruhen; warum soll die Bronchialmuskulatur nicht auch durch psychische Ursachen zur krampfhaften Kontraktion veranlaßt werden können, so wie das bei bestimmten Menschen für verschiedene Allergene nachgewiesen ist? Wir haben es des öfteren erlebt, daß Asthmaanfälle durch richtiges pädagogisches Vorgehen, die richtige „pädagogische Atmosphäre", verhindert oder beginnende kupiert werden konnten. Sicher gehört auch da wieder zu dem Symptom eine Bereitschaft des Organs, endogen oder erworben — aber zumindest als Aggravation spielen psychische Momente eine beträchtliche Rolle. Die moderne „psychosomatische Medizin" hat gerade auf diesem Gebiet eindrucksvolle Beispiele gebracht.

Nicht allgemein bekannt ist es, daß es sehr zahlreiche Fälle von *Husten* gibt, die nervös bedingt oder doch nervös aggraviert sind. Das klassische Beispiel dafür ist der Keuchhusten: nachdem die Krankheit längst nicht mehr infektiös und kein organischer Grund dafür vorhanden ist, bekommen manche Kinder noch typische Keuchhustenanfälle, einen „Stakkato-Husten" mit Aufziehen, eventuell mit Erbrechen, oft noch monatelang — bezeichnenderweise sind das Kinder, die auch sonst neuropathische Symptome zeigen. Aber auch wenn die regelmäßigen Anfälle schon abgeklungen sind, treten oft noch Monate später sporadisch Hustenanfälle auf, wenn die Kinder in zornige Erregung kommen. Oft läßt sich auch da ein typisches „Zusammenspiel" feststellen: wenn das Kind, solange die

Krankheit noch in Blüte ist, zu husten beginnt, eilt die Mutter herbei, mit Recht mitleidig besorgt, nimmt es aus dem Bett in den Arm und tut ihm alles mögliche Liebe, vermeidet alles, was das Kind erregen oder ärgern könnte. Eben das aber kann, besonders wenn es in übertriebener Weise geschieht, wenn es die Mutter nicht zuwege bringt, trotz allen Bedauerns und aller berechtigten Fürsorglichkeit die pädagogischen Notwendigkeiten durchzusetzen, als Bedingungsreiz wirken und den Husten weiter in Gang halten; die Kinder gebrauchen ihn als Mittel zu tyrannisieren, die Mutter gibt nach, da sie weiß, daß zornige Erregung leicht einen Anfall auslöst. Die Tatsache der nervösen Fixierung der Pertussis, wenn organisch kein Grund mehr dafür vorhanden ist, begründet auch die Wirkung der „Luftveränderung", welche den Husten oft schlagartig beendet, freilich nur dann, wenn der Höhepunkt bereits überschritten ist. Die Ursache dafür liegt natürlich nicht in der Luft, sondern in dem geänderten, oft auch in bezug auf die Menschen geänderten Milieu, also im „psychischen Klima"!

Auch sonst gibt es zahlreiche Fälle, bei denen der Husten nicht durch eine Erkrankung der Atemwege verursacht wird, sondern eine nervöse Gewohnheit ist. Darauf ist jeder langdauernde trockene Husten von vornherein verdächtig. Mißdeutet man solche Zustände — die zu der neuropathischen Konstitution solcher Kinder gehörende Blässe und Magerkeit und das Schwitzen verleiten leicht dazu, daß man eine Tuberkulose für ausgemacht hält —, stempelt man die Kinder zu Kranken, verwöhnt und verweichlicht man sie, so fügt man ihnen beträchtlichen seelischen Schaden zu. In derartigen Fällen braucht es aber nicht nur klinische Untersuchungsmethoden, Röntgen- und Tuberkulindiagnostik — so notwendig diese auch sind —, sondern vor allem den Blick fürs Ganze, für die Persönlichkeit des Kindes und ihre menschlichen Verflechtungen, um als Arzt die richtigen Maßnahmen zu treffen.

Als eine Neurose des **Bewegungsapparates** sei hier der *Tick* besprochen. Es handelt sich um unwillkürliche Muskelzuckungen, hauptsächlich der mimischen Muskulatur (Zwinkern, Verziehen des Gesichtes, oft auch des Platysma), seltener um motorische Abläufe an der Atemmuskulatur (Schnüffeln, Räuspern, Hüsteln und Husten, Ausstoßen unartikulierter Schreie oder auch von Worten), noch seltener an der Muskulatur der oberen Extremitäten (Zucken der Achseln und andere Armbewegungen); noch weit seltener sind Abläufe an anderen Muskelgruppen. Charakteristisch ist, daß diese zwanghafte Bewegung des Ticks immer stereotyp dieselbe ist, daß sie aber freilich nach einiger Zeit den Ort wechseln kann. Nicht zufällig ist es unserer Meinung nach, daß die mimische Muskulatur besonders bevorzugt wird: hier hat die extrapyramidale, in tiefen Schichten wurzelnde Innervation, Mitinnervation, zweifellos eine größere Bedeutung als bei der sonstigen Körpermuskulatur, so daß sich also die „neuropathische" Dysinnervation hier am leichtesten lokalisieren kann. Daß eine endogene Bereitschaft zu diesen Reaktionen besteht, ist für uns zweifellos: nicht so selten erfährt man von gleichsinniger hereditärer Belastung; weiters spricht uns dafür auch die Tatsache, daß es nach Enzephalitiden ebenfalls zu Ticks kommen kann, dann freilich meist zu sehr reichlichen, welche auch kompliziertere Handlungsabläufe darstellen (darüber wurde anläßlich der postenzephalitischen Störungen gesprochen) — es muß also doch wohl eine organische Grundlage im Nervensystem vorhanden sein, welche zu diesen Störungen führt.

Auch wir glauben mit vielen anderen Autoren, daß eine zunächst sinnvolle Muskelbewegung den Anstoß zu einem Tick bilden kann — etwa eine Conjunctivitis oder ein Fremdkörper im Auge zu einem Zwinkertick, ein Schnupfen zu einem dauernden Schnüffeln und dergleichen, und daß sich das bei entsprechend veranlagten Menschen fixieren kann. Diese Veranlagung ist sicher nicht auf bestimmte Muskelgruppen beschränkt, sondern allgemein: denn wir sehen häufig, daß ein Tick abklingt und sich sofort oder nach kürzerer oder längerer Zeit ein neuer an einer anderen Muskelgruppe anschließt.

Gewiß kann aber auch die Umweltsituation als auslösender Faktor bei Ticks eine wichtige Rolle spielen. Man kann es immer wieder beobachten, daß diese Störung dann neuerdings oder in ganz besonders starkem Maße auftritt, wenn Menschen nervlich und seelisch überlastet sind, wenn sie unter der seelischen Spannung von Konflikten stehen, welche sie nicht auszutragen vermögen. Der psychische Mechanismus solchen Geschehens ließe sich als „Übersprungsreaktion" erklären, wofür es in der „vergleichenden Verhaltensforschung" (KONRAD LORENZ) zahlreiche Beispiele gibt.

Damit ist, glauben wir, angeführt, was man mit Sicherheit über dieses Gebiet sagen kann. Alles weitere, daß etwa der Tick eine „Regression" auf infantile, rhythmische motorische Vorgänge darstellt — aber diese Störung kann ja wohl kaum mit der „Freude an der rhythmischen Bewegung, die der frühen Kindheit eignet"[1], verglichen werden, denn sie ist für das Kind weder angenehm, noch ist sie rhythmisch! —, weiter die Ansicht, manchen Ticks käme der Charakter von Ausdrucksbewegungen zu, sie symbolisierten also gewisse seelische Vorgänge — all das scheint uns aus dem logischen Bedürfnis des Beobachters *hineingedacht,* liegt aber nicht wirklich als Sinn hinter diesen Vorgängen.

Am Ende der Besprechung der „Organneurosen" seien die **Schlafstörungen** geschildert. Diese liegen ganz auf der Linie des bisher Gesagten. Es ist von vornherein zu erwarten, daß die in so viele körperliche Vorgänge eingreifenden vegetativen Schaltungen, welche eben beim Schlaf vor sich gehen (Übergang der „ergotropen" Tagesphase, in welcher der Tonus des Sympathikus überwiegt, in die „trophotrope" Schlaf- und Wiederaufbauphase mit Vagotonie), bei den in ihren vegetativen Abläufen gestörten Neuropathen häufig mit abnormen Erscheinungen vor sich gehen. So ist es kein Wunder, daß das abnorme nervöse Geschehen des Tages sich auch in den Schlaf hinein fortsetzt. Bei den Kindern, an denen bei Tag alles in Unruhe und Bewegung ist, hält auch die Decke des Schlafes nicht so fest und dicht, daß sie nicht von motorischen Entladungen durchbrochen würde; die Kinder werfen sich von einer Seite auf die andere, schlagen herum, liegen einmal quer, einmal kopfunter, ja fallen nicht so selten aus dem Bett, oder strampeln die Decke hinunter; sie reden und schreien im Schlaf, ihre Träume werden zu Aktionen, zum *Nachtwandeln,* im Schlafzimmer herum oder gar einmal aus der Wohnung hinaus (daß die Kinder dabei aus dem Fenster springen könnten, wie die Eltern manchmal fürchten, das kommt nur in Geschichten, nicht aber in Wirklichkeit vor — die lebenserhaltenden Instinkte wirken eben selbst in den Schlaf hinein!). Besonders beunruhigt werden Eltern, wenn aus den Angstträumen der *Pavor nocturnus,* das nächtliche Aufschrecken wird: diese wissen ja meist nicht, daß die Kinder, die da mit verzerrter Miene, oft mit offenen Augen, laut aufschreien, sich aufsetzen oder gar aus dem Bett springen und sich „wie Verrückte gebärden", dabei fest schlafen. Die Ursache können körperliche Störungen sein: ein überfüllter Magen, der da eine wahre „Nachtmahr" auslöst, der Beginn einer fieberhaften Krankheit. Öfter wird bei diesen Störungen aber deutlich, daß sie gerade an den Tagen oder zu solchen Zeiten auftreten, wo die Kinder angstvolle und schreckhafte Erlebnisse durchzustehen hatten, die dann eben in den Schlaf hinein fortwirken (sehr oft nach einem Kinobesuch!) oder wo angstbesetzte Ereignisse, z. B. eine Prüfung, bevorstehen.

---

[1] BENJAMIN, E.: a. a. O., S. 211.

Hartnäckig glauben viele Eltern daran, daß bei Vollmond Pavor oder Nachtwandeln häufiger vorkommen. Mag sein, daß dabei das helle Mondlicht, zumal wenn es den Kindern ins Gesicht scheint, den Schlaf seichter macht und stört. An andere, ins Mystische gehende Beziehungen, wie die Eltern sie oft annehmen, glauben wir natürlich nicht.

Neben den eben erwähnten exogenen Faktoren, bestimmten Erlebnissen, die den Schlaf stören können, spielt aber auch da zweifellos die nervöse Konstitution eine entscheidende Rolle. Die Schlafstörung ist ein führendes Symptom schon beim nervösen Säugling. Während sonst das ganz junge Kind den weitaus größten Teil des Tages verschläft (freilich gibt es auch wieder Zeiten eines „halbwachen" Zustandes), während der gesunde Säugling von äußeren Reizen, von Unruhe, ja Lärm in der Umgebung, gar nicht so leicht zu erwecken ist, zeigt sich bei diesen vegetativ stigmatisierten Kindern vom ersten Lebenstag an — also zu einer Zeit, da ein ungünstiges Milieu, eine Fehlerziehung noch kaum eine Wirkung entfalten kann — eine besondere Empfindlichkeit und Reizbarkeit und vor allem ein besonders leicht störbarer Schlaf; statt der gestellten Mimik, die sonst der schlafende Säugling zeigt, finden wir hier Unruhe, zuckende Bewegungen, manchmal einen gequälten, verspannten Ausdruck; geringes Lautwerden auf der Straße oder im Zimmer oder Lichtreize erwecken das Kind sofort, veranlassen es zu zornigem oder jämmerlichem Geschrei, was die Eltern, besonders den Vater, der seine Nachtruhe haben will, zur Verzweiflung bringt. Solche Kinder erwachen aber auch spontan und schreien die Nächte durch, ohne daß man sonst Krankheitszeichen feststellen kann.

Während ein Tick und, die schwersten Formen ausgenommen, selbst die Chorea im Schlaf aufhören, gibt es eine Bewegungsneurose, welche gerade im Schlaf und besonders in dem dämmerigen Zustand zwischen Wachen und Einschlafen oder vor dem Erwachen auftritt: der *„Wackeltick"* der Kleinkinder. Sie drehen rhythmisch den Kopf oder den Körper von einer Seite auf die andere, oft so heftig, daß das Bett schüttert, oder sie schaukeln sich in Knieellbogenlage, manchmal summen sie sich eins dazu. Dieser Vorgang ist sicherlich eine „Reminiszenz" an kleinstkindliche, wohl gar foetale Bewegungsformen und etwas ganz anderes als der Tick: die Bewegung ist ausgesprochen rhythmisch und verschafft den Kindern eine angenehme Empfindung, sie lassen sich auch nur sehr ungern darin stören. Meist sind Kinder mit diesem Symptom charakterlich sehr infantil, manchmal auch sonst gestört, aber es gibt auch sehr gescheite „Wackler" und bisweilen überschreitet die Störung beträchtlich die Kleinkinderjahre.

Von manchen Autoren der tiefenpsychologischen Schulen wird solches Geschehen als eine „Regression" auf frühkindliche Entwicklungsstufen aufgefaßt, also ein Zurückschreiten von einem bereits erreichten Niveau auf ein schon einmal verlassenes, etwa aus dem — meist unbewußten — Wunsch heraus, sich von der Mutter jene Zärtlichkeit zu erzwingen, welche dem älteren Kind nicht mehr, sehr wohl aber dem ganz kleinen gewährt wird, oder aus der Tendenz, einer Anforderung auszuweichen, der man sich nicht gewachsen fühlt. Derartiges haben wir, die wir uns gerade für Entwicklungs*verläufe* besonders interessieren, nie beobachten können. Auch wir glauben zwar, daß solche Mechanismen wie ein Wackeltick, ein Fingerlutschen, eine Enuresis, auch ein Tyrannisieren der Mutter mit kleinkindhaften Gewohnheiten — daß also alle jene Eigenheiten niedrigeren, früheren Organisationsstufen angehören, wobei es gewiß, etwa bei differenzierten Kindern mit einem Wackeltick, Diskrepanzen geben kann zwischen einer auf einem bestimmten Gebiet festgehaltenen niedrigen Stufe und einer sonst viel weiter fortgeschrittenen Persönlichkeitsreifung (KRETSCHMER hat überzeugend gezeigt, daß derartige „Asynchronien" der Entwicklung für die Entstehung

„psychopathischer" Reaktionsweisen eine wichtige Rolle spielen); in den meisten Fällen sind solche Symptome aber ein Hinweis darauf, daß die gesamte Persönlichkeit einen Rückstand in der körperlich-seelischen Reifung aufweist. Wir glauben jedoch nicht daran, daß solche Symptome einen *Rückgang* darstellen, sondern sehen dadurch nur bewiesen, daß ein nach dem Alter des Kindes zu erwartender Reifungsfortschritt noch nicht gemacht wurde.

In der pädagogischen Praxis lösen sich freilich die Widersprüche zwischen diesen beiden Anschauungen weitgehend: man muß versuchen, die Persönlichkeit auf eine höhere Integrationsstufe zu heben, sie mit sinnvoller Aktivität zu erfüllen, sie ins emotionale Gleichgewicht zu bringen — dann verschwinden derlei Symptome. Einer spezifischen Therapie ist der Wackeltick unserer Erfahrung nach nicht zugänglich. Man kann aber auch guten Gewissens die Mütter beruhigen, er sei ein harmloses Symptom.

Schließlich sind noch die *Einschlafstörungen* der Nervösen zu besprechen, ein Zustand, der die Kinder wie die Eltern oft schwer quält. Wieder handelt es sich hier um einen gestörten Automatismus: die Angst vor dem Nicht-einschlafen-können ist der häufigste Bedingungsreiz, eine Angst, bei der die Eltern meist mit dem Kind „mitspielen". Das Bett wird zerwühlt, manchmal versucht sich das Kind durch Lesen im Bett „müde zu machen" — und erregt sich dadurch erst recht; schließlich ist es „durch den Schlaf durch" und es wird Mitternacht, bis es endlich einschläft. Manche Eltern versuchen, durch sehr zeitiges Zu-Bett-schicken dem Kind doch den nötigen Schlaf zu verschaffen, was natürlich gerade das Verkehrte ist; manche haben einmal gelesen, wie viele Stunden jeweils das Lebensalter braucht und wollen den Schlaf mit der Uhr erzwingen. Besonders bei Kleinkindern bildet sich oft ein richtiges Einschlafzeremoniell heraus, mit dem sie die Familie in Atem halten: die Mutter muß am Bett sitzen bleiben, das Kind ihren Daumen halten, es gibt ein großes Geschrei, wenn sie sich wegzurühren wagt — das Kind erwacht dann sofort wieder aus seinem leichten Schlaf; oft sind bestimmte Beleuchtungseffekte vorgeschrieben und ähnliches. Oft gelingt es wieder nur durch Zerreißen des „Duetts" durch einen Milieuwechsel, den bedingten Reflex, der sich da eingefahren hat, zu durchbrechen. Dieselben Kinder sind morgens kaum zu erwecken, sind manchmal auch weit in den Vormittag hinein dösig, vertragen kein Frühstück oder reagieren darauf mit Erbrechen, wenn man es ihnen aufzwingen will. Man muß sich wohl vorstellen, daß in diesen Fällen die Umschaltung von der „ergotropen" in die „trophotrope" Phase ebensowenig gelingt, wie am Morgen die gegenteilige Schaltung.

Zu guter Letzt soll auch noch das **Stottern** bei den Organneurosen den Platz seiner Besprechung finden, ein sehr kompliziertes und umstrittenes Kapitel. Wir glauben, daß ein wesentlicher Grund für diesen Umstand darin liegt, daß es sich beim Stottern um ein bei ganz verschiedenen Störungen auftretendes Symptom handelt und daß dadurch seine Beurteilung so widerspruchsvoll ist. Vor allem dürften weit mehr Fälle, als man gemeinhin annimmt, auf einer organischen Gehirnschädigung beruhen. Daß davon in der Literatur so wenig die Rede ist, erklären wir uns dadurch, daß die Sprachheillehrer, die sich hauptsächlich mit dem Übel und seiner Behandlung beschäftigen, naturgemäß nicht den Blick für feinste neurologische Zeichen haben, weil sie keine Ärzte sind. Sieht man aber genauer zu, dann entdeckt man bei stotternden Kindern überraschend oft auch andere Symptome einer organisch bedingten Störung: leichteste Anzeichen einer spastischen Hemiparese oder doch eine so hochgradige motorische Ungeschicklichkeit, wie sie als reine Funktionsvariante kaum mehr zu erklären ist; vegetative Zeichen, wie gesteigerte Salivation, vermehrter Augenglanz oder anderes, wie sie bei den postenzephalitischen Störungen genauer beschrieben wurden, oder auch entsprechende Charakterveränderungen; eine Anamnese, die auf vorhergegangene zerebrale Erkrankungen verdächtig ist. Auch die Tatsache, daß Stotterer in überdurchschnittlicher Zahl Linkshänder sind, werten wir als Hinweis auf eine organische, jedenfalls auf eine konstitutionelle Genese. Als organisch bedingt möchten wir auch die Mehrzahl jener Fälle ansehen, wo wir von einer stark verzögerten Sprachentwicklung und lang bestehendem Stammeln hören oder wo gleichzeitig mit dem Stottern noch ein Stammeln oder eine allgemein schlechte *Artikulation* besteht.

Neben diesen durch organische Gehirnstörungen bedingten Fällen gibt es zahlreiche andere, bei denen die endogene Bedingtheit in Form einer hereditären gleichsinnigen Belastung offenbar wird, vielleicht beim Stottern häufiger als bei einem anderen der bisher besprochenen Zustandsbilder. Die Kinder werden von ebenfalls stotternden Eltern — die ihr eigenes Stottern aber manchmal nicht wahrhaben wollen — in die Ambulanz gebracht oder man erfährt von anderen sprachgestörten Verwandten. Daß es unter diesen Fällen sehr viele gibt, bei denen es sich um eine bloße Nachahmung des Sprachfehlers von seiten der Kinder handelt, das glauben wir nicht. Mag das vielleicht einmal als auslösende Ursache eine Rolle spielen — im allgemeinen halten wir das Stottern doch für tiefer verankert, als diese oberflächliche Erklärung es will.

Sind diese eben beschriebenen Formen, die organisch bedingten und ein Teil der erblichen, therapeutisch ein ungemein schwieriges Problem, so ist eine andere Art wesentlich günstiger zu beurteilen, die wir „Übergangsstottern" nennen wollen. Dieses tritt in einem frühen Stadium der Sprachentwicklung auf, da das Kind in seiner Wort- und Begriffsbildung eben so weit fortgeschritten ist, daß es sich bereits hinlänglich ausdrücken kann, wobei aber, wie GUTZMANN[1] sagt, „seine Artikulationsgeschicklichkeit mit dem Sprechtrieb nicht gleichen Schritt hält". Das Kind will alles auf einmal sagen, übersprudelt und verhaspelt sich und — stottert auf einmal. Diese Art ist, wenn man sie richtig, das heißt gar nicht behandelt, meist nach wenigen Monaten verschwunden (man darf das Kind ja nicht für seine Sprechstörung strafen, ja nicht einmal darauf aufmerksam machen, sondern soll ihm durch ruhiges, sachlich-interessiertes Dreinfragen Zeit geben, sich zu „sammeln"). Woran es aber liegt, daß sich manchmal doch ein schweres, bleibendes Stottern anschließt, ob an der falschen pädagogischen Behandlung, die zur Fixierung des Übels führt, oder an endogenen Ursachen, das läßt sich oft nicht entscheiden.

Dann sind schließlich die Fälle — oft beginnt das Leiden erst im späteren Kindesalter, manchmal sogar erst in der Pubertät — bei denen an der psychogenen Bedingtheit oder Mitbedingtheit des Stotterns kaum gezweifelt werden kann. Zu deutlich wird der Zusammenhang mit besonderen Ereignissen oder mit ungünstigen erzieherischen Konstellationen. Vor allem weisen Angstkinder dieses Symptom auf, selbstunsichere, empfindliche, allgemein gehemmte Charaktere. Bei ihnen spielt denn auch die Sprechangst, die Artikulationsangst eine wesentliche Rolle und die Intensität des Stotterns ist deutlich auch von der Situation abhängig: im Verkehr mit Autoritätspersonen, mit gefürchteten Menschen, in der Prüfungssituation ist es ungleich stärker, im Gespräch der Kinder untereinander, in der Alltagssituation viel geringer oder ganz verschwunden.

Auch beim Stottern trifft der schon öfters angewandte Satz zu, daß eine automatisierte Funktion dadurch gestört wird, daß sich die Aufmerksamkeit allzusehr darauf richtet. Hier läßt sich das sogar besonders gut erweisen: ist

---

[1] Zitiert nach BENJAMIN, E.: a. a. O., S. 218.

das, was gesagt werden soll, gut auswendig gekonnt und daher gut automatisiert, wie geläufige Gedichte oder Gebete, so wird es anstandslos fließend dahergesagt; besonders gut geht es, wenn die Sprache von dem fließenden Rhythmus des Gesanges getragen wird — nur ganz ausnahmsweise sieht man ein Kind, das auch beim Singen stottert. Denkt man aber intensiv an den Sprechakt, dann ist die Störung da.

Nur kurz soll über die Behandlung gesprochen werden. Es ist klar, daß bei allen Formen dieser Sprachstörung das Übel nur ärger wird, wenn der Erzieher schimpft und straft, auch wenn er das Kind nur ermahnt, „schöner zu sprechen", überhaupt wenn er es ständig auf seinen Fehler aufmerksam macht. Und doch wird dagegen immer wieder gefehlt. Vielleicht ist nur das schuld daran, daß in manchem Fall ein Stottern, das sonst rasch vorübergegangen wäre, dauernd fixiert wird. (Scheinbare) Nichtbeachtung ist daher das erste Behandlungs-prinzip, zusammen mit der ruhigen, überlegenen Führung, die bei allen neuro-pathischen Störungen das Wichtigste ist. Jede Ungeduld und Gereiztheit des Zu-hörers steigert das Stottern; läßt man seine eigene Ruhe in das Kind überströ-men, spürt dieses die Gewogenheit des anderen, so wird es viel besser. Eine Suggestivbehandlung (darüber wird später die Rede sein) kann oft Erfolg auf-weisen. In den schwierigen, eingewurzelten Fällen wird eine Übungstherapie unter der Leitung eines erfahrenen Logopäden anzuraten sein, der individuell vorzugehen versteht, einmal mit gleichzeitiger Begriffsschulung, einmal mit Leh-ren einer besseren Atemtechnik, eines richtigen Sprechrhythmus, ein andermal wieder auf andere Weise; damit kann vieles erreicht werden. Doch muß man ein-gestehen, daß es Fälle gibt, die auch mit vielem Einsatz nicht ganz geheilt wer-den können und ihr Leben lang stottern. Übrigens ist es erstaunlich, wie wenig viele Träger dieses Sprachfehlers psychisch dadurch alteriert werden; man möchte denken, daß solche Kinder redescheu werden, um der Umgebung ihr Übel mög-lichst wenig zur Kenntnis zu bringen — aber im Gegenteil, sie nehmen gar keine Rücksicht darauf, daß die anderen so lange darauf warten müssen, bis sie end-lich herausgebracht haben, was sie sagen wollen, es ist oft so, als spürten sie sel-ber nichts von ihrer gestörten Sprache, oder nähmen doch keinerlei Rücksicht darauf, wie ihr Stottern auf die Umgebung wirkt. Manche sensiblen und selbst-unsicheren Kinder leiden freilich schwer unter ihrem Sprachübel. Jedenfalls zeigt sich in der Mehrzahl der Fälle, daß die soziale Einstellung durch das Stottern kaum in Mitleidenschaft gezogen wird, darin sind wir auch mit anderen Autoren einig, die in diesem Punkt Untersuchungen angestellt haben, z. B. mit NADOLECZNY. Irgendwie werden fast alle damit fertig, so wie das ja auch bei den anderen nervösen Störungen der Fall ist — wenn nur die Persönlichkeit, die dahintersteht, intakt und leistungsfähig ist! Wenn der Stotterer auch be-lächelt und oft verspottet wird, er erringt sich schließlich doch seinen Platz in der sozialen Gemeinschaft, den er nach seinen sonstigen Fähigkeiten verdient.

Neuropathische Allgemeinstörungen

Wir haben bisher nervöse Symptome besprochen, die sich an einzelnen Organen abspielen. Diese Krankheitszeichen drängen sich vor allem ins Blick-feld des Beobachters, sie sind ein weites Feld für Theorienbildung und Behand-lungsversuche. Und doch sind sie unseres Erachtens nicht die wichtigsten und auch nicht die interessantesten neuropathischen Störungen. Das sind vielmehr jene Zustandsbilder, die weit umfassender sind als jene isolierten Symptome, die stärker in die soziale Leistungsfähigkeit der Kinder eingreifen, weit schwie-rigere menschliche und pädagogische Probleme bieten.

Es geht da einmal um die motorische und psychische Unruhe der Neuropathen, ihre Getriebenheit und Enthemmtheit, ihre gesteigerte Affekterregbarkeit, ihre „herabgesetzte Bewußtseinsklarheit". Alle die bisher geschilderten und die jetzt zu schildernden Zustände haben eins gemeinsam: daß die Reaktionen allzu leicht aus einer Gleichgewichtslage herausfallen und über das rechte Maß hinausgehen. Diese Menschen beruhen nicht in sich und sind daher vielen Beanspruchungen nicht gewachsen.

Ein Hauptsymptom aller neuropathischen Zustände ist die **Unruhe.** Einzelheiten davon wurden schon geschildert, ist ja eine Anzahl der „Organneurosen" auf diesen Nenner zu bringen. Es herrscht ein ungeheurer „Bewegungsluxus", aber diesen allzu vielen Bewegungen fehlt die Schönheit und die Grazie, die sonst der kindlichen Motorik eignet, sie sind oft nicht richtig fließend, nicht ganz richtig koordiniert, ausfahrend, daß sie manchmal sogar an eine Chorea erinnern, von der sie freilich in jedem Fall unterschieden werden können. Es erscheint uns aber treffend, hier von einer „choreiformen Bewegungsunruhe" zu sprechen. Es geschieht bei diesen Kindern viel Sinnloses, es gibt lästige, als „Unarten" empfundene Gewohnheiten: das Fingerlutschen und Nasenbohren, das Fingerzupfen und Nägelbeißen — an den abgekauten Fingernägeln sind manche Neuropathen ebenso zu erkennen wie an ihren gesteigerten vegetativen Reaktionen; weiter das Herumspielen mit Dingen oder den eigenen Körperteilen. Für alle diese Eigenheiten erscheint uns eben dieses Leere und Sinnlose wesensbestimmend, daß es nicht bewußte und willentliche, vom Zentrum der Persönlichkeit ausgehende Reaktionen sind. Damit sexuelle Tendenzen zu verbinden, wie es beim Fingerlutschen und ähnlichen Betätigungen oft geschieht, erscheint uns absurd, ebenso daß es eine Auflehnung und Abschließung gegen die Welt „bedeuten" sollte. Gerade das Fehlen einer jeden Tendenz ist hier das Wesentliche!

Irgendwie trifft das Gesagte für die gesamte Aktivität dieser Kinder zu. Bei vielen ist das, was sie tun, nicht Ausfluß einer harmonischen Persönlichkeit, als richtige „Antwort" auf die Reize der Außenwelt, richtig überlegt mit Abschätzung der Folgen, als angepaßte Resultierende zwischen Triebhaftigkeit und Überlegung. Die Handlungen vieler kindlicher Neuropathen wirken vielmehr eigenartig leer, unbegründet und unverantwortet, sie setzen sich allzu leicht über Gebote und Verbote hinweg und treten daher oft als Dissozialität in Erscheinung. Wir haben diese Eigenheiten, freilich in noch verstärktem Ausmaße und qualitativ noch abnormer, als typische „Kurzschlüssigkeit", auch bei den postenzephalitischen Persönlichkeitsstörungen beschrieben und verweisen auf dieses Kapitel. Aber auch bei den Neuropathen „passiert" viel. Sie treiben stundenlang auf der Straße umher, ohne Plan und Ziel, wie ein steuerloses Schiff; man kann sie beobachten, wie sie sich in eine Auslage, eine Straßenarbeit verschauen; sie versäumen dabei die Schule oder kommen nach dem Unterricht lang nicht heim, manchmal erst am Abend, manchmal ohne Schultasche, die irgendwo unterwegs verlorenging.

Wachen sie dann auf einmal zum Bewußtsein der Wirklichkeit auf, so gibt es ein großes Erschrecken — und oft geschieht dann erst recht etwas Sinnloses: die Schule wird geschwänzt und natürlich erst recht wieder am nächsten Tag und an den folgenden; denn man müßte ja das gestrige Ausbleiben vor dem Lehrer verantworten, was man nicht kann. Das geht nun so lange weiter, bis das Fehlen durch einen äußeren Umstand einmal auffliegt; oder die Kinder gehen aus Angst vor Strafen durch, man findet sie endlich zusammengekauert im Keller oder auf der Bodenstiege des Hauses oder aber weit weg von daheim, verhungert, durchfroren, verstört. Beim Examen wird der Eindruck bestimmend, wie ungeplant und sinnlos dieses Durchgehen war — ganz anders als das zielbewußt geplante Vagieren vitaler und abenteuerlustiger Buben, die mit reichem und für sie genußvollem Erleben wieder heimkommen.

Ist schon dieses „Herumstrabanzen" recht unangenehm, so sind es noch mehr die häufigen kleinen Eigentumsdelikte, die von den Eltern meist ungeschickt dramatisiert werden. Typisch ist wiederum, daß die Kinder nicht etwas Bestimmtes anstreben und zielbewußt stehlen, sondern sinnlos und unüberlegt „grapschen", was ihnen eben in die Hand fällt.

Hier wie dort hat man deutlich den Eindruck, daß sie nicht voll bewußt handelten, sondern daß „etwas mit ihnen geschieht". Aber es geschieht eben sehr viel, besonders wenn man dazu die Schwierigkeiten nimmt, die sich aus der noch zu beschreibenden gesteigerten Affekterregbarkeit ergeben.

Das Herausfallen aus einer Gleichgewichtslage, das wir als wesensbestimmend für die neuropathischen Charaktere angegeben haben, zeigt sich weiter als **Überempfindlichkeit** auf allen möglichen Sinnesgebieten. Diese Kinder vertragen keinen Lärm — so viel Unruhe sie auch selber stiften und so viel Lärm sie auch machen; sie sind ungemein geruchsempfindlich, bekommen Übelkeiten, Erbrechen, ja Ohnmachtsanfälle, wenn sie etwas Scharfes oder Faules riechen, so wie sie ohnmächtig werden können, wenn sie bei sich und anderen eine blutende Wunde sehen; die besondere Berührungsempfindlichkeit zeigt sich daran, daß manche Wäsche aus gröberer Wolle oder grobem Leinen nicht auf der Haut vertragen, daß das Schneiden der Haare oder der Nägel eine große Affäre wird, die von den Eltern kaum zu beherrschen ist. An der neuropathischen Appetitstörung ist in vielen Fällen sicher auch eine Empfindlichkeit gegen bestimmte Nahrungsmittel beteiligt. Sehr häufig hört man auch davon, daß diese Kinder die pralle Sonne nicht vertragen, wie denn überhaupt bei diesen Typen eine besondere „Meteorotropie" nicht selten ist; sie haben ein feines Gespür für Wetterumschläge, für atmosphärische Spannungen, vor allem für Föhn: zu solchen Zeiten sind sie besonders reizbar, unverdaulich, arbeitsunfähig.

Diese letztgenannten Überempfindlichkeiten finden sich freilich in der Mehrzahl der Fälle bei Kindern, die auch im positiven Sinn „feine Nerven" haben, die mehr von der Welt und von sich selber zur Kenntnis nehmen und erleben als primitiv Geartete. Eine erniedrigte Reizschwelle kann sich eben im positiven wie im negativen Sinn auswirken!

Eine andere Seite des neuropathischen Zustandsbildes ist jene, die wir als **Konzentrationsstörung**, passive Aufmerksamkeit, Verlorenheit, herabgesetzte Bewußtseinsklarheit bezeichnen. Während normalerweise bei einem arbeitenden Menschen von den Vorgängen der Außenwelt, die ohne Unterlaß durch unsere Sinnesorgane einströmen, nur ein kleiner Ausschnitt wahrgenommen wird, auf den man sich eben im Interesse des Arbeitszieles „konzentriert", während man sich allem anderen gegenüber abstellt, so wie der Lichtkegel eines Scheinwerfers einen Sektor der Landschaft in helles Licht taucht und alles andere im Dunkel läßt, ist das bei den konzentrationsgestörten Neuropathen ganz anders: sie dösen entweder verloren vor sich hin, der trübe, leere Blick und ihre Verschlafenheit und Ahnungslosigkeit, wenn man sie aufruft, verraten, daß nichts in ihnen vorgeht, daß da alles „leer läuft", oder aber — auch das ist ja ein Leerlauf — sie können sich den Reizen der Außenwelt gegenüber nicht genügend abstellen, sondern sind allem ausgeliefert, von allem angezogen, stärker angezogen als von der ihnen gestellten Aufgabe. Statt auf das Wort des Lehrers zu hören und nur darauf, interessiert sie viel mehr, was sonst noch in der Klasse und vor den Fenstern vorgeht, ein Geräusch, das ein Kind hinter ihnen macht, ein Papier, das irgendwo in der Klasse zu Boden fällt, eine Wolke, die am Himmel zieht, ein Auto, das auf der Straße vorbeifährt. Wir sprechen da von einer „passiven

Aufmerksamkeit" — damit ist auch gut bezeichnet, wie sehr die Kinder den Reizen *ausgeliefert* sind, wir sprechen auch von einer „herabgesetzten Bewußtseinsklarheit", um das verschlafene, fast dämmerige Wesen der Neuropathen in bestimmten Situationen zu kennzeichnen. Durch diese Störung bedeuten solche Kinder eine qualvolle Mühe für den Lehrer beim Unterricht und für die Eltern bei den Hausaufgaben; durch kein Versprechen von Belohnungen und durch keine Strafandrohungen auf längere Sicht sind sie zu konzentrierter Arbeit zu bringen; sie brodeln endlos, verspielen sich, oder sie sind ganz leer und abgestellt, sie „schauen ins Narrenkastel", wie ein prägnanter Wiener Dialektausdruck lautet.

Hat man die Kinder in solcher Lage kennengelernt, so ist man höchlich überrascht, welcher ganz gegensätzlichen Reaktionsweise sie ebenfalls fähig sind: wir sprechen von der **gesteigerten Affekterregbarkeit** der Neuropathen. Oft brechen sie unvermittelt aus ihrer Verlorenheit in eine enthemmte Erregung aus; besonders geschieht das aber in einer etwas gelockerten Situation. Schon körperlich ist das Bild imponierend: sie sind aufs höchste echauffiert, hochrot, schweißüberströmt, „wie gesotten". Blindwütig gehen sie auf den vermeintlichen Gegner los, nicht wie sonst Buben raufen, mit genau eingehaltenen Regeln eines kindlichen Ehrenkodex, sondern blindwütig dreinschlagend, der Gefahr für den andern und für die eigene Person nicht achtend, dringen auch auf den körperlich weit überlegenen Gegner ein und verbeißen sich förmlich in ihn. Der Erzieher muß zusehen, daß er rasch bei der Hand ist, um die Kämpfenden zu trennen, bevor ein Unglück geschehen ist — während man doch sonst bei einer fairen Bubenrauferei mit Vergnügen zuschauen kann.

Lazar hat jenen Zustand von Enthemmung, in welchen neuropathische Kinder allzu leicht geraten, sehr treffend als „Kinderjausenstimmung" bezeichnet: anfangs sind sie sehr gut aufgelegt, freilich wirkt auch diese Stimmung der Wohlgelauntheit nicht mehr angenehm, sondern übersteigert, aufgeputscht, ja „besoffen"; unvermittelt schlägt aber diese Lustigkeit in eine Gereiztheit um und es gibt, wenn man nicht rechtzeitig und richtig eingreift, bald eine wüste Schlacht, die dann leicht mit einer Katastrophe endigt, mit blutenden Nasen und zerschlagenem Geschirr; ganz so gehen ja auch Kinderjausen, wo sich die Teilnehmer so richtig gehen lassen, nicht selten zu Ende.

Nicht allzu selten finden wir Kinder, bei denen wir die beiden eben geschilderten Phasen, die Verlorenheit und die enthemmte Erregbarkeit, unvermittelt und unharmonisch nebeneinander sehen — aber daneben nichts mehr, nichts von einer sinnvoll und zielstrebig handelnden, von normalen Interessen und Impulsen erfüllten, gemütvoll fühlenden Persönlichkeit. Wir finden nichts als nervöse Abläufe, die Persönlichkeit wirkt eigenartig „substanzlos". Die Intelligenzprüfung kann normale oder fast normale Werte ergeben, weil die Kinder in dieser Situation unter vier Augen noch zu ihren bestmöglichen Leistungen zu bringen sind. Trotzdem sind aber die Schulleistungen elend, was nicht verwunderlich ist, wenn man die gestörte Konzentration, die gestörte Arbeitsweise bedenkt. Diese Kinder sind eine schwere Belastung für jede Klassengemeinschaft, sowohl wegen der erschwerten Unterrichtbarkeit als auch wegen der Erziehungsschwierigkeiten, die durch die beschriebene Affektstörung bedingt sind. Wir nennen diesen Typus *„zweiphasische Neuropathen"* und meinen damit: zwei Phasen, leere Verlorenheit und leere Enthemmtheit, und sonst nichts mehr. So unerfreulich diese Kinder als Erziehungsobjekt sind, öfters sieht man dann doch, daß zur oder vor der Zeit der Pubertät eine „seelische Substanz" nachgereift ist, welche die Abläufe ordnet und ihnen ein Zentrum gibt, daß nunmehr echte Verantwortung, echtes Fühlen, zielstrebige Aktivität vorhanden ist, was dann eine genügende soziale Einordnung ermöglicht.

Es gibt aber eine ganze Anzahl Kinder, bei denen die neuropathischen Symptome von vornherein im Rahmen einer reich differenzierten Persönlichkeit stehen und darum auch, so unangenehm und quälend sie für den Träger oder seine Umgebung sein mögen, gut beherrscht und oft weitgehend kaschiert werden, so daß die Leistungsfähigkeit, auch die schulische, nicht wesentlich beeinträchtigt erscheint. Ja oft hat man sogar den Eindruck, diese nervösen Symptome seien ursächlich mit den intellektuellen und charakterlichen Vorzügen verbunden, seien der Preis, den ein frühreif und überfein organisiertes Kind für seine besonderen Fähigkeiten bezahlen muß.

Es ist also, wie wir schon eingangs dieses Kapitels erwähnten, ganz entscheidend, wie die Persönlichkeit organisiert ist, die hinter den neuropathischen Zügen steht, wie Intelligenz und Charakter entwickelt sind. Wenn wir oben sagten, das Wesen der Neuropathie sei eine Funktionsstörung des vegetativen Nervensystems, so liegt darin kein Widerspruch, daß es neben den zahlreichen Symptomen an vegetativ innervierten Organen auch „psychische" Erscheinungen gibt. Das vegetative System, das „sym-pathische", „mit-leidende", ist ja das verbindende Glied zwischen leiblichen und seelischen Funktionen (siehe das Kapitel über die Ausdruckserscheinungen). Störungen dieser Schaltungen müssen unbedingt die Stimmungslage und die Aktivität in Mitleidenschaft ziehen — und sei es auf die Weise, daß sie die über allen ihren Reaktionen stehende Person in Hochspannung versetzen, zu stärkeren Kraftanstrengungen nötigen; auch das wäre eine Erscheinungsform gestörter Gleichgewichtslage.

Ein Wort sei zur Frage der **Prognose** neuropathischer Symptome gesagt. Die reifende Persönlichkeit vermag schließlich zahlreiche „Organneurosen" zu beherrschen, die richtigen Direktiven an die entsprechenden Zentren zu erteilen, etwa beim Bettnässen, das ja nur ganz selten über die Pubertätszeit hinausreicht; andere Organsymptome, z. B. die Ticks oder das Stottern, sind im höheren Alter wesentlich seltener als beim Kind. Vor allem bessert sich die beschriebene nervöse Störung der Arbeitsweise in den allermeisten Fällen schon vor der Pubertät wesentlich: die nunmehr ihrer selbst ganz bewußt und ihrer Reaktionen sicher gewordene Persönlichkeit vermag alles weit besser zu regulieren als früher. So lohnt es sich also, die oft quälende Mühe auf sich zu nehmen und auch materiellen Einsatz nicht zu scheuen (z. B. für Einzelnachhilfe beim Lernen), um diese Kinder bestmöglich zu fördern. Sowohl für die Eltern als auch für den Lehrer erscheint es besonders wichtig, die günstige Prognose gewisser neuropathischer Symptome zu betonen.

Gewiß bleibt man, wenn man ein Neuropath ist, auch im späteren Leben nervös und quält sich mit diesem Leiden vor allem in Zeiten unnatürlicher Arbeitsüberlastung oder untragbarer Konflikte. Aber die Symptome sind dann eben anders.

Das bringt uns auf die Frage der **Altersspezifität** nervöser Symptome. Beim Säugling, der ja noch keine feinere Differenzierung aufweist, sind es vor allem die primitiven Lebensfunktionen, welche gestört sein können — Trinken (Erbrechen), Stoffwechselregulation (Verdauungsstörung), Schlafen (leichte Weckbarkeit, gesteigerte Reizbarkeit). Das Kleinkind zeigt spezifische Störungen auf dem Gebiet der Affektbeherrschung (respiratorische Affektkrämpfe kommen nur in diesem Alter vor) sowie nervöse Fehlregulationen, die als Reifungsmangel anzusehen sind (z. B. Wackeltick, Einnässen und Einschmutzen). Im Schulkindalter dominieren einerseits die verschiedensten Organneurosen, andererseits die Störungen der Arbeitsweise, vor allem in der Lernsituation, die ja wesentlicher Inhalt dieser

Altersstufe ist. Nach der Pubertät finden wir zahlreiche Überempfindlichkeiten, eine Übererregbarkeit und Fehlinnervation vor allem auf dem Gebiet des Kreislaufes und der Gefäße, was nunmehr freilich nicht mehr so nach außen in Erscheinung treten muß, weil der Betroffene sich zu beherrschen gelernt hat, was aber darum nicht weniger quälend ist. Hat man Gelegenheit, nervöse Menschen durch Jahrzehnte zu beobachten, so findet man oft eine ganz gesetzmäßige Abfolge von Symptomen, ein Auf und Ab, das von den inneren Entwicklungskräften wie auch von dem äußeren Lebensschicksal bestimmt wird — und doch letztlich eine Konstanz der Erscheinungen.

Therapie

Wie will man Zustände überhaupt behandeln, die durch erbliche Veränderungen oder durch rezentere Gehirnstörungen, etwa durch eine Enzephalitis, in der Konstitution verankert und meist gleichzeitig durch jahrelang fortgesetzte unrichtige äußere Einflüsse von seiten der Erzieher „eingeübt" und festgefahren sind? In dieser Frage liegt die ganze Schwierigkeit beschlossen, der man sich gegenüber sieht, wenn man angerufen wird, gegen neuropathische Beschwerden helfend vorzugehen.

Wir wollen drei Wege beschreiben, die gegangen werden können und werden: die Erziehungsberatung, die Suggestivtherapie und die „heilpädagogische Menschenführung" bei Änderung aller äußeren Verhältnisse durch einen Milieuwechsel, und das besonders in Hinblick auf neuropathische Zustände.

Es scheint am nächsten zu liegen, den um Rat fragenden Eltern auf dem Weg einer **Erziehungsberatung** zu helfen. Liegt es doch wesentlich an falschen Grundeinstellungen wie auch an verkehrten Einzelmaßnahmen, daß es zum Auftreten neuropathischer Symptome kommt. Lehrt man die Eltern ihre Fehler und die Schwierigkeiten der Kinder verstehen und zeigt ihnen den richtigen Weg, so ist viel damit getan.

Eine der häufigsten fehlerhaften Grundeinstellungen ist eine übergroße *Ängstlichkeit* der Eltern. Wir werden über die Angst beim Kind als über einen Zustand, der mit der menschlichen Existenz als solcher in Zusammenhang steht, noch zu sprechen haben. Aber auch viele Erwachsene sind mit ihrer Angst noch nicht in der rechten Weise fertig geworden und übertragen sie auf ihr Verhältnis zum Kind. Überall werden Gefahren gesehen und zu vermeiden gesucht. Das Kind darf nicht unbekümmert in den Tag hinein leben, nicht essen, wie viel und besonders wie wenig es will, nirgends hinaufklettern, nicht mit Sand spielen wegen der Bazillen, nicht in den Kindergarten gehen, weil es dort eine Kinderkrankheit bekommen könnte, nicht mit Kameraden spielen, weil es von ihrer Roheit gefährdet werde oder etwas Schlechtes lernen könnte. Es wird ihm jede Gelegenheit, sich zu bewähren, genommen; ängstlich wird die Arbeit der Organe belauscht, ob auch wirklich alles richtig funktioniert. Es fehlt jedes Vertrauen in die Kräfte der gesunden Natur oder — um es anders zu sagen — jedes Vertrauen auf Gott, der alles in seinen Händen hält. Nun ist ja das Leben wirklich ständig gefährdet. Aber es ist viel gefährlicher und führt auf jeden Fall zu Schaden, will man allen Gefahren ausweichen. Es ist immer noch das Beste, das Wagnis auf sich zu nehmen, in den großen Entscheidungen des Lebens sowohl wie in den kleinen alltäglichen Dingen, von denen wir eben Beispiele angeführt haben. Auch ein Kind ist nicht zu einem gesunden Menschen zu erziehen, das nicht an der Ruhe und Sicherheit der Eltern einen festen Halt findet, das nicht in jenen Dingen, bei denen das sein kann und muß, Freiheit und Unbekümmertheit hat.

Setzt die Angst der Erzieher zu enge Schranken, so die Verweichlichung und *Verwöhnung* zu wenige. Die Triebhaftigkeit des Kindes wird nicht beschränkt, es werden keine Anforderungen gestellt, die körperlichen und seelischen Kräfte verkümmern durch zu geringe Beanspruchung. Leiblich und seelisch werden die Kinder überfüttert, wobei das Überangebot von psychischen Reizen (z. B. Kino, Radio, Fernsehen, Überfluß an Spielsachen) für das Nervensystem fraglos noch schädlicher wirkt als von körperlichen. Beides, Ängstlichkeit und Verwöhnung, trifft oft zusammen, besonders in der Situation des einzigen Kindes.

Die beiden eben beschriebenen Erziehungsfehler kommen aus einem Übermaß von freilich falsch angewendeter Liebe, aber eben doch aus gutem Willen. Da ist mit Geduld und Takt von seiten einer Erziehungsberatung viel zu erreichen und zu bessern. Weit schwerer ist das möglich, wo die Fehler aus einem Mangel an echter Liebe kommen, aus einer egozentrischen Einstellung der Erzieher, einer kalten Ablehnung des Kindes — besonders oft dem unehelichen, dem Pflege-, dem Stiefkind gegenüber —, so viele Masken sich die Lieblosigkeit auch vorhalten mag. Was da die Kinder durch psychische Unterernährung, durch Verängstigung und Terrorisierung leiden, was dann schwere nervöse Störungen verursacht, das ist durch eine Beratung so leicht nicht zu bessern. Es ist oft nur dadurch zu beheben, daß man das Kind, und sei es von Amts oder Gerichts wegen, aus dem Milieu herausnimmt, sofern man es dann in ein günstigeres bringen kann.

Wieder in anderer Weise wirkt eine Führung schädlich, die aus einem Versagen der erzieherischen Instinkte der Eltern kommt, etwa aus einer Unsicherheit darüber, welche Anforderungen an das Kind seinem Alter oder seinem besonderen Charakter nach gestellt werden können. Wie sehr werden da oft die Lernanforderungen von ehrgeizigen Eltern überspannt, werden bei Kindern, die gar keine Begabung dazu zeigen, zu den Schularbeiten noch Musik und Fremdsprachen aufgeladen; was werden für unkluge Forderungen an das Benehmen gestellt, wenn da etwa ein kontaktempfindliches Kleinkind zu allen zudringlichen Tanten „lieb sein" und sie „brav grüßen" soll oder wenn ein Angstkind in Situationen gehetzt wird, die es nicht ertragen kann. In die gleiche Linie gehört die launische, widerspruchsvolle Erziehung oder eine Diskrepanz zwischen den beiden Eltern, von denen jeder in eine andere Richtung zieht, wobei dann die Konflikte über die erzieherischen Maßnahmen meist vor dem Kind ausgetragen werden oder dieses stets Erfolg damit hat, die Eltern gegeneinander auszuspielen oder Forderungen, die ihm unangenehm sind, durch den andern Elternteil wieder aufheben zu lassen.

Diese und auch noch andere, hier nicht beschriebene Erziehungsfehler sind als Ursache neuropathischer Störungen oft ganz klar zu erkennen. Die Eltern sehen auf Belehrung hin auch ein, was sie falsch gemacht haben. Ein aus der Erkenntnis der Zusammenhänge kommender Rat kann da große Hilfe leisten. Aber — und damit kommen wir zu der Problematik jeder Erziehungsberatung — damit ist oft nicht viel getan. Erzieherische Grundeinstellungen, und eben auch falsche, sind nicht allein das Resultat von logischen Überlegungen, das durch eine bessere Überlegung ohne weiteres geändert werden könnte, diese Einstellungen wurzeln vielmehr in tiefsten Schichten der Persönlichkeit und sind so einfach nicht zu ändern. Die Erzieher „können aus ihrer Haut nicht heraus". Was hilft da der Rat eines Außenstehenden, etwa an eine im Tiefsten ängstliche und unsichere Mutter! Dem gegenüber erscheinen oft die Erziehungsrezepte, die man bei Beratungen erhält, ungemein billig und treffen ins Leere. Zudem ist es, wie wir schon öfters bemerkt haben, bei vielen dieser Störungen zu einem fest eingefahrenen „Zusammenspiel" von Kind und Erzieher gekommen, wo nervöses

Symptom und Insuffizienz der Erwachsenen sich gegenseitig in die Höhe steigern, einen Circulus vitiosus bilden, der sehr schwer zu durchbrechen ist, jedenfalls kaum durch Belehrung. Erziehungsberater, die von fern, von ihrem Katheder aus, Ratschläge geben, wissen oft nicht, welche unheimliche Macht nervöse oder auch hysterische Symptome haben können. Endlich ist jede Situation neu und einmalig und kann nicht aus vorheriger, eventuell durch Rat geleiteter Überlegung, sondern muß aus dem Augenblick, aus dem richtigen erzieherischen Instinkt beherrscht werden. Es ist meist unmöglich, für solche künftige Situationen Verhaltensmaßregeln zu geben.

Nun ist ja, darüber muß man sich klar sein, „Erziehungsberatung" nicht allein rationale Belehrung — da wären aus den oben angeführten Gründen ihre Möglichkeiten sehr beschränkt. Eine weitere, ganz wesentliche Aufgabe derartiger Institutionen ist es aber, einer Mutter durch menschliche Anteilnahme Halt und Selbstvertrauen zu geben, die eigene Sicherheit in sie überströmen zu lassen, sich gewissermaßen in eine erzieherische Situation selbst hineinzustellen. In solchem Tun ist aber schon viel von „Suggestivtherapie" und von „heilpädagogischer Menschenführung" enthalten, wovon gleich zu reden ist.

Die **Suggestivtherapie** ist besonders in jenen Fällen leistungsfähig, bei denen es sich darum handelt, einzelne Symptome, bestimmte Organneurosen zu bessern oder zum Verschwinden zu bringen. Über die Technik unterrichten am besten die Veröffentlichungen HAMBURGERS, vor allem seine „Neurosen des Kindesalters". Es ist nicht entscheidend, ob man zur Behandlung solcher Symptome indifferente Tropfen oder ein anderes Medikament, oder Injektionen, den faradischen Strom oder Hochfrequenzströme, oder ob man bestimmte Aufträge und Verhaltensmaßregeln verwendet. Wesentlich ist folgendes: daß die Behandlung Eindruck macht und daß sie imstande ist, beim Kind und, was ebenso wichtig ist, bei den Eltern das feste Vertrauen zu erwecken, daß geholfen wird. Die Hauptsache ist also nicht die Technik, sondern die Persönlichkeit des Therapeuten: sie muß imstande sein, dem Kind und den Eltern aus Angst und Unsicherheit und Ungenügen, welche ja wesentlich zu den Störungen geführt haben, herauszuhelfen. Das Gelingen der Suggestivtherapie ist ein Erfolg der Menschenführung, ein Erziehungserfolg. Dem Behandelten soll das am besten gar nicht zu Bewußtsein kommen und selbst der behandelnde Arzt muß es nicht wissen. Wer aber glaubt, es genüge die oberflächlich nachgeahmte Technik ohne persönlichen Einsatz, der wird es bald an den Mißerfolgen seiner Behandlung spüren, daß er zu wenig getan hat.

Wie schon aus dem vorigen hervorgeht, wendet sich diese Art der Therapie nicht an den Verstand und das Bewußtsein des Leidenden so wie Beratung und Belehrung, sondern an tiefere Persönlichkeitsschichten. HAMBURGER hat sie daher glücklich auch „thymotrope Therapie" genannt. Weiß man das, so wird es einem auch klar, daß es nicht so sehr auf das äußere „Vehikel" ankommt, darauf, was man sagt oder tut, sondern auf die innere Einstellung, auf die Sicherheit, auf die Kraft der Persönlichkeit des Therapeuten. So wie die „Thymopsyche" des Patienten angesprochen werden muß, so muß sich auch der Arzt mit seiner ganzen, gesammelten Persönlichkeit und nicht nur intellektuell einsetzen, sonst wird er an solchen Aufgaben scheitern.

Wer die Aufgabe und die Wirkungsweise des „sympathischen" (des mitempfindenden) Nervensystems versteht, den wird es nicht wundern, daß eine solche Technik große Erfolge haben kann: thymische Vorgänge, wie eben das feste Vertrauen in die heilende Kraft des Arztes, vermögen unmittelbar in die vegetativen Schaltungen einzugreifen und eine bessere Ordnung der Funktionen zu erzielen. Wir müssen uns auch klar darüber sein, daß oft auch dann, wenn der Arzt davon überzeugt ist, seine Medikamente erzielten Wirkung durch ihre chemische Zusammensetzung, tatsächlich zumindest eine beträchtliche Komponente suggestiv ist!

Es ist nicht in allen Fällen unerläßliche Voraussetzung, daß der Therapeut alle persönlichen und anderen Umweltverhältnisse, welche die nervöse Störung mitverursachen, genau kennenlernt. Ja, es ist manchmal vielleicht sogar besser, daß er nicht zu viel fragt, sondern einfach mit dem Anspruch auftritt, durch seine Behandlungsmethode zu wirken, eine besonders quälende Störung zu heilen. Diese Therapie ist aber keineswegs immer eine „symptomatische". Vielfältige Erfahrung zeigt, daß es in vielen Fällen nicht bloß zum Verschwinden eines einzelnen Symptoms kommt, zu dessen Behandlung der Arzt aufgerufen wurde, sondern daß darüber hinaus eine deutliche Beruhigung, eine bessere Einordnung und Anpassung des Kindes eintritt. Das heilende Vertrauen, das den schädigenden äußeren Einflüssen entgegengesetzt wird, wirkt eben über den konkreten Anlaß hinaus.

Auch die Suggestivtherapie hat aber ihre Grenzen. Wer auf diese Weise behandelt, lernt dadurch weder das besondere Wesen des Kindes, noch auch die besondere Umweltkonstellation kennen, das sagten wir schon. Aber in vielen Fällen kann man nur durch eine genaue Kenntnis dieser beiden Gegebenheiten helfen und nützt wenig damit, daß man nur das zutage liegende Symptom zu kurieren sucht. Das ist der Fall bei schwierigen Charakteren, also bei allen, wie wir es nennen wollen, psychopathischen Störungen, wo man eben nur aus der Kenntnis des kindlichen Charakters den Weg der Behandlung und Führung finden kann, und auch bei besonders komplizierten Milieuverhältnissen, wo man ebenfalls an dem wirklichen Problem vorbeigeht, wenn man sich auf die Behandlung von Symptomen stürzt.

Und noch eine Gefahr liegt in der Suggestivbehandlung: sie ist einerseits der Volksmedizin aller Zeiten und Völker benachbart, die sich ja im wesentlichen solcher Mittel bedient; aber sie grenzt eben auch an die Scharlatanerie. Die Grenzlinie ist sehr fein: die Unterscheidung liegt darin, daß einmal lauterer Wille zu helfen die Triebfeder ist, im anderen Gebiet aber die Geldsucht und die Sensation.

Durch bedeutsame neue Entdeckungen ist die Problematik der *medikamentösen Therapie* bei neuropathischen Störungen in der letzten Zeit sehr verändert worden und muß daher in mehreren Punkten anders dargestellt werden als in früheren Auflagen dieses Werkes. Nach wie vor muß gesagt werden, daß man starke, narkotisch wirkende Sedativa meiden soll; gerade das kindliche Nervensystem ist für derlei Mittel sehr empfindlich. Aus demselben Grund wird man auch bei Schlafstörungen keine wirklichen Schlafmittel geben (ist schon bei Erwachsenen die fortgesetzte Medikation auf diesem Gebiet ein schwerer Unfug, würde man bei Kindern noch größeren Schaden damit stiften). Die autonomen Schaltungen, welche diesen lebenserhaltenden Rhythmus beherrschen, werden durch so grobe Eingriffe oft tiefgehend gestört. Es wird höchstens in besonders gelagerten Fällen erlaubt sein, bei Kleinkindern, die nicht einschlafen wollen, ein- bis zweimal kleine Luminaldosen zu geben, um einen bedingten Reflex damit zu durchbrechen. Meist wird man aber auch da mit indifferenten Mitteln das Auslangen finden. — Ob es wahr ist, daß Kalkpräparate, zumindest die peroral verabreichten, die Erregbarkeit des vegetativen Nervensystems herabsetzen, oder ob Arsenpräparate in der gewöhnlichen Verschreibung wirklich eine Gewichtszunahme erzielen — oder ob nicht vielmehr auch diese Medikamente bloß suggestiv wirken, das ist schwer zu entscheiden. Natürlich ist diese Ungewißheit kein Einwand gegen eine solche Medikation.

Hydrotherapeutische Maßnahmen, besonders in Form länger dauernder, gut warmer Bäder, sind als Unterstützung einer Beruhigungsbehandlung bewährt, ganz besonders des Abends bei Einschlafstörungen. Es scheint dabei darauf anzukommen, durch die Erweiterung der Hautgefäße das Blut auf die Peripherie abzuleiten, weg vom Gehirn, und so die Einschlafbereitschaft zu erhöhen; das kann durch Zusätze zum Bad, z. B. durch Fichtennadel- oder Kohlensäuretabletten, noch gefördert werden; wird das Kind nachher tüchtig abfrottiert und gleich ins Bett gesteckt, dann sieht es aus wie ein rosa Schweinchen und schläft meist gleich darauf wohlig ein. Von Kaltwasserkuren bei Kindern möchten wir abraten. Wir glauben, in manchen Fällen davon eher eine erregende Wirkung gesehen zu haben.

Eine immer größere, zum Teil schon wieder ans Unheilvolle grenzende Bedeutung hat heute die medikamentöse Behandlung aller nervösen Zustände und schließlich auch aller geistigen Störungen erlangt. Darüber soll hier zusammenfassend einiges gesagt sein (eine ausführliche Erörterung würde über den Rahmen dieses einführenden Werkes hinausgehen). Da allgemein dämpfende Medikamente wie etwa Luminal wegen der einschläfernden, die geistigen Fähigkeiten einschränkenden Wirkung nicht befriedigen konnten, suchte man nach anderen Mitteln, die nur die vegetative Übererregbarkeit dämpfen sollten. Es wurden Medikamente entwickelt, welche die Erregbarkeit beider antagonistischer Komponenten des vegetativen Nervensystems, des Sympathicus und des Parasympathicus, herabsetzen (Bellergal, Fa. Sandoz, Priscophen, Fa. Ciba, zahlreiche ähnliche Präparate). Man versucht auch in bestimmten Fällen die eine der beiden Komponenten elektiv zu beeinflussen, wenn man annehmen muß, deren Auswirkungen seien besonders gesteigert. Auch da mag von den berichteten Erfolgen manches Suggestivwirkung sein, aber doch wohl nicht alles.

Einen ungeheuren Aufschwung hat aber in den letzten Jahren die Entwicklung zahlreicher „Neuroleptika" und „Tranquillizer" genommen. Als Beispiele für die erste Gruppe führen wir die Phenothiazinderivate Largactil und das in der Rauwolfia-Pflanze vorkommende Alkaloid Reserpin an; diese Medikamente wirken vor allem auf das „tektoretikuläre System" im subkortikalen Bereich, ein wichtiges Schaltzentrum für das vegetative Geschehen sowohl wie auch für die Reize, die zwischen dem Subkortex und dem Kortex hin- und hergehen; man glaubt, daß zahlreiche psychische Störungen auf Gleichgewichtsstörungen innerhalb dieses Systems beruhen, und daß darum dessen Dämpfung durch Mittel aus der obgenannten Gruppe quälende Zustände (schizophrene Psychosen, Verwirrtheitszustände verschiedener Art, aber auch besonders quälende Neurosen) durchaus erträglich machen können. Für die echte Depression, aber auch nur für diese, hat sich das Tofranil als wirksam erwiesen. Alle diese Medikamente erfordern eigentlich genaueste klinische Überwachung; aber auch dann gibt es nicht selten unangenehme Nebenwirkungen vor allem auf wichtige vegetative Funktionen. Bei schlichten nervösen Symptomen sollte man mit ihrer Anwendung eher zurückhaltend sein.

Milder, nämlich vor allem beruhigend und das Gefühl auch des seelischen Gleichgewichts verschaffend, wirken die „Tranquillizer" oder Ataraktika (z. B. das Meprobamat Miltaun, Atarax oder das auf anderer Grundlage entwickelte Librium). Man kann damit tatsächlich bei körperlich-vegetativen Entgleisungen, aber auch bei psychischer Übererregbarkeit und Überreiztheit günstige Wirkungen erzielen. Es muß aber gesagt werden, daß mit solchen Mitteln, vor allem in der westlichen Welt, langsam aber auch bei uns eindringend, schon wiederum grober Mißbrauch getrieben wird. Anstatt zu lernen — oder die Kinder zu lehren —, sich durch die höheren Persönlichkeitsfunktionen zu beherrschen, läßt man sich Entscheidungen durch die Droge abnehmen. Es ist unedel und unmenschlich, es sich so bequem zu machen. Viel mehr käme es darauf an, Konflikte auszutragen und zu lösen, Menschen zu führen, Leistung zu lernen und zu lehren. Dazu dürfte die Pharmakotherapie höchstens eine gewisse Unterstützung leisten.

Als letzter Weg der Behandlung bleibt somit die **heilpädagogische Menschenführung** zu besprechen. Das Grundsätzliche darüber soll an anderer Stelle erörtert werden, hier nur das, was sich besonders auf die Neuropathen bezieht.

Bei schwierigen Fällen zeigt sich immer wieder, daß ein vollkommener *Wechsel des Milieus* die beste und oft die einzige aussichtsreiche Behandlungsmethode ist. Nur so können die bedingten Reflexe, welche an dem Zustandekommen der Symptome wesentlich beteiligt sind, durchbrochen, kann das Zusammenspiel des Kindes mit den Personen der Umgebung gelöst werden, sind alle exogenen Voraussetzungen, von denen man viele kennen mag, aber sicher auch viele nicht kennt, zu ändern. Es wird also eine Aufnahme des Kindes an eine heilpädagogisch geführte Abteilung vorzuschlagen sein, nach unserer Erfahrung für mindestens sechs Wochen, manchmal für länger. Ja, es gibt Fälle, da ein Kind für sehr viel längere Zeit aus der schädigenden Umgebung herausgenommen werden muß, in eine gute Pflegefamilie — aber freilich: wo findet man so überlegene und dabei liebeskräftige Pflegeeltern? — oder in ein heilpädagogisch geführtes Heim — aber freilich: es gibt ja zu wenige so schwierigen Aufgaben gewachsene Erziehungsanstalten!

Das Wichtigste für die Behandlung sind nicht die geänderten materiellen Voraussetzungen, nicht irgendein bestimmtes Geschehen oder bestimmte Prozeduren, sondern die geänderten menschlichen, erzieherischen Bedingungen.

Das therapeutisch Wichtigste an einer derartigen Station ist die „pädagogische Atmosphäre" und diese wiederum ist in erster Linie durch die Erzieherpersönlichkeiten bestimmt. Daß diese in jedem Augenblick zusammenarbeiten, ohne viel darüber reden zu müssen, daß sie sich an der Erregbarkeit der Kinder nicht miterregen und an ihrer Angst nicht mitfürchten, wie das die Eltern tun, daß sie aus gesundem Instinkt auf jedes Wort und jede Handlung des Kindes augenblicklich das Richtige tun — das eben „heilt" die neuropathischen Symptome. Zu der pädagogischen Atmosphäre gehören auch die anderen Kinder: die schon länger aufgenommen sind und schon richtig „mitschwingen", empfangen den Neuankömmling in ihrem Kreis und nehmen ihn in ihre Mitte; besser als jedes Wort des Erziehers wirkt das Beispiel der anderen, die alle miteinander mit Appetit essen, als einheitliche Mannschaft turnen, gemeinsam arbeiten, miteinander schlafen gehen. Die Selbstverständlichkeit, mit der in einer gut geführten Kindergruppe alles geschieht, ist stärker als das scheinbar tief verankerte neuropathische (oder auch hysterische oder zwangsneurotische) Symptom.

Zu diesen therapeutischen Faktoren gehört auch eine wohl überlegte Tageseinteilung, in der Arbeit und freies Spiel im richtigen Verhältnis nebeneinanderstehen, den Tag vollkommen ausfüllen und keinen leeren Augenblick lassen (eben das, daß zu Hause kein fester Pflichtenkreis und überhaupt kein rechter Inhalt der Stunde gegeben ist, ist ja die Brutstätte vieler nervöser Störungen, vielen Tyrannisierens). Eine Regelmäßigkeit ohne Pedanterie ordnet Turnen und Lernarbeit, Waschen und Essen, Aufgaben und Spielen, die mittägliche Liegestunde wie das abendliche Zubettgehen, Zähneputzen und Klosettgehen. So wird eine Automatisierung, eine Rhythmisierung gewisser Funktionen erreicht, wobei, weil alles mit wortloser Selbstverständlichkeit abrollt, vermieden wird, daß es mit dem Verstand und der Aufmerksamkeit zu wichtig genommen und problematisch wird, was wir oben ja als Mitursache vieler nervöser Störungen beschrieben haben.

Worauf es dabei ankommt, ist nicht leicht zu beschreiben. Das Ziel ist klar: man muß versuchen, vegetative oder doch vegetativ mitbedingte Funktionen wieder in ihre natürliche Ordnung zurückzuführen oder überhaupt erstmalig in Ordnung zu bringen, etwa die Atmung (beim Stottern), den Schlaf, den Appetit, die Kreislaufregulation, die Beherrschung der Blasen- und Mastdarmfunktion. Die Gefahr liegt darin, daß man gerade mit seinen Behandlungsversuchen die gestörten Funktionen allzusehr ins Licht der Beachtung rückt, zu einem Gegenstand von Angst und Sorge macht und damit sozusagen gerade durch seine Therapie „aus einer Erwartungsneurose (deren Ausdruck eben das neuropathische Symptom ist) eine andere erzeugt". Es soll darum mit dem Kind nicht allzu viel über seine nervösen Symptome geredet werden; man läßt vielmehr das Kind in der guten pädagogischen Atmosphäre, in der alles mit Ruhe und Selbstverständlichkeit geschieht, richtig mitschwingen. Der Erzieher soll gar nicht auf das Problematisieren drängen, sondern es eher beschränken (für diesen Grundsatz gibt es allerdings Ausnahmen). Das Kind soll sich an die Behandlungsprozeduren „anhalten" können, soll emotional ins Gleichgewicht kommen. Dann werden sich viele Schwierigkeiten „von selber" lösen und auch die vegetative Dystonie, welche deren Ausdruck ist, wird einer besseren Ordnung Platz machen.

Gewiß ist es in allen Fällen auch wichtig, in Gesprächen mit Kind und Eltern die ganze Familiensituation, eine etwaige Konfliktspannung, den emotionalen Hintergrund zu klären (siehe Kapitel „Examen"!). Dadurch aber verliert das, was eben vom Vorrang des Lebens vor dem Reden gesagt wurde, nicht seine Berechtigung!

Besonders wichtig gerade für die nervösen Kinder ist eine ausgiebige Ruhezeit, auch nach dem Mittagessen eine Stunde oder länger; man sieht oft schon nach kurzer Zeit an unserer Abteilung, wo eine solche Ruhestunde zum Tagesplan gehört, wie es zu einem Abklingen neuropathischer Symptome kommt. Wir geben den gleichen Rat auch für daheim; zumindest sollten die Kinder nach dem Mittagessen für eine Zeit etwas tun, was Geist und Aufmerksamkeit entspannt, und sei es, daß sie der Mutter beim Geschirrabwaschen helfen; erst dann soll die nachmittägige Lernstunde beginnen.

In unserer Behandlung spielt eine große Rolle die *körperliche Betätigung*, die tägliche Turnstunde. Es sind sowohl theoretische Überlegungen als auch reiche praktische Erfahrungen, welche uns darauf so großen Wert legen lassen. Wesentlich für die Neuropathen ist der leere „Bewegungsluxus", die Unzentriertheit, der Mangel höherer Leitung der motorischen Abläufe. Gelingt es, an Stelle dieser gestörten Motorik, der Unruhe und Zappeligkeit sinnvolle, gelöste Bewegung zu setzen, so hat man viel getan: man hat nicht nur die Motorik, sondern die ganze Persönlichkeit auf eine höhere Stufe der Integration gehoben (Motorik und Steuerung der Aktivität im höheren Sinn haben viel miteinander zu tun!).

Eine wesentliche Hilfe ist dabei unserer Erfahrung nach Rhythmus und Melodie. Vermag es eine überlegene, sich in die Besonderheiten der Kinder einfühlende Führung, alle zum Einschwingen in einen gemeinsamen Rhythmus zu bewegen, so wird das angestrebte Ziel der Beruhigung und Höherentwicklung leicht und zur Freude der Kinder erreicht. Heute bricht an mehreren Stellen die Erkenntnis der Wichtigkeit solcher Übung, die lange Zeit verschüttet war, wieder auf, z. B. in der „Eurhythmie" der anthroposophischen Heilpädagogik, welche damit sowohl bei schwer zerebral Gestörten als auch bei Nervösen Bedeutendes leistet. Der Verfasser verdankt viele Anregungen und Beweise der Wirksamkeit der JACQUES-DALCROZE-Schülerin MARIA SCHEIBLAUER aus Zürich, die hier in Österreich erfreulich „Schule gemacht" hat.

Es ist nicht leicht, gerade mit neuropathischen Kindern solche Tätigkeit zu treiben: es bedarf beim Führenden der souveränen Beherrschung seiner Mittel — es soll ja bei den Kindern Interesse und Anteilnahme, Freude und Schwung geweckt werden —, es bedarf aber auch der Fähigkeit, jeden einzelnen von diesen unruhigen Geistern in jedem Moment mit Blick und Wort zu fixieren, zu halten, bevor er noch entgleitet, was ja viel leichter ist als ihn zurückzuholen, wenn er in seine Verlorenheit oder in einen enthemmten Erregungszustand geraten ist.

Das gleiche Prinzip ist auch für den Unterricht einzuhalten. Auch da handelt es sich um Straffung und unentrinnbare Führung. Es hilft diesen Kindern, wenn man sie wegen ihrer schon beschriebenen Konzentrationsstörung so setzt, daß sie ihren Platz in der hauptsächlichen Blickrichtung des Lehrers haben, um sie ständig festhalten zu können — eine besondere Beanspruchung für den Lehrer, gewiß, aber eine lohnende. Die pädagogische Aufgabe des Lehrers solcher neuropathischer Kinder erschöpft sich aber nicht in derartigen, doch noch äußerlichen Handlungen. Seine Gestaltung des Unterrichts muß vielmehr so zündend, so hinreißend sein, daß das Kind gar nicht anders kann als mitzugehen. Das erfordert freilich vom Lehrer ein Maß von Einsatz und schöpferischer Kraft, von Fähigkeit, immer wieder „neu" zu sein, was ihn oft völlig verbraucht und ausgeleert auf dem Schlachtfeld zurückläßt. Solches Tun wird vor allem dem „alterfahrenen" Pädagogen immer schwerer; für ihn wächst ständig die Gefahr, daß seine Routine zur leer klappernden Maschine wird, was gewiß den neuropathischen Leerlauf seiner Schüler geradezu provoziert. Ich habe mit Bewunderung in der Stadt Bern Sonderklassen für derartige (intellektuell intakte) Kinder gesehen: sie werden da in kleinsten Klassen von hervorragenden Lehrern durch jene paar gefährlichen Jahre geführt, bis sie wieder imstande sind, dem Normalunterricht in der größeren Klasse zu folgen, bis die Störung der Arbeitsweise abgeklungen ist. Dann hat man ihnen aber in lebensentscheidender Weise geholfen! Man müßte nur wünschen, daß diesem Beispiel vielerorts gefolgt würde.

Derzeit sind wir noch weit von der Verwirklichung dieses Wunsches entfernt. Was aber der Lehrer der meist allzu großen „Normalklassen" bei bestem Willen und Können nicht restlos erreichen kann, das muß in solchen Fällen ein guter Nachhilfeunterricht, am besten unter vier Augen, ersetzen. Wir führten oben schon aus, wie da kein Erziehungsmittel auf lange Sicht etwas nützt. Von Buchstabe zu Buchstabe, von Ziffer zu Ziffer müssen die Kinder von einem geduldigen, die didaktischen Wege beherrschenden Erzieher geführt und zu aktiver Aufmerksamkeit geführt werden (wobei alles, was sonst ablenken könnte, nach Möglichkeit abgestellt werden muß); der Erzieher muß dabei in kluger Weise Hilfe geben, ohne dem Kind die Arbeit abzunehmen, er darf nicht gereizt werden, wenn beim Kind längere Assoziationsreihen abreißen, ohne das Denkziel erreicht zu haben.

Die Eltern sind in vielen Fällen selber zu nervös, um die Kinder auf diese Weise beim Lernen führen zu können, oft hat auch niemand Zeit dazu. Wir haben an unserer Abteilung einen *Lernhort* eingerichtet, um vor allem intellektuell normal begabten, aber in der geschilderten Weise lernschwierigen Kindern zu helfen. Wir wissen daher, daß unter didaktisch guter Leitung in kleinen, leicht zu übersehenden und zu beherrschenden Lerngruppen, wenn nicht überhaupt bei Einzelführung, ungemein viel geleistet werden kann. Auch in den von den Gemeinden oder von privaten Fürsorgestellen errichteten Horten müßte auf diese Kinder wegen der Häufigkeit und Wichtigkeit ihrer Probleme besondere

Rücksicht genommen werden. Dazu müßte man vor allem die Lerngruppen möglichst klein halten, was gegenwärtig noch sehr im argen liegt. Bedenkt man, daß
die neuropathische Störung der Arbeitsweise, wie wir ja schon ausgeführt haben,
in den meisten Fällen vor oder während der Pubertät abklingt, so erhellt daraus
die besondere Wichtigkeit des Lernproblems bei diesen Kindern: es ist für ihre
soziale Prognose entscheidend, daß es bis zu diesem Zeitpunkt, da sie auf eigenen Füßen stehen könnten, zu keinem allzu großen Schulrückstand gekommen ist.

Haben wir bisher von der pädagogischen Therapie der einen Phase der „zwei-
phasischen Neuropathen" gesprochen, nämlich von ihrer leeren Verlorenheit,
ihrer gestörten Arbeitsweise, so stellt auch die andere, die Erregbarkeit, schwierige pädagogische Probleme. Es handelt sich darum, die Kinder vor den Zuständen besinnungsloser Erregung, in denen sie sich und die Umgebung gefährden,
zu bewahren oder sie rechtzeitig herauszureißen. Das ist gar nicht leicht. Wenn
sie einmal richtig toben, dann sind sie von außen her nur sehr schwer zugänglich. Es ist oft, als hörten sie überhaupt nicht (G. Frankl hat dafür den bezeichnenden Ausdruck „befehlstaub" geprägt). Da der Anruf, auch von einer Autorität, nicht genügt, muß man sie oft ganz handgreiflich packen und rütteln, um sie
zur Besinnung zu bringen — es ist dann auch faktisch so, als wären sie ganz
anderswo gewesen und wachten eben auf. Noch wichtiger ist aber, sie aus den
für sie gefährlichen Situationen herauszuhalten, eine schwierige Aufgabe für den
Lehrer, der solche Kinder in der Klasse hat. Besonders die Pause zwischen zwei
Unterrichtsstunden mit ihrer gelockerten Stimmung ist eine solche Situation. Da
wird es sich z. B. empfehlen, einen derartigen Neuropathen mit irgendeinem
Geschäftchen, etwa für die Vorbereitung der nächsten Stunde, aus der Gruppe
herauszunehmen oder ihn sonstwie zu beschäftigen. Jedenfalls muß sich der
Lehrer daran gewöhnen, seine Augen überall zu haben — je weniger man davon
merkt, um so besser —, ständig gegenwärtig zu sein, bevor noch ein Unglück
passiert ist. Eine weitere kritische Lage, die allerdings nicht mehr in die Kom-
petenz des Lehrers fällt, ist der Schulweg, bei dem diese Kinder entweder ständig in wilde Raufereien geraten oder stundenlang herumvagieren. Da handelt
es sich darum, die Eltern von der Notwendigkeit zu überzeugen, ihre Sprößlinge
zu begleiten, auch wenn sie längst dem Alter entwachsen sind, in dem man ein
Kind gewöhnlich zur Schule führt. Auch diese Mühe lohnt sich auf lange Sicht!

Bei dieser wie auch bei anderen Gelegenheiten zeigt sich, daß bei den neuropathischen Kindern die heutzutage allzu leichthin gebrauchte pädagogische Aller-
weltsregel, man müsse den Kindern Selbständigkeit lassen, müsse eigene Verantwortung von ihnen verlangen, keine Geltung hat. Solches Vorgehen stellt
geradezu eine Grausamkeit dar einem Kind gegenüber, das, ohne die Möglichkeit einer gesammelten und zielgerichteten Aktivität seinen Triebreaktionen ausgeliefert, zur Selbständigkeit noch nicht fähig ist. Man muß, ganz im Gegenteil,
bereit sein, dem Kind jede Verantwortung, die es selbst noch nicht tragen kann,
so weit und so lange abzunehmen, bis die Funktionen gereift sind, so daß es
nun auf eigenen Füßen stehen kann. Das gilt ebenso von den kleinen alltäglichen Pflichten wie für die Lernführung und Freizeitbeschäftigung. Freilich muß
dabei der Erzieher das Kind sehr genau kennen, muß genau spüren, wann es
so weit gelangt ist, daß man es nun aus eigenem handeln lassen muß, denn sonst
täte er ihm wiederum schwer unrecht, wollte er es jetzt noch weiter gängeln. Auch
hier steht am Ende des Weges, wie bei jeder anderen Erziehung auch, daß die
Aufgaben dieser „Führung von außen her" übernommen werden von der eigenen Verantwortung der herangereiften Persönlichkeit. Die nervösen Symptome
sind nunmehr entweder verschwunden oder aber der Mensch ist ihnen nicht
mehr ausgeliefert, er hat sie zu verbergen oder doch zu ertragen gelernt.

Autistische Psychopathen

Es erscheint uns als eine der vordringlichsten Aufgaben der Psychopathologie, ein Kind so zu schildern, daß daraus die Einheitlichkeit und die Besonderheit seiner Persönlichkeit deutlich hervorgeht. Da es sich um gestörte Persönlichkeiten handelt, so muß man von der Erfassung der Störung ausgehen, muß versuchen, jene Wesenszüge aufzufinden, von denen aus die Persönlichkeit „durchorganisiert" erscheint, von denen sich wesentliche Eigenheiten des Körperlichen, der Ausdruckserscheinungen sowie des gesamten seelischen Verhaltens, auch der Schwierigkeiten ableiten lassen, so daß man auf diese Weise zu einem geschlossenen Bild kommt. Man gelangt so, wie wir schon im allgemeinen Teil sagten, zu einer *Typologie,* die gewiß nicht systematisch und auf alle möglichen Fälle anwendbar, aber doch für eine Anzahl durch besonders hervorstechende Eigenart charakterisierter Kinder gut brauchbar ist. Über die Anwendbarkeit für diese Fälle hinaus kann unseres Erachtens diese Art der Menschenbetrachtung den Blick schärfen für die Beurteilung von problematischen Kindern überhaupt.

Besonders bewährt sich, so glauben wir, diese Betrachtungsweise bei einem Typus von Kindern, den wir „Autistische Psychopathen" nennen (wir haben ihn schon in einer früheren Arbeit[1] ausführlich beschrieben).

Für die wesentliche Grundstörung halten wir eine Einschränkung des persönlichen Kontaktes zu Dingen und Menschen: während der Mensch normalerweise in ununterbrochenen Wechselbeziehungen mit der Umwelt lebt, ständig auf sie reagierend, sind diese bei den „Autistischen" beträchtlich gestört, eingeengt. Der Autistische ist nur „er selbst" (daher das Wort $\alpha v \tau o \varsigma$), nicht ein lebendiger Teil eines größeren Organismus, von diesem ständig beeinflußt und ständig auf diesen wirkend. Des ARISTOTELES Definition des Menschen als eines „$\zeta \tilde{\omega} o v$ $\pi o \lambda \iota \tau \iota x o v$", eines gemeinschaftsbezogenen Lebewesens, stimmt bei diesen Menschen nur recht eingeschränkt.

Name und Begriff „Autismus" stammen von BLEULER, der ein führendes Symptom der Schizophrenie so bezeichnete und darunter subsumierte, daß die Schizophrenen den „Kontakt mit der Wirklichkeit verlieren", „sich nicht mehr um die Außenwelt kümmern", einen „Mangel an Initiative, Fehlen eines bestimmten Zieles, Außerachtlassen vieler Faktoren der Wirklichkeit, Zerfahrenheit, plötzliche Einfälle und Sonderbarkeiten" feststellen lassen, ferner eine „ungenügende äußere Motivierung vieler einzelner Handlungen wie der ganzen Einstellung zum Leben", eine „Störung der Intensität wie der Extensität der Aufmerksamkeit", „launischen Eigensinn", die Tatsache, „etwas zu wollen und zugleich das Gegenteil", „Zwangshandlungen, automatische Handlungen, Befehlsautomatien und dergleichen"[2]. Bei den Schizophrenen finden sich alle diese Eigenschaften in krasser Gradausprägung, eben als psychotische Symptome, das heißt, sie machen diese Menschen persönlich ganz unzugänglich und unbeeinflußbar. Aber auch bei dem nunmehr zu schildernden Typus psychopathischer Kinder finden sich diese Züge in der gleichen, charakteristischen „Klangfärbung", wenn auch in weit herabgesetztem Ausmaße. Diese Kinder sind nicht im Zentrum ihrer Persönlichkeit gestört, sind darum, wenn auch mit Schwierigkeiten, beeinflußbar und erziehbar. Aber auch hier wirft die Grundstörung ein bezeich-

---

[1] ASPERGER, H.: Die „Autistischen Psychopathen" im Kindesalter. Arch. Psychiatr. *117,* 1 (1944). Weiter: Autistisches Verhalten im Kindesalter. Jahrbuch f. Jugendpsychiatrie II. Bern: Huber u. Co., 1960.

[2] BLEULER, E.: Lehrbuch der Psychiatrie, 5. Aufl., S. 287 f. Berlin: Julius Springer, 1930.

nendes Licht auf alle Äußerungen der Persönlichkeit, erklärt die Schwierigkeiten, das Versagen wie auch die besonderen Leistungen. Wenn man auf die charakteristischen Offenbarungen des autistischen Wesens achten gelernt hat, findet man diese Störung, besonders in leichterer Gradausprägung, bei Kindern gar nicht so selten.

Körperliche Eigenheiten und Ausdruckserscheinungen

Der körperliche Befund ist nicht einheitlich. Gemeinsam ist aber vielen „Autistischen" ein Zug: daß ihnen schon in sehr frühem Alter das eigentlich Kindhafte in der äußeren Erscheinung fehlt, das noch Undifferenzierte, Ungeprägte, Unbestimmte und Weiche, jene quellende Fülle, was man eben für das Kind, das Kleinkind zumal, als bezeichnend ansieht. Viele von diesen Psychopathen zeigen hingegen auffallend geprägte, frühreife Züge, etwas „Prinzenhaftes", wozu natürlich die später zu beschreibenden Ausdruckserscheinungen wesentlich mit beitragen, was sich aber auch schon in den ruhenden Zügen zeigt; das Gesicht wirkt „wie mit scharfem Stift gezeichnet".

Nicht selten erweisen sich aber Gesicht und Gestalt eigenartig verbaut und häßlich — ein getreues Abbild der auffallenden Ungeschicklichkeit in Motorik und Benehmen: wir finden mächtige, absonderlich geformte Nasen, Kieferanomalien mit vorgebauten, auseinanderstehenden Zähnen („Pferdegebiß") oder andere Zahndeformitäten, schon im frühen Alter ein ausgesprochenes Winkelprofil, oft auch Behaarungsanomalien verschiedener Art. Diese Häßlichkeit aber ist, wenn dieser kühne Ausdruck gestattet ist, eine „charaktervolle", nicht die „gewöhnliche" der degenerativen oder zerebral gestörten Schwachsinnigen.

Niemals fehlen die charakteristischen Eigenheiten des **Blicks**. Es ist auch nicht verwunderlich, daß sich eine Kontaktstörung vor allem in dieser Ausdruckserscheinung kundtut: ist es doch der Blick, der an erster Stelle, vor allen anderen mimischen Vorgängen, Kontakt schafft. Von dem Zeitpunkt an, da ein Kind „schauen" kann, also vom dritten Lebensmonat an, lange bevor es sprachliche Ausdrucksmöglichkeiten hat, spielt sich ein Großteil seiner Beziehungen mit der Umwelt über den Blick ab. Wie trinkt nicht das kleine Kind mit staunenden Augen die Welt in sich hinein, wie spiegelt sich die Spannung dieses ersten Besitzergreifens im Blick, wie spricht es seine Gefühle mit den Augen aus, noch viel ungehemmter als der Erwachsene, der sich zu distanzieren und zu verbergen gelernt hat. Grundsätzlich anders ist es bei den Autistischen. Kaum je haftet der Blick auf einem bestimmten Ding, auf einem bestimmten Menschen und zeigt so die wache Aufmerksamkeit, den lebendigen Kontakt an. Man kann nie recht sagen, geht der Blick in eine weite Ferne oder nach innen, so wie man nie recht weiß, womit sich die Kinder gerade beschäftigen, was eigentlich in ihnen vorgeht.

Besonders deutlich ist die Störung beim Gespräch mit anderen. Es taucht dabei nicht Blick in Blick, auf diese Weise die Einheit des Gesprächskontaktes herstellend — wenn man mit jemandem redet, so „antwortet" man ja nicht nur mit dem Wort, das nur die Bestimmung hätte, einen abstrakten Inhalt darzutun, sondern vielleicht noch mehr mit dem Blick, mit dem Ton der Rede, mit dem Ausdruck seiner Miene und seiner Gesten; gerade die thymischen Beziehungen, also das, was vor allem andern Mensch an Menschen bindet, spielen sich in diesen letztgenannten Erscheinungen ab. Daran ist aber das autistische, kontaktgestörte Kind gar nicht interessiert. Es schaut darum auch den Sprechenden meist gar nicht an, sein Blick geht an ihm vorbei, streift ihn höchstens hie und da so beiläufig. Es ist überhaupt bezeichnend, daß diese Kinder nicht mit fest zupackendem Blick schauen — sondern so, als würden sie mehr „mit dem peripheren Gesichtsfeld" wahrnehmen — und daß sie dann doch, wie bei manchen

Gelegenheiten zutage kommt, so viel von der Welt aufnehmen und verarbeiten. Bei einer Gelegenheit aber wird ihr Blick Träger eines starken Ausdrucks: wenn sie eine Bosheit vorhaben; da blitzt dann das Auge auf, und schon haben sie etwas angestellt.

Auf der gleichen Linie liegt, daß die Kinder auch arm an Mimik und Gestik sind. Sie sind ja nicht ein richtig reagierendes Widerspiel ihres Gesprächspartners, sie brauchen daher ihre Mimik als kontaktschaffende Ausdruckserscheinung nicht. Manchmal haben sie einen gespannt-grüblerischen Ausdruck. Im Gespräch aber ist das Gesicht oft schlaff und leer, das Gegenstück zu dem abwesenden Blick. Auch an Gesten, also an Ausdrucksbewegungen, die sich nicht auf dem Gesicht abspielen, sind sie arm, obwohl sie oft reich an Bewegungen sind — das sind dann aber Bewegungsstereotypien, die keinen Ausdruckswert haben.

Neben dem Blick ist der wichtigste Ausdrucksträger die **Sprache**. Im allgemeinen Teil war schon davon die Rede, daß in den Beziehungen zwischen Menschen jene Funktion der Sprache, Träger von Ausdruckserscheinungen zu sein, mindestens ebenso wichtig ist wie die, sachliche Inhalte mitzuteilen.

Wieder wird es uns nicht wundern, daß bei den Autistischen auch jene kontaktschaffenden Ausdruckserscheinungen der Sprache gestört sind. Bei den einzelnen Fällen gibt es sehr verschiedene Möglichkeiten solcher Störung: einmal ist die Stimme auffallend leise und fern, vornehm näselnd, dann wieder schrill, krähend, unangepaßt laut, daß es einem förmlich im Ohr weh tut; einmal geht sie monoton dahin, ohne Hebung und Senkung, auch nicht am Ende des Satzes, des Gedankens, ist ein leiernder Singsang — oder aber sie ist übertrieben moduliert, wirkt wie eine schlechte Deklamation, wird mit übertriebenem Pathos vorgetragen. Gemeinsam ist in allen diesen Fällen: die Sprache wirkt auch auf den naiven Zuhörer „anders als normal", unnatürlich, wie eine Karikatur, zu Spott herausfordernd. Und noch eins: sie richtet sich nicht an einen Angesprochenen, sondern ist gleichsam in den leeren Raum hineingeredet, so wie meist auch der Blick den Partner nicht trifft und festhält, sondern an ihm vorbeigeht. Oft nehmen die autistischen Kinder gar nicht Rücksicht darauf, ob es in einer Situation passend ist, daß sie ihren Redestrom loslassen, ob man etwa Zeit hat, sie anzuhören oder aber mit etwas anderem beschäftigt ist. Sie geben nicht Antwort auf eine Frage, auf die jeweilige Situation, sondern haben eine „Spontanrede". Jeder andere Mensch würde es sofort an der Miene des Gesprächspartners merken, daß jezt nicht die Zeit zu reden ist — nicht aber diese Typen. Ganz unbekümmert sprechen sie aus, was *ihnen* im Augenblick wichtig ist. Manchmal muß man ihnen gar nicht zuhören, sondern kann ruhig etwas anderes tun — sie tönen unbekümmert weiter. Das ist freilich nicht immer so; manche werden durch solche Nicht-Achtung sehr gereizt und beleidigt. In einem weiteren Sinn gehören zu den Ausdruckserscheinungen der Sprache auch Wortwahl, Satzbau, Grammatik. Darüber soll aber in dem Abschnitt über die „Autistische Intelligenz" gesprochen werden.

Benehmensschwierigkeiten

Nicht die beschriebenen Eigenheiten, auch nicht die der Intelligenz, sind es, welche diese Kinder zum Heilpädagogen führen, sondern das abnorme Benehmen, die daraus folgenden schweren und unaufhörlichen Konflikte. Schon rein überlegungsmäßig ist es klar, daß ein kontaktgestörter Mensch die größten Schwierigkeiten haben muß in der sozialen Anpassung, von der einfachsten praktischen Tätigkeit bis zur sozialen Einordnung im höchsten Sinn, und zwar im frühen Kindesalter noch mehr als im späteren Leben, wo der gereifte Intellekt, der ja bei vielen autistischen Psychopathen sehr gut entwickelt ist, vieles kompensieren kann. Aber eben jene in tiefen Persönlichkeitsschichten verankerten Funktionen, nennen wir sie Instinkt oder gefühlsmäßige Einstellung, über die jene Anpassung zuerst und zumeist geht, eben jene Funktionen sind bei diesen Kindern am meisten gestört.

Das normale Kind lernt von den Erziehern; es lernt gehorchen, lange bevor es überhaupt einen Wortsinn versteht, es läßt sich vielmehr leiten vom Blick der Mutter, dem Ton ihrer Stimme, ihrer Miene und ihren Gesten, dem unbeschreiblich reichen Spiel ihrer Ausdruckserscheinungen in Liebe und Strenge. Es steht ununterbrochen im Wechselspiel mit dem Erzieher, seine eigenen Reaktionen ständig weiterbildend, immer wieder nach den guten oder bösen Erfahrungen modifizierend, die es in seinem Zusammentreffen mit der Welt macht. Was die Kinder zum Gehorsam bringt, ist nicht die intellektuelle Einsicht in die Richtigkeit der erzieherischen Maßnahmen, sondern in weit höherem Maße das Affektive des Erziehers, das aus allen seinen Äußerungen spricht. Aber so wie die Ausdruckserscheinungen dieser psychopathischen Kinder ganz abartig sind, ist auch das Verständnis und das Interesse für den Ausdruck der Erzieher gestört. So wie wir bei diesem Typus eine tiefgehende Affektstörung feststellen können (davon wird noch die Rede sein), ist auch das Verständnis für den Affekt der anderen Menschen oder doch die Reaktion darauf abnorm, manchmal geradezu paradox.

Wir beginnen bei der Schilderung des motorischen Verhaltens und der praktischen Geschicklichkeit. Bei den normalen Kindern ist der Erwerb der zahllosen primitiven Anforderungen des täglichen Lebens kein Problem. Sie schauen all das mühelos den Erwachsenen ab, lernen es von selber, ohne daß es von seiten der Erzieher dazu einer großen Anstrengung bedürfte. Bei den autistischen Kindern jedoch macht gerade das die größten Schwierigkeiten. Sie haben kein Interesse dafür, es fehlt ihnen aber auch die motorische Geschicklichkeit (was davon das Primäre ist, kann man nicht entscheiden, es kommt aber immer beides zusammen).

Das motorische Verhalten ist fast stets auffallend gestört, man kann in vielen Fällen von einer Apraxie sprechen. Wie sie in der Ambulanz die Tür aufmachen, wie sie beim Ballspiel niemals einen schönen Bubenwurf aus lockeren Gelenken, aus harmonischer Zusammenarbeit des ganzen Körpers zuwege bringen, sondern grotesk komisch, mit eckigen, abrupten Bewegungen, beidhändig „schupfen", manchmal, in der Erregung, känguruhartig mithüpfend, wie sie nie richtig bemessen können, wie der Ball fliegen, wie er abspringen wird und daher regelmäßig danebengreifen — damit charakterisieren sie sich für den Erfahrenen vom ersten Moment der Bekanntschaft an, so wie sie das auch tun mit dem ersten Satz, der aus ihnen tönt.

Zu den größten Schwierigkeiten und Konflikten kommt es aber dadurch, daß sie wegen ihrer Ungeschicklichkeit und Uninteressiertheit die vielfachen praktischen Anforderungen des Alltagslebens nicht erlernen: das Ankleiden (besonders wenn an einer schwerer zugänglichen Stelle ein Knopf zuzumachen ist), das Binden der Masche beim Schuhband, das Waschen und Zähneputzen, die richtige Bedienung des Eßbesteckes, das Reinhalten von Anzug und Körper usw. Besonders akut wird das Problem regelmäßig, wenn diese Kinder in die Schule eintreten, wo eine gewisse Selbständigkeit unbedingt gefordert ist, schon deshalb, weil da niemand ist, der sie bedienen könnte. Dabei ergeben sich dann tragikomische Situationen, wenn da so ein Bub sich den Mantel nicht ausziehen kann oder ihn ganz verkehrt anzieht und mit grotesk „verwurstelten" Kleidern, als Mittelpunkt einer johlenden Horde von Kameraden, das Schulhaus verläßt.

Das sind Gelegenheiten, bei denen es regelmäßig zu schweren Zusammenstößen mit der Umwelt kommt. Nicht nur, daß die autistischen Kinder zu ungeschickt sind, diese sonst selbstverständlichen Anforderungen zu erfüllen, sich nicht darum annehmen, sondern sie beantworten die Forderungen mit aktivem Widerstand, mit Negativismus und Bosheiten. Dazu kommt, daß in vielen Fällen diese notwendigen Tätigkeiten noch durch psychopathische Überempfindlichkeiten behindert werden, die aber, wenn sie auch oft auf das Gleiche hinauslaufen, doch anderer Genese sind, als wir solche bei den Neuropathen geschildert haben: dort sind es die „allzu empfindlichen Nerven", ist es eine Hypersensibilität, welche etwa das Nägelschneiden zu einer unangenehmen Prozedur macht; hier wirkt es eher so, als seien gewisse im Seelischen liegende Hemmungen und Überempfindlichkeiten das Hindernis, etwa die Weigerung, seinen Körper von einer anderen Person berühren zu lassen, oder ähnliche Verschrobenheiten.

Gerade in der Familie zeigt sich die Grundstörung der autistischen Psychopathen, die persönliche Unzugänglichkeit, besonders kraß und gerade da kommt es auch zu besonders schweren Konflikten. Die Gemeinschaft der Familie beruht ja vor allem auf der gefühlsmäßigen Bindung der Familienmitglieder aneinander. Die Beeinflussung in der Familie erfolgt hauptsächlich über das Gemüt, durch das Zusammenspiel der Gefühle von Eltern und Kindern. Aber eben da kommen die autistischen Kinder nicht mit, sie stehen allem Gefühlsmäßigen ohne Verständnis, ja mit Abwehr gegenüber. Gerade die Eltern spüren aber auch ein gefühlloses Verhalten der Kinder am stärksten und sind darüber besonders unglücklich (diese Tatsache hat eine Parallele im Verhalten der Schizophrenen, die aus demselben Grund ebenfalls in der Familie noch schwerere Konflikte verursachen als anderswo).

Vor allem in der Familie spielen sich die „autistischen Bosheitsakte" dieser Kinder ab. Sie sind durch ihr besonderes Raffinement charakterisiert: mit untrüglicher Sicherheit finden die Kinder das, was in einer Situation am unangenehmsten, am verletzendsten wirkt, manchmal rein triebhaft, manchmal mit präziser Überlegung. Manchmal kommt es zu ausgesprochen sadistischen Handlungen (darüber unten noch mehr). Die Lust an der Bosheit — fast die einzige Gelegenheit, den meist so verlorenen Blick dieser Kinder aufleuchten zu sehen — fehlt aber selten. Auch hinter den so häufigen negativistischen Reaktionen, daß sie also gerade das Gegenteil von dem tun, was befohlen wird, steckt wesentlich die boshafte Freude an dem Ärger der anderen. Sehr oft sprechen sie das auch deutlich genug aus, unbekümmert, wie sie alles tun, und mit der guten Formulierungsgabe, die ihnen eigen ist — „ich bin so schlimm, weil sie sich so schön ärgern" hat ein autistischer Schulanfänger zu seiner Lehrerin gesagt! (Daraus ergibt sich, wie wir noch ausführen werden, ein Hinweis auf das hier nötige pädagogische Vorgehen.) Jedenfalls ist nur bei Gefühlsgestörten ein solches Verhalten möglich, daß ihnen Zorn und Ärger der Erzieher eine erwünschte Sensation ist, die bewußt herbeigeführt wird; das normale Kind wird vor allem dadurch zu sozialen Gewohnheiten gebracht, daß die Gefühle und Affekte des Erziehers eine ungeheure Macht über es ausüben; es tut darum alles, um sich gute Gefühle bei diesen zu erhalten.

Schon in der Familie zeigt sich in jedem Fall die *Isolierung* der autistischen Kinder, besonders deutlich dann, wenn sie unter Geschwistern leben, aber auch wenn sie einzige Kinder sind, was ja der häufigere Fall ist. „Es ist, als ob das Kind allein auf der Welt wäre", so hört man oft. Es wandelt wie ein Fremdling umher, nimmt scheinbar gar keine Notiz von den Vorgängen ringsum. Man ist dabei manchmal erstaunt, wie viel es trotz seiner scheinbaren Abgestelltheit von dem aufgenommen und verarbeitet hat, was um es vorgeht. Die Kinder sitzen,

in ihr Spiel, in ihre Beschäftigung vertieft, fern in einer Ecke, oder auch mitten
unter den fröhlich lauten Geschwistern oder Gefährten, aber ganz isoliert, als
Fremdkörper, unberührt von Lärm und Bewegung, unzugänglich bei dem, was
sie tun; sie nehmen keine Anregung von außen an, sind schwer gereizt, wenn man
ihre Kreise stört.

Die Beschäftigung der autistischen Kinder, zumal der Kleinkinder, ist oft
ein ganz stereotypes Hantieren, manchmal einfachste Bewegungsstereotypien,
etwa rhythmisches Wackeln, ein stundenlang dauerndes, einförmiges Spielen mit
einem Schuhband, mit einem bestimmten Spielzeug, das fast wie ein Fetisch behandelt wird, etwa einer Peitsche, einer alten Puppe, es finden sich einfachste,
an fötale Schaltungen gemahnende Dreh- und Wackelbewegungen, oder die Kinder klopfen und schlagen auf eine Unterlage und genießen sichtlich den Rhythmus, sie bilden mit ihrem Spielzeug Reihen, z. B. sie ordnen ihre Bausteine,
statt mit ihnen wirklich zu bauen, nach Farben, Formen oder nach der Größe
oder nach anderen unerfindlichen Gesetzen, sind von ihrem Spiel, von ihren
Problemen nicht loszureißen, oder es finden sich noch andere, zwanghaft festge-
haltene Gewohnheiten. Man muß sich darüber klar sein, wie abnorm stereotypes
Verhalten ist, wie es eine Karikatur echter Aktivität darstellt: beim normalen
Kind (und darin liegt ein wesentlicher Grund für den Reiz, den es ausstrahlt)
wandeln sich ununterbrochen, in schöpferischer Weise, Methoden und Ziel, werden ständig vollkommener, besser an die Umweltsituation angepaßt. Stereotypes
Geschehen aber hat eine unheimliche Automatik und Leere an sich.

Ein siebenjähriger autistischer Knabe hatte beim Essen ständig schwere Konflikte,
weil er nicht aufhörte, die Fettaugen seiner Suppe zu betrachten, hin- und herzuschieben
oder -zublasen; sichtlich wurden ihm die wechselnden Formen bedeutsam und problemreich.

In allem gehen diese Kinder ihren eigenen Impulsen, ihren eigenständigen
Interessen nach, unbekümmert um die Anforderungen der Umwelt, sie reden,
sie tun und lassen, was sie eben wollen. Diese „gesteigerte Spontaneität bei gestörter Reaktivität" ist als gemeinsame Eigenheit in allen ihren Lebensäuße-
rungen festzustellen. Dadurch wirkt vieles, auch in ihren Gefühlsäußerungen,
wie wir noch sehen werden, so abrupt, in der konkreten Situation gar nicht
begründet. Es ist daher schwer vorauszusehen und pädagogisch auch schwer abzustellen.

Immerhin kann man zu Hause, wenn man sich richtig einstellt, diesen Eigenheiten weitgehend nachgeben, um Konflikte zu vermeiden, kann die Kinder einfach ihrer Wege gehen lassen. Bei den notwendigen Anforderungen des täglichen
Lebens aber ergeben sich bezeichnende Zusammenstöße, wie wir schon schilderten.
Noch schwieriger wird die Situation, wenn das Kind in die *Schule* kommt. Dort
ist ihm die Freiheit des spontanen Impulses, des spontanen Interesses weitgehend
genommen. Es soll stillsitzen, aufpassen, ständig so reagieren, wie es vorgeschrieben ist, lauter Dinge, die diese Kinder nicht können. Die Anlässe zu Konflikten wachsen ungeheuer. Während mit den Eigenheiten der autistischen Kleinkinder die Eltern, wenn sie diese verstehen, doch öfters selber fertig werden, so
kommen die Schulanfänger alle in heilpädagogische Beratungsstellen, weil es
eben mit ihnen auf gewöhnlichem Wege nicht geht.

Hat der Lehrer auch mit den neuropathischen Kindern seine Not, um ihnen
die nervöse Bewegungsunruhe, das Herumwetzen und -fingern, die verstärkte
Ablenkbarkeit von außen abzustellen, so fallen die autistischen noch ganz anders
aus dem Rahmen. Sie stehen unbekümmert auf oder kriechen unter der Bank
herum, reden drein, vor allem über ihre eigenen Probleme. Anforderungen beachten sie nicht oder beantworten sie mit unerhörten Frechheiten („das ist mir
viel zu dumm", pflegte ein solcher Schulanfänger zur Lehrerin zu sagen). Sie

sind nie bei der Sache, höchstens es kommt der Gesprächsgegenstand ihren „spontanen" Interessen entgegen. Sonst sind sie aber „von innen her abgelenkt"; man kann hier, zum Unterschied von der neuropathischen „passiven Aufmerksamkeit" von einer „Störung der aktiven Aufmerksamkeit" sprechen (über die spezifischen Lernschwierigkeiten siehe später!).

Auch aus der Gemeinschaft der Klassenkameraden fallen sie vom ersten Augenblick an heraus. Schon einfach die Tatsache, daß diese Kinder anders sind als die anderen, durch ihr ganzes Wesen von der Herde abstechen, ist Grund genug, daß sie abgelehnt und angegriffen werden — und Kinder haben für charakterliche Besonderheiten anderer oft ein viel besseres Gefühl als Erwachsene und sind im allgemeinen sehr schonungslos dagegen. Das ganze Gehaben der Autistischen, ihre Redeweise, nicht zuletzt die oft groteske Ungeschicklichkeit fordern ja zu Hänseleien geradezu heraus. Aber gerade sie verstehen so gar keinen Spaß (auch darüber später!): hemmungslos, ohne Rücksicht auf die Situation, gehen sie los oder rächen sich durch Bosheiten.

So kann man immer wieder jene bezeichnenden Szenen beobachten, wie ein solches Kind in der Pause und besonders auf dem Schulweg den Mittelpunkt einer johlenden Horde von Buben bildet, selber im höchsten Zorn blind losgehend, und dadurch besonders komisch wirkend, oder hilflos heulend, in jedem Fall seinen gewandten Peinigern unterlegen. Oft wird das so arg, daß nur eine begleitende Mutter das Kind vor seinen grausamen Kameraden schützen kann, so wie der autistische Bub ja oft die ganze Volksschulzeit hindurch die Mutter als Hilfe beim Ankleiden braucht. In günstigen Fällen gelingt es diesen Kindern, sich durch besondere Fähigkeiten, sei es Intelligenzleistungen oder durch besonders rücksichtsloses Losgehen, eine freilich immer mit Spott gemischte Achtung zu verschaffen.

Einer von diesen Knaben pflegte sich mit einem verzweifelten Sprung aus dem Kreis der ihn umgebenden Peiniger zu retten — in das Geschäft eines Uhrmachers, das unmittelbar neben dem Schultor lag. Der Mann hatte ihn rasch wegen seines Interesses liebgewonnen, der Bub philosophierte stundenlang sehr tiefgründig mit ihm. Inzwischen hatte sich der Schwarm längst verlaufen, und der weitere Heimweg war ungefährdet (wer denkt da nicht an WILHELM RAABE, der viele solche Käuze geschildert hat?).

Die autistische Intelligenz

Bisher haben wir nur von Defekten und von Schwierigkeiten der Autistischen Psychopathen gesprochen. So eindeutig ungünstig ist aber ihr Bild keineswegs, ganz im Gegenteil. Die Seite ihres Wesens, die sie ganz anders beurteilen läßt und oft eine sehr gute soziale Bilanz ermöglicht, ist in vielen Fällen die besondere Art ihrer intellektuellen Begabung.

Die Leistungen eines Kindes erwachsen aus einer Spannung zwischen den beiden Polen: spontane, eigenständige Produktion einerseits und andererseits Nachahmen eines Vorgezeigten, Erlernen von Kenntnissen und Fähigkeiten, welche von den Erwachsenen dargeboten werden. Beides muß im rechten Maße zusammentreffen, soll die Leistung wertvoll sein. Fehlt die schöpferische Kraft oder doch die eigenständige Verarbeitung des Übernommenen, so wird das, was dabei zustande kommt, zu einer leeren Form, ist bloß oberflächlich mechanisiert, ist „gestenhaft". Das Umgekehrte finden wir bei der autistischen Intelligenz. Diese Kinder produzieren vor allem spontan, können nur originell sein, aber nur in herabgesetztem Maße lernen, nur schwer mechanisiert werden, sind gar nicht darauf eingestellt, Kenntnisse und Fähigkeiten von den Erwachsenen, etwa vom Lehrer, zu übernehmen. Darin liegen ihre besonderen Fähigkeiten und ihre besonderen Schwierigkeiten begründet.

Besonders deutlich wird das Gesagte bei den *sprachlichen Produktionen*. Diese Kinder, vor allem die intellektuell gut Begabten unter ihnen, haben ein geradezu schöpferisches Verhältnis zur Sprache. Sie sind imstande, ihr originelles Erleben, ihre originellen Beobachtungen auch in einer sprachlich originellen Form auszudrücken, sei es nun durch ungewöhnliche Wörter, von denen man annähmen müßte, sie lägen dem Alter oder dem Lebenskreis der Kinder ganz fern, oder sei es durch neugebildete oder wenigstens umgeformte Wörter, die oft ungemein treffsicher und bezeichnend, oft freilich auch recht abwegig sind.

Typisch ist, daß man häufig erfährt, die Sprachentwicklung habe schon sehr früh begonnen, oft wesentlich früher als das Gehen, besonders rasch sei eine in Grammatik und Wortwahl erstaunlich vollkommene Sprache ausgebildet gewesen. Nun haben Kleinkinder ja oft ein freies Verhältnis zur Sprache, bilden unbekümmert neue Wörter, die oft sehr treffend sind — gerade das macht ja das Reizvolle des „Kindermundes" aus; jenseits des Kleinkindesalters finden sich aber solche frei gestalteten Ausdrücke nur mehr bei autistischen Kindern. Nach J. Feldners Vorgang sprechen wir in solchen Fällen von einer *„naszierenden Sprache"* — der Gegensatz zu der bloß übernommenen, abgebrauchten Sprache der anderen Menschen und das besonders Wirksame (analog dem Sauerstoff „in statu nascendi") ist dabei gut ausgedrückt.

Einige Beispiele: ein 6. 7 Jahre alter Knabe gibt als Unterschied zwischen Stiege und Leiter an: „die Leiter geht so spitz und die Stiege so schlangenringelich".

Besonders reich an originellen sprachlichen Produktionen war ein elfjähriger, sehr schwieriger autistischer Knabe: „mündlich kann ich das nicht, aber köpflich" (er wollte sagen, er hätte etwas verstanden, könne es aber nicht ausdrücken); „mein Schlaf heute war lang, aber dünn" (zugleich ein Beispiel für die autistische Selbstbeschau!); „für ein Kunstauge sind solche Bilder vielleicht schön, mir gefallen sie nicht"; „eine grelle Sonne mag ich nicht, auch kein Dunkel, am liebsten so einen melierten Schatten"; (auf die Frage, ob er fromm sei:) „ich möcht' nicht sagen, daß ich unfromm bin, aber ich hab' so kein Merkmal von Gott".

Hinter der Eigenständigkeit der sprachlichen Formulierung steht die Originalität des Erlebens. Die autistischen Kinder haben die Fähigkeit, die Dinge und Vorgänge der Umwelt von neuen Gesichtspunkten aus zu sehen, nicht wie es ihnen beigebracht wird, sondern aus eigenem schöpferischem Erleben. Diese Gesichtspunkte sind oft ganz erstaunlich reif, die Probleme, die sie sich stellen, reichen weit über das hinaus, was anderen Kindern gleichen Alters Inhalt ihres Denkens ist.

Als Beispiel geben wir einen Auszug aus dem Protokoll der Intelligenzprüfung bei einem achtjährigen Knaben. Es ging um die „Unterschiedsfragen":

Baum — Strauch: „Der Strauch, da wachsen die Äste gleich vom Boden auf, so ganz wirrwarr durcheinander, so daß es vorkommt, daß oft drei, vier sich überkreuzen, daß man einen Knoten in der Hand hat. Der Baum, da wächst erst der Stamm und dann erst die Äste, und nicht so ein Durcheinander, und so dicke Äste. Mir ist das einmal passiert, da hab' ich hineingeschnitten in einen Busch, ich wollte mir eine Schleuder machen; ich schneide vier Äste ab und da hab' ich einen achtteiligen Knoten in der Hand. Das ist so, wenn sich zwei Äste aneinander reiben, da ist eine Wunde, da wachsen sie zusammen."

Ofen — Herd: „der Ofen, den hat man im Zimmer stehen als Feuerbringer (!), und der Herd, darauf kocht man."

See — Fluß: „na der See, daß er sich net vom Fleck rührt, und der See nie so lang sein kann und sich nie so verzweigt und immer hat er wo ein End'. Die Donau ist gar net mit dem Ossiachersee in Kärnten zu vergleichen, nicht im geringsten."

Fliege — Schmetterling: „der Schmetterling ist bunt, die Fliege schwarz. Der Schmetterling hat große Flügel, daß zwei Fliegen druntergehen unter einen Flügel. Aber die Fliege ist viel geschickter und kann auf glitschigem Glas hinaufspazieren und auf die

Wand hinaufklettern. Und hat eine gaaanz andere Entwicklung!" (Nun kommt er förmlich in Begeisterung, redet mit übertriebener Eindringlichkeit.) „Die Fliegenmutter legt viiiele Eier in eine Dielenritze hinein und dann in ein paar Tagen kriechen Maden heraus. Ich hab' das einmal in einem Buch gelesen, da erzählt der Fußboden — ich muß mich halbtot lachen, wenn ich daran denk' (!): „Was guckt da heraus aus dem Tönnchen, ein riesiger Kopf mit einem winzigen Körper und einem Rüssel wie ein Elefant?" Und dann nach ein paar Tagen verpuppen sie sich wieder und dann kriechen auf einmal ganz herzige kleine Fliegen heraus. Und dann erklärt das Mikroskop, wie die Fliege auf der Wand hinauflaufen kann: „Gerade gestern habe ich eine gesehen, die hat ganz kleine Klauen auf den Füßen und auf den Enden winzige Häkchen; wenn sie fühlt, daß sie ausglitscht, dann hängt sie sich mit den Häkchen ein." — Und der Schmetterling wächst nicht im Zimmer auf wie die Fliege. Von dem hab' ich noch nichts gelesen und weiß auch nichts davon (!), aber ich glaube, der Schmetterling wird viel länger brauchen mit der Entwicklung."

Neid — Geiz: „der Geizige hat was und will nichts hergeben und der Neidige möchte haben, was der andere hat."

Und als zweites Beispiel einige Antworten eines siebeneinhalbjährigen Knaben, ebenfalls aus den „Unterschiedsfragen" der Intelligenzprüfung.

Holz — Glas: „ah, das ist leicht! Glas ist durchsichtig, Holz nicht; Glas glatt, Holz schiefriger (!), Glas hat von sich keine Farbe, Holz schon, es kommt darauf an, ob es frisch ist oder alt, wenn es frisch ist, gelblich-weiß mit einem Stich ins Hellbraune, wenn es alt ist, bräunlich-grau-schwarz."

Glas — Spiegel: „ein Spiegel ist nicht viel anders, eine Glasscheibe, die hinten mit Quecksilber angestrichen ist, das spiegelt das Bild, was vor der Glasscheibe steht, zurück; warum das das Quecksilber kann, weiß ich nicht, vielleicht weil es so dunkel ist. Ich hab' schon bemerkt, wenn hinter einem Glas etwas Dunkles ist, dann sieht man sich darin, bei einem Glas, wo es hinten hell ist, hab' ich mich noch nie gesehen. Bei uns zuhaus ist eine Glastür, da sieht man sich auch nur, wenn dahinter kein Licht brennt."

Ein ebenfalls siebeneinhalbjähriger Knabe reißt bei der Prüfung (man steht gerade bei den Unterschiedsfragen) die Initiative an sich — gleichzeitig ein Beispiel für die „autistische Spontaneität" (wie sich auch aus dem Inhalt zeigt, hat er unter viel innerer Angst zu leiden):

„Soll ich Ihnen auch einen Unterschied sagen? Zwischen dem Teufel und dem Krampus! Der Teufel ist rot, weil er noch ganz frisch aus der Hölle kommt; der Krampus ist schwarz, weil er schon ganz ausgebrannt ist."

Diese Fähigkeit des originellen Beobachtens betrifft aber nicht, wacher Aufmerksamkeit, *alle* Dinge der Umwelt — dann wären die Kinder ja nicht autistisch! —, sondern meist ein eng umgrenztes, isoliertes **Sonderinteresse,** das geradezu hypertrophisch entwickelt ist. Da ist der eine ein „Naturforscher" von durchaus wissenschaftlichen Fragestellungen; er macht mit ungewöhnlichem Blick für das Wesentliche seine Beobachtungen, ordnet sie zu einem Weltbild, macht sich seine Theorien, die freilich manchmal recht abstrus sind. Manche, die Größeren zumal, finden sich mit Geschicklichkeit und Ausdauer die Literatur, die sie brauchen, und betreiben richtige Quellenstudien; viele beziehen sich hauptsächlich oder allein auf eigene Erfahrungen, eigene Erlebnisse. — Ein anderer ist ein Chemiker, der sein ganzes Geld, und wenn er es sich stehlen muß, für Experimente aufwendet, die oft den Schrecken der Umgebung bilden. Manche „spezialisieren" sich da noch weiter, auf Experimente, wo es kracht und — stinkt; ein Knabe dieses Typus hatte sich auf Gifte festgelegt, hatte ein ungewöhnliches Wissen darüber, eine Sammlung von zum Teil ganz naiv selbst bereiteten Giften; er war zu uns zur Beobachtung gekommen, weil er aus dem Giftkasten seiner Schule eine große Menge Zyankali gestohlen hatte! Wieder einem anderen steht das Reich der Zahlen im Mittelpunkt: ohne Anleitung, ohne Schulunterricht sind ihm schwierige Rechenoperationen selbstverständlich geläufig. Es kann aber sein,

daß ein solches Kind, das seine Umgebung durch die Lösung schwieriger Rechen-
probleme verblüfft, die größten Schwierigkeiten hat, die in der Schule zu lernen-
den, von außen herangebrachten Rechenmethoden sich anzueignen, und daher
selbst in seinem Lieblingsgebiet mit Recht eine schlechte Note bekommt (darüber
später noch mehr!). — Ein anderes Kind wieder hat vor allem technische Interessen, weiß unglaublich viel vom Aufbau komplizierter Maschinen, hat sich durch
eingehende Fragen, denen man nicht ausweichen konnte, vor allem aber durch
eigene Beobachtungen dieses Wissen verschafft, beschäftigt sich mit phantastischen Erfindungen, wie Weltraumschiffen und ähnlichem (diese Beobachtungen
stammen aus den dreißiger und vierziger Jahren, da solche Interessen noch völlig
phantastisch waren. Inzwischen ist manches realisiert worden — sollten vielleicht
die, welche das schufen, autistische Persönlichkeiten sein?).

Als weiterer „aparter" Zug findet sich bei manchem dieser Kinder eine sonst
nicht zu beobachtende Reife des Kunstverständnisses. Das „normale" Kind weiß
mit hoher Kunst nichts anzufangen; sein Geschmack ist das glatt gemalte, farben-
bunte Bild mit viel Rosenrot und Himmelblau, ja oft der Kitsch (die streng stili-
sierten Kinderbilderbücher, die vor 20 bis 30 Jahren „modern" waren, sind
darum so unkindertümlich wie nur möglich; jetzt ist es darin ja besser geworden). Die autistischen Kinder aber überraschen oft durch ein ganz differenziertes Stilgefühl, können mit Sicherheit Kunst und Kitsch unterscheiden, ja sie
wissen auch um den Sinn selbst sehr „schwerer" Kunstwerke, etwa romanischer
Plastiken oder Bilder von Rembrandt, urteilen treffsicher darüber, nicht nur,
welche Vorgänge auf einem Bild dargestellt sind, sondern auch was dahinter
steht, welche Charaktere die dargestellten Personen haben, welche Stimmung aus
einem Bilde spricht. Man bedenke, daß viele Erwachsene niemals zu jener Reife
und Bewußtheit der Persönlichkeit kommen, welche zu einem solchen Wissen gehört!

Verwandt mit diesem Kunstverständnis ist eine Fähigkeit, die sich bei autistischen Kindern ebenfalls häufig findet: eine besondere *Selbstbeschau* und eine
sichere Beurteilung anderer Menschen. Während das normale Kind dahinlebt,
seiner selbst kaum bewußt, dabei aber ein richtig reagierender Teil der Welt,
denken diese Kinder über sich nach, stehen sich selber beobachtend gegenüber,
sind sich selbst zum Problem, richten ihre Aufmerksamkeit auf die Funktionen
ihres Körpers.

Ein Beispiel: ein neunjähriger Knabe, der wie die autistischen Kinder meist, an der
Abteilung die ersten Tage eine schwere Heimwehreaktion hat, berichtet, wie er sich
abends im Bett beruhigt — zu dieser Zeit ist ja das Heimweh am ärgsten: „wenn man
den Kopf auf den Polster legt, da rauscht es so im Ohr und da muß man lang ruhig
liegen und das ist schön." Derselbe Knabe beschreibt auch eine Mikropsie, die er manchmal hat: „in der Schul', da seh ich manchmal, die Frau Lehrerin hat so einen kleinen
Kopf, da weiß ich nicht, was das ist; mir ist das so unangenehm, daß ich's so seh', da
druck ich mir die Augen direkt heraus (zeigt vor, wie er seine Augen drückt), dann
wird's besser."

Auf der gleichen Linie liegt die „Objektivität der eigenen Schlimmheit gegenüber". Während normalerweise ein Kind, wenn man auf seine Unarten zu sprechen kommt, möglichst wenig davon erzählt, abzuschwächen oder sich heraus-
zureden versucht, berichten die Autistischen völlig frei und unbekümmert davon,
ja sichtlich mit großem Genuß. Erzählt die Mutter vor ihnen von ihren argen
Streichen, hören sie voll Interesse zu und ergänzen dann das Bild, wo sie vielleicht etwas ausgelassen hat, zum Teil aus Pedanterie, „um der Wahrheit die
Ehre zu geben", gewiß aber auch aus boshafter Freude. Dieses Verhalten, weit
entfernt davon, eine echte Einsicht zu bedeuten, welche die erste Stufe der Besserung darstellte, ist immer ein Zeichen für eine besonders schwer zu beein-

flussende Dissozialität (das gleiche wurde ja auch für die epileptoide Scheineinsicht dargelegt, kommt dort jedoch aus einer ganz anders gearteten Persönlichkeit). Auch bei autistischen Jugendlichen, die kriminell geworden sind, findet
man oft, wenn die Tat ruchbar geworden ist, die gleiche frappante Offenheit
und Objektivität. All das ist für den Erfahrenen nichts weniger als ein erfreuliches Zeichen — es zeigt nur das Versagen der Schutzinstinkte, eine Störung der
Gefühle sich selbst gegenüber — und steht ursächlich mit der Kriminalität selbst
in engem Zusammenhang.

Wieder ein Beispiel — von dem 7¹/₂jährigen Knaben, dessen nette Beobachtung über
die Bedingungen, unter denen ein Glas als Spiegel wirkt, wir oben zitiert haben: „Boshaft bin ich schon, das kommt darauf an, wie ich gelaunt bin. Wissen Sie, man macht
die Bosheiten, *eben* (stark betont) weil sie verboten sind. Eigentlich geht mir hier (an
der Abteilung) das Bravsein leichter, ich weiß selber nicht warum. Aber wahrscheinlich,
ich trau mir's nicht, weil man da fremd ist. Ich hab' mir das Bravsein sehr schwer vorgestellt, es wundert mich selber, wie leicht das ist. Aber zuhause ist's schon furchtbar
schwer, selbst am Muttertag." Derselbe Bub, der mit sehr viel innerer Angst zu kämpfen hat, berichtet darüber: „Wespen, das muß ich sagen, sind nicht gerade meine Lieb-
lingstiere — — — überhaupt vor die Naturgewalten hab' ich schon ein bisserl Angst — —
zum Beispiel daß ein Wirbelwind das Haus umreißt — — — und auch vor einem Gewitter am freien Feld — — am Feld. da betet man auch zum lieben Gott, im Haus, da
hat man ja ohnehin die Blitzableiter!" (wie viele Erwachsene verhalten sich nicht genau
nach dem gleichen Schema!).

Solche Selbstbeschau, solche Objektivität sich selbst gegenüber bedeutet aber
zu gleicher Zeit, daß diese Kinder eine große Distanz zu sich haben, sich selbst
fern und — fremd sind, so wie sie ja auch in ihrem eigenen Körper nicht recht
zu Hause sind (vgl. die Ausführungen über das gestörte Körperschema!), so wie
sie das manchmal schon in der sprachlichen Stellungnahme zu sich zeigen: wir
haben des öfteren beobachtet, daß Kinder von sich als in der dritten Person
sprechen („er" statt „ich"). In gleicher Weise beschreiben auch mehrere amerikanische Autoren bei autistischen Kindern (in der amerikanischen Literatur bezeichnet dieser Name freilich noch abnormere, schizophrene oder der Schizophrenie
nahestehende Zustände), daß diese Kinder durch sehr lange Zeit „ich" und
„du" und „er" verwechselten.

So wie diese Kinder sich selbst beschauen, so haben sie oft auch ein erstaunlich richtiges Urteil über die Menschen der Umgebung, spüren sehr gut, wer
ihnen wirklich gewogen ist und wer nicht, auch wenn er sich ganz anders ge-
bärdet, haben ein feines Gefühl für die Abnormität anderer Kinder, ja sie sind,
so abnorm sie selber sein mögen, geradezu überempfindlich dafür.

Da ist ein scheinbarer Widerspruch zu lösen: wie verträgt sich die Kontaktstörung, die Störung der lebendigen Beziehungen zur Umwelt, welche alle Abartigkeiten der autistischen Kinder erklären soll, mit jener besonderen Klarsichtigkeit für Menschen und Dinge, die wir eben geschildert haben, wie kann
ein Mensch mit gestörten Beziehungen so viel bewußt erleben? Die Lösung liegt
in folgendem: das normale Kind, besonders das kleinere, welches richtig in der
Umweltsituation steht, richtig darauf reagiert und mitschwingt, tut das aus seinen
gesunden Instinkten, kommt aber meist nicht zu bewußter Beurteilung. Dazu
gehört ein Abstand von den Dingen. Der Abstand vom konkreten Ding ist die
Voraussetzung zur Abstraktion, zur Bewußtwerdung, zur Begriffsbildung. Eben
die verstärkte persönliche Distanz, ja die Störung des instinkthaften, gefühlsmäßigen Reagierens, welche die Autistischen charakterisiert, ist also in gewissem
Sinne gerade eine Voraussetzung für ihre gute begriffliche Erfassung der Welt.
Wir sprechen daher von einer *„psychopathischen Klarsichtigkeit"*, weil sie eben
nur bei derart abnormen Kindern vorkommt. In den günstig gelagerten Fällen

bietet diese Fähigkeit, welche natürlich auch weiterhin bestehen bleibt, die Voraussetzung für eine Berufseinstellung, bedingt bei diesen Menschen die besonderen Leistungen, welche anderen versagt sind. Die gute Abstraktionsfähigkeit ist ja eine Voraussetzung zu wissenschaftlicher Leistung. Tatsächlich finden sich unter Wissenschaftlern zahlreiche autistische Charaktere. Die aus einer Kontaktstörung kommende Ungeschicklichkeit und Hilflosigkeit dem praktischen Leben gegenüber, welche den „zerstreuten Professor" charakterisiert und zu einer unsterblichen Witzblattfigur macht, ist ein Beweis dafür.

Leider überwiegt nicht in allen Fällen das Positive, Zukunftweisende der autistischen Wesenszüge. Es gibt Menschen dieser Art von sehr verschiedenem Persönlichkeitsniveau: von einer an das Geniale grenzenden Originalität, über realitätsferne, eingesponnene, wenig leistungsfähige Sonderlinge, bis zu schwerst kontaktgestörten, automatenhaften Schwachsinnigen.

Die Originalität des Denkens, die alles aus eigenem Erleben schöpfen muß und von außen nichts annehmen kann, wirkt oft als ausgesprochener Defekt. Diese Kinder kommen dann zu abstrusen Anschauungen und Theorien, die schon mehr abwegig als originell und für das Leben sehr wenig brauchbar sind.

Als Beispiel die Antwort eines achtjährigen Knaben zur Unterschiedsfrage Holz — Glas: „das Holz wächst und bekommt eine schmutzige Haut, von der Erde zieht es den Schmutz an und wird so hart, daß es am Baum pickt und nicht mehr weg geht, die Erde macht sich so fest am Baum. Wenn man Glas fallen läßt, zerbricht es, obwohl es zusammengeschmiedet ist, weil der Pick, der was 'reingeschmiedet ist, der läßt sich los und es zerbricht."

Von da geht die Reihe in fließenden Übergängen weiter bis zu jenen durch organische Hirnstörung Schwachsinnigen mit stereotypen, automatenhaften Gewohnheiten, mit Interessen, die als Leistung unbrauchbar sind — zu den „Kalendermenschen", welche für jeden Tag des Jahres die Namenstage kennen, zu Kindern, welche, lange bevor sie in die (Hilfs-)Schule kommen, alle Straßenbahnlinien von Wien auswendig wissen, mit Ausgangs- und Zielstation, oder zu Kindern mit anderen, noch erstaunlicheren automatisierten Gedächtnisleistungen und Sonderinteressen.

Haben wir bisher die Intelligenzleistungen der autistischen Kinder vom Gesichtspunkt der spontanen Produktion, der eigenen Interessen aus betrachtet, so soll uns jetzt das **Schulmäßige,** das **Lernen** beschäftigen. Wer nur seinen spontanen Impulsen nachgibt und gegenüber den Anforderungen der Umwelt nur wenig zugänglich ist, der kann wohl originelle Leistungen vollbringen, aber nicht lernen. Das bewahrheitet sich bei fast allen diesen Fällen. Die Kinder, welche Eltern und Lehrer bisweilen durch weit über ihr Alter hinaus reife Antworten verblüffen, versagen ganz kraß in den Lerngegenständen, und zwar besonders in den mechanisierbaren Lernanforderungen, welche sonst den Dümmsten, ja vielen Hilfsschülern so leicht fallen, also besonders im Lesen, Rechtschreiben und Rechnen (Einmaleins!). Manchmal geht es in jenen Gegenständen gut, welche mit dem besonderen Interessengebiet des Kindes zusammenfallen: manche dieser Kinder erlernen besonders leicht das Lesen, weil sie schon in ungewöhnlich frühem Alter, mit sechs oder sieben Jahren, alles Lesbare verschlingen (normalerweise setzt ja die Lesewut erst um das zehnte Jahr ein), ja manche lernen schon vor der Schule lesen, indem sie sich durch Fragen, denen der Erwachsene einfach nicht ausweichen kann, die Kenntnis der Buchstaben erzwingen — und das andere selbst besorgen; die Rechenkünstler können meist auch in der Schule gut rechnen, obwohl es auch da ganz bezeichnende Gegensätze gibt: der Zwang, unter allen Umständen eigene Wege zu gehen, selbsterfundene Methoden anzuwenden, hindert das Kind, sich die von der Schule dargebotenen Rechenmethoden anzueignen; sie machen es sich selbst schwer und kompliziert, irren sich schließlich und kommen zu falschen Ergebnissen.

Als Beispiel sei die Rechenmethode des 8jährigen Knaben beschrieben, von dem wir die originellen Antworten auf die Unterschiedsfragen auf S. 184 f. zitiert haben:

27 und 12: „ist 39"; er gibt spontan die Erklärung ab, wie er gerechnet hat: „2 × 12 ist 24, 3 × 12 ist 36, ich merk' mir die 3 (er meint, 27 sei um 3 mehr als 2 × 12), rechne weiter."

58 und 34: „ist 92; besser: 60 und 32, ich geh' immer auf den Zehner."

34 − 12: „ist 22; 34 und 2 ist 36, weniger 12 ist 24, weniger 2 ist 22, das ist mir geschwinder eingefallen als was anderes."

47 − 15: „ist 32; entweder 3 dazugeben und zu dem, was weg soll, auch 3 dazu-geben, oder erst 7 weg und dann 8."

52 − 25: „ist 27; 2 × 25 ist 50 und 2 ist 52, 25 und 2 ist 27."

Eine eingekleidete Aufgabe (man bedenke, der Knabe ist $8^{1}/_{2}$ Jahre alt, geht in die zweite Volksschulklasse und erreicht dabei laut Schulbericht wegen seiner Lernschwierig-keiten das Lehrziel der Klasse nicht!): Eine Flasche mit Kork kostet S 1,10, die Flasche allein kostet gerade 1 Schilling mehr als der Kork, wieviel kostet jedes von beiden? Nach etwa fünf Sekunden bringt er die richtige Lösung und erklärt auf Verlangen: „Wenn die Flasche um 1 S mehr kostet, so muß man den Schilling weglassen und es muß von den 10 g noch etwas dabei sein; ich muß also durch 2 dividieren, so kostet der Kork 5 g, die Flasche 1 S und 5 g."

So reizvoll diese souveräne Beherrschung des Zahlenraumes bei diesem Kinde wirkt, so zeigt sich doch auch schon hier die Kehrseite der autistischen Arbeits-weise: selbst dort, wo die Lösung richtig ist, muß für jede einzelne Rechnung eine eigene, jeweils ganz verschiedene Methode gefunden werden — es wäre doch ein-facher, sich an das gelernte Schema zu halten, zuerst die Zehner und dann die Einer abzuziehen. Es werden aber keineswegs alle Aufgaben richtig gelöst; bei mehreren ist das System, das er sich aufbaut, so kompliziert, so originell es ist, daß er sich schließlich irrt und zu einem falschen Resultat gelangt.

Dabei überwiegen bei diesem Knaben noch die positiven Qualitäten der Autistischen. Bei vielen anderen aber ist es nicht so. Da sind die angewandten Methoden so abwegig und so kompliziert, daß es kaum je zu einem richtigen Resultat kommt und die wirkliche Leistung ganz schlecht ist.

Aber auch bei dem eben besprochenen Knaben waren die Lernerfolge in der Klassengemeinschaft sehr viel schlechter als bei der Einzelprüfung, wo man auf seine Abgesperrtheit Rücksicht nehmen, seine originellen Produktionen zu Wort kommen lassen konnte. Auch wir konnten an unserer Abteilung beobachten, um wieviel schlechter seine Leistungen in der Lerngruppe waren. Da heißt es ja, auf das an alle gerichtete Wort des Lehrers zu achten und gerade das tun, was der verlangt. Beides kann er aber nicht. Er läßt seine Gedanken spazierengehen, seinen eigenen Problemen nach, weiß meist nicht, wovon die Rede ist. Vom Unter-richt nimmt er sich nur das heraus, wozu er eine besondere Affinität hat, und verarbeitet es auf seine Weise. Da er, wie die Schule berichtet, nie weiß, was für Aufgaben er hat, und daher trotz aller häuslichen Bemühungen auch daheim nie die richtigen Arbeiten macht, ist es schließlich kein Wunder, daß er trotz seiner unbezweifelbaren, auch von der Schule anerkannten Begabung das Lehrziel der Klasse nicht erreicht hat.

Der eben kurz geschilderte Fall ist ein Beispiel dafür, daß die autistischen Kinder neben dem Zwang, originelle Methoden zu finden, und der daraus fol-genden Unfähigkeit, die dargebotenen Schulmethoden zu erlernen, vor allem durch eine *Störung der aktiven Aufmerksamkeit* im Lernen behindert sind. Es ist also nicht oder nicht nur die landläufige Konzentrationsstörung vieler neuropathischer Kinder zu beobachten, die von allen äußeren Reizen, von jeder Bewegung und

Unruhe um sie her von ihrem Arbeitsziel abgelenkt werden („passive Aufmerksamkeit"). Diese Kinder sind vielmehr von vornherein gar nicht geneigt, ihre Aufmerksamkeit, ihre Arbeitskonzentration auf das zu richten, was die Außenwelt, in diesem Fall die Schule, von ihnen verlangt. Wie in ihren anderen Benehmensschwierigkeiten, so sind sie auch in dieser Störung von außen her sehr schwer zu beeinflussen.

So ist es denn kein Wunder, daß die meisten autistischen Kinder große Lernschwierigkeiten haben. Bei den Gescheitesten von ihnen sehen manchmal die Lehrer wegen ihrer sonstigen Leistungen, wegen ihrer apartgescheiten Antworten über die schlechteren Leistungen in den mechanisierbaren Lernanforderungen hinweg. Meist aber ist der Lehrer verzweifelt über die quälende Mühe, die beiden Teilen aus jener Störung der Arbeitsweise erwächst. In vielen Fällen gibt es auch charakteristische Konflikte zwischen Lehrer und Elternhaus: die Eltern, die ja überhaupt geneigt sind, ihre Kinder zu günstig einzuschätzen, beurteilen sie nach den spontanen Intelligenzäußerungen, z. B. nach den originellen Einfällen, und halten sie für besonders gescheit. Der Lehrer aber sieht das Versagen im Erlernbaren und gibt schlechte Noten — also eine Konfliktsituation, in der beide Teile irgendwie recht haben. Diese Konflikte dauern meist die ganze Untermittelschule an — man tut ja gut, diese Kinder trotz aller Schwierigkeiten in eine höhere Schule zu schicken. Erst im Obergymnasium kommen oft die positiven Werte der Originalität der Autistischen richtig zur Geltung, zum Erstaunen der früheren Lehrer geht es nun mit ihnen fast mühelos, mit starker Spontaneität gehen sie unbeirrbar ihren Weg.

Trieb- und Gefühlsleben der Autistischen

Schon aus dem bisher Gesagten, aus der Schilderung der Ausdruckserscheinungen und der Benehmensabnormitäten, muß klar geworden sein, wie disharmonisch die Persönlichkeit der autistischen Psychopathen ist, daß die Störung vor allem in den Tiefenschichten der Persönlichkeit liegt, in der Zone des Triebhaften, Instinktmäßigen, was sich denn auch in Störungen der instinkthaften Situationsanpassung äußert. Es soll nun im einzelnen über die Störungen des Trieb- und Gefühlslebens gesprochen werden.

Wir beginnen mit der *Sexualität*. Da ist das Bild nicht einheitlich. Manche Fälle sind während der ganzen Kindheit, aber auch über die Pubertät hinaus, sexuell kühl und uninteressiert, triebschwach, bringen es auch im weiteren Leben zu keiner gesunden, kräftigen Sexualität. Bei anderen finden sich jedoch frühzeitig sexuelle Auffälligkeiten, in vielen Fällen in Form einer früh auftretenden, intensiv ausgeübten, hartnäckig festgehaltenen, allen Behandlungsversuchen trotzenden Masturbation. Oft fehlt weitgehend das Scham- und Schuldgefühl, das diese Handlungen sonst begleitet; die Kinder frönen ihrer Leidenschaft unter Umständen in exhibitionistischer Weise, mit aller Hartnäckigkeit und Unbeeinflußbarkeit der Autistischen Psychopathen. Man erfährt auch von homosexuellen Akten bei relativ jungen Kindern.

Auch von sadistischen Zügen wird öfters berichtet.

Als Beispiel seien Aussprüche eines siebenjährigen, in beträchtlichem Maße autistischen Knaben angeführt: „Mutti, ich werd' einmal ein Messer nehmen und dir ins Herz stoßen; da wird das Blut herausspritzen, das wird ein großes Aufsehen machen." „Wär' das schön, wenn ich ein Wolf wäre, da könnte ich Schafe und Menschen zerreißen und das Blut tät' fließen." Auch als er sich selbst einmal verletzte, soll er ganz begeistert gewesen sein, so daß die Ärztin, welche die Wunde verband, den Zustand als sehr auffallend befunden haben soll.

Auch eine Neigung zu Koprolalie findet sich nicht selten bei diesen Kindern, ein Verhalten, das dann in eigenartigem Gegensatz steht zu ihrer sonst so gewählten Sprache.

Es zeigt sich somit auf dem Gebiet der Sexualität in vielen Fällen eine ausgesprochene Disharmonie — eine Triebschwäche oder aber eine Frühreife und Triebverirrungen, nicht aber eine harmonisch in die Persönlichkeit sich einbauende Reifung. Diese Eigenart bringt solche Menschen, wenn sie einmal strafmündig geworden sind, nicht selten mit dem Gesetz in Konflikt (siehe später!).

Dasselbe Verhalten finden wir auch auf verschiedenen Gebieten des Gefühlslebens. Überempfindlichkeiten und krasse Unempfindlichkeiten stehen sich schroff gegenüber. Wir bringen einige Beispiele. Fast regelmäßig finden sich sehr differenzierte Zu- und Abneigungen auf dem Gebiete des Geschmackssinnes: häufig ist eine besondere Vorliebe für stark saure oder gewürzte Speisen, wie Gurken, geröstetes Fleisch; häufig eine nicht zu überwindende Abneigung gegen Gemüse und Milchspeisen. Etwas Entsprechendes findet sich auch beim Tastsinn: eine bis zu abnormen Graden gehende Abneigung gegen bestimmte Berührungsempfindungen, etwa für Seide, Samt, Watte, Kreide; sie vertragen nicht die Rauhigkeit neuer Hemden, gestopfte Strümpfe; das Haar- und Nägelschneiden, die Nässe des Waschwassers ist eine Quelle unangenehmer Sensationen und Anlaß schwerer Konflikte. Oft zeigt sich im Spital eine besondere Überempfindlichkeit des Rachens, so daß das tägliche Spateln zu einer schwierigen Prozedur wird. Auch gegen Geräusche und Lärm sind diese Kinder oft kraß überempfindlich. All das ist, wie wir schon einmal sagten, in der spezifischen Färbung anders als die Überempfindlichkeiten der Neuropathen: differenzierter, ausgefallener, stärker fixiert, schwerer beeinflußbar.

Der gleiche Eindruck des Unharmonischen, Widerspruchsvollen ergibt sich auch bei der Betrachtung der höheren Gefühle, wie sie sich in den Beziehungen zu Dingen, Tieren und zu anderen Menschen äußern.

Beginnt man, sich mit diesen Kindern zu beschäftigen, wäre man oft versucht, von einem ausgesprochenen Gefühlsdefekt zu sprechen. Dieser ergäbe sich schon aus der Isolierung der Kinder unter den übrigen Menschen, ja aus ihrer Gegeneinstellung gegen die Umgebung, besonders gegen ihre Nächsten. Sie sind arm an Zärtlichkeiten, die sonst das Zusammenleben mit einem kleinen Kind so reich an Freude machen. Von manchen dieser Kinder hört man, sie hätten überhaupt nie schmeicheln und „lieb sein" können, ja sie seien bösartig geworden, wenn man mit ihnen nett sein wollte. Auch ihre Bosheiten und Grausamkeiten sprechen deutlich im Sinn einer Gemütsarmut.

Sie sind in einem extremen Maße egozentrisch, rücksichtslos auf die Durchsetzung ihrer Wünsche bedacht, nur ihren eigenen Interessen, ihren spontanen Impulsen nachgehend, ohne auf Gebot oder Verbot von außen zu achten. Es mangelt ihnen das Gefühl für Respekt den anderen Personen gegenüber. Wenn man mit ihnen redet, stehen sie mit einem ganz gleich auf gleich, reden mit selbstverständlicher Sicherheit, ohne jede Unterordnung. Auch in ihrem Ungehorsam sind sie von einer nicht zu übertreffenden Respektlosigkeit — es wird dabei aber bald klar, daß das nicht so sehr eine bewußte und gewollte Frechheit ist, sondern eher ein Defekt im Verständnis für die andere Person.

Auch für die persönliche Distanz haben sie gar kein Gefühl: so wie sie sich unbekümmert an jeden, auch an fremde Personen, anlehnen, ihn angreifen, als wäre er kein Mensch, sondern eine Sache, ein Möbelstück, so nehmen sie auch ohne jedes Fremdheitsgefühl jedermann in Anspruch, fordern seine Dienste, beginnen ein Gespräch, dessen Thema sie selbst angeben — all das zweifellos, weil sie Unterschiede des Alters, Ein- und Unterordnung, Pflichten des Anstandes und der Höflichkeit nicht spüren; alle diese für das menschliche Zusammenleben höchst wichtigen Funktionen wurzeln ja nicht im Intellekt, sondern in tieferen, „thymischen" Persönlichkeitsschichten.

Auch die Beziehungen zu den *Dingen* können abartig sein. Während dem normalen Kind, besonders dem Kleinkind, die Dinge förmlich lebendig werden, weil es sie durch seine guten Beziehungen zu ihnen mit seinem eigenen Leben erfüllt, während es sich an den Dingen heranbildet, an ihnen seine Erfahrungen sammelt, seine Liebe an sie hängt — sind die autistischen Kinder auch darin gestört. Entweder sie nehmen die Dinge der Umwelt überhaupt nicht zur Kenntnis, nehmen etwa an Spielsachen gar keinen Anteil, oder aber sie haben an bestimmte Einzeldinge eine abwegig feste Bindung, lassen eine Peitsche, einen Holzklotz, eine nur mehr rudimentäre Puppe keinen Moment aus den Augen, können nicht essen, nicht schlafen gehen, wenn der „Fetisch" nicht bei ihnen ist, machen schwerste Szenen bei dem Versuch, ihnen dieses Ding zu entziehen.

Häufig ist die Beziehung dieser Kinder zu den Dingen auf das *Sammeln* eingeengt. Wie schon in anderen Belangen finden wir auch hier statt einer harmonisch geordneten Fülle, in der nichts besonders hervortritt, Defekte und leere Räume, in denen einzelnes hypertrophiert. Das Sammeln, besonders in der Art, wie die Autistischen es treiben, bedeutet eine Entseelung des Besitzes. Sie häufen bestimmte Dinge an, aber nicht, um mit ihnen etwas Richtiges anzufangen, mit ihnen zu spielen, sie zu gestalten, sondern nur um sich in ihrem Besitz zu wissen. So hat ein sechsjähriger Knabe den Ehrgeiz, es auf 1000 Zündholzschachteln zu bringen, ein Ziel, dem er mit fanatischer Energie nachstrebt; nie aber sieht man ihn damit eisenbahnspielen, wie das andere Kinder tun. Ein anderer sammelt Bindfaden, ein dritter „alles", was er auf der Straße findet oder irgendwo mitgehen läßt; all das aber nicht in der Manier der realitätsangepaßten Gassenbuben, in deren unergründlichen Hosentaschen sich alles, aber auch alles findet, was sie zur Verübung ihrer Streiche benötigen — der autistische Knabe stapelt daheim Kasten voll unnützen Krams auf, ordnet die Sachen immer wieder neu, behütet sie wie ein Geizhals. Im späteren Alter der Kinder wird diese Sammelleidenschaft meist interessanter und vernünftiger durch die Wahl der Objekte, ihre Ordnung und geistige Verarbeitung — aber die richtigen Sammlernaturen sind eben auch im Alter meist Sonderlinge mit deutlichen autistischen Wesenszügen.

Wir kennen mehrere autistische Jugendliche, die sämtliches Spielzeug, das sie seit Säuglingszeiten geschenkt bekommen hatten, säuberlich paketiert und beschriftet, im Kasten aufhoben, förmlich einen Kult damit trieben. Welche Humorlosigkeit, welch verschrobene Einstellung zum Besitz liegt darin!

Auch ihrem eigenen Körper gegenüber haben diese Kinder nicht das richtige Gefühl. Es fehlt ihnen das „Körperschema", „sie sind in ihrem Körper nicht zu Hause". Sie rennen leicht überall an, weil sie ihren Körper nicht richtig „orten" können. Es ist ihnen nur mit großer Mühe, oft überhaupt nicht vollkommen beizubringen, daß man sich reinhalten und dazu die zahlreichen Forderungen der Körperpflege erfüllen muß. Noch die Erwachsenen, die dann meist intellektuelle Berufe eingeschlagen haben, können ungewaschen und ungepflegt herumlaufen oder, schon als Professoren, in aller Öffentlichkeit nasenbohren. Bis gegen Ende des Kindesalters benehmen sie sich beim Essen ungemein unappetitlich, beschmieren sich, „malen" mit dem Essen herum, hängen dabei ihren Problemen nach. Nicht so selten gibt es, selbst bei intellektuell höchst differenzierten Autistischen, schwer zu behandelndes Einschmutzen und Einnässen, worüber sie, ist es wieder einmal passiert, sehr entsetzt sind, das sie aber nicht verhindern können.

Ein bezeichnender Zug ist auch ihre *Humorlosigkeit*. Sie „verstehen keinen Spaß", schon gar nicht, wenn er sich gegen sie selber richtet (das ist auch ein Grund mehr, warum sie so gehänselt werden). Sie können nicht richtig gelöst-fröhlich sein, bringen es nicht zu jenem aus dem Gemüt kommenden Verstehen der Welt, das im echten Humor liegt. Sind sie einmal lustig, dann wirkt das meist unangenehm: übersteigert, verzerrt, ohne Maß; sie hüpfen und toben im Zimmer herum, werden besonders distanzlos, lästig, aggressiv. Nur in einem sind sie oft schöpferisch: im Wortwitz; angefangen von Wortverdrehungen, von Effekten, die sich aus dem Klang ergeben, bis zu scharf formulierten, wirklich gescheiten witzigen Aussprüchen.

Aber auch auf der Gefühlsseite sind die Züge keineswegs so eindeutig negativ, wie das nach dem bisherigen erscheinen könnte. Es gibt auch ganz gegensätzliche Erscheinungen. Immer wieder wurden wir von der schweren *Heimwehreaktion* überrascht, welche die Kinder bei der Aufnahme hatten; sie wollte uns zunächst gar nicht zu den sonstigen Zeichen von Gefühlsarmut passen. Während sonst Kinder, auch solche, die eine echte, starke Bindung an das Elternhaus hatten, nach kurzer Trauer sich rasch eingewöhnen, da sie bald die Liebe und Fürsorge, die ihnen hier entgegengebracht wird, spüren, an der neuen Umwelt und an der den Tag restlos erfüllenden Tätigkeit Interesse gewinnen, ist bei den Autistischen ein schweres Heimweh die Regel. Tagelang weinen sie in haltloser Verzweiflung, besonders abends bricht der Schmerz immer wieder hervor; sie berichten von den Eltern, die sie daheim so sehr gequält haben, mit zärtlichsten Worten, mit der reifen Sprache, die ihnen eignet, aber auch mit erstaunlich differenziertem Gefühl; das können Kinder dieses Alters sonst gar nicht ausdrücken; sie bringen Gründe um Gründe, warum sie nicht, gerade heute nicht hier bleiben können, Begründungen, die eine merkwürdige Mischung von Naivität und Raffinement zeigen, schreiben flehende, erschütternde Briefe nach Hause. Das alles dauert um ein Vielfaches länger als bei anderen Kindern, bis sie sich endlich eingewöhnen und sich in der unentrinnbaren Ordnung, unter der überlegenen, ihre besonderen Schwierigkeiten berücksichtigenden Führung wohl zu fühlen beginnen. Es mag sein, daß es eine ans Zwangsneurotische grenzende Bindung an die Dinge und Gewohnheiten des häuslichen Milieus ist, welche die Kinder die Trennung so schwer empfinden läßt, daß also eine Einengung der normalen Handlungsfreiheit und Anpassungsfähigkeit die Ursache dieser Reaktion ist; trotzdem zeigt dieses schwere Heimweh, welcher differenzierter Gefühle diese Psychopathen fähig sind.

Man erlebt aber auch noch andere Beispiele tiefer Gefühlsbindungen. So hatte der Knabe, von dem auf S. 184 mehrere Beispiele eines besonders originellen sprachlichen Ausdrucks gegeben wurden, zwei weiße Mäuse, die er in rührender Weise pflegte und umsorgte, sie, wie er oft betonte, allen Menschen vorzog — derselbe Knabe, der Eltern und Bruder durch raffinierte Bosheiten und Quälereien außer sich brachte! Ähnliche Beispiele solcher zweifellos gefühlstiefer Bindungen an Tiere und auch an bestimmte Menschen, Beispiele echter Zärtlichkeit kann man bei autistischen Kindern immer wieder erleben.

Angesichts solcher Tatsachen wird das Problem der Gefühlsseite dieser Kinder sehr kompliziert. Es ist jedenfalls nicht einfach nach dem Begriff „Gefühlsarmut" zu verstehen, also nach quantitativen Gesichtspunkten; diese Kinder sind vielmehr qualitativ anders, und im Gefühl, im Gemüt disharmonisch, oft voll überraschender Widersprüche; eben dadurch wird ihre Anpassungsstörung erklärt. Überhaupt käme man, so glauben wir, nicht zu dem Wesen dieser Störung, wollte man versuchen, sie nach dem Prinzip der SCHRÖDERschen Charakterologie „aufzulösen", nach einem Mehr oder Weniger bestimmter, von vornherein festgelegter seelischer „Seiten". Es ist eben etwas spezifisch „Psychopathisches", eben das „Autistische", auf welchen gemeinsamen Nenner alle die Absonderlichkeiten dieser Kinder gebracht werden können.

Pädagogische Therapie

Schon nach den bisherigen Schilderungen ist klar geworden, wie groß die pädagogischen Schwierigkeiten bei den autistischen Kindern sein müssen, da doch eben die menschlichen Beziehungen, auf denen die Erziehbarkeit beruht, gestört sind. Wieder müssen wir versuchen, aus dem besonderen Wesen der Kinder den besonderen pädagogischen Weg zu finden.

Normalerweise erzieht man Kinder, vor allem kleine Kinder, nicht so, daß man ihnen die pädagogischen Notwendigkeiten verstandesmäßig nahebringt, daß man erklärt und begründet. Nur instinktlose Erzieher handeln so — und erleiden damit auch meist Schiffbruch. Es ist vielmehr in erster Linie der Gefühlsausdruck, der aus seinen Worten und aus seinem ganzen Verhalten sprechende Affekt des Erziehers, was das Kind zum Gehorchen bringt, dasselbe, was auch der Säugling, der Fremdsprachige, ja das Tier versteht. Eben das aber versteht der Autistische infolge seiner affektiven Störung nicht richtig oder reagiert darauf in paradoxer Weise, mit Negativismus, mit Bosheiten oder Aggressionen, sowohl auf Liebe und Schmeicheleien wie auf Zorn und Ärger. Diese Kinder suchen Zärtlichkeiten nicht durch besonders braves Verhalten herbeizuführen, sondern empfinden sie als unangenehm und irritierend; sie lassen sich durch Zorn und Drohen nicht zum Gehorchen zwingen, sondern genießen diesen Affekt als erwünschte Sensation und suchen ihn zu provozieren!

Ein wichtiger Grundsatz ist darum, daß bei diesen Kindern alle pädagogischen Maßnahmen „mit abgestelltem Affekt" vorgetragen sein müssen. Niemals darf der Erzieher zornig werden oder sich ärgern, auch nicht „lieb" oder „kindertümlich" sein wollen. Es genügt dabei nicht, nur nach außen hin ruhig zu scheinen, während man innerlich kocht, sondern der Erzieher muß wirklich auch innerlich vollkommen ruhig, beherrscht und gesammelt bleiben. Ohne sich dem Kind persönlich aufzudrängen, hat er sachlich seine Anweisungen zu geben. Hört man etwa als Außenstehender zu, wie ein solches Kind unterrichtet wird, sieht man, wie ruhig und „selbstverständlich" alles vor sich geht, so könnte es scheinen, es ginge alles „nur so nebenher", „man ließe das Kind laufen". In Wirklichkeit aber braucht die Führung dieser Psychopathen eine besondere Anspannung und Konzentration, eine besondere Sammlung und innere Sicherheit, eine fraglose Überlegenheit des Erziehers, die gar nicht leicht durchzuhalten ist.

Weiter: es liegt die Gefahr nahe, daß man an dem verbalen Negativismus dieser Kinder ins Debattieren kommt, ihnen beweisen will, daß sie unrecht haben, sie zur rechten Einsicht bringen will. Dergleichen führt nie zum Ziel. Es gelingt aber meist, solche negativistischen Redereien mit „sachlichen" Anforderungen einfach abzuschneiden, etwa so: „Nein, du brauchst nicht zu rechnen (und in demselben ruhigen Tonfall fortfahrend), wieviel ist — —." Überhaupt muß betont werden: so sehr das ein diametraler Gegensatz zu sein scheint — diese Kinder sind sowohl negativistisch als auch besonders suggestibel, ja es finden sich oft Züge von Befehlsautomatie. Noch deutlicher ist dieses Verhalten ja bei Schizophrenen. Auch da finden sich in einer Person negativistische Versteifung und Befehlsautomatie nebeneinander. Ja, diese beiden Willensstörungen dürften überhaupt sehr verwandt sein! Auch bei unseren Kindern kann man immer wieder sehen: stellt man die Aufforderung scheinbar so „automatenhaft" und stereotyp, in ähnlichem ruhigem „Singsang" wie sie selber reden, so hat man oft das Gefühl, sie *müßten* gehorchen, ohne die Möglichkeit, sich dem Befehl zu widersetzen.

Aber auch bei diesen Kindern muß hinter dieser kühlen, sachlichen Art des Verkehrs ein echtes Wohlwollen stehen, will man pädagogisch überhaupt etwas erreichen. Schwierig sind sie unter den günstigsten erzieherischen Bedingungen. Aber richtig führen und unterrichten lassen sie sich nur von Menschen, die sie nicht nur verstehen, sondern ihnen auch gewogen sind, eine Güte und — einen Humor für sie haben. Auch für sie gilt das Gesetz vom „thymogenen Automatismus" (HAMBURGER): das aus dem Gemüt *(ϑυμος)* kommende Verhalten des Erziehers beeinflußt automatisch, ohne Willen, ohne Bewußtsein die Stimmung und das Verhalten des Kindes.

Am meisten lassen sich autistische Kinder von einem Erzieher sagen, der mit ihren Interessen richtig „mitspielt", der ihre eigenen Probleme mit ihnen teilt, diese fördert, von seiner eigenen größeren Lebenserfahrung den Kindern zuteilt, was ihnen dann sehr imponiert; man muß diesen Kindern Literatur aus ihrem Fachgebiet verschaffen, ihre Sammlungen fördern, diese eventuell auf ein höheres wissenschaftliches Niveau zu heben versuchen — kurz, muß mit ihnen selbst irgendwie „autistisch" werden; dann tut man sich mit ihnen viel leichter.

Während das Durchschnittskind die praktischen Anforderungen des täglichen Lebens „ganz von selber" erlernt, vom Zusehen, ohne daß man sich darum viel zu bemühen braucht, erfordern diese Dinge bei den Autistischen wegen ihrer Ungeschicklichkeit und Interesselosigkeit eine systematische Übung und Schulung, was in jedem Fall sehr mühsam ist. Alles muß intellektualisiert, in Arbeitsgänge zerlegt, erklärt (etwa mit einem Sprüchlein) und gezeigt werden, mit vielen Wiederholungen und endloser Geduld — das bringen die Eltern selten auf. Ähnlich ist es mit dem Anfangsunterricht. In den ganz schwierigen Fällen bleibt nur der Einzelunterricht als Ausweg, bis mit der Zeit doch eine bessere Anpassung an eine Gemeinschaft erreicht wird.

Bei den älteren und besonders bei den gescheiten autistischen Kindern hat sich uns folgendes als entscheidende Hilfe erwiesen: sie gehorchen nicht, wenn sich eine Anforderung persönlich an sie als einzelne wendet, sie folgen aber viel besser, wenn der Befehl, wenigstens in der sprachlichen Form, allgemein, unpersönlich gehalten ist, als *objektives Gesetz* gegeben wird, das über dem Kind sowohl wie über dem Erzieher steht (etwa: *„man* macht das so — —", „jetzt müssen *alle* — —", „ein gescheiter Bub muß — —"). Diese instinktgestörten Kinder, bei denen nur die Intelligenz funktioniert, diese „Intelligenzautomaten", müssen alles verstandesmäßig erlernen. Oft erreicht man besonders bei den größeren Kindern eine fast reibungslose Einordnung, indem man einen genauen „Stundenplan" aufstellt, in dem, vom Aufstehen zur bestimmten Zeit angefangen, alle Beschäftigungen und Pflichten des Tages genau aufgezählt werden. Dieser Plan wird mit den Eltern beraten, da er sich ja auch nach den häuslichen Gewohnheiten richten muß, und wird schriftlich festgelegt. Manchmal wird dem Kind der Auftrag beigefügt, über die Einzelheiten dieses Planes sowie über die sonstigen Tagesereignisse ein genaues Tagebuch zu führen. An ein solches „objektives", genau festgelegtes Gesetz fühlen sich die Kinder infolge der bei ihnen so häufigen Pedanterie „buchstäblich" gebunden und ordnen sich, so grotesk das Ganze bei einem normalen Kind wirken würde, konfliktlos ein.

Hat man auf diese Weise in gewissen Dingen den Tageslauf der autistischen Kinder festzulegen, so muß man ihnen in anderen, besonders in ihren Sonderinteressen und ihren Gewohnheiten, wenn sie nicht zu störend sind, freien Lauf lassen. Andernfalls provoziert man endlose und fruchtlose Konflikte. Es ist auch zu bedenken, daß diese besonderen Interessen für die Kinder eine große

Bedeutung haben und daß aus ihnen oft eine gute Berufseinstellung herauswächst. Überhaupt muß man sich darüber klar sein, daß sie auf keine Weise
in eine Durchschnittsform hineingepreßt werden können. Man muß sich wohl
überlegen, was als erzieherische Notwendigkeit durchgesetzt werden muß und
worin man sie andererseits ruhig ihre eigenen Wege gehen lassen kann — das
ist ja eine der wichtigsten Erziehungsregeln bei schwierigen Charakteren überhaupt.

Wir haben an der Wiener Heilpädagogischen Abteilung in den dreißiger
Jahren vor allem für solche Kinder einen „Heilpädagogischen Hort" errichtet,
in dem einerseits versucht wird, sie trotz aller Schwierigkeiten zu gemeinsamen
Spielen zusammenzufassen, bei denen eine Mannschaft zusammenwirken muß,
um den Spielgedanken zu erfüllen (freilich gibt es da noch immer ein paar besonders kontaktschwierige Buben, die da auf dem großen, von Bäumen und
Büschen bestandenem Platz ganz allein ihr eigenes „Indianerreich" aufbauen
dürfen); andererseits wird viel vorgelesen, werden Bilder angeschaut oder wird
Musik angehört, was den hochdifferenzierten Interessen dieser Kinder entgegen-
kommt. Da geht es nicht um „Kinderliteratur" oder um „in usum delphini" prä-
parierte Stücke, sondern um die höchste Literatur aller Zeiten, die von diesen
Kindern erstaunlich tief verstanden wird, wie immer wieder die Diskussion bewies, die auch den Vorleser und Leiter der Gruppe reich beschenkte. Dadurch,
daß die Kinder an diese Institution eine tief fundierte Bindung entwickelten, die
manchmal weit über die Jünglingsjahre dauerte, ist es in einer Anzahl von Fällen
tatsächlich möglich geworden, sie im Elternhaus und in der Schule tragbar zu
erhalten, sie (wie es in KELLERS „Leuten von Seldwyla" heißt) „mit einem gol-
denen Bändchen an die Menschlichkeit zu binden".

Differentialdiagnostisches

Gegen zwei Zustandsbilder ist die autistische Psychopathie abzugrenzen: gegen
die schizophrene Psychose und gegen postenzephalitische Zustände. An **schizophrene** Bilder erinnern manche Symptome, besonders der schwereren Formen.
Ist doch Name und Begriff „Autismus" dieser Psychose entnommen; auch bei
dieser ist ein Großteil der Symptome auf den gemeinsamen Nenner der Kontaktstörung zu bringen. Freilich handelt es sich da um einen völligen Kontaktverlust
— und darin liegt schon die wesentliche Unterscheidung gegenüber dem beschriebenen psychopathischen Zustand. Der ungemein bezeichnende Eindruck, der dem
Erfahrenen und mit einem guten Blick Begabten unverwechselbar ist, daß man
nämlich vor der Persönlichkeit des Geisteskranken wie vor einer unübersteig-
baren Mauer steht, daß einem der Kranke uneinfühlbar, unberechenbar und
unzugänglich ist, daß man das Gefühl hat, vor einer zerstörten Persönlichkeit zu
stehen, das eben fehlt auch bei den schwerst verschrobenen autistischen Psychopathen. Und dieser Gesamteindruck ist das Entscheidende, ob auch einzelne
Symptome, die Bizarrerien und Stereotypien, der Negativismus und die Befehlsautomatie, überhaupt das Automatenhafte im Wesen, noch so sehr an die Psychose erinnern. Ein weiterer wesentlicher Unterschied liegt in folgendem: die
autistische Psychopathie ist ein Zustand, der, wohl mit verschieden gefärbten
und wechselnden Schwierigkeiten, von klein auf besteht und durch das ganze
Leben konstant bleibt; er hat nicht den besonders für die kindliche Schizophrenie (freilich nicht für hebephrene Formen) charakteristischen Beginn mit
den alarmierenden, blühenden Symptomen (schwerste Angst, Halluzinationen),
nicht den prozeßhaften Verlauf und führt vor allem nicht zu einem Persönlichkeitsabbau; im Gegenteil: hier entwickeln sich doch zahlreiche echte persönliche
Beziehungen, ein Verständnis von beiden Seiten, die Kinder sind, wenn auch
schwierig, doch mit bestimmten Methoden wirklich beeinflußbar.

Wir haben übrigens gesehen, daß von manchen amerikanischen Autoren, besonders von LAURETTA BENDER, welche auf diesem Gebiet wohl die größte Erfahrung hat, die Diagnose „kindliche Schizophrenie" viel weiter gefaßt wird als bei uns, daß also manche Fälle so bezeichnet werden, die wir „Autistische Psychopathen" nennen würden, also Dauerzustände eingeschränkten, aber nicht aufgehobenen Kontakts mit den typischen Schwierigkeiten. Das müssen denn auch jene Fälle von „Schizophrenie" sein, bei welchen eine Psychotherapie, wie sie dort betrieben wird, eine Aussicht auf Erfolg hat, was wir ja bei echten kindlichen Psychosen für aussichtslos halten. Als Bestätigung für unsere Auffassung sei eine Arbeit von HILDE MOSSE[1] angeführt: bei der Nachuntersuchung von 60 Fällen (aus den USA), die als Kleinkinder als schizophren diagnostiziert worden waren, konnte nicht in einem einzigen Fall nach Jahren diese Diagnose bestätigt werden.

In zweiter Linie ist das Bild der Autistischen Psychopathen, vor allem der intellektuell Minderbegabten, abzugrenzen gegen **postenzephalitische Zustände**. Wir kennen eine ganze Anzahl von Kindern mit typischen autistischen Wesenszügen, bei denen aber verschiedene Symptome darauf hinweisen, daß da eine organische zerebrale Störung vorangegangen sein muß. Gemeinsam können beiden Zuständen sein: die Kontaktstörung mit ihren bezeichnenden Ausdruckserscheinungen, die Bosheiten, Pedanterien und Stereotypien, die Apraxie und das instinktlose Benehmen, das Automatenhafte der ganzen Persönlichkeit, die erschwerte Mechanisierbarkeit bei relativ besseren spontanen Leistungen. Sehr eigenartigerweise sind es besonders gewisse motorische Eigentümlichkeiten, die gleicherweise bei autistischen Debilen und bei postenzephalitisch bedingten Schwachsinnigen vorkommen: eine Vorliebe für Hüpfen und Zappeln, Sichdrehen und rhythmisches Wackeln, vor allem in der Erregung, aber auch ohne solche, und besonders ein meisterhaftes Kreiseln aller möglichen Gegenstände, die dafür scheinbar gar nicht geeignet sind (Holzstücke, selbst Sessel!) — so wie sich diese Kinder selbst gern drehen, muß es ihnen eine eigentümlich lustvolle Sensation sein, dieses Drehen bei Gegenständen hervorzurufen. Von LEO KANNERS Fällen von „early infantile autism", über die später noch gesprochen werden muß, gehört wohl ein großer Teil in diese Gruppe. — Daß es sich in einem bestimmten Fall um einen von einer organischen Gehirnstörung verursachten Zustand handelt, dafür können sich aus der Anamnese wesentliche Anhaltspunkte ergeben, vor allem aber finden sich meist, wenn auch nur rudimentär, vegetative oder neurologische Symptome, wie im Kapitel „Postenzephalitische Charakterstörungen" ausführlich beschrieben wurde (der dort ausführlich zitierte Fall — siehe S. 115 — ist ja ein klassischer autistischer Charakter!).

Festgehalten soll werden, daß in manchen Fällen die Unterscheidung, ob es sich um eine konstitutionell begründete Psychopathie oder um den Folgezustand nach einer organischen Gehirnstörung handelt, nicht möglich ist, wie denn überhaupt eine jede „funktionelle" Störung von organischen Hirnveränderungen nachgeahmt werden kann, dafür haben wir schon einige Beispiele gesehen und werden noch weitere kennenlernen.

Erbbiologisches

Bei keinem anderen Typus von Psychopathen läßt sich so überzeugend wie hier zeigen, daß der Zustand konstitutionell verankert und daß er erbbedingt ist.

Nicht zu bezweifeln ist die *Konstanz* dieses Typus: etwa vom zweiten Lebensjahr an ist er klar zu erkennen und bleibt so, freilich mit wechselnden Schwierig-

---

[1] MOSSE, H.: Amer. J. Psychiatr. *114*, 791 (1958).

keiten, durch das ganze Leben bestehen. Daß der Zustand erst mit zwei, drei
Jahren deutlich in Erscheinung tritt, dann allerdings mit allen charakteristischen
Eigenheiten, spricht nicht etwa für eine Milieu- und gegen die konstitutionelle
Bedingtheit. Bei Überlegung wird bald klar, daß sich jenes Zustandsbild ja gar
nicht früher entwickeln *kann*: es besteht etwa darin, daß gewisse kortikale
Funktionen auf Kosten des Instinkts hypertrophieren; das kann aber erst dann
zustandekommen, wenn die Zentren und Leitungsbahnen des Cortex ausgereift
sind, ein Entwicklungsprozeß, der eben erst in dieser Zeit erfolgt. Etwas Ähnliches wird uns beim zwangsneurotischen Syndrom begegnen.

Ebenso eindeutig ergibt sich auch die *Erblichkeit*. Wir haben mehrere Hundert solcher Kinder beobachten können. In *jedem* Fall, bei dem es uns möglich
war, Eltern und Verwandte genauer kennenzulernen, haben wir in der Aszendenz verwandte psychopathische Züge feststellen können. Oft fanden wir nur
einzelne autistische Züge, oft aber das voll ausgeprägte Bild des Autistischen
Psychopathen, von den charakteristischen Ausdruckserscheinungen und der Ungeschicklichkeit an bis zu den, hier freilich sich auf einer anderen Ebene ab-
spielenden „Einordnungsschwierigkeiten". In den meisten Fällen hat der Vater,
wenn *er* es ist, der dem Kind die psychopathischen Wesenszüge vererbt hat,
einen intellektuellen Beruf. In vielen Fällen sind die Voreltern dieser Kinder
seit mehreren Generationen schon Intellektuelle, waren durch ihre Artung schicksalhaft in derartige Berufe gedrängt worden. Öfters fanden wir Abkömmlinge
bedeutender Gelehrten- und Künstlerfamilien unter diesen Kindern; manchmal
hatte man freilich den Eindruck, daß von deren Größe nur mehr die Schrullen
und Absonderlichkeiten übriggeblieben seien, die oft auch an großen Wissenschaftlern hängen, daß es da zu einer richtigen „De-generation", einem Herab-
gleiten im Laufe der Generationen gekommen sei. Viele von den Vätern unserer
autistischen Kinder standen jedoch trotz ihrer beträchtlichen Absonderlichkeiten
in hoher Stellung — was auch einen Beitrag zur Frage der sozialen Wertigkeit
dieses Persönlichkeitstypus leistet.

Autistische Menschen finden sich auch unverhältnismäßig überwiegend in
der Stadt, und zwar meist in viel längerer Generationenreihe, als das in unserem
Lande dem Durchschnitt entspricht (wo ja doch meist schon in der Großeltern-
generation bäuerliche Ahnen zu finden sind). Das spricht uns für die Auslese-
wirkung der Stadt, die da gerade für solche Typen und ihre menschlichen und
beruflichen Möglichkeiten eine besondere Anziehungskraft entwickelt.

Diese Befunde sprechen mit Sicherheit für die Durchschlagskraft der Erbanlagen, aber auch, da die Vererbung in den meisten Fällen so gleichartig erfolgt, für die Besonderheit des psychopathischen Zustandes. Eitel ist freilich die
Hoffnung — wie bei allen derartigen Zuständen —, einen klaren, einfachen Erbgang aufzuzeigen: diese Zustände, die ja selbst ein so komplexes Bild darstellen,
sind zweifellos polymer, also an mehrere Erbeinheiten gebunden, und es führt
daher, wenn man den Dingen keinen Zwang antun will, zu keinem Resultat, etwa
die Frage entscheiden zu wollen, ob sich ein solcher Zustand dominant oder
rezessiv vererbt.

Im Zusammenhang mit der Erblichkeit sollen hier noch einige andere Fragen
erörtert werden.

Betrachten wir unsere autistischen Kinder in Hinblick auf ihr *Geschlecht,* so
stehen wir vor der zunächst erstaunlichen Tatsache, daß es fast ausschließlich
Knaben sind. Wir fanden wohl bei Mädchen Kontaktstörungen, die in manchen
Zügen an die autistischen Psychopathen gemahnten, wir fanden schizophrenie-
ähnliche Bilder, ferner Mädchen, bei denen man Enzephalitis als Ursache eines
derartigen Zustandes annehmen mußte, wir fanden aber bei unserem eigenen

Material bei Kindern weiblichen Geschlechts kein voll ausgeprägtes Bild, wie es im bisherigen geschildert ist. Handelt es sich da um eine geschlechtsgebundene oder zumindest geschlechtsbegrenzte Vererbung? Es ist etwas von der Art.

Der autistische Psychopath ist eine Extremvariante des männlichen Charakters, der männlichen Intelligenz. Schon innerhalb der normalen Variationsbreite finden sich typische Unterschiede zwischen Knaben- und Mädchenintelligenz: die Mädchen sind im allgemeinen die besseren Lerner, ihnen liegt das Konkrete, das Anschauliche, das Praktische, das saubere, eifrige Arbeiten nach gegebenen Vorbildern, dagegen den Knaben mehr das Logische, die Fähigkeit zur Abstraktion, das präzise Denken und Formulieren, das eigenständige Forschen; wo Mädchen dieses letztere auch können, handelt es sich meist um ins Maskuline gehende Typen. (Das ist auch der Grund, warum im allgemeinen Knaben bei den höheren Altersstufen der BINET-Prüfung, aber auch bei manchen anderen Testmethoden besser abschneiden als die Mädchen; die recht einseitig logisch-abstrakten Anforderungen, welche die BINET-Tests etwa von der Altersstufe zehn Jahre an stellen, sind eben den Knaben viel mehr gemäß!) Beim autistischen Psychopathen ist dieses Verhalten ins Extreme gesteigert. Die Abstraktion — die ja überhaupt mehr dem männlichen Denken liegt, während das Weib mehr fühlt, sicher in ihren Instinkten beruht — ist so weit fortgeschritten, daß die Beziehungen zum Konkreten, zu den Dingen und den Menschen, weitgehend eingeschränkt sind; die Anpassung an die Forderungen der Umwelt, die ja vorwiegend über die Instinktfunktionen geht, ist nur in sehr herabgesetztem Maße erreicht.

Während wir, wie schon gesagt, kein Mädchen gefunden haben, bei dem das Bild dieser Psychopathie voll ausgeprägt zu finden gewesen wäre, sind uns mehrere Mütter autistischer Kinder begegnet, die selber in ihrem Verhalten ausgesprochen autistisch waren. Wir können uns das nur so erklären, daß bei Mädchen diese Wesenszüge erst nach der Pubertät in der charakteristischen Ausprägung auftreten.

Sehr aufschlußreich und typisch erscheint uns eine Beobachtung, die wir in Amerika machen konnten: da gibt es nicht nur weit mehr autistische Frauen, sondern es findet sich das gleiche, in allen Einzelheiten charakteristische Bild auch bei Mädchen, gar nicht viel seltener als bei Knaben. Das scheint uns gut zu der Tatsache zu passen, die einem auch bei anderen Anlässen dort oftmals in die Augen springt: In den USA ist jene Entwicklung der modernen Zivilisation, die mit einer Hypertrophie des Intellekts und einer gleichzeitigen Verkümmerung der Instinktfunktionen bzw. einem Verlust der Integration jener beiden Lebensbereiche einhergeht, wesentlich weiter fortgeschritten als bei uns, denen das gleiche zu drohen scheint. Besonders deutlich zeigt sich das in einer Änderung der weiblichen Psyche (natürlich wird das vor allem unter den Lebensbedingungen der Großstadt evident), und zwar im Sinne einer Maskulinisierung der Frau, was sich im amerikanischen öffentlichen Leben an zahlreichen Einzelheiten zeigt. Überintellektualisierung und Instinktverlust, die damit parallel gehen, fallen natürlich bei Frauen besonders auf, weil die Stärke der weiblichen Psyche bisher vor allem darauf beruhte, daß sie eben ganz anders als der Mann in ihrem Instinkt, im richtigen Fühlen beruhte, worin sie der Mann niemals erreichen kann. Was Wunder aber, daß diese Entwicklung, welche in Amerika eine in weit höherem Maße als bei uns durchgesetzte „Gleichberechtigung" der Frau brachte, damit erkauft wird, daß sich auch die „maskulinen Psychopathieformen" in einer solchen Bevölkerung weit häufiger und intensiver zeigen?

Bei einer Übersicht über unsere Fälle konnten wir weiter feststellen, daß die autistischen Psychopathen in einem — selbst wenn man die Großstadtverhältnisse berücksichtigt — weit überdurchschnittlichen Maße *einzige Kinder* sind. Ein individualpsychologisch eingestellter Betrachter würde nun selbstverständlich das ganze Zustandsbild aus der Situation des einzigen Kindes erklären und darin einen Beweis für die exogene Ursache sehen: er würde die Störungen der Beziehungen zur Gemeinschaft, aber auch das frühreife Reden und Denken einfach daraus erklären, daß die Kinder nur unter Erwachsenen aufwuchsen, sich nicht an eine Geschwisterschar anpassen lernten — so fassen die Eltern und die Lehrer dieser Kinder auch oft deren Schwierigkeiten auf. Aber wie in so vielen anderen Beziehungen verwechselt auch hier eine individualpsychologische Betrachtungsweise Ursache und Wirkung. Wenn man solche Kinder von ganz klein auf sich entwickeln sieht, wenn man beobachten kann, wie ihr Wesen vom frühesten Kindesalter in der beschriebenen Weise festgelegt ist, wenn man ferner weiß, daß sich autistische Kinder unter Geschwistern in ganz derselben Art entwickeln wie einzige Kinder, dann muß eine Erklärung aus exogener Verursachung absurd erscheinen. Nein, daß diese Kinder autistisch sind, ist nicht in den ungünstigen Erziehungseinflüssen begründet, denen ein einziges Kind ausgesetzt ist, sondern in den von den meist ebenfalls autistischen Eltern ererbten Anlagen. Ein Ausdruck einer Instinktstörung der Eltern kann es aber sein, daß sie nur einem einzigen Kind das Leben zu geben gewillt waren. Freilich mag es dafür auch andere, etwa wirtschaftliche Motive geben, aber in der Mehrzahl solcher Fälle glauben wir die Motivierung tiefer, in der Triebschicht der Menschen, also in konstitutionellen Gegebenheiten begründet sehen zu dürfen. Der Mangel oder doch die Abschwächung des Willens zum Kind ist so ein Wesenszug, der den meisten autistischen Persönlichkeiten eignet und der ein weiteres Symptom ihres hyposexuellen, instinktgestörten oder instinktschwachen Wesens ist. So sehen wir, daß viele dieser Charaktere ungesellig, ohne Frau und Kind ihr Leben verbringen, daß von denen, die doch heiraten, viele in einer spannungsreichen Ehegemeinschaft leben, in welcher die richtige Harmonie zwischen Trieb und Geist nicht gefunden wird, in welcher vor allem nicht Raum ist für das Aufwachsen einer größeren Kinderschar. Das Wort von KLAGES vom „Geist als Widersacher des Lebens" fällt einem da ein. — Es ist also zu betonen, daß die Tatsache des einzigen Kindes mehr ein Symptom des autistischen Zustandsbildes als dessen Ursache ist!

Eine weitere Frage muß noch beantwortet werden: Handelt es sich bei den geschilderten Zustandsbildern oder doch bei einigen von diesen Fällen vielleicht um Vorstadien einer Schizophrenie, entwickeln sich daraus echte Psychosen? Nach unserem Material müssen wir diese Frage verneinen. Wir kennen nur zwei Fälle, die wir zuerst als autistische Psychopathen aufgefaßt hatten, die allerdings, wie wir nun rückschauend sagen müssen, in einem höheren Grad und auch in etwas anderer Weise abnorm waren als die anderen Vertreter unseres Typus, und bei denen sich nach Jahren, in der Pubertät, hebephrene Bilder entwickelt hatten, in dem einen Fall zweifelsfrei, mit deutlichem Persönlichkeitszerfall, in dem anderen bleibt die Diagnose immer noch offen. In allen anderen Fällen aber, von denen manche 20 Jahre und länger in unserer Beobachtung stehen, ließ sich ein Übergang dieser Form der Psychopathie in eine echte Psychose nicht feststellen. Wir werden auch noch davon zu sprechen haben, daß die präpsychotische Persönlichkeit der späteren Schizophrenen anders wirkt als die autistischen Psychopathen.

Mit dem eben Gesagten steht noch eine andere Frage in Zusammenhang: Beruht das geschilderte psychopathische Zustandsbild etwa auf Teilanlagen der Schizophrenie (sind diese Psychopathen also — unter der wahrscheinlich zutreffenden Voraussetzung, daß sich die Schizophrenie polymer vererbt — Träger einzelner Gene, von denen erst eine Kombination mehrerer Krankheitsanlagen

die Psychose verursacht), oder beruht der Zustand auf Anlagen zu dieser Geisteskrankheit, die sich nicht manifestiert haben? Diese Frage müßte durch genaue
Sippenbefunde geklärt werden: es müßten sich nämlich in der Blutsverwandt-
schaft unserer Kinder Schizophrene in überdurchschnittlicher Zahl finden. Darauf können wir noch nicht mit genauen Zahlen antworten, können aber sagen,
daß wir nach unseren Krankengeschichten nicht den Eindruck haben, daß sich
Schizophrene im Umkreis der autistischen Kinder in auffallender Weise häufen.
Es scheint uns also diese Form der Psychopathie erbbiologisch und darum auch
genetisch nichts mit der Schizophrenie zu tun zu haben.

Am Ende dieses Abschnittes tut eine Auseinandersetzung über die Frage not,
ob alle die beschriebenen Symptome der autistischen Psychopathie nicht durch
Erziehungsfehler, vor allem von seiten neurotischer Mütter, verursacht worden seien
— eine Kausalität, die im angelsächsischen Raum als ausgemacht gilt. Solche
Erklärungen wurzeln, so glauben wir, in eben jenen Grundeinstellungen zum
Leben, von denen wir oben (S. 143) schon sprachen, und sind rational nicht bis
zum letzten zu begründen. Dabei wird meist überhaupt nicht zu der Frage
Stellung genommen, ob nicht die Tatsache, daß autistische Kinder aus Familien
hervorgehen, deren Eltern, im besonderen die Mutter, selbst in ähnlicher Weise
psychopathisch reagieren, gerade auch dafür spricht, daß eben Erbfaktoren im
Spiele sind. Gewiß tut es solchen Kindern mit ihren vorgegebenen Anlagen
nicht gut, wenn sie auch noch instinktlos behandelt werden, vor allem in jenen
so bildsamen und auf richtige emotionale Beziehungen so sehr angewiesenen
ersten Lebensjahren. — Bei dieser unserer Anschauung steht aber keineswegs
nur Behauptung gegen Behauptung. Das Leben bringt vielmehr genug Fälle an
einen heran, welche auch gegenteilige *Beweise* zu liefern erlauben. Gewiß sieht
man häufig Kinder, die dadurch emotional verarmt sind, daß sie die ersten
Lebensjahre in ungünstigem, kalt-sachlichem Anstaltsmilieu verbracht haben;
diese Kinder zeigen mannigfache Störungen — aber nicht die typischen Eigenheiten der autistischen Psychopathen. Auch Adoptivkinder, welche schon als
Säuglinge zu autistischen Müttern kamen, werden dadurch keineswegs selbst
autistisch (es sei denn, sie hätten die Anlagen dazu gehabt), wenngleich auch sie
unter solch instinktloser Erziehung beträchtlich zu leiden haben. Und schließlich
haben wir öfters gesehen, daß es zur vollen Ausbildung des Zustandes auch in
Fällen gekommen ist, bei denen schwere Erziehungsfehler nicht festgestellt werden konnten — wenn also etwa das entsprechende Erbe von seiten des Vaters
kommt, der als Erzieher nicht viel in Erscheinung tritt, während eine sehr
instinktsichere, sich durchaus richtig verhaltende Mutter alles tut, um mit dem
Kind gut auszukommen. — Und wenn man bei eindringlicher Anamneseerhebung
manchmal feststellen muß, es habe bei diesen Kindern weniger mütterliche Zärtlichkeit gegeben, als das für die Entwicklung zum normalen Menschen notwendig gewesen wäre — kann das nicht auch darin seinen Grund haben, daß das
autistisch veranlagte Kind schon in sehr jungem Alter solche Zärtlichkeiten ab-
lehnte, selbst wenn man versuchte, sie an es heranzubringen? Uns wurde tatsächlich mehrmals von solchem Verhalten des Kindes berichtet. Da ist also
wieder einmal Ursache und Wirkung miteinander verwechselt worden: Nicht —
oder nicht allein — die fehlerhafte emotionale Einstellung der Erzieher macht
den autistischen Charakter, sondern dieser läßt normale emotionale Beziehungen der Umgebung sich nicht entwickeln! Aber gewiß dürfen wir jetzt nicht ins
andere Extrem verfallen und die Bedeutung der erzieherischen Situation völlig
ablehnen. Es wird auch da wieder ein „Sowohl — als auch" geben, vorgegebene
Veranlagung und Umweltsituation zusammen.

Diese Gründe bringen uns dazu, eine rein exogene Kausalität dieser Psychopathieform abzulehnen. Nehmen wir dann noch hinzu, was uns direkt für die Rolle der erblichen Bedingtheit spricht, so glauben wir ein Recht zu haben, gerade dieses, so sehr in sich geschlossene psychopathische Zustandsbild als in der vorgegebenen Persönlichkeitsgrundlage verwurzelt ansehen zu dürfen.

Soziale Wertigkeit

Was wird aus den autistischen Kindern? Bei allen Formen intellektueller und seelischer Abartigkeit im Kindesalter ist diese Frage, die Frage auch nach der sozialen Wertigkeit, entscheidend wichtig. Gerade bei dieser Form findet sie eine etwas überraschende Antwort.

Nach dem bisher Gesagten würde man erwarten, daß eine soziale Einordnung dieser Menschen äußerst schwierig, wenn nicht gar unmöglich ist, haben wir doch als das Wesentliche des Zustandes eine Störung der Anpassung an die Umweltanforderungen herausgestellt. Diese Erwartung trifft aber in zahlreichen Fällen nicht ein, am ehesten noch bei solchen Menschen, bei denen zu den autistischen Wesenszügen noch eine ausgesprochene intellektuelle Minderwertigkeit oder Zeichen einer zerebralen Störung kommen.

Mit diesen ist es allerdings recht traurig bestellt. Günstigsten Falles kommen sie in untergeordnete Außenseiterberufe hinein, die von vielen öfters gewechselt werden; in den ungünstigsten Fällen treiben diese Menschen als komische Originale auf den Straßen herum, grotesk verwahrlost, oft laut mit sich selber redend, Propheten irgendeiner abstrusen Idee oder schrullige Eigenbrötler, meist ein Objekt des Spottes für alle Gassenbuben.

Anders aber ist es mit intellektuell intakten, besonders natürlich mit den überdurchschnittlich gescheiten autistischen Psychopathen. Gewiß bestehen auch bei den Erwachsenen die gleichen Störungen der Beziehungen zur Umwelt, die bei den Kindern zu den charakteristischen Konflikten geführt haben. Wenn eine alte Definition die Psychopathen als Menschen bezeichnet, die an sich selbst leiden und an denen die Umwelt leidet, so trifft für die Autistischen sicher der zweite Teil des Satzes zu — ob sie an sich selber leiden, das ist bei diesen Menschen, die sich so schwer erschließen, deren Gefühlsleben so andersartig ist, die so undurchdringbar sind, schwer zu beurteilen. Wenn also, wie schon nach ihrem Verhalten als Kinder zu erwarten war, mit diesen Menschen nicht leicht auszukommen ist, vor allem für die nächsten Angehörigen, besonders für die Ehegatten, so wird das Urteil über sie ganz anders, wenn man ihre Berufsleistung ins Auge faßt.

In einer großen Zahl der Fälle kommt es nämlich zu einer guten Berufseinstellung und damit zu einer sozialen Einordnung, oft in hochgestellten Berufen, oft in so hervorragender Weise, daß man zu der Anschauung kommt, gerade diese autistischen Menschen und nur sie seien gerade zu solchen Leistungen befähigt. Es ist, als seien ihnen in einer Art kompensatorischer Hypertrophie besondere Fähigkeiten gegeben, als Ausgleich für ihre beträchtlichen Defekte. Die Unbeirrbarkeit und Durchschlagskraft, die in der „spontanen" Aktivität der Autistischen liegt, die Eingeengtheit auf einzelne Gebiete des Lebens, auf ein isoliertes Sonderinteresse — das erweist sich hier als etwas Positives, das diese Menschen auf ihren Gebieten zu besonderen Leistungen befähigt. Gerade bei den Autistischen sehen wir, mit weit größerer Deutlichkeit als bei den „Normalen", daß sie von früher Jugend an für einen bestimmten Beruf prädestiniert erscheinen, daß dieser schicksalhaft aus ihren besonderen Anlagen herauswächst.

Dafür ein Beispiel. Wir haben fast drei Jahrzehnte lang den Lebensweg eines Knaben und jungen Mannes verfolgt, der in seinem ganzen Verhalten das ausgeprägte Bild des Autistischen Psychopathen zeigte. Es war, als nähme er die anderen Menschen überhaupt nicht zur Kenntnis, so abwesend trieb er dahin, erkannte die nächsten Bekannten oft nicht wieder. So wie er motorisch besonders ungeschickt war (es gab in besonders starkem Maße die früher beschriebenen Schwierigkeiten bei der Erlernung der täglichen Notwendigkeiten), so blieb er auch in seinem ganzen Benehmen kraß ungeschickt und unangepaßt (man konnte ihn noch als jungen Mann in der Straßenbahn mit Hingebung und Ausdauer nasenbohren sehen!). In der Schule gab es große Schwierigkeiten, er lernte nichts oder lernte nicht so, wie der Lehrer gerade wollte. Er war sprachlich sehr unbegabt, im Griechischen soll er im Gymnasium kaum über die Anfangsgründe hinausgekommen sein. Nur mit Rücksicht auf seine anderen Fähigkeiten sei er doch immer durchgekommen.

Schon im Kleinkindesalter zeigte sich bei diesem Menschen eine ganz ungewöhnliche mathematische Begabung, die spontan aus ihm hervorbrach. Durch Fragen, denen man nicht ausweichen konnte, erwarb er sich von den Erwachsenen das nötige Wissen, das er dann ganz selbständig verarbeitete. So wird aus seinem dritten (!) Lebensjahr folgende Szene berichtet: Das Gespräch war eines Tages auf Vielecke gekommen. Die Mutter mußte ihm ein Dreieck, ein Viereck und ein Fünfeck in den Sand zeichnen. Da nimmt er selber den Stab, zieht einen Strich und sagt: „Das ist ein Zweieck, nicht?", macht einen Punkt und sagt: „Und ist das ein Eineck?" — Das ganze Spiel, das ganze Interesse des Knaben war auf die Mathematik ausgerichtet. Vor seiner Einschulung konnte er bereits Kubikwurzeln ziehen — es wird immer wieder betont, daß die Eltern gar nicht daran dachten, dem Kind etwa mechanisch unverstandene Rechenfertigkeiten einzurichten, sondern daß er von sich aus diese Beschäftigung, auch gegen den Widerstand seiner Erzieher, geradezu erzwang. Im Gymnasium überraschte er seine Lehrer durch sein bis in die abstraktesten Gebiete vordringendes mathematisches Sonderwissen, dem er es auch verdankte, daß er trotz seines oft unmöglichen Benehmens und seines Versagens in anderen Gegenständen ohne Aufenthalt durch die Matura kam. Nicht lange nach Beginn seines Hochschulstudiums — er hatte sich die theoretische Astronomie als Fach gewählt — wies er einen wichtigen Berechnungsfehler NEWTONS nach. Sein Lehrer riet ihm, diese Entdeckung zur Grundlage seiner Dissertation zu machen. Von vornherein stand bei ihm fest, sich der akademischen Laufbahn zu widmen. In ungewöhnlich kurzer Zeit wurde er Assistent an einem Hochschulinstitut für Astronomie und erreichte er seine Habilitation. Jetzt ist er längst Universitätsprofessor.

Dieser Lebensweg ist freilich ungewöhnlich. Aber er fällt nicht aus dem Rahmen dessen, was wir bei autistischen Kindern auch sonst erlebt haben. Zu unserer eigenen Verwunderung haben wir gesehen, daß diesen Menschen, sofern sie nur intellektuell intakt sind, in sehr vielen Fällen eine Berufseinstellung gelingt, den meisten in ausgesprochen intellektuellen Berufen, vielen in hervorragender Stellung. Bevorzugt werden abstrakte Wissensinhalte. Wir kennen eine größere Anzahl solcher Menschen, bei denen das mathematische Können den Lebensweg bestimmt — neben den „reinen Mathematikern" Techniker, Chemiker, auch Beamte —, wir finden oft auch ungewöhnliche, abseitige Spezialberufe, z. B. einen Heraldiker, der, wie es heißt, auf seinem Gebiet eine international anerkannte Autorität ist; auch einige Musiker von beträchtlichen Graden sind aus den von uns beobachteten autistischen Kindern geworden.

Die zunächst erstaunliche Tatsache, daß so schwierige und abartige Kinder schließlich doch zu einer erträglichen, ja zu einer hervorragenden sozialen Einordnung gelangen können, erscheint bei genauer Überlegung doch erklärlich. Jede Berufseinstellung ist ein Zwang zur Einseitigkeit, bedeutet ein Aufgeben von Möglichkeiten — was von vielen sehr quälend empfunden wird. Manche Jugendliche scheitern ja aus dem Grund an der Berufswahl, weil sie, in verschiedenen Richtungen in gleicher Weise begabt, nicht zur Entscheidung kommen können, nicht die Stoßkraft in eine einzige Richtung aufbringen. Bei den Autistischen Psychopathen jedoch hat man den Eindruck, daß sie mit gesammelter Energie und selbstverständlicher Sicherheit — ja mit Scheuklappen gegenüber

den reichen Möglichkeiten des Lebens — ihren Weg gehen, zu dem sie meist schon
von Kind an durch ihre besonderen Anlagen vorbestimmt erscheinen. Auch bei
diesen Menschen erweist der Satz seine Wahrheit, daß in jedem Charakter Vor-
züge und Mängel Ausfluß derselben Wesenszüge sind, daß Positives und Nega-
tives zwei Seiten sind, die nicht ohne weiteres voneinander zu trennen sind, von
denen man nicht nur die gute annehmen und die schlechte austreiben kann.

Wir finden, daß auch solche Menschen ihren Platz in dem Organismus der
sozialen Gemeinschaft haben, den sie voll ausfüllen, manche vielleicht in einer
Weise, wie das sonst niemand könnte.

Gerade bei solchen Charakteren zeigt es sich, wie entwicklungs- und an-
passungsfähig auch abartige Persönlichkeiten sein können, wie so oft Möglichkeiten einer sozialen Einordnung im Laufe der Entwicklung auftauchen, die man
früher in den Menschen nicht vermutet hätte. Diese Tatsache bestimmt denn
auch unsere Einstellung und unser Werturteil gegenüber schwierigen Menschen
dieser und anderer Art und gibt uns das Recht und die Pflicht, uns für sie mit
unserer ganzen Persönlichkeit einzusetzen; denn wir glauben, daß nur der volle
Einsatz des liebenden Erziehers bei so schwierigen Menschen Erfolg erzielen kann.

Auseinandersetzung mit der Literatur

Es fällt uns auf, daß die beiden bekanntesten Vertreter einer typologischen
Betrachtungsweise, SCHNEIDER und HOMBURGER[1], keine Typen beschreiben, die
mit dem Bild, das wir eben zu zeichnen versuchten, übereinstimmten oder auch
nur größere Ähnlichkeit hätten, während wir doch der Ansicht sind, daß gerade
der Typus der Autistischen Psychopathen sowohl nach körperlichen wie nach
seelischen Merkmalen ungemein geschlossen ist, sich scharf von anderen Typen
abhebt und, wenn man über ein größeres Material schwieriger Kinder verfügt,
dem guten Beobachter häufig begegnet.

Dagegen finden wir viel Verwandtes in der Anschauungsweise von KRETSCH-
MER, JAENSCH und JUNG[2]. Was KRETSCHMER über die Schizothymen sagt, E. R.
JAENSCH über gewisse Formen von Desintegrierten und JUNG über den „Introvertierten Denktypus", stimmt in vielen Zügen mit unseren Beobachtungen überein. Gerade bei der Schilderung introvertierter Charaktere haben wir viel Verwandtes mit den von uns geschilderten Persönlichkeiten gefunden. Ist doch
„Introversion" nichts anderes als eine Einengung auf das eigene Selbst („Autismus"), eine Einschränkung der Beziehungen zur Umwelt. Eine ausführliche
Auseinandersetzung mit diesen Autoren ist freilich deshalb nicht sehr fruchtbar,
weil keiner von ihnen außer kurzen und seltenen Bemerkungen darüber etwas
aussagt, wie sich die von ihm geschilderten Persönlichkeiten in der Kindheit
verhalten. Es fehlt dadurch weitgehend die Vergleichsbasis, die Schilderungen
liegen auf einer ganz anderen Ebene als die unseren.

In Amerika zuerst von LEO KANNER[3] beschrieben, ist viel von dem Zustandsbild des „early infantile autism" die Rede, und auch in Europa setzt man sich
jetzt mit diesem schweren Krankheitsbild auseinander, das sich aber, wie wir
glauben, deutlich von den in diesem Kapitel beschriebenen Fällen trennen läßt,

---

[1] SCHNEIDER, K.: Die psychopathischen Persönlichkeiten. Leipzig und Wien: F. Deuticke,
1934. — HOMBURGER, A.: Psychopathologie des Kindesalters. Berlin: Julius Springer, 1926.

[2] KRETSCHMER, E.: Körperbau und Charakter. Berlin: Julius Springer, 1928. —
JAENSCH, E. R.: Grundformen menschlichen Seins. Berlin: Elsner, 1929; Der Gegentypus.
Leipzig: J. A. Barth, 1936. — JUNG, C. G.: Psychologische Typen. Zürich und Leipzig:
Rascher, 1926.

[3] Z. B. KANNER, L.: Z. Kinderpsychiatr. 25, 104 (1958).

wenn auch viele Gemeinsamkeiten in zahlreichen Wesenszügen zu finden sind. Diese Fälle von „frühkindlichem Autismus" zeigen schon vom späten Säuglingsalter an schwerste Kontaktstörungen, eben schon von psychotischen Graden. Während KANNER selbst zunächst annahm, die Ursache dieses schrecklichen Zustandes sei der Mangel an mütterlicher Zärtlichkeit und Gefühlswärme, was die Kinder in ihre Vereinsamung hineintreibe, ihre sozialen Beziehungen störe, rücken in der Gegenwart er selbst und viele andere Beschreiber von diesem rein milieutheoretischen Standpunkt ab und meinen, daß es sich da nicht um ein einheitliches Krankheitsbild, sondern um recht verschiedenartig verursachte Störungen handelt: echte schizophrene Verläufe, Folgezustände nach organischen Hirnstörungen (das ist wohl die größte Gruppe, auch wir haben solche Fälle des öfteren gesehen) und vielleicht tatsächlich vor allem exogen verursachte, „neurotische" Entwicklungsstörungen.

Hysterische Psychopathen

Kein Kapitel aus der Psychopathologie des Kindes wie des Erwachsenen ist so umstritten wie dieses. Wir werden sehen, daß das nicht ein Zufall ist, sondern dem Wesen dieser Störung entspricht.

Oft ist es lehrreich, bei der Besprechung einer Sache vom *Namen* auszugehen. Das soll auch hier geschehen. Die zweifellos sehr alte Bezeichnung „Hysterie" kommt vom griechischen ὑστέρα, hystera, das ist Gebärmutter. Die Ärzte, welche den zu schildernden Zuständen diesen Namen gaben, und denen wir wohl, so abstrus viele ihrer Theorien waren, doch auch wieder einen guten Blick für Wesentliches zutrauen können, wollten damit wohl ausdrücken, daß Beziehungen zur Sexualität, zumal der weiblichen, bestünden.

Dafür spricht denn auch vieles. Das muß man zugeben, auch wenn man, wie wir, den Pansexualismus FREUDscher Prägung strikt ablehnt. Freilich stehen keineswegs immer, und bei der kindlichen Hysterie gar nur in der kleineren Anzahl der Fälle, ausgesprochen sexuelle Strebungen im Hintergrund. Ersetzt man aber den Begriff „Sexualität" durch den viel weiteren Begriff der *Triebhaftigkeit*, so wird man wohl zu einer allen Theorien gemeinsamen Grundlage kommen können, so sehr sie einander sonst widersprechen.

Trotz aller wissenschaftlichen Differenzen auf diesem Gebiete gibt es doch eine Anzahl von Anschauungen, welche allen gemeinsam sind, die über Hysterie reden.

Da ist einmal die Tatsache anzuführen, daß die körperlichen Organe, besonders die vom vegetativen Nervensystem innervierten, mit irgendeinem psychischen Geschehen „mitspielen". Da gibt es also, um nur einiges aufzuzählen, Erbrechen und Durchfälle, Motilitätsstörungen des Herzens, besonders aber sensible und sensorische Erscheinungen, eine Über- wie eine Unterempfindlichkeit verschiedener Nervengebiete: Schmerzen in allen möglichen Organen, mannigfaltige in die Herzgegend lokalisierte Gefühle; seit altersher bekannt ist der „Globus hystericus", das Gefühl, als stecke dem Kranken etwas im Halse, als schnüre es ihm den Hals zusammen; früher ist viel von einer Druckempfindlichkeit an bestimmten Stellen, vor allem am Scheitel und in der Eierstockgegend, die Rede gewesen — heute weiß man, daß diese Schmerzen wie so vieles andere in dem bunten Symptombild der Hysterie „künstlich erzeugt" waren durch eine besondere Untersuchungstechnik, auf welche die Patienten, die in solchen Dingen besonders „hellhörig" sind, bereitwillig eingingen. Weiters finden sich umschriebene Über- oder Unterempfindlichkeiten an bestimmten Körperteilen, regelmäßig bis zur Grenze dieses Teiles, etwa einer Hand oder eines Armes reichend und nicht, wie bei organischen Nervenstörungen, dem Innervationsgebiet eines sensiblen Nerven folgend.

Das bisher Gesagte erinnert in manchen Einzelheiten an ein Krankheitsgeschehen, das bereits im Kapitel „Neuropathie" besprochen wurde. Auch da wurde von einem „Mitspielen der vegetativ innervierten Organe" geredet. Tatsächlich sind denn auch die Übergänge ganz fließend; von verschiedenen Autoren werden die Bezeichnungen „neuropathisch", „psychoneurotisch", „hysterisch" und ähnliche bei dem gleichen Krankheitsgeschehen gebraucht. Wir möchten doch den Versuch einer Abgrenzung unternehmen: „Neuropathische" Symptome sind doch, wenigstens primär, ungerichtet, untendenziös; sie beschränken sich im wesentlichen auf Organe, die vom vegetativen Nervensystem inneviert sind. „Hysterische" Symptome sind, abgesehen von dem Tendenziösen, von dem gleich zu sprechen sein wird, viel sensationeller und viel bunter, beziehen auch das „animalische" Nervensystem ein. Da gibt es also, wenn auch bei Kindern ungemein selten, „Lähmungen" verschiedener Gebiete, etwa Gangstörungen, da gibt es einen Tremor verschiedener Art, Sprach- und Stimmstörungen, einen Ausfall von Sinnesorganen (auch wieder bei Kindern ungemein selten; etwa ein „Nichtsehen-können" oder eine röhrenförmige Einengung des Gesichtsfeldes). Die Hysterie kann aber auch zu noch sensationelleren Erscheinungen führen, etwa zu Stigmatisierungen, wie auch wir in einem Fall bei einem siebenjährigen Mädchen beobachten konnten, oder zum Auftreten von Brandblasen ohne „organische" Ursache. Nicht zuletzt sind hier „Anfälle" verschiedenster Symptomatik zu erwähnen, deren Abgrenzung der Epilepsie gegenüber die größten Schwierigkeiten bereiten kann, da die in den Lehrbüchern gewöhnlich angegebenen unterscheidenden Kriterien oft nicht zutreffend sind.

Jedenfalls muß gesagt werden: die Hysterie vermag das Bild aller, aber auch aller körperlichen und psychischen Krankheiten zu imitieren, so daß man sich mit ihr eigentlich bei jedem Krankheitsbild differentialdiagnostisch auseinandersetzen muß.

Weiter hat die Hysterie die Eigenart, daß sie, infolge besonderen Einfühlungsvermögens dieser Kranken, sich wunderbar an die ganze Atmosphäre einer Zeit anpaßt, ja diese selbst beispielhaft, ja karikierend auszudrücken vermag. So kann ein Kulturhistoriker eine Zeit kaum besser kennenlernen, als indem er ihre Hysterien studiert. Man denke etwa an die religiöse Schwarmgeisterei an der Zeitenwende von Mittelalter und Neuzeit, mit ihren Tanzepidemien, der „Chorea major" (diese waren freilich viel imposanter als die schlichte „Chorea minor", die allerdings — eine echte Hirnkrankheit ist, nämlich ein Rheumatismus des Stammhirns!); man denke an die epidemieartig über Europa ziehende Gefühlsseligkeit zur Zeit des jungen GOETHE; und man denke schließlich an den Kult mit Vamps und Filmgöttinnen und vieles andere in unserer eigenen Zeit!

Ein weiterer wesentlicher Zug dieser Störung, der auch von den meisten Autoren anerkannt wird, ist das „Tendenziöse". Auch der Laie, der ein gutes Gefühl für die Wirklichkeit hat, spürt, daß in solchen Fällen „etwas nicht stimmt", daß in der hysterischen Symptomatik etwas Unechtes, Übertriebenes, Theatralisches steckt, mehr Gefühlsausdruck als echtes Gefühl, mehr Scheinen als echtes Sein, daß der Kranke sich damit der wirklichen Bewältigung einer Anforderung, einer bestimmten Situation zu entziehen sucht. Die Ausdrücke „Wille zur Krankheit", „Flucht in die Krankheit" präzisieren diese Erkenntnis.

Eine dritte Eigenheit, die ebenfalls außer Streit steht, ist die folgende: ein „Zurückfallen", Zurückgreifen der hysterischen Mechanismen auf phylogenetisch ältere Organisationsstufen des Gehirns, auf die Stufe der Instinkthandlung, des Triebhaften, ja manchmal auf urtümliches reflektorisches Geschehen. Es ist die

Leitung des Großhirns ausgeschaltet und subkortikale Mechanismen treten an
die Oberfläche: da gibt es ein Zittern, einen Schütteltremor, der wohl vom
striopallidären System, jenem wichtigen subkortikalen motorischen Integrationsort, ausgelöst ist, verschiedene Muskelverspannungen, die ebendorthin zu lokalisieren sind; zahlreiche sensorische Symptome weisen auf den Thalamus, die
meist ja im Vordergrund stehenden vegetativen Erscheinungen auf die vegetativen
Zentren im Zwischenhirn. Vieles Geschehen erinnert auch an infantile Reaktionsweisen: im hysterischen Affekt, im tobenden Zorn der „hysterischen Szene", in
den Weinkrämpfen benimmt sich der Patient „wie ein kleines Kind".

KRETSCHMER[1] hat darauf hingewiesen, daß in Angst- und Paniksituationen
die Reaktionen sehr vieler, ja wohl der Mehrzahl der Menschen ganz der hysterischen Reaktionsweise entsprechen oder, anders ausgedrückt, daß in gewissen
Situationen sehr viele, vielleicht die meisten Menschen „hysteriefähig" sind. Es
gibt da in der blinden Panik ebenso den „Bewegungssturm", das sinnlose Schrei-
en, Herumgestikulieren, Herumrennen (eventuell gerade in die Gefahr hinein),
wie auch das Gegenteil, das „Erstarren zur Säule", den Sprachverlust, den
„katatonen Stupor". Deutlich wird, daß in solchen Situationen, die so völlig aus
dem Rahmen des gewohnheitsmäßig Beherrschten fallen und das rational zu
Bewältigende bei weitem überschreiten, die Großhirnregulationen weitgehend ausgeschaltet sind und der betreffende Mensch auf primitivere Regulationen zurückfällt. Diese Mechanismen, diese Trieb- und Instinkthandlungen sind oft gerade
dadurch lebensrettend, daß sie kurzschlüssig, also mit Ausschaltung von Denken
und Überlegen ablaufen, weil dazu keine Zeit wäre, sie können aber auch völlig
sinnlos, unangepaßt und darum lebenzerstörend abrollen (im übrigen gibt es
auch beim Tier derartige sinnlose, wenn man will „hysterische" Panikreaktionen,
z. B. abrupte Fluchtreaktionen bei gefangenen Wildtieren, welche dem Tier das
Leben kosten; ein anderes Beispiel ist das sinnlose Ins-Feuer-laufen der Haus-
tiere in der Panik einer Feuersbrunst).

Diese „hysterischen" Panikreaktionen können nun sehr verschieden schwer
sein und können sehr verschieden rasch abklingen, je bewußter und willenskräf-
tiger die Persönlichkeit, der eine solche Reaktion begegnet, der Anlage nach ist,
ja es gibt eine Anzahl von Menschen, welche auch beim schrecklichsten und völlig
unerwarteten Geschehen „den Kopf oben behalten" (oder, präziser ausgedrückt,
sich die kortikale Leitung der Reaktionen erhalten); von denen aber, welche sich
in eine solche Reaktionsweise hineinleiten oder von der Umgebung hineinziehen
lassen (hier spielt, wie überhaupt beim hysterischen Geschehen, die „psychische
Infektion", vor allem der Einfluß umgebender Menschenmassen, eine große Rolle),
gelangen die verschiedenen Persönlichkeiten je nach ihrer Artung nach verschieden
langer Zeit und in verschiedenem Ausmaß wieder zu „kortikaler Beherrschung".
Eine Anzahl von Menschen freilich gibt es — und das wären dann die „pathologisch Hysterischen" —, bei denen sich eine derartige Reaktionsweise für lange
Zeit fixiert, weil eine Tendenz dahintersteht, welche diese Symptomatik aufrecht-
erhält, etwa das Verlangen, aus einer Situation einen Gewinn zu ziehen (etwa
eine Rente als Entschädigung herauszuschlagen) oder sich durch die „Krankheit"
dauernd einer Gefahr zu entziehen (etwa vom Frontdienst befreit zu werden).

Zahlreiche Beobachtungen weisen uns darauf hin, daß zu solcher Bereitschaft,
besonders leicht „hysterisch" zu reagieren, eine bestimmte konstitutionell gegebene Grundlage gehört und nicht nur die Umweltsituation, das Erlebnis. In der
Mehrzahl der Fälle sind nämlich hysterische Persönlichkeiten deutlich konstitutionelle Dysvarianten. Einerseits finden sich häufig körperliche wie psychische

---

[1] KRETSCHMER, E.: Hysterie, Reflex und Instinkt, 3. Aufl. Leipzig: G. Thieme, 1944.

Infantilismen, in den Proportionen, im Gesichtsausdruck, in den primären und sekundären Geschlechtsmerkmalen. Das ist nicht verwunderlich: bei einem Menschen, bei welchem die „kortikale Integration" noch nicht richtig ausgebildet ist, ist es naheliegend, daß er auf subkortikale, primitive, infantile Mechanismen zurückfällt, wie wir das ja schon oben beschrieben haben. Lange schon hat man ja auch beschrieben, daß die hysterische Frau niemals „erwachsen" wird, nie aus ihrer Pubertät herauskommt, ein „ewiger Backfisch" bleibt. Es ist auch kein Zufall, daß sich gerade im Kindesalter hysterische Symptome besonders häufig bei „mangelhaft kortisierten" Persönlichkeiten finden, bei solchen, welche intellektuell einer Situation (etwa der Schulsituation) nicht gewachsen sind oder bei denen doch eine starke Diskrepanz zwischen Anspruch und Leistungsfähigkeit besteht.

Weiters kann man sehr häufig beobachten, daß bei hysterischen Persönlichkeiten der entsprechende Geschlechtscharakter nicht richtig ausgeprägt ist, sondern daß sich *intersexuelle* und *kontrasexuelle* Formen finden: in der Regel hat die Frau Menstruationsstörungen, ihr Gesicht, ihr Körper sind pagenhaft, was oft durch Haartracht und Kleidung noch unterstrichen wird, während sich umgekehrt beim „hysterischen Mannsbild" im Gesichts- und im Körperbau, in Tracht und Gewohnheiten (z. B. in der Vorliebe für Parfums) zahlreiche weibische Züge zeigen. Beide Geschlechter gelangen auch in der Sexualität nicht zur richtigen Erfüllung, nicht zu einer harmonischen Ehe; das gilt für das weibliche Exemplar, den „Vamp" und ähnliche Typen, die „mit den Männern spielt" und nie den Richtigen findet, nicht finden kann, weil sie gemütskalt und auch sexuell frigid ist; ebensowenig gelingt auch dem männlichen Hysterischen die sexuelle Erfüllung: er hat viele Wesenszüge, die man dem „Don-Juan-Typ" zuschreibt — er gleitet ebenfalls von einer Frau zur anderen und findet bei keiner das, was er sucht; auch das ist aber nicht in einer überstarken Sexualität begründet, sondern ist etwas Hyposexuelles; denn eine kräftige, gesunde Geschlechtlichkeit erfüllt sich in der körperlich-seelischen Bindung an *eine* Frau und in Kindern. Die Mode, die freilich zum Teil schon wieder vergangen ist, hat versucht, den Typ des „Vamp" und des „Don Juan" zu Idealbildern der beiden Geschlechter emporzusteigern; sieht man genau zu, so findet man, daß jene Dichter der „Decadence" und andere Propagatoren jenes „modernen" Typs selber jener psychopathologischen Gruppe angehörten oder angehören!

Gerade diese Typen sind es auch, bei welchen die Sexualität so „problematisch" ist, so sehr das Sehnen und das Denken beherrscht, obwohl — oder gerade weil — sie selber in Wirklichkeit frigid sind, weil sie niemals zum richtigen Ausgleich der sexuellen Spannungen gelangen können. Sehr wohl steht also das Sexuelle bei vielen derartigen Persönlichkeiten im Hintergrund der Problematik, so daß die Ahnung der alten Ärzte, daß die Krankheit etwas mit der Geschlechtssphäre zu tun haben müsse (daher der Name „Hysterie"), schon etwas Richtiges traf. Nur spielt unserer Erfahrung nach, die sich auch mit der anderer Autoren, etwa HOMBURGERS, deckt, gerade bei der kindlichen Hysterie das Sexuelle lange nicht die gleiche Rolle. Das Versagen, das immer als Motor hinter der hysterischen Symptomatik steht, die Diskrepanz zwischen Anspruch und Leistung, zwischen Schein und Sein liegt bei Kindern meist auf anderen Gebieten: häufig steckt ein Schulversagen dahinter, das mit derartigen Symptomen kaschiert werden soll, oder aber eine andersartige Konfliktsituation, aus welcher das Kind in die Hysterie „ausweicht".

Die großen wissenschaftlichen Gegensätze entzünden sich an der Frage, welche Wertigkeit jener seelische Bereich hat, der als Motor hinter den Symptomen steht, und welche Wege von den Tendenzen der hysterischen Persönlichkeit zum Symptom führen.

Manchmal macht es ganz den Eindruck, als würde der Hysterische seine Symptome bewußt als Täuschungsmanöver produzieren, als würde er mit klarer Absicht in Worten (über hysterische Pseudologien wird noch einiges zu reden sein) und Taten, vor allem in Krankheitssymptomen, lügen. Es scheint also, als würde es sich dabei um echte Simulation handeln. Auch dazu könnte es eine bestimmte konstitutionelle Voraussetzung geben, die es den Betreffenden erleichtert, gerade zu solchen Reaktionsweisen zu gelangen. Aber mit diesem Begriff ist die Bedeutungsfülle des „Hysterischen" keineswegs zu erschöpfen. In der Mehrzahl der Fälle liegen die Dinge wesentlich komplizierter. Man hat bei genauer Kenntnis der Persönlichkeiten und Miterleben ihrer Produktionen deutlich den Eindruck, das, was da geschieht, ginge irgendwie über den „Kranken", der eben doch wirklich ein Kranker ist, hinweg, spiele sich in einem derartigen Zwischenreich ab, welches KRETSCHMER, unseres Erachtens sehr glücklich, mit den Ausdrücken „hyponoisch" (bei herabgesetzter Bewußtseinsklarheit) und „hypobulisch" (bei eingeschränkter Willensfreiheit) bezeichnet hat. In diesem Bereich gibt es zahlreiche fließende Übergänge. Weder ist sich der Kranke selbst klar darüber oder stellt sich dieser Frage, mit welchem Grad von Bewußtsein und Willenseinsatz er reagiert, noch ist das meist für den von außen Beobachtenden durchschaubar. KRETSCHMER spricht von einer „eigentümlich schillernden Verquickung von rationalen und instinktiven Antrieben". Um diesen Vorgang einigermaßen verständlich zu machen, gebraucht KRETSCHMER den Vergleich der „willkürlichen Reflexverstärkung" (man kann mit seinem Willen einen unterschwelligen Reiz zur Auslösung eines Reflexes, also eines dem Willen eigentlich entzogenen, automatischen Ablaufes, gebrauchen; ohne diesen geringen Willensimpuls würde der Reflex eben nicht ablaufen; es ist also auch hier Willkürliches und Unwillkürliches, Bewußtes und nicht ganz Bewußtes miteinander verquickt).

Ganz ähnlich scheint es mit den hysterischen Abläufen zu gehen. In dem Augenblick, da sie in Gang gesetzt werden, ist sicher eine Art von Absicht dabei im Spiel; daß sich eine solche Persönlichkeit darüber vor sich selbst keine klare Rechenschaft gibt, gehört eben zu ihren konstitutionellen Eigentümlichkeiten, die wir ja schon geschildert haben, ist also vor allem durch das Fehlen einer letzten rationalen Leitung bedingt. Vom Augenblick der Ingangsetzung an verläuft das Geschehen freilich weitgehend wie ein reflektorischer Vorgang: gewiß sind also die vegetativen oder motorischen Erscheinungen im einzelnen nicht bewußt produziert, wie von einem Schauspieler auf der Bühne.

Spricht man von der Hysterie, so bleibt einem eine Auseinandersetzung mit der *Psychoanalyse*, dem Werk SIGMUND FREUDS, nicht erspart. Diese der Ausbreitung und den Inhalten nach weltweite Lehre ist ja von der Deutung und der Behandlung hysterischer Abläufe ausgegangen. Im Zentrum von FREUDS Denken steht seine Lehre vom Unbewußten, jenem an Ausdehnung und Wirksamkeit ungemein mächtigen Reich der Triebe, vor allem der sexuellen Triebhaftigkeit, das „unter" dem Bereich des bewußten Ich lagere und dieses aufs stärkste beeinflusse. Das „Ich", vor allem unter dem Einfluß der höheren Instanz der moralischen Wertung, des „Über-Ich", hindere jene Triebregungen daran, bewußt zu werden, es „verdränge" sie, dränge aber auch Vorgänge und Erlebnisse, die bereits bewußt waren, wieder zurück ins Unterbewußtsein, weil diese eben dem Über-Ich nicht genehm seien. Diese verdrängten Erlebnisse rächten sich nun gewissermaßen, indem sie — neurotische und hysterische Symptome bildeten. So wie in den „Fehlleistungen" unbewußte Tendenzen gewissermaßen verkleidet an die Oberfläche durchbrächen, so wie sich in den Träumen die libidinösen Strebungen zeigten, aber nicht offen, sondern in symbolhafter Verkleidung, so seien auch die hysterischen Symptome, freilich ebenfalls nicht offen liegend, sondern hinter komplizierten Maskierungen verborgen, eine Wiederholung des nicht richtig überwundenen und darum verdrängten, einstigen traumatisierenden Ereignisses, fast immer eines sexuellen Traumas. Die Heilung der Hysterie bestehe darin, daß man durch die Analyse das Unbewußte, das Verdrängte wieder bewußt macht, wieder erleben läßt, „abreagieren läßt", daß man hinter die Symbole schaut, durch die sich das Unbewußte verberge, was meist erst gegen beträchtlichen Widerstand des bewußten Ich durchzusetzen sei.

Wir können uns hier nicht mit allen wissenschaftlichen, pädagogischen, weltanschaulichen Folgerungen dieser Lehre auseinandersetzen, sondern wollen nur einige Bemerkungen zur Hysterielehre der Psychoanalyse machen.

Gewiß gibt es „das Unbewußte". Weitaus der größte Teil der Lebensvorgänge läuft unbewußt ab, vor allem die Vorgänge des vegetativen Lebens. Aber auch andere Vorgänge, welche der Persönlichkeit geradezu das individuelle Gepräge geben, ihr Wesen aufs stärkste bestimmen, kommen uns meist nur in ihren Endstadien zum Bewußtsein und formen sich zu Gedanken: dazu gehört das Triebhafte im weitesten Sinn, die Spontaneität, der mächtige Bereich der Instinkte, wesentliche Anteile des Gefühlslebens, die Stimmungslage (wir wollen hier nicht in die Streitfrage eingreifen, ob man diese Bezüge, solange sie eben unbewußt bleiben, schon „seelische" Vorgänge nennen kann, oder ob sie es erst dann werden, wenn sie bewußt sind). Wir halten den Vergleich für sehr aufschlußreich, daß alle diese Lebensvorgänge Inseln gleichen, die breit und vielgestaltig in der Tiefe des Meeres wurzeln, während nur ihre Gipfel, in Wirklichkeit ein recht geringer Anteil der ganzen Formation, ins Licht des Bewußtseins ragen. Wir glauben darum auch, daß primär-unbewußte Antriebe im Leben jedes Menschen eine große Rolle spielen, daß es wesentlich darauf ankommt, wie diese bewußt beherrscht und verarbeitet werden, daß verschiedenartige psychische Störungen darin ihre Ursache haben, daß diese Beherrschung oder „Integrierung" nicht in der richtigen Weise gelingt.

Sicher spielt das auch bei der Hysterie eine wesentliche Rolle, für die wir ja geradezu als wesensbestimmend annehmen, daß derartige Persönlichkeiten zu wenig rational beherrscht oder, biologisch gesprochen, zu wenig „kortisiert" sind. Sicher kommt es in bezug auf die Auslösung und auf die Gradausprägung der hysterischen Symptome sehr auch auf das Milieu, auf die Erlebnisse, und da besonders auf die frühkindlichen Erlebnisse an, vor allem also auf die pädagogische Atmosphäre, in der das Kind seine ersten Entwicklungsschritte macht. Aber auch bei jener Form der psychopathischen Reaktionsweise lehnen wir, so wie auch bei vielen anderen Gelegenheiten, den bestimmenden Einfluß einzelner Ereignisse, der „psychischen Traumen", ab. Wir halten es mit biologischem Denken für unvereinbar, daß ein Mensch „hysterisch" werden könnte, weil er einmal im jüngsten Alter einen sexuellen Akt mitangesehen hat oder weil ihm selber so etwas passierte (z. B. ein Schändungsakt). Dabei mag es durchaus so sein, daß bei einer Analyse derartige Dinge „ans Tageslicht kommen". Dazu muß einmal gesagt werden, daß Fragestellung und Interessenrichtung des Examinators einen Analysanden, zumal einen von der besonderen Beeindruckbarkeit der hysterischen Persönlichkeiten, sehr leicht in eine solche Richtung drängen können. Nicht selten hat sich überdies herausgestellt, daß derartige „traumatisierende" Erlebnisse, welche bei Analysen zutage kommen, sich in Wirklichkeit gar nicht ereignet hatten, sondern Phantasiegebilde waren. Wenn nun derartige Scheinerlebnisse in die Vergangenheit hineinprojiziert werden, so beweist das, daß die Phantasie dieser Menschen sehr in einer solchen Richtung fixiert ist. Das gleiche, und nicht mehr, wird bewiesen, wenn sich herausstellt, daß sich sexuelle Erlebnisse in der Kindheit der hysterischen Psychopathen tatsächlich ereigneten. Man kann immer wieder erleben, wie sich schwere sexuelle Aggressionen bei Kindern ohne jeden Bruch in der Persönlichkeitsentwicklung überwachsen können, so daß sie entweder völlig vergessen sind, oder doch alles Schreckhafte und damit jede psychische Wirksamkeit verloren haben; man sieht andererseits, wie banal oft die Erlebnisse waren, die als „Trauma" gewirkt haben sollen, daß fast jedes Kind ganz ähnliche Erlebnisse einmal durchzustehen hatte; angesichts dieser Tatsachen glaubt man nicht mehr, daß eine Hysterie durch ein einzelnes Erlebnis und nur dadurch bedingt sein könnte. Damit soll gewiß nicht gesagt werden, es gäbe nicht wirklich sexuelle Traumen, welche das gesamte körperlich-seelische Geschehen in einem Kind aufs tiefste beeinflußten — darüber siehe später, S. 285 f.!

In der weitaus überwiegenden Zahl der Fälle von hysterischen Reaktionen bei Kindern findet man aber, daß die pädagogische Atmosphäre als „Nährboden" eine entscheidende Rolle spielt — und das in einem doppelten Sinn: wenn das von einer hysterischen Mutter erzogene Kind derartig reagiert, so erwächst das eben aus dem Boden der gemeinsamen Konstitution. Nicht weniger entscheidend ist aber auch, daß eine solche Mutter durch ihr eigenes Verhalten jene vielfältigen „Bedingten Reflexe" schafft, welche das dazu veranlagte Kind veranlassen, sich eben „hysterisch" zu verhalten: durch ihre Ängstlichkeit, ihre theatralische Fürsorge — und doch auch durch ihren Mangel an echtem Gefühl, der das Kind nicht zu wirklicher Geborgenheit und Erfüllung gelangen läßt. So kommt es sehr häufig zu einem typischen „hysterischen Duett", in dem die Stimmen von Mutter und Kind einander bedingen, ergänzen und in die Höhe steigern.

Die Einführung des Begriffes der „Verdrängung ins Unbewußte" halten wir nicht für glücklich. Was als Realität unter diesem so berühmt gewordenen Begriff steht, ist die Tatsache, daß viele Menschen und besonders die in verstärktem Maße zu Ausweichreaktionen neigenden hysterischen Persönlichkeiten nicht bereit sind, zu den tatsächlichen Verhältnissen, auch den Gefühlsbeziehungen zu einem bestimmten oder zu den Mitmenschen überhaupt klar Stellung zu nehmen, sondern mehr oder weniger absichtlich, mehr oder weniger bewußt ausweichen, nicht wahr haben wollen, nicht mit einer Lage fertig zu werden versuchen. Daß solche unerledigte Konfliktsituationen einen Menschen psychisch schwer belasten, daß sie bei vegetativ labilen Persönlichkeiten, also besonders wieder bei hysterischen Konstitutionen, auch körperliche Symptome in Gang setzen können, davon sind auch wir überzeugt, ebenso wie auch davon, daß bei einer Lösung, in seltenen Fällen sogar bei einer intellektuellen Klärung einer solchen Spannungssituation wirklich therapeutische Erfolge zu erzielen sind. Wir glauben aber nicht, daß man dabei von völlig unbewußten Vorgängen sprechen kann, viel eher von einer Ausrede auf das Unbewußte, einem Zurückweichen vor der echten Verantwortung.

Die Anhänger der Psychoanalyse haben diejenigen, welche an das fundamentale Dogma der Verdrängung nicht glauben, dadurch ins Unrecht zu setzen versucht, daß sie sagten, es seien nur die ins Unbewußte verdrängten Affekte der Kritiker selbst, welche die Anerkennung dieser „Tatsachen" verhinderten. Angesichts einer solchen Beweisführung wird man freilich sehr an das von tiefer menschlicher Wahrheit erfüllte Märchen ANDERSENS von „des Kaisers neuen Kleidern" erinnert, in welchem ebenfalls mit großem Erfolg alle jene für dumm und unfähig angesehen werden, die das glänzende Gespinst an den Webstühlen und der Gestalt des Kaisers nicht zu erkennen vermögen, bis dann endlich nicht ein Kluger, sondern ein mit Sicherheit in seinen Instinkten beruhendes Kind die Wirklichkeit wiederherstellt.

Für sehr fruchtbar halten wir jedoch den von dem Tierpsychologen KONRAD LORENZ angewandten Begriff der „Übersprungreaktionen" (nach mündlichen

Mitteilungen): wird ein Tier an der normalen Abreaktion seiner Affekte behindert oder kommt es zu einem Konflikt einander widersprechender Affekte, so springt die Reaktion auf ganz andere Gebiete über, äußert sich in Abläufen, die völlig sinnlos und unangepaßt wirken, besonders im Hinblick auf den unmittelbar vorhergehenden Affekt; es wird also die vorhandene Energie, weil der normale Weg, auf dem sie in Erscheinung treten könnte, verschlossen ist, in ganz andere, scheinbar inadäquate Bahnen gelenkt. Ein Beispiel: Wird ein Hahn in Kampfstimmung gebracht, dann aber verhindert, wirklich mit seinem Rivalen zu kämpfen, so benimmt er sich auf einmal derart, als wollte er, der noch eben so erzürnt war, nach Futter picken. Diese, eben auch bei den Tieren zu beobachtende Abwandlung eines ursprünglichen emotionalen Geschehens in Reaktionen, welche dazu gar nicht zu passen scheinen, die Änderung von Ausdruckserscheinungen ins scheinbar Sinnlose, auch die Auswirkung von Affekten in vegetativem Geschehen, das mit ihnen keinen Zusammenhang zu haben scheint, vermag vieles an der hysterischen Symptomatik, aber auch an neuropathischen Abläufen zu erklären.

Nun muß noch einiges über das **Bild** der Hysterie gesagt werden. Es würde zu weit führen, die ungemein vielgestaltige Symptomatik der körperlichen Erscheinungen im einzelnen zu beschreiben. Jedenfalls ist zu sagen, daß wir eine solche Buntheit der Erscheinungen auf keinem anderen Teilgebiet der Psychopathologie kennen. Alle Organe, alle nervösen Reaktionen können „mitspielen". Man kann im allgemeinen sagen, daß hysterische Zustandsbilder weit imposanter, bombastischer sind als ihre viel schlichteren organischen Pendants (man vergleiche die Nomenklatur: Chorea major und minor!).

Für den „hysterischen Charakter" nun, der hinter all diesen Symptomen steht, ist die schwere *Gefühlsstörung* das Wesentliche. Wir haben schon im allgemeinen Teil ausgeführt, wie es beim Gefühl ebenso wie auch bei der Aktivität verschiedene Stufen gibt, je nach der menschlichen Fülle, die dabei im Spiel oder nicht im Spiel ist. Das Gefühl nun, das diesen Namen wirklich verdient, hat Dauer und Tiefe, es bindet den Menschen an den Menschen, läßt ihn mit anderen sein, ladet Verantwortung auf, gibt sich selbst hin. Weit entfernt davon ist das Gefühl des Hysterischen. Man steht zuerst vor einer Fülle, ja Überfülle von Gefühls*ausdruck*: glühende Begeisterung, Tränengüsse, abgrundtiefe Verzweiflung, emphatischer Schmerz, überfließende Liebe, für ewige Zeiten beteuert, freilich leicht umschlagend in tiefste Enttäuschung. Alle Affekte schäumen geradezu über. Man kommt aber bald unausweichlich dazu, diesen Gefühlen zu mißtrauen. Immer wieder wird von der Unechtheit des hysterischen Gefühls gesprochen. Nun ist es schwer zu sagen, ob solche Menschen nicht wirklich im Augenblick den Schmerz und die Liebe empfinden, die sie so reichlich ausdrücken. Aber sie stehen als Persönlichkeit nicht hinter ihrem Gefühl, verraten es im nächsten Augenblick durch ihre Taten, verantworten es nicht. Sicher ist bei Hysterischen auch die „Ambivalenz" des Gefühlslebens besonders stark — man empfindet etwas und gleichzeitig auch das Gegenteil, man liebt etwa einen Menschen und haßt ihn zugleich.

Über all das hinaus hat jedoch der naive Beobachter bei diesen Psychopathen immer wieder den Eindruck, ihre Gefühle seien nicht echt, vor allem wegen der Übersteigerung des Ausdrucks. Gerade das tiefste Gefühl verbirgt sich oft schamhaft, während der Hysteriker ausgesprochen schamlos, undezent, sich prostituierend wirkt. Schon den Ausdruckserscheinungen nach wirken diese Gefühlsausbrüche meist gemacht, theatralisch, nicht unmittelbar aus der Tiefe des Gemütes quellend. Da gibt es ein „künstliches" Lachen, ein neckisches Kichern, da spielt sich ein gespreizter Vornehmheitskomplex ab — von der aufgedonnerten Gewandung über den weggespreizten Kleinfinger und die sonstige Gestik bis zu der typischen Rede —, da wird die Rolle der Heiligen, der Verruchten, der tragischen Dulderin gespielt, aber so, daß man den Eindruck von Schmiere, nicht von großem Theater oder gar von unerbittlicher Echtheit hat.

Besonders bezeichnend ist die Suada des Hysterischen. Schon der Ton ist übertrieben; es gibt zu viel Modulation, es geht zu schmelzend, süß und lieb; auch der Wortwahl nach ist die Sprache zu großartig; sie wirkt phrasenhaft, aufgeputzt, es wimmelt von oft unverstandenen Fremdwörtern (im Kapitel „Lügen" werden dafür einige bezeichnende Beispiele gegeben). Für einen Menschen mit guten Ohren entlarvt sich diese Sprache rasch als „tönendes Erz und klingende Schelle". Bald wird der Eindruck einer tiefen Verlogenheit evident, ebenso für die Rede wie für das gesamte Verhalten.

Eben diese Gefühlsstörung ist es, welche die Umwelt so sehr gegen die Menschen aufbringt, welche „hysterisch" zu einem Schimpfwort werden läßt, gerade bei naiven Menschen, die ihr eigenes, echtes Gefühl durch das Verhalten des hysterischen Psychopathen beleidigt sehen. Diese unwillkürlich sich erhebende, affektive Gegeneinstellung des Beobachters solcher Abläufe erscheint uns zur Diagnose ungemein wichtig, wie wir denn überhaupt immer wieder dafür sprechen, daß der, welcher Menschen erkennen will, seine eigenen Gefühle dem anderen gegenüber diagnostisch einzusetzen hat. Dadurch aber darf sich der Heilpädagoge gewiß nicht in seiner Einstellung und in seinem Handeln dem Patienten gegenüber bestimmen lassen, weil er sich sonst selber jeden Weg verbauen würde; darüber wird gleich noch zu sprechen sein.

Eine solche Einstellung der verächtlichen Ablehnung täte aber dem Kranken, der ein wirklich Leidender ist, auch objektiv sehr unrecht. Diese Menschen, besonders die Differenzierteren unter ihnen, spüren ihre eigene Leere und Kälte sehr quälend. Die „mangelnde Liebesfähigkeit" — ob sie sich nun in körperlicher Frigidität (die ja mit der genitalen Hypoplasie in engem Zusammenhang steht) oder im Seelischen äußert — ist es ja wohl, welche diese Menschen so rastlos umtreibt, sie ständig nach Liebe, nach Erfüllung suchen läßt, sie ständig in Sensationen stürzt, weil sie eben nicht das Ihrige dazugeben können, um sich im Gefühl wirklich zu erfüllen. (Ausführlich werden zwei Fälle von Hysterie im Kapitel „Lügen", S. 262 ff., geschildert.)

Schwierig ist die **differentialdiagnostische Abgrenzung** gegen benachbarte Gebiete, vor allem gegen organisch bedingte Persönlichkeitsstörungen und gegen die Schizophrenie.

Postenzephalitisch Gestörte können durch ihre affektive und anderweitige Enthemmtheit oft dem Hysterischen sehr ähnlich wirken. Die Unterscheidung gelingt durch den Nachweis anderer „organischer" Symptome, eventuell auch durch das EEG, auf charakterologischem Gebiet vor allem durch das Fehlen des Tendenziösen, welches für den echten Hysteriker so bezeichnend ist.

Noch schwieriger kann eine Abgrenzung gegen die Schizophrenie sein. Der große Psychiater BUMKE hat einmal gesagt: wenn einmal ein Patient ein besonders klassisches „hysterisches" Bild biete, dann habe er sehr wahrscheinlich eine Schizophrenie! Tatsächlich schafft gerade die bei beiden Zuständen vorhandene Gefühlsstörung große Ähnlichkeiten: die mangelnde Bindungsfähigkeit, die Kälte, das Unzugänglich-Egozentrische, weiter auch das bizarre, abrupt wechselnde Verhalten. So wirken besonders im Beginn eines schizophrenen Zerfallsprozesses manche Patienten sehr hysterisch. Der weitere Verlauf, das Auftreten wahnhafter Symptome, besonders auch der fortschreitende Persönlichkeitsabbau klären dann freilich meist das Bild.

Nun sei die **heilpädagogische Therapie** hysterischer Reaktionen besprochen.
Wir glauben, daß dabei zwei einander entgegengesetzte extreme Verhaltensweisen
zu vermeiden sind:

Man darf mit hysterischen Produktionen nicht „mitspielen", darf das, was
der „Kranke" damit eigentlich bezweckt, nicht erfüllen, nämlich selbst in Aufregung, Angst und Sensation geraten, sich in betulicher Hilfsbereitschaft erschöpfen, dem so reagierenden Kind gegenüber jedes Verlangen nach Pflichterfüllung zurückstellen — denn das wäre so recht „Wasser auf seine Mühle". Zweifellos würde dadurch der Zustand ständig in Gang gehalten werden, nie fände
der Kranke seine angemessene Leistung, was allein ihn heilen kann.

Aber auch das gegenteilige Verhalten hilft dem Hysterischen nichts und
wird ihm nicht gerecht. Instinktsichere Menschen spüren rasch, daß etwas an
den Krankheitserscheinungen, die ihnen vor Augen treten, nicht stimmt, daß
damit nur der Anforderung ausgewichen und etwas erreicht werden soll. Es liegt
nahe, in einem solchen Fall das Kind den Triumph, daß man es entlarvt hat,
spüren zu lassen, es aber auch das innerlich Unwahre, welches in jedem hysterischen Symptom liegt, durch Ablehnung entgelten zu lassen. Damit würde man
aber mit Sicherheit erreichen, daß ein solches Kind nur noch aufsehenerregendere
Symptome produziert, aus der Tendenz heraus: „Wenn du mir jetzt nicht glaubst,
die noch schwerere Krankheit muß dich doch überzeugen!" Aber man täte mit
einer solchen Einstellung und solchem Verhalten dem Kind auch unrecht und
hätte es nicht verstanden; denn der Hysterische ist, trotz allen Gewinns, den er
aus seinen Symptomen davonträgt, ein Leidender, der Hilfe braucht und verdient, das haben wir ja schon ausgeführt.

Zwischen diesen beiden Irrwegen den rechten Weg zu finden, ist nicht leicht.
Man darf also nicht „mitspielen": das tun meist Mütter, von denen man ja
wirklich nicht verlangen kann, daß sie die Wertigkeit der krankhaften Erscheinungen ganz richtig beurteilen; während der andere falsche Weg meist von
fremden Personen, etwa Lehrern, beschritten wird. In der Mehrzahl der Fälle,
jedenfalls bei schwereren Symptomen, bleibt daher nur übrig, daß das oben geschilderte Zusammenspiel durch einen Milieuwechsel, der alle die bedingten Reflexe zerreißt, gelöst wird, am besten durch die Aufnahme des Kindes an eine
heilpädagogische Abteilung oder auch an ein pädagogisch suffizientes Kinder-
spital oder die Kinderstation einer psychiatrischen Klinik. Auch in dem geänderten Milieu ist es entscheidend wichtig, daß das Kind mit seinen Symptomen keine
Sensation erregen darf. Dazu ist ein meisterhaftes Zusammenspiel aller Erzieher
nötig, wobei auch der oder die noch nicht so Erfahrene nicht aus der Rolle fallen
darf, weil eben auch sie von der überlegenen Atmosphäre der Station gehalten
sind; nicht weniger nötig ist aber auch, daß die anderen Kinder so fest gehalten
sind, daß auch sie durch Schrecken oder sensationelle Neugier nicht einen „Nährboden" für hysterische Symptome geben. Die Erzieher müssen imstande sein,
etwa ein Kind mit einem hysterischen „Anfall" sofort und ohne Aufsehen aus
der Gruppe herauszunehmen oder aber die Aufmerksamkeit der anderen Kinder
so intensiv zu fesseln, daß dieses Kind mit seiner Sensation isoliert bleibt und
keinen Eindruck macht.

Dem hysterischen Kind selbst gegenüber ist ein betont sachliches Verhalten,
eine kurz angebundene Redeweise, ein „abgestellter Affekt" (gerade dessen übersteigertem Affektausdruck gegenüber!), ein energischer Ton am Platze, nicht anders, so sagt KRETSCHMER sehr gut, als wie man das störrische, nervöse Pferd
mit Schenkeldruck und kurzem, energischem Zuruf wieder zur Räson bringt.
Schon daß man über hysterische Reaktionen nicht perplex wird, sondern daß man
sie „an sich ablaufen läßt", daß man das Kind deutlich spüren läßt, daß sie nicht

ernst zu nehmen, jedenfalls aber nicht gefährlich seien, aber ohne es des Schwindelns zu beschuldigen — das allein schon läßt solche Reaktionen meist in erstaunlich kurzer Zeit verkümmern. Gescheite Kinder dieser Art werden von einer guten pädagogischen Atmosphäre oft von allem Anfang an so tief beeindruckt, daß sie nicht ein einziges Mal so reagieren, wie sie es zu Hause gewohnt waren. Andere bringen es selten öfters als einmal zu ihren „Produktionen", weil sie eben so gar kein Echo finden, keinen Erfolg davontragen.

Noch wichtiger aber ist — und das allein verbürgt auf die Dauer eine wesentliche Besserung: das heilpädagogische Vorgehen muß versuchen, die unheilvolle Diskrepanz zwischen Anspruch und tatsächlicher Leistung, zwischen Sein und Scheinen-wollen auszufüllen, indem es das Kind zu echter Leistung führt. Dazu gehört viel: genaue Kenntnis der wirklichen Leistungsfähigkeit, so sehr diese sich auch hinter vielen Masken zu verbergen sucht, absolute pädagogische Überlegenheit und Konsequenz im Fordern, das Bestreben, dem Kind das, was man von ihm verlangt, so interessant und reizvoll als möglich zu machen, wobei man jede Sonderbegabung zu benützen hat — und, wahrlich nicht zuletzt, echte Gewogenheit, die dem Kind sein Gehaben wirklich nicht übel nimmt, die wirklich an seiner Persönlichkeit Anteil nimmt. Aus der früher gegebenen Beschreibung des hysterischen Charakters ergibt sich, wie schwer sich bei diesen Kindern echte Bindungen entwickeln, trotz aller theatralisch geäußerten Zuneigung, trotz aller schmelzenden Blicke und madonnenhaften Augenaufschläge. Trotzdem aber erlebt man es nicht selten, daß auch solche Kinder echte menschliche Beziehungen anknüpfen, die sich mit den Jahren immer mehr vertiefen; sie spüren doch, daß man sie verstanden hat, oft besser verstanden hat, als sie selber wahrhaben wollen, sie danken es einem vor allem, daß man sie aus dem Versagen herausgeführt und zu einer wirklichen Leistung gebracht hat.

Einige Male haben wir bei hysterischen Jugendlichen ein eigenartiges Verhalten erlebt, nachdem diese wieder in ihr altes Milieu zurückgekehrt waren. Es ging nunmehr mit ihnen in der von uns ausgesuchten Schule, an ihrem Arbeitsplatz ziemlich konfliktfrei ab. Aber von Zeit zu Zeit trieb es sie wieder zu uns, wobei es immer eine große Sensation zu berichten gab: ein angeblich unlösbarer Konflikt mit den Eltern, einer Kameradin, einem Vorgesetzten, eine tiefe Verzweiflung, aus der es nur durch Selbstmord ein Entkommen gäbe, eine seelische Katastrophe. Gewiß durfte man diese Berichte nicht als hysterisches Theater höhnend abtun; vielleicht hätte man dadurch wirklich eine Verzweiflungstat provoziert — auch ein hysterisches „Selbstmordtheater" kann einmal schlecht ausgehen, das heißt es kann tatsächlich, gegen den Willen dessen, der es ausführt, dabei ein Unglück passieren. Man mußte sich vielmehr alle diese Geschichten ruhig anhören, ohne durch leidenschaftliche Stellungnahme Öl ins Feuer zu gießen, mußte sachlich und geduldig zu vermitteln versuchen; schließlich waren die Sensationen wieder „abgesättigt" und es ging wiederum eine Zeitlang. Man konnte sich dabei mit einem Blitzableiter vergleichen, der Spannungen auf sich zieht, sie unschädlich macht oder ausgleicht. In den meisten dieser Fälle bewahrheitete sich doch unsere Erwartung, die unreife Persönlichkeit würde nachreifen, in einen Beruf hineinwachsen und dann derartige Sensationen nicht mehr nötig haben.

Auch bei Hysterischen Psychopathen ist zu sagen — ähnlich wie bei anderen Psychopathieformen —, daß sie nicht einfach als minderwertig angesehen werden dürfen. Manche von ihnen sind vielmehr von ungewöhnlicher Leistungsfähigkeit, besonders dann, wenn sie ein gutes intellektuelles Niveau haben; sie können sich in rücksichtsloser Hingabe förmlich selbst verzehren, wobei auch das irgendwie übersteigert wirkt und wobei man die volle, warme Menschlichkeit vermißt;

trotzdem aber können solche Menschen Bedeutendes schaffen; gerade unter Pädagogen, in sozialen Berufen, überhaupt an Stellen, die sehr im Lichte der Öffentlichkeit stehen, findet man nicht selten derartige Typen. Diejenigen, welche mit
ihnen, etwa als Vorgesetzte, arbeiten müssen, haben es mit ihnen nicht leicht.
Wer aber gewohnt ist, Menschen zu führen, findet hier eine wichtige, freilich
sehr schwierige Aufgabe.

Gerade bei intellektuell und seelisch höher differenzierten hysterischen Charakteren spielt das klärende und richtungweisende Wort eine große Rolle. Sie
brauchen es, daß sie sich endlos aussprechen, ihre Erlebnisse und ihre Gefühle
unter dem teilnehmenden Zuhören, was allein ihnen schon wesentlich helfen
kann, und unter sparsamen Anweisungen des Psychotherapeuten zur Abklärung
bringen. Bisweilen hilft es ihnen wirklich, daß man ihnen einen Grund angibt,
der für ihre Störungen verantwortlich sei, etwa auch den, ihre Störungen seien
durch frühere Erlebnisse verursacht. In solchen Fällen kann tatsächlich ein
psychoanalytisches Verfahren Erfolg erzielen. Manchmal kann auch der Appell
an die sittliche Verantwortung, etwa im Sinn der Logotherapie VIKTOR FRANKLS[1],
zu Erfolgen führen, obwohl der Weg dahin gerade bei der unausgereiften, sich
so gern einer echten Verantwortung entziehenden hysterischen Persönlichkeit
lang und steinig ist.

Alle diese Wege sind aber, so glauben wir, mit Erfolg nur bei differenzierteren Persönlichkeiten, die sich dem Erwachsenenalter zumindest nähern, zu be-
schreiten. Bei allen anderen, vor allem also bei Kindern und überhaupt bei
Menschen von allgemein reduziertem Niveau, ist unserer Erfahrung nach jener
zuerst geschilderte Weg der wortlosen Führung aussichtsreicher, wobei die da-
hinterstehenden Probleme wohl verstanden, aber nicht mit dem Kranken lange
besprochen werden: das ist der Weg, der die Kinder zu optimaler Leistung führt.

Zwangsneurotische Psychopathen

Auch in bezug auf die Bezeichnungen „zwangsneurotisch" und „neurotisch"
herrscht in der psychiatrischen Nomenklatur ein heilloses Durcheinander. Manche
verstehen unter dem Ausdruck „neurotisch" und „Neurose" alles „Psychogene"
überhaupt, also alle jene „reaktiven" psychischen und psychosomatischen Erscheinungen, welche durch seelische Erregungen zustande kämen, etwa durch
Verdrängungen oder auch durch manifeste Konfliktsituationen; „neurotisch" ist
für diese Anschauung also gleich mit — „erlebnisbedingt". Dabei wird dieser
Begriff meist sehr weit gefaßt, so daß dann jeder Tick, jedes Nägelbeißen, jedes
Bettnässen als „neurotisches" Symptom gewertet wird, also jene Erscheinungen,
die wir, von einer anderen Anschauung ausgehend, als „neuropathisch" bezeichnet haben. Demgegenüber fassen wir hier den Begriff „neurotisch", konform mit
„zwangsneurotisch", wesentlich enger:

Wir beschränken ihn auf jene Fälle, bei denen sich eine abartige Persönlichkeit gezwungen fühlt, bestimmte, meist sehr stereotype Dinge zu denken, zu sagen, zu tun, sich vor ihnen zu fürchten, wobei sich der Betreffende genau dessen
bewußt ist, daß all das sinnlos sei, sich also gegen seine bessere Einsicht davon
überwältigt fühlt. Das Wesentliche der Störung ist also eine Einengung der
freien Willensbestimmbarkeit; diese Einengung beschränkt sich regelmäßig nicht
auf einzelne zwanghafte Gewohnheiten, die besonders skurril sind und ins
Auge springen, sondern verleiht der ganzen Persönlichkeit ihr Gepräge.

Wir wollen zunächst einige Beispiele für das im einzelnen sehr bunte Bild
zwangsneurotischen Verhaltens geben.

---

[1] Z. B. FRANKL, V.: Ärztliche Seelsorge. Wien: F. Deuticke, 1948.

Denkzwang. Sinnlos und quälend drängen sich immer wieder bestimmte Denkabläufe ins Bewußtsein, manchmal von ganz indifferenten Inhalten, wie eine bestimmte abgeleiete Melodie, häufiger aber besonders ekelhafte, obszöne, sadistische, religiös lästerliche Dinge. So mußte ein noch nicht fünfjähriger Knabe unserer Beobachtung ständig denken (und manchmal mußte er es auch aussprechen): „Der liebe Gott ist ein Schuft und die Mutter ist blöd und teppert." Dabei war der Knabe besonders brav, liebte seine Mutter heiß und war zu ihr ungemein zärtlich, nahm seine religiösen Pflichten, z. B. das Beten, ungemein ernst und empfand diese Gedanken quälend als Sünde. Ein anderes Kind, ein noch nicht sechsjähriges Mädchen, ebenfalls skrupulös fromm, wurde von dem Gedanken gequält, es müsse dem lieben Heiland das Herz auspressen, bis das Blut herausspritze.

Redezwang. Immer wieder müssen bestimmte Ausdrücke, Redensarten, Zahlen wiederholt werden, die in der jeweiligen Situation völlig sinnlos sind, oder es werden ebenso stereotyp bestimmte Fragen wiederholt, manchmal völlig alberne, dann wieder höchst philosophische Fragen.

Zwangsimpulse und -gewohnheiten. Gewisse hierher gehörige Symptome kommen recht häufig vor, auch bei sonst „normalen" Persönlichkeiten, etwa die Gewohnheit, Dinge zu zählen, die einem beim Gehen begegnen („Arithmomanie"): die Reihen der Pflastersteine, die Pfosten an den Gartenzäunen, die Fenster der Häuser, an denen man entlanggeht. Vielen Menschen drängen sich derartige Dinge in „leeren" Augenblicken auf, oft zur eigenen Belustigung, meist wieder leicht abzutun, vor allem dann sofort verschwindend, wenn sinnvolles Denken und Handeln von den Betreffenden verlangt wird. Je fester sich diese Dinge gegen anderweitige Einflüsse behaupten, je stereotyper sie sind, um so abnormer ist auch das Symptom. Ein anderes Beispiel für solche Zwangsgewohnheiten ist die Tendenz, nur mit einem bestimmten Bein den Randstein des Gehsteiges, die letzte Stufe einer Treppe oder des Treppenhauses zu betreten (gelingt es nicht, etwa mit dem rechten Fuß oben anzukommen, so muß der ganze Weg von vorn begonnen werden, da sich eine Zwangsneurose nicht leicht „beschwindeln" läßt, indem man etwa zum Schluß, wenn es anders nicht ausgeht, zwei Stufen auf einmal nähme!). Nicht so selten findet man auch einen Waschzwang, in Gang gehalten von der Furcht vor bestimmten Krankheiten oder überhaupt vor den Bazillen; ein dreizehnjähriger Knabe unserer Beobachtung hatte das Gefühl, seine Hände seien fett (er hatte auch wirklich eine starke Seborrhöe) und er mache alles, was er berühre, auch fett; zu zahllosen Malen oder auch eine ganz bestimmte Zahl von Malen werden die Hände gewaschen, manchmal auch von Menschen, die in bezug auf ihren sonstigen Körper und ihre Umgebung richtige Schmutzfinken sind. Weit verbreitet ist auch die pedantische Gewohnheit, vor Verlassen der Wohnung genau nachzusehen, ob auch wirklich alle Schalter und alle Hähne abgedreht sind, daraufhin peinlich genau, in festgelegter Reihenfolge, die Wohnungstür zu verschließen, wobei einen kurze Zeit darauf der quälende Gedanke nicht losläßt, man habe vielleicht doch nicht alles in Ordnung gebracht, die Türe stehe jedem Einbrecher offen, das Gas ströme aus, das Wasser laufe; im weiteren Verlauf malt man sich schreckliche Bilder aus, wie nun schon der Fußboden des Badezimmers ganz überschwemmt sei, wie es jetzt schon ins Vorzimmer und jetzt schon auf den Gang hinaus laufe — bis man es schließlich nicht mehr aushält, zurückläuft, bei genauer Untersuchung natürlich alles in Ordnung findet, wieder weggeht — und nun wiederholt sich das ganze grausame Spiel von vorne; denn man denkt, bei der letzten Nachschau habe man erst recht in seiner Gedankenverlorenheit die Hähne aufgedreht oder die Wohnung nicht ordentlich versperrt. Das geht so mehrmals qualvoll, mit schweren

Selbstvorwürfen und Selbsterniedrigung hin und her und kann die gesamte Aktivität eines Menschen schwer beeinträchtigen.

In den ausgesprochenen Fällen kommen derartige Symptome nur selten ganz isoliert vor; viel häufiger sind solche Gewohnheiten gehäuft, ja manchmal ist fast das ganze Leben eines Tages in solch starre Bahnen eingezwängt. Jeder Weg in der Wohnung muß in genau „vorgeschriebener" Weise zurückgelegt werden, eventuell in bestimmten Stadien von einem Hüpfen oder Sichdrehen unterbrochen, jeder Handgriff muß in bestimmtem Zeremoniell ausgeführt werden. Bei Kindern findet man häufig ein An- und Auskleidezeremoniell: die abgelegten Kleider und Schuhe müssen nach strengen Regeln angeordnet werden, es braucht Minuten, bis etwa die Schuhe, auf den Millimeter genau und im richtigen Winkel zueinander, auf ihrem Platz stehen; ähnliches geschieht mit den anderen Kleidern. Von da ist es noch ein langer Weg bis zum Einschlafen. Bestimmte Handlungen müssen verrichtet, bestimmte Gegenstände ins Bett mitgenommen werden, zum Schluß muß noch die Mutter am Bett sitzen, deren Hand oder einen bestimmten Finger das Kind umklammert; fehlt nur ein Baustein aus diesem komplizierten Gebäude, so gibt es eine entsetzliche Szene. Hier begegnen wir auch zum ersten Mal der Bindung der zwangsneurotischen Reaktionsweise an eine andere Person, was gerade bei Kindern sehr charakteristisch ist.

Zwangsangst. Wir kommen nunmehr zu einem zentralen Punkt: hinter diesen für den Außenstehenden geradezu lächerlichen Gewohnheiten steht als Motor eine schwere, unheimliche Angst — nicht etwa eine Furcht vor bestimmten und klar erkannten Folgeerscheinungen, sondern eben eine ganz dumpfe, gestaltlose Angst, es werde etwas Schreckliches geschehen, wenn man in diesem Augenblick nicht das täte, wozu man sich gezwungen fühlt; das zwangsneurotische Zeremoniell ist dann gewissermaßen eine „Beschwörung" jener im Hintergrund lauernden Angst, ein dagegen aufgerichteter Schutzmechanismus. Bei Gesprächen mit neurotischen Kindern, wenn sie eine starke Selbstbeschau haben, kommen diese Dinge meist klar zutage. Nicht immer freilich ist den Kindern dieser Zusammenhang klar bewußt. Manchmal wirken die zutage tretenden Stereotypien recht automatenhaft und leer, nicht aber von Angst „getrieben".

Die Angst kann aber auch in ihrer eigenen Gestalt in Erscheinung treten, etwa ebenfalls in bestimmten, stereotypen Situationen: in der Unfähigkeit, Straßen oder freie Plätze zu überschreiten, weil dabei „etwas", was man nicht sagen kann, passieren könnte (Platzangst, Agoraphobie), oder, im Gegenteil, in der Unfähigkeit, sich in geschlossenen Räumen aufzuhalten (Klaustrophobie), in der Angst vor dem Finstern, vor Gewittern, vor bestimmten Tieren (bei Kindern weithin auch im normalen Bereich zu finden); hierher gehört weiter die aus Verlegenheit und Selbstunsicherheit kommende Angst, verlegen zu werden, zu erröten, besonders in bestimmten Situationen oder vor bestimmten Personen — „wenn ich nur jetzt nicht rot werde!" schießt der Gedanke in einem auf, und schon ist er — oder meist: sie — wie von Blut übergossen (Errötungsangst, Ereuthophobie); ja auch die Angst, in Angst zu geraten — „wenn ich nur jetzt nicht wieder meine Angst bekäme!" — kann ungemein quälende Formen annehmen („Phobophobie"). Mit großer Angst werden auch bestimmte zwanghafte Antriebe zu unanständigen, gefährlichen oder verbrecherischen Taten empfunden; diese Antriebe werden in Wirklichkeit niemals ins Werk gesetzt, aber ein Großteil der psychischen Energie erschöpft sich darin, dagegen Widerstand zu leisten. Andeutungen davon finden sich häufig auch bei sonst ganz Normalen: viele Menschen fühlen z. B. den Drang in sich, von einer Theatergalerie etwas auf die Menschen im Parkett hinunterzuwerfen, aber die meisten werden doch leicht mit solchen Impulsen fertig, oft mit Belustigung über sich selbst; wirklich abnorm wird ein solches Symptom erst durch seine Persistenz, durch seine beängstigende Mächtigkeit und die davon ausgehende Einengung der normalen Aktivität.

Relativ häufig findet sich bei neurotischen Kindern eine schwere Schulangst, wobei es sich dann nicht um eine relativ leicht zu durchschauende und, bei richtigem pädagogischem Vorgehen, auch gut zu behandelnde Maskierung eines intellektuellen Versagens den Schulanforderungen gegenüber handelt, sondern wo hochintelligente Kinder schwer dadurch gequält werden, weil sie ja gleichzeitig besonders pflichtbewußt und völlig unfähig sind, die für sie mit unerklärlicher Unheimlichkeit erfüllte Situation zu bewältigen.

Ausgeprägte zwangsneurotische Zustandsbilder sind immer ein Zeichen einer in beträchtlichem Maße psychopathischen Persönlichkeit, sind ein Ausdruck einer Störung der Integration der Persönlichkeit. Von dem Gefüge sinnvoller Abläufe, freien und vernünftigen Reagierens auf die Forderungen der Umweltsituation hat sich psychisches Geschehen, Denken, Reden oder Tun, gewissermaßen losgelöst, führt ein Eigendasein, steht neben der Persönlichkeit, die damit irgendwie ihre Geschlossenheit verloren hat. Dieses zwanghafte Geschehen wird von der Persönlichkeit deutlich als fremd, als sinnlos, ja als feindlich, als eine Erniedrigung empfunden.

Nicht immer sind diese Kriterien so klar herauszuarbeiten, besonders bei jungen Kindern und bei intellektuell niedrig organisierten Persönlichkeiten; denn es gibt zwangsneurotische Zustände auch bei Schwachsinnigen, auch im Gefolge organischer (z. B. enzephalitischer) Hirnprozesse. Bei niedrig organisierten Persönlichkeiten stehen meist auch die Zwangsimpulse und -handlungen auf niedriger Stufe, wirken leer und automatenhaft. Besonders bei organischen Hirnstörungen kennen wir Übergänge von Ticks zu Zwangshandlungen. So konnten wir einen Knaben beobachten, bei dem nach einer sicheren Enzephalitis schwere, universelle Ticks aufgetreten waren; außerdem zeigte er beim Gehen nach einer gewissen Anzahl von Schritten ein recht komisch wirkendes Hüpfen und hatte weiter die Gewohnheit, mit einer wischenden Bewegung Dinge, die gerade auf dem Tisch standen, z. B. ein Spiel oder auch Geschirr, hinunterzufegen. In der großen Mehrzahl der Fälle kommen aber zwangsneurotische Symptome bei überintellektuell organisierten Charakteren vor, die schon im Kindesalter mit einer besonderen Fähigkeit zur Selbstbeschau und zur Abstraktion begabt sind.

Folgende Modellvorstellung über die Genese der neurotischen Symptomatik scheint uns klärend zu sein (diese deckt sich weitgehend mit den von Josef Feldner[1] entwickelten Gedanken). Das Wesentliche der Störung liegt im thymischen Bereich, in der Tiefenschicht der Persönlichkeit, nämlich in einer spontan aufsteigenden Angst, welche, wie es ja der echten Angst (nicht der objektbezogenen Furcht) gemäß ist, keinerlei Begründung in der umgebenden Realität hat. Diese thymischen Impulse durchbrechen mit großer Energie die „Kortikalschicht" der Persönlichkeit, nämlich den Bereich von Bewußtsein und Erfahrung, entziehen sich ihrer Leitung, werden als völlig sinnlos und entwürdigend erkannt — und setzen sich schließlich zur Qual des Kranken doch durch. Aus dem Widerstreit zwischen solchen Triebimpulsen, der Angst zumal, und einem besonders intellektuellen, besonders bewußten „Überbau" ergibt sich das zwangsneurotische Zeremoniell. Es ist, als wollten sich diese Menschen dadurch von ihrer Angst loskaufen, daß sie peinlich genau ihre Zwangssymptome ausübten und sich auch sonst ganz so verhielten, wie es eben der eingeengte neurotische Charakter tut — hinter allem steht nämlich das überwältigende Gefühl, es würde etwas Schreck-

---

[1] Feldner, J.: Entwicklungspsychiatrie des Kindes. Wien: Springer-Verlag, 1955.

liches geschehen, wenn man nicht täte, wozu es einen zwingt. Das schildern einem selbst Kinder schon mit großer Klarheit. Einen solchen Widerstreit zwischen aus der Tiefenschicht ausbrechenden Impulsen und entgegenstehender Einsicht, welcher Kampf zu zwanghaft wirkenden Gewohnheiten zu führen droht, gibt es weithin auch im normalen Bereich. Nur erhält dann dieses Geschehen niemals solche Macht und Dauer wie beim Neurotiker, schließlich bleiben doch die zügelnden höheren Instanzen siegreich.

Neurotiker werden aber nicht allein durch ihre Zwangssymptome bestimmt, sondern haben auch **charakterlich** sehr viel gemeinsam. Die Eingeengtheit durch den Zwang, welcher ihre Symptome entstehen läßt, färbt ihr ganzes Wesen. Das ganze Leben wird in Ordnungen eingespannt, die freie Spontaneität hat kaum Raum darin, Entscheidungen werden ängstlich vermieden oder doch dadurch erschwert, daß man aus dem unaufhörlich sich aufdrängenden Dilemma zwischen den verschiedenen Möglichkeiten nicht herausfindet. Diese Menschen sind beherrscht von einem kleinlichen, kläublerischen Fleiß, einer Pedanterie gerade in den kleinsten Dingen (Schreibtischordnung!). Das Alltagsleben ist ebenfalls bestimmt von Gewohnheiten und einem genauen Zeremoniell, einer überfeinerten Empfindlichkeit dem eigenen Körper gegenüber, dem man überhaupt mit viel Angst, mit Hypochondrien, gewissermaßen als einem Objekt, in dem man nicht zu Hause ist, gegenübersteht (Empfindlichkeiten beim Waschen, Frisieren, übertriebene Schamhaftigkeit und Ekelbereitschaft). Auch im Religiösen herrscht eine skrupulöse Gewissenhaftigkeit, ein Eingeengtsein von Tabu-Vorschriften, ein überängstliches Sündenbewußtsein — was alles weltweit von der „Freiheit der Kinder Gottes" entfernt ist.

Diese ganze Art, welche den neurotischen Menschen so weitgehend von der Welt und von den anderen Menschen ausschließt, macht ihn auch höchst egozentrisch, läßt kaum einen Raum für Gemütsbeziehungen, für echte Güte. Sieht man solche Kinder so schwer an ihrer Angst, an ihren Zwangssymptomen leiden, so fühlt man sich unwillkürlich zu ihnen hingezogen, zur Hilfe gedrängt — und trägt dann oft, gerade was die Gemütsqualitäten betrifft, günstigere Züge in sie hinein, als sie wirklich besitzen, wird aber schließlich enttäuscht und dann doch wieder ungerecht gegen sie. Nicht jedes Leiden macht gütig, das der Zwangsneurotiker jedenfalls nicht.

Neurotische Menschen tendieren oft zu Berufen, wo nicht der wagende Entschluß und die freie menschliche Beziehung gilt, sondern die Gewissenhaftigkeit, das Befahren der immer gleichen Gleise. Man darf das aber keineswegs abwerten; solche Menschen sind es, welche bestehende Ordnungen erhalten, sind so wahre „Stützen der Gesellschaft". Es gibt unter ihnen aber auch ungemein leistungsfähige Menschen von bedeutendem Format, ja von genialen Maßen, die gerade aus dem Kampf gegen ihre neurotischen Bedrängnisse große psychische Energien entwickeln, welche dann ihrer Leistung zugute kommen (eines der großartigsten Beispiele dafür ist der große Däne Sören Kierkegaard, ein Begründer des modernen Denkens, der zeitlebens von einer schweren Zwangsneurose und von abgründiger Schwermut gequält war, aber durch diesen „Stachel im Fleisch", so hat er es selbst genannt, jene Kräfte gewann, die ihn zu einem der größten christlichen Denker aller Zeiten machten).

Auch bei den neurotischen Charakteren ist uns die konstitutionelle Verankerung evident. Wir haben immer wieder gesehen, daß die wesentlichen Kriterien, die Ängstlichkeit und die Neigung zur Fixierung als sinnlos erkannter Gewohnheiten, auch die Pedanterie, in dem Augenblick fertig entwickelt sind, als die „Kortisierung" der Persönlichkeit einen gewissen Grad erreicht hat, also etwa um die Mitte des Kleinkindalters. Wir haben sogar bei einem Kind, das sich uns als schwer neurotische Persönlichkeit darstellte, anamnestisch gehört, es hätte schon in der späteren Säuglingszeit ein genaues Fütterungszeremoniell an den Tag gelegt, hätte schwere Schreiszenen gemacht, wenn von seinem Fläschchen auch nur ein Tropfen danebengegangen sei.

Mit den zwangsneurotischen Zustandsbildern im frühen Kindesalter geht es ähnlich wie mit den kindlichen Schizophrenien: sie sind lange nicht so stark fixiert wie bei älteren Menschen, die Gewohnheiten wechseln rascher. Die Intensität der Symptome, vor allem das Ausmaß der begleitenden Angst, ist sehr variabel — und ist weitgehend vom Erziehungsmilieu abhängig, darum nicht allzu schwer psychotherapeutisch zugänglich. Aber — und das spricht uns besonders für die konstitutionelle Begründung des Zustandes — diese Menschen bleiben immer neurotische Charaktere, auch wenn eine kluge Führung ihrem Zustand weitgehend das Quälende genommen hat, auch wenn sie sich schließlich zu leistungsfähigen Persönlichkeiten entwickelt haben.

Auch eine gleichsinnige Heredität ist in zahlreichen Fällen nachzuweisen. Das könnte natürlich im Sinne eines „Milieudeterminismus" gedeutet werden — was auch weitgehend geschieht —, daß nämlich neurotische Eltern aus ihrer eigenen Lebensangst heraus ihre Kinder zu Neurotikern erziehen und auf diese Weise die Zwangsneurose „fortpflanzen". Nun hat sich aber gezeigt, daß sich derartige Zustandsbilder auch bei Kindern entwickelt haben, die schon im frühen Säuglingsalter aus der eigenen Familie weg in Heime untergebracht worden waren (wobei man freilich nicht ausschließen kann, daß auch dort „neurotisierende" Faktoren auf die Kinder einwirkten). Andererseits zeigt sich nicht selten, daß von mehreren Geschwistern, bei deren Erziehung nicht ersichtlich war, daß Grundeinstellung oder erzieherische Maßnahmen der Eltern den einzelnen gegenüber verschiedenartig gewesen wären, doch nur eines sich zu einem Zwangsneurotiker entwickelte, was man doch wohl nur durch konstitutionelle Faktoren erklären kann.

Schließlich spricht es sehr für die konstitutionelle Verankerung dieser Erscheinungen, daß verschiedene Untersucher abnorme, nämlich einem infantilen, in der Reifung gehemmten Zustand entsprechende Kurvenbilder im Elektroenzephalogramm gefunden haben[1], was ja ganz zu der von uns schon zitierten Anschauung KRETSCHMERS paßt, daß Teilhemmungen in der Konstitutionsreifung wichtige Faktoren bei der Entstehung von Neurosen seien.

Abgegrenzt müssen zwangsneurotische Bilder wiederum, so wie auch in den beiden vorhergehenden Kapiteln, gegen zwei Zustände werden: gegen organische Hirnschädigungen und gegen die Schizophrenie.

Wir sagten schon, daß bei Postenzephalitikern nicht selten universelle Ticks vorkommen, welche sich nicht auf Zuckungen einzelner Muskeln beschränken müssen, sondern ganze, freilich stereotyp ablaufende Handlungen darstellen (z. B. Hinabstreifen von Gegenständen vom Tisch). Auch sonst können solche Kinder alle typischen Züge des zwangsneurotischen Charakters aufweisen. Nur die Anamnese und etwaige neurologische, vegetative oder trophische Zeichen gestatten die Differentialdiagnose. Ähnlich wie bei der Neuropathie müssen wir auch hier sagen, daß es uns ein weiterer Beweis für die konstitutionelle Verankerung der Zwangsneurose ist, wenn eindeutig Hirngestörte ganz entsprechende Bilder aufweisen: es muß also doch in den Reaktionsmöglichkeiten des Gehirns begründet sein, daß ein Mensch solche Symptome produziert (siehe auch die eben zitierten Untersuchungen über EEG-Veränderungen!).

---

[1] ROTH, G.: Das persistierende juvenile EEG. Die Pyramide *1960*, 3, 85; dort auch weitere Literatur.

Auch gegen die Schizophrenie ist eine Zwangsneurose manchmal sehr schwierig, ja bisweilen unmöglich abzugrenzen. Das Gefühl, gezwungen, ja besessen zu sein von Impulsen und von Geschehnissen, welche über die persönliche Freiheit hinweggehen, die Gefühlsstörung und damit die Störung der Beziehungen zur Umwelt schaffen große Ähnlichkeiten zwischen den beiden Zustandsbildern; vor allem können paranoische Verläufe einer Zwangsneurose sehr ähnlich sehen, besonders dann, wenn die psychotischen Symptome dissimuliert werden, was häufig vorkommt. Oft kann nur der weitere Verlauf die Unterscheidung ermöglichen, etwa wenn nach langer Zeit ausgesprochen wahnhafte Züge auftreten oder wenn es zu einem Persönlichkeitsabbau kommt.

Die Differentialdiagnose wird oft noch dadurch erschwert, daß die „präpsychotische Persönlichkeit" Schizophrener nicht selten typische zwangsneurotische Züge aufweist, wobei es dann sehr schwierig zu sagen ist, zu welchem Zeitpunkt nun die Zwangsneurose aufhört und die Schizophrenie beginnt. Im übrigen sieht man auch in der Aszendenz Schizophrener des öfteren zwangsneurotische Charaktere, die selbst niemals geisteskrank werden — was aber doch für genetische Zusammenhänge dieser beiden Bilder spricht. Ob es auf exogene Momente ankommt, daß in dem einen Fall eine Psychose ausbricht, im anderen nicht, das können wir nicht entscheiden.

Bezüglich der Deutung der Phänomene gehen wir ein Stück weit mit den tiefenpsychologischen Anschauungen koform: irgendwelche Vorgänge in der Triebschicht („aus dem Unbewußten stammend", würden die Analytiker sagen) durchbrechen die Organisation des bewußten Lebens, der sinnvollen, verantworteten Aktivität, wirken im Rahmen einer sonst überstark intellektuell angelegten Persönlichkeit als Fremdkörper, ja als feindliche Vorgänge. Von da an trennen sich aber die Wege. Die tiefenpsychologischen Lehren nehmen an, die Ursache der zwangsneurotischen Erscheinungen seien ins Unbewußte verdrängte Erlebnisse, das zwangsneurotische Symptom bilde dieses Erlebnis in symbolhafter Verkleidung ab. Wir haben schon bei früheren Gelegenheiten dargestellt, daß wir nicht daran glauben, daß derart grundlegende und konstant bleibende Persönlichkeitsveränderungen von einzelnen traumatisierenden Erlebnissen hervorgerufen werden könnten. Auch die gerade für das Kindesalter charakteristische Variabilität der zwangsneurotischen Erscheinungen scheint uns gegen eine solche Auffassung zu sprechen: sollten die wechselnden Bilder verschiedene traumatisierende Erlebnisse symbolisieren? oder sollte sich unter verschiedenen „Symbolen" doch immer das gleiche verhüllen?

Wenn wir also im obigen das konstitutionelle Moment bei der Entstehung neurotischer Zustandsbilder betont haben, so leugnen wir doch nicht, daß Erlebnisse zur Auslösung einer zwangsneurotischen Symptomatik oder zu deren Verstärkung eine beträchtliche Rolle spielen können. So kann also etwa ein schokkierendes Ereignis, das von den Erziehern nicht mit Klugheit und Diplomatie beherrscht wurde, sehr wohl ein schweres Angstsyndrom, eventuell mit begleitenden körperlichen Symptomen, in Erscheinung treten lassen. Wir konnten aber ausnahmslos feststellen, daß in solchen Fällen schon vor diesem Zustand, der jetzt den Eltern so sehr als „neue" Krankheit imponiert, daß ihnen die Verursachung durch das Erlebnis ganz evident erscheint, der neurotische Charakter des Kindes fertig ausgebildet war, welcher jetzt nur neue Symptome entwickelt. Die Angst, die in Wirklichkeit von innen kommt, hat sich nur ein besonderes Objekt gefunden, welches durch sie, die Angst, „besetzt" wird, hauptsächlich eben dann, wenn die Führung des Kindes nicht stark genug ist, diesen Verlauf zu verhindern.

Therapie. Es mag unter erwachsenen Neurotikern, die ja so sehr dazu neigen, sich zu zergrübeln, ihre Persönlichkeitsprobleme ständig „im Intellekt herumzuwälzen", eine Anzahl von Menschen geben, welche wirklich darin Hilfe finden, daß ihnen durch tiefenpsychologische Deutung eine Begründung für ihr ihnen selbst unbegreiflich und fremdartig vorkommendes Verhalten gegeben wird.

Der Weg jedoch, welcher dem Laien als der zunächst liegende erscheinen würde, daß man nämlich dem Neurotiker seine Symptome ausredet, sie ihm als sinnlos, als lächerlich hinstellt, dieser Weg ist in den wenigsten Fällen gangbar. Der Betroffene weiß ja selbst allzu gut um die Sinnlosigkeit seiner Symptome; trotzdem fühlt er sich aber zwanghaft daran gebunden. Und eben dieses Bewußtsein ist es ja, das ihn so quält und entwürdigt! Würde es ihm freilich gelingen, sich dadurch über seine Zwangsneurose zu erheben, daß er sie bagatellisiert, sich über sich selbst lustig macht, dann wäre er auch geheilt, aber dahin sind jene Psychopathen, und zumal die Kinder unter ihnen, nur selten durch Erklären und Bereden zu führen.

Uns haben sich bei der heilpädagogischen Behandlung kindlicher Zwangsneurotiker zwei Prinzipien als entscheidend erwiesen: die „Behandlung" der Angst und das Ausfüllen mit sinnvoller Aktivität.

Bei solchen Kindern wird es noch deutlicher als bei erwachsenen Neurotikern, daß ihr ganzes Wesen von Angst erfüllt ist, die, kaum verhüllt, aus jedem Blick, jeder Miene, jedem Wort spricht. Ganz zweifellos wird aber regelmäßig diese Angst bei den Kindern dadurch ins Unerträgliche gesteigert, daß sich die Eltern mit deren Angst mitfürchten, sich über deren Angst fürchten. Oft wird die so sinnlos und unerklärlich erscheinende zwangsneurotische Symptomatik als das erste Zeichen einer Geisteskrankheit aufgefaßt, mit Entsetzen registriert — und dadurch ohne Zweifel erst recht in Gang gehalten und für das Kind noch qualvoller gemacht. Beide Teile sind übereinander völlig ratlos, das Kind findet keine Führung und die Eltern bekennen sich außerstande, angesichts so unheimlicher Erscheinungen eine solche zu gewähren. Ganz regelmäßig mischen sich dann berufene und unberufene Miterzieher ein, Verwandte und Hausparteien, und steigern Angst, Ratlosigkeit und Durcheinander. Bei einem vollausgebildeten zwangsneurotischen Zustandsbild bei einem Kind gelingt es nach unserer Erfahrung nur selten, die Eltern nicht nur über das Wesen der Störung ihres Kindes intellektuell zu belehren — denn darauf kommt es ja zum allerwenigsten an —, sondern ihnen auch die Kraft zu vermitteln, sich über die eigenen und die Ängste des Kindes wirklich zu erheben, sie zu befähigen, in ihrem ganzen Verhalten, mit allen ihren Ausdruckserscheinungen jene Sicherheit auszuströmen, die allein dem Kind helfen kann. Es bleibt daher in diesen Fällen meist nur das zeitweilige Herauslösen aus dem bisherigen Milieu, also etwa die Aufnahme an eine heilpädagogische Abteilung übrig, wodurch mit einem Schlag nicht nur die materielle Umwelt (und wie sehr sind nicht neurotische Kinder bei ihrer Pedanterie an alle die zahllosen Einzelheiten des Raumes, der Einrichtung, der „Atmosphäre", die sie bisher umgaben, gebunden!), sondern vor allem die menschliche Umwelt radikal verändert sind.

Die wesentlichste und eben die heilsame Leistung der neuen Umgebung muß es sein, sich mit dem Kind nicht mitzufürchten. Dazu tragen sehr auch die anderen Kinder bei, die von den Erziehern so gut gehalten sein müssen, daß sie über die absonderlichen Eigenheiten des Neurotikers nicht erschrecken, ja nicht einmal in Erstaunen ausbrechen, sondern sie einfach als gegeben hinnehmen. (Derartiges gelingt tatsächlich in einer gut geleiteten Kindergruppe und ist freilich eine unerläßliche Voraussetzung für eine „Gruppentherapie" bei abnormen Kindern.) Gerade die anderen Kinder sind auch am besten imstande, das neurotische Kind,

welches ja durch seine Symptome so sehr isoliert erscheint, in ihre Kreise einzu-
beziehen und zum Mittun, Mitschwingen zu veranlassen. Letztlich liegt aber doch
das, was mit dem neurotischen Kind geschieht — und sei es auf dem Umweg über
die anderen Kinder —, ganz in der Hand der Erzieher. An ihnen muß die Angst
des Kindes abgleiten; sie muß, und das Kind soll es merken, tiefem Verständnis
begegnen, aber sie löst nicht den korrespondierenden Affekt (nämlich mitfühlen-
de Angst) beim Erzieher aus, sondern trifft auf dessen überlegene Ruhe und
Sicherheit, welche mehr als Worte und auch besser ohne viel Worte dem Kind
zeigen, es sei eben kein Grund da zur Angst, man werde schon mit der Situation
fertig. Dabei reden wir, wenigstens in der pädagogischen Situation (anders ist es
freilich beim Examen), mit dem Kind selber wenig über seine Symptome, versuchen gar nicht etwa, ihm seine Zwangshandlungen zu verbieten; wir können
ruhig darauf warten, bis sie von selber verschwinden. Es ist also, das kann nicht
genug betont werden, eine andere Persönlichkeitsschicht des Kindes, an welche
sich diese Behandlung wendet, nämlich nicht der Intellekt, sondern eben der
thymische Bereich; da sitzt ja auch die Störung, hier muß sie aufgesucht werden.
Und es ist auch — mit Vorsicht und Einschränkung gesagt — eine andere Persön-
keitsschicht des Erziehers, welche zu dieser Hilfe notwendig ist: so sehr er ein
ganzer, ein „gesammelter" Mensch sein muß, hier braucht es vor allem die richtige
emotionale Einstellung. Gefühlsmäßig muß man dem Kind und seiner Angst
überlegen sein. Eben das den Eltern „mitzuteilen", ist so ungemein schwer. Es
nützt gar nichts, daß sie die Schwierigkeiten des Kindes intellektuell verstehen;
trotzdem gelangen sie nur selten zu jener angstfreien Überlegenheit, welche das
Kind so sehr brauchte.

Worüber aber mit dem Kind gesprochen und worauf seine ganze Aufmerksamkeit gelenkt wird, das ist die Pflichterfüllung des Tages, des Augenblicks.
Mag das Kind immerhin mit komischem Zeremoniell die Feder anfassen — das
mag nebenher laufen, es ist gar nicht so wichtig; das Wichtigste ist in diesem
Augenblick die zu lösende Rechenaufgabe; die gelungene Leistung wird voll anerkannt und als etwas Bedeutendes gewertet. Und so wie eben die eine Unter-
richtsstunde, ist der ganze Tag mit sinnvoller Tätigkeit ausgefüllt, welche ebensosehr den Fähigkeiten des Kindes (viele von diesem Typus sind körperlich besonders ungeschickt und praktischen Aufgaben schlecht gewachsen!) genau angepaßt
sein müssen, wie sie ihm andererseits möglichst lustbetont gemacht werden sollen.

Wir haben immer wieder erlebt, wie nach gar nicht so langer Zeit auch das
schwer neurotische Kind willig jene „Akzentverschiebung" mitmacht, welche wir
in solchen Fällen für das wesentliche therapeutische Moment erachten: nicht mehr
ist das Zwangssymptom und die dahinterstehende Angst das Wichtigste, wogegen
die gesamte psychische Energie eingesetzt werden muß, sondern es kommt nunmehr darauf an, der Forderung des Augenblicks gemäß zu sein, sinnvolle Tätigkeiten zu vollbringen. So kommt es denn, daß die Zwangssymptome, welche die
Eltern und auch das Kind so sehr in Schrecken versetzt haben, nach kurzer Zeit
versiegen, was manchmal von den Kindern selbst mit Erstaunen, aber auch einem
Gefühl der Befreiung registriert wird, was ihm aber in anderen Fällen gar nicht
deutlich zu Bewußtsein kommt.

So „sachlich" und kühl überlegt das erzieherische Verhalten zu sein scheint,
welches die neurotische Persönlichkeit braucht — auch hinter diesem muß ein
warmes Interesse, eine echte Gewogenheit und Zuneigung zu dem Kind stehen.
Gerade weil neurotische Menschen in verstärktem Maße egozentrisch sind, muß
man sich noch stärker für sie persönlich einsetzen. Nur dann kommt es zu jenem
„thymogenen Automatismus", den HAMBURGER mit Recht als eine wesentliche
Voraussetzung jedes psychotherapeutischen Wirkens bei Kindern beschrieben hat.

Freilich bleiben diese Kinder nach wie vor neurotische Charaktere. Auch der pflichterfüllte Tageslauf, in den sie nunmehr hineingestellt sind, wird neurotisch verarbeitet; alles Geforderte wird mit großer Pedanterie ausgeführt, ordentlich, stereotyp, schwunglos. Aber dieses ganze Wesen hat nunmehr sinnvolle Inhalte erhalten. Das Gefühl der Leistung hat etwas tief Beruhigendes und wirkt auch „in die Tiefenperson hinein".

Kritisch wird die Situation wieder, wenn das Kind in sein altes Milieu zurückgegeben werden soll. Aber die Eltern hatten in der Zwischenzeit doch Gelegenheit, zu der ganzen Situation Distanz zu gewinnen; man konnte sie zu wiederholten Malen über das richtige pädagogische Verhalten belehren; das Kind, welches zu ihnen zurückkommt, ist doch in wesentlich besserem Gleichgewicht. Trotzdem bleibt in vielen Fällen die Notwendigkeit bestehen, zwangsneurotische Kinder auch weiterhin in ambulatorischer psychotherapeutischer Führung zu behalten. Auch diese spielt sich am besten weiterhin in den gleichen „sachlichen" Formen und Inhalten ab wie zu der Zeit, da das Kind an der Station war: man lernt und spielt mit dem Kind (heilpädagogischer Lern- und Spielhort, geeigneter Kindergarten), nur selten wird ein klärendes Wort zu ihm gesagt; um so genauer muß freilich die Situation regelmäßig mit den Eltern besprochen werden.

Wir sind uns dessen bewußt, daß das eben geschilderte psychotherapeutische Vorgehen nicht einfach auf die Behandlung Erwachsener übertragen werden darf. Bei Kindern hat es sich uns aber voll bewährt. Wir haben eine Anzahl von ihnen durch viele Jahre auf ihrem Weg begleitet und sie wohl zu komplizierten Menschen, die sich selbst ein Problem sind, aber vermöge ihrer intellektuellen und charakterlichen Fähigkeiten zu sehr leistungsfähigen Persönlichkeiten heranreifen gesehen. Man darf ja nicht übersehen, daß wesentliche Züge gerade des neurotischen Charakters durchaus positiv zu bewerten bzw. ins Positive zu wenden sind: Ihre Genauigkeit und Ordentlichkeit, die unbedingte und unbeirrbare Rechtlichkeit. Wie bei jedem Menschen, so sind eben auch bei diesen die positiven und die negativen Aspekte ihres Wesens untrennbar miteinander verbunden, wobei es freilich dem einsatzbereiten Erzieher gelingen kann, die positiven Wesenszüge verstärkt zur Wirkung kommen zu lassen.

Kindliche Schizophrenie

Fälle von kindlicher, besonders von kleinkindlicher Schizophrenie sind ungemein selten, so daß vor allem von den letzteren selbst der auf diesem Gebiet Erfahrenste im Laufe seines Lebens nur vereinzelte Beispiele zu sehen Gelegenheit hat. Aber nicht nur der Vollständigkeit halber sei dieses Zustandsbild hier beschrieben. Darüber hinaus gestatten uns solche Fälle einen sonst nicht zu erreichenden Einblick in die Struktur der menschlichen Persönlichkeit; bei jenen zerfallenen ruinenhaften Persönlichkeiten kann man wirklich die „Aufbauelemente" des Charakters studieren.

Zerfall der seelischen Ganzheit, das ist ja das Wesentliche des schizophrenen Prozesses. Das wurde von BLEULER in seiner klassischen Monographie über diese Krankheit (1911) klar herausgearbeitet. Derselbe Autor hat der Krankheit auch den jetzt allgemeinen gültigen Namen gegeben, eine der großartigsten medizinischen Wortprägungen überhaupt: Er selbst gibt an, der Aufspaltungsvorgang (Schizophrenie, das ist Spaltung der Seele) sei mit dem Abbau des Eiweißmoleküls in die einzelnen Aminosäuren bei der Verdauung zu vergleichen; genau so zerfalle auch die seelische Einheit in ruinenhafte Trümmer.

Wegen der Seltenheit dieses Krankheitsbildes und wegen des grundsätzlichen Interesses, das es verdient, sei ein Fall einer kleinkindlichen Schizophrenie ausführlich geschildert.

Es handelt sich um ein einziges, außereheliches Kind, einen Knaben von sechs Jahren. Die Entwicklung war ungefähr normal, das Gehen wurde etwas verspätet erlernt, erst mit fünfzehn Monaten, dagegen war die Sprache auffallend früh entwickelt; der Knabe sei besonders gescheit und interessiert gewesen. Aus der Familienanamnese: Vater unbekannten Aufenthaltes, ist der Mutter durchgegangen; soll hochgebildet gewesen sein, war Bildhauer, Sprachlehrer, konnte sieben Sprachen fließend; war beim Theater, ging wieder weg, „weil er zu gescheit dazu war", hat der Mutter tagelang aus dem „Faust" vordeklamiert; sehr schwärmerisch; „Du kommst mir wie ein überirdisches Wesen vor", soll er öfters zur Mutter gesagt haben. Auf einmal war er verschwunden, angeblich nach Westindien. Der Vater des Vaters sei ein sehr bedeutender Gelehrter und sehr reich gewesen, später verarmt, die Mutter des Vaters sehr verschwenderisch, habe den Vater, als er noch ganz klein war, in Champagner gebadet. Wenn auch wegen der Abnormität der Kindesmutter, von der allein wir diesen Bericht haben, einzelne dieser Angaben mit Vorsicht aufzufassen sind, so muß der Vater doch zumindest ein sehr eigenartiger Mensch gewesen sein.

Von der Familie der Mutter, die arbeitslose Hilfsarbeiterin ist und von Unterstützungen lebt, erfährt man, daß ein Onkel psychotisch gestorben ist; sonst keine Angaben über Belastung. Sie selbst ist sehr abnorm, an der Grenze einer Psychose; dem Leben und besonders der Krankheit ihres Kindes gegenüber völlig hilflos, in sehr abnormer Weise erregt, logorrhoisch, pseudologisch, in späterer Zeit von paranoid-querulatorischen Ideen erfüllt (so behauptete sie später, man habe ihren Sohn ohne ihr Wissen operiert — eine kleine Depigmentation am Bauch deutete sie als Operationsnarbe — und absichtlich verrückt gemacht; sie führte deshalb einen Prozeß mit der Klinik). Es fehlten ihr zwei Schneidezähne; da machte sie sich selber eine „Prothese" aus Wachs, die jeden Tag anders aussah; bisweilen war diese auch mit Stanniolpapier umkleidet.

Wir können hier also eine beträchtliche Belastung feststellen, wahrscheinlich von Vater- wie von Mutterseite her, die zumindest in die Richtung schizoider Charaktere hin geht.

Der Knabe sei seit je an allem interessiert gewesen, man mußte sich immer mit ihm beschäftigen, ihm ständig alles erklären, nur ihn berücksichtigen; „Ich will nicht, daß du mit jemand anderem sprichst!" Wenn man ihm eine kindertümliche Erklärung geben wollte: „Du lügst! Wenn du nur nicht so dumm wärst!"

Wenngleich er also immer besonders tyrannisch war, in den letzten Monaten sei es immer ärger geworden; schwere Zornanfälle bei Wunschverweigerung; überempfindlich für Lärm, ja auch für bestimmte leise Geräusche; zeitweise, auch ganz ohne ersichtlichen Grund, außer sich vor Angst; dann — aber auch ohne ersichtlichen Grund — suchte er nahe körperliche Berührung, verlangte, daß man seine Hand halte; begann rastlos durch lange Zeit hin und her zu gehen, war darin nicht zu beeinflussen. In den letzten zwei Monaten habe er einzunässen, einzuschmutzen und mit seinem Stuhl herumzuschmieren begonnen (er war sehr frühzeitig sauber gewesen).

Schon seit zwei Jahren hatte er, immer im Sommer, eigenartige Zeiten, wo er „ganz besessen war". So durfte vor zwei Jahren (damals war er also vier Jahre alt) die Mutter mit niemandem reden, niemand anschauen; tat sie es doch, so drehte er ihren Kopf zu sich, weg von der angesprochenen Person. Nach mehreren Wochen gingen diese Zustände wieder vorbei, er wurde wieder zugänglicher. Auch Phasen besonderer Ängstlichkeit werden geschildert. Freilich wurde er auch in unvernünftiger Weise viel geschreckt. Wenn er nicht folgte, hielt man es für das „einzige Mittel, ihm zu imponieren", daß die Großmutter sich mit Tüchern vermummte und ihm auf allen Vieren laut bellend entgegenkam; da bekam er einen fürchterlichen Schreck, klammerte sich schreiend an die Mutter an und war dann brav (natürlich zeigt sich daraus, wie abnorm das erzieherische Milieu war, in dem der Knabe aufwuchs, gleichzeitig aber auch, wie abnorm die Persönlichkeiten, die ihm das Leben gaben!).

Als der Knabe an unserer Klinik aufgenommen wurde (er kam zuerst an eine interne Station, erst später, als die psychische Abnormität immer deutlicher zum Vorschein kam, an die Heilpädagogische Abteilung), zeigte sich, daß er mit niemandem richtigen Kontakt hatte; er kümmerte sich nicht recht, was um ihn vorging, schon gar nicht um die Kinder, eigentlich auch nicht um die Erwachsenen, obwohl er dann wieder tyrannisch nach bestimmten Schwestern verlangte und von ihnen getröstet werden wollte (auch da hatte man aber nicht den Eindruck einer vollen menschlichen Beziehung, es war „irgendwie anders"). Oft widersprach er oder machte gerade das Gegenteil von dem Angeordneten, hatte dabei einen eigenartigen, boshaft glitzernden Blick.

Vom ersten Tag an kam wiederholt Einnässen und Stuhlschmieren vor. Auf den Versuch, das mit einer Suggestivtherapie zu beeinflussen, reagierte er mit schwerer, sehr abnorm wirkender Angst. Aber auch sonst, aus unerfindlichen Gründen, kam es zu raptusartigen Angstausbrüchen, bei denen er sich an die Schwester anklammerte, laut, manchmal ganz unartikuliert schrie. Besonders abends waren solche Angstzustände häufig.

Es gab Tage, an denen er nach außen hin wenig Schwierigkeiten machte, nur war er dann sehr still und interesselos, beteiligte sich an nichts, beschäftigte sich nicht richtig sinnvoll. Im ganzen hatte man den Eindruck, daß sich gleichermaßen die Abkehr von der Umwelt wie auch die Angst langsam, aber ständig steigerten.

Manchmal machte er einen ausgesprochen verwirrten Eindruck, starrte angstvoll auf irgendeinen Punkt, so daß man annehmen mußte, daß er halluziniere; das wurde sicher, als er eines Abends laut schrie, es sei ein Tier im Bett, von einer bezeichneten Stelle des Bettes so weit als möglich wegdrängte, sich nicht niedersetzen, schon gar nicht niederlegen wollte, sondern eine Stunde lang in eigenartiger Hockerstellung verharrte, die sehr mühsam anmutete. Solche Zustände wiederholten sich immer öfter; er verweigerte das Essen, verweigerte, sich auf den Topf zu setzen, weil ihn das Tier schon am Bein gepackt habe. Einmal schrie er angstvoll auf: „Da san ja hundert Doktern!" Einmal jammerte er auf, die Zimmerdecke stürze auf ihn ein; er beruhigte sich aber sofort, als die Schwester mit ruhiger Sicherheit sagte, sie werde die Hände hochhalten und die Decke aufhalten!

Immer deutlicher wurde eine rasch zunehmende Sprachverarmung. Anfangs konnte man des öfteren eine sinnvolle, ja gescheit wirkende Antwort von ihm erhalten. Immer häufiger aber verweigerte er eine Antwort mit einem boshaften: „Na!" oder: „Gar net!"; beharrte man trotzdem auf einer Antwort, so konnte man eine solche doch öfters erreichen. Solche sinnvollen Reaktionen wurden aber immer seltener. Immer mehr verlor seine Sprache die Mitteilungsfunktion und beschränkte sich auf spontane und stereotype Ausrufe wie: „O ja, o ja" oder „Jessas na", oft murmelte er vor sich hin, in beschwörendem Ton, oft unverständlich, manchmal konnte man ausnehmen: „Muttergottes", „Heiligengeistesamen". Zeitweise konnte er auch erstaunlich ordinär schimpfen. Übrig geblieben waren auch stereotype Redensarten und Fetzen von Schlagern, die er immer wieder vorbrachte, was in seiner Situation geradezu grotesk wirkte: „Die Herrschaften sollen zum Speisen kommen!", „Wie wärs mit einer kleinen Überlandpartie?", „Einen Kuß will ich von dir!" Eine Zeitlang bestand eine ausgesprochene Echolalie: gehörte Sätze oder deren letztes Wort wurden von ihm ganz im gleichen Tonfall wiederholt, wie sie vorgesagt worden waren. Nur ganz selten hörte man mehr ein sinnvolles Wort, das dann freilich erschütternd wie ein Schlaglicht seine tragische Situation erhellte: „Es ist zu spät, es ist zu spät, ich laß mich nicht mehr behandeln, es ist zu spät!"

Da er immer weniger redete, erfuhr man auch weniger über seine Halluzinationen. Man konnte sie nur erschließen, wenn er plötzlich laut aufjammerte, angstvoll in eine Ecke starrte und mit angstvollen Gestikulationen gegen diesen Punkt hinschimpfte: „Du Elendige!", „Geh weg, geh weg!", oder feierlich beschwörend vor sich hinmurmelte. Später, als die Sprache fast ganz erloschen war, konnte man nur mehr aus seinem Blick vermuten, daß er halluziniere.

In ganz gleicher Weise wie seine Sprache zerfiel auch seine Aktivität. Im Anfang konnte er noch zeitweise ziemlich sinnvoll spielen, z. B. mit Bauklötzen, wenngleich dieses Spiel wenig erfinderisch und recht stereotyp wirkte. Solche Zeiten sinnvoller Beschäftigung wurden aber immer seltener, immer leerer wirkte das, was er den ganzen Tag lang trieb: er ging ruhelos von einer Wand zur anderen; wenn er einmal etwas in die Hand nahm und anderswo hinlegte, so mutete das gar nicht wie eine Handlung, sondern mehr wie ein Reflex an. Die einzige „Aktivität", die einen irgendwie sinnvollen Eindruck machte, waren Bosheiten: mit großer Geschicklichkeit warf er den Teller zu Boden, wenn es ihm nicht paßte, gefüttert zu werden, oder spuckte die Speisen, die er schon im Mund hatte, wieder aus. Manchmal wütete er geradezu gegen seinen eigenen Körper; er bohrte die Finger in die geöffneten Augen, bis die Lider ganz verschwollen waren, bohrte in der Nase bis zum Nasenbluten, steckte die ganze Hand in den Mund, so weit nach hinten, als es nur ging — man hatte dabei den Eindruck, daß er den dadurch ausgelösten Würgreflex geradezu „genoß". Man mußte ihm eine Zeitlang die Hände festbinden. Als man dann die Fesseln wieder löste, blieb er lange Zeit in der gleichen steifen Stellung, die Arme gespreizt, liegen.

Solche versteiften Haltungen wurden immer häufiger, immer bizarrer. Stundenlang konnte er unbewegt in einer Ecke seines Gitterbettes stehen oder, noch lieber, in Stellungen verharren, die allen Gesetzen des Gleichgewichts Hohn zu sprechen schienen: nur auf den Kopf und eine Hand gestützt (die andere Hand in den Mund gebohrt), oder aber hoch oben im Netz des Gitterbettes an einem Finger und je einer Zehe jedes Beines hängend!

Gleich schrecklich war der Verlust aller affektiven Beziehungen zu den Menschen. Er konnte zwar auf einen Erwachsenen an der Station zulaufen, sich an ihn anschmiegen, konnte ihn durch Gesten auffordern, seine Hand zu nehmen — aber all das war keine wirkliche menschliche Beziehung: derjenige, mit dem er auf diese Weise in körperlichen „Kontakt" kam, mußte das Gefühl haben, er sei für den Knaben ein bloßer Gegenstand, ein Möbelstück etwa, so seelenlos wirkte diese Annäherung. Erschütternd war es, als einmal die Mutter zu Besuch kam: er war völlig unbeteiligt, zeigte bei ihrem Kommen keine Freude, bei ihrem Gehen keinen Schmerz, bohrte unbeteiligt in Nase und Mund herum, ließ sich widerstandslos auf den Schoß nehmen und streicheln — aber nichts blitzte auf in ihm. Nur eine Art von Kontakt war in der ersten Zeit mit ihm noch herzustellen, nämlich im Witzeln: er hatte es ausgesprochen gern, wenn man ihm zum Scherz nachlief, ihn „ausschimpfte", ja ihn „schlug"; da hielt er einem die Hand hin, strahlte, ja schrie vor Vergnügen (ganz ähnliche Vorgänge, ein ähnliches Verhalten des Kontaktes haben wir ja auch bei den Autistischen Psychopathen geschildert).

Im Verlauf der weiteren Monate beruhigte sich der Knabe immer mehr — die agitierten Angstzustände, die Bosheitshandlungen, der Negativismus, die Essensverweigerung wurden immer seltener — aber er verödete auch in erschreckendem Ausmaße und Tempo. Wir versuchten ihn nach Hause zu entlassen, dort wurde die Mutter aber nicht mit ihm fertig (bei ihr wurde er wieder sehr unruhig, zornig, getrieben, ruinierte alle möglichen Sachen), so daß er der Wiener Heil- und Pflegeanstalt überwiesen wurde. Wir haben noch öfter von ihm gehört — er war völlig verstumpft.

Bei der klinischen Untersuchung ergab sich nicht das kleinste Zeichen für irgendeinen organischen Prozeß; keine neurologischen Symptome, Augenhintergrund o. B.; auch der Liquor zeigte völlig normale Werte, die WASSERMANN-Reaktion war negativ. Das EEG war zu dieser Zeit (der Fall spielte in den frühen dreißiger Jahren) noch nicht erfunden.

Der geschilderte Fall zeigt eindrucksvoll die typischen Eigenheiten eines schizophrenen Zerfallsprozesses einer kleinkindlichen Persönlichkeit: ein früher fein differenziertes Kind aus beiderseits belasteter Familie, das sich geistig sehr früh entwickelt hatte, aber auch schon frühzeitig in den Beziehungen zur Umwelt recht schwierig gewesen war (einige von den geschilderten Eigenheiten wirken ziemlich unheimlich, ja man muß sich fragen, ob sich hier nicht schon im vierten und im fünften Jahr leichtere psychotische Phasen abgespielt haben!), erkrankt mit sechs Jahren an einem fortschreitenden, anfangs unter sehr dramatischen Symptomen einhergehenden Abbauprozeß, bei dem kein Anhaltspunkt für eine organische Hirnstörung spricht.

Die wesentlichen Symptome sind gleich wie bei der Schizophrenie älterer Menschen: wenn es zu einer Zerstörung gerade der zentralen Bezüge einer Persönlichkeit kommt, so muß sich das vornehmlich in dem zeigen, wodurch wir am deutlichsten vom Wesen eines Menschen Kunde erhalten: im Kontakt und in der Aktivität.

Kontaktverlust. Zu allererst merkt man es an den Ausdruckserscheinungen, daß die lebendigen Beziehungen zur Umwelt, vor allem zu den Menschen, daß diese in unbeschreiblicher Fülle und Mannigfaltigkeit ständig mit dem Augenblick wechselnden Beziehungen nicht mehr in normaler Weise ablaufen: die Miene wird ausdruckslos oder bizarr, es wird uneinfühlbar, was sie ausdrücken soll, der Blick erlischt oder drückt nur die endogenen Affekte, vor allem die Angst aus, „anwortet" aber nicht mehr dem anderen Menschen, schafft keine Beziehungen mehr.

Es ist für die kleinkindliche Schizophrenie besonders charakteristisch, ist das Hauptunterscheidungsmerkmal gegenüber der gleichen Krankheit beim Erwachsenen, daß die Sprache die Fähigkeit, Kontaktfunktion zu sein, in ständig zunehmendem Maße verliert. Das aber ist nicht so unverständlich. Es ist ein biologisches Gesetz, daß eben das, was sich bei einem Lebewesen am spätesten entwickelt (phylogenetisch und ontogenetisch), auch am ehesten wieder zugrunde geht, das „primum moriens" ist (so erlahmt etwa beim jungen Säugling, besonders bei einer Frühgeburt, gefährlich leicht die Atmung, die ja eine sehr „rezente Erwerbung" ist, erst unmittelbar vor der normalen Geburtszeit ausreift, während der Kreislauf, der ja schon sehr viel länger funktioniert, selbst bei Todeskrankheiten eine geradezu unheimliche Zähigkeit hat). Nun ist gerade jenes Lebensalter, in dem die kleinkindliche Schizophrenie zu beginnen pflegt, hauptsächlich dem Aufbau der Sprache gewidmet; sie vor allem befähigt ja das Kind, sich mit Hilfe des mit der Sprache so eng verbundenen Denkens in der Welt zu behaupten, vor allem aber sich durch diese in Beziehung zu setzen. Diese letztere Funktion geht nun vor allem zugrunde. Es hört nicht etwa die Fähigkeit zu sprechen überhaupt auf; selbst wenn solche Menschen bereits so sehr abgebaut sind, daß man wochenlang kein Wort von ihnen zu hören bekommt, kann ihnen doch irgendein starker Affekt ein Wort oder einen Satz „herausreißen", die nach Artikulation und Grammatik völlig richtig gefügt sind. Vielmehr hat der Schizophrene jedes Interesse daran verloren, sich durch die Sprache mitzuteilen. Was von dieser, wenigstens für die erste Zeit, übrigbleibt, kündet höchstens von seinen Ängsten und anderen inneren Vorgängen, etwa seinen Halluzinationen, und ist gar nicht für jemand anderen bestimmt; vor allem aber bestehen die übriggebliebenen sprachlichen Produktionen in völlig sinnlosen, meist stereotyp wiederholten, völlig automatenhaften Worten und Sätzen, etwa Liedanfängen, Versen aus Kinderspielen, die gerade das Gegenteil einer mitteilenden, kontaktschaffenden Sprache sind.

Im Laufe der Zeit verstummen diese Kinder völlig oder fast völlig und wirken gerade dadurch so schwer dement. Dieser ganze Abbauprozeß dauert mehrere Monate, wesentlich kürzer als bei schizophrenen Prozessen der Erwachsenen — auch das ist ein wesentliches Merkmal der kleinkindlichen Schizophrenie.

Parallel mit dem Kontaktverlust geht bei dieser Krankheit ein Zerfall der **Aktivität.** Es geht jene Fähigkeit, sich durch der jeweiligen Situation angepaßte Handlungen mit der Welt auseinanderzusetzen, zugrunde, es zerfällt jene zentrale Persönlichkeitsfunktion der „psychischen Aktivität", die als Motor hinter allen menschlichen Handlungen steht (das hat BERZE als eine Hauptstörung der Schizophrenie erkannt[1]). Wieder bleiben, wenigstens für die erste Zeit, völlig sinnlose und unbrauchbare „Bruchstücke" von Handlungen übrig, automatenhafte Bewegungsstereotypien (Wackeln, Kreiseln mit Gegenständen oder mit dem Körper, sinnloses Hantieren, unstetes Herumwandeln), und, scheinbar auf etwas höherer Stufe, Bosheitshandlungen, die manchmal recht raffiniert und absichtsvoll wirken, aber letztlich doch leer und sinnlos sind (auf sprachlichem Gebiet sind damit stereotyp vorgebrachte, aber ebenfalls deutlich aus einem Bosheitsaffekt kommende ordinäre oder obszöne Ausdrücke zu vergleichen). Neben dem

---

[1] BERZE, J.: Die primäre Insuffizienz der psychischen Aktivität. Leipzig und Wien: F. Deuticke, 1914.

Sprachverlust bezeichnet nichts so sehr die Ruinenhaftigkeit des abgebauten Schizophrenen wie eben jener Zerfall der psychischen Aktivität.

Ein typisches Symptom der gestörten Aktivität sind Negativismus und Befehlsautomatie. Solche Verhaltensweisen sind ja bei allen Kontaktgestörten zu finden, etwa auch bei den Autistischen Psychopathen (siehe dieses Kapitel!), nirgends aber so deutlich wie bei den Schizophrenen. Es wird also beim Negativismus irgendeine Anforderung gerade mit dem Gegenteil des Geforderten beantwortet. Dabei hat man aber, wenn man gut beobachtet, deutlich das Gefühl, das geschehe nicht mit Überlegung, nicht so, daß das Kind, welches derart reagiert, seinen Willen bewußt dem des Fordernden entgegensetzt, sondern man hat dabei, so wie wir das eben für die Bosheitshandlungen beschrieben haben, die ja auch eine Form des Negativismus sind, deutlich den Eindruck des Leeren, Automatenhaften; man spürt, auch da gehe etwas „über den Kranken hinweg", er setze nicht seine Persönlichkeit dabei ein. Meist bei den gleichen Menschen, welche zu negativistischen Reaktionen neigen, ist eine Verhaltensweise zu beobachten, die sehr gegensätzlich zu sein scheint, ohne es in Wirklichkeit zu sein — der Befehlsautomatismus. Ist der Erwachsene, wenn er dem Kind — oder auch dem älteren Schizophrenen — seine Anforderungen stellt, seiner Sache absolut sicher (am wirksamsten ist es auch, wenn die Forderungen möglichst affektlos, möglichst „unpersönlich" hingestellt werden), so reagiert der Kranke sofort in der verlangten Weise, aber nicht wie ein Normaler, welcher die Berechtigung des Geforderten einsieht und nun seinen Willen dreingibt, sondern auch wiederum eigenartig leer und — automatenhaft; man hat deutlich das Gefühl, er könne gar nicht anders. Dem aufmerksamen Beobachter wird klar, daß diese beiden Reaktionsweisen gar nicht so gegensätzlich sind: beiden ist eine schwere Störung der zentralen Willensfunktion gemeinsam; oft ist es sicher nur ein Zufall, in welche Richtung des „Automatismus" das Geschehen läuft. Jedenfalls vermag der erfahrene Heilpädagoge, so wie der erfahrene Irrenpfleger, bei entsprechendem Auftreten die Reaktion meist in die Richtung des Befehlsautomatismus zu lenken, was natürlich das Angenehmere ist; man darf sich aber darüber keine Illusionen machen, daß man so keinen echten Erziehungserfolg erzielt hat.

Aus diesem Verhalten erklärt sich auch, daß man mit zu solchen Reaktionen neigenden Schizophrenen, Kindern wie älteren Personen, in gut geleiteten Anstalten ohne besondere Schwierigkeiten auskommt; da stellt sich nämlich eine Art „Ersatzkontakt" ein, indem es zur Ausbildung einer großen Anzahl solcher Befehlsautomatismen und so zu einer Gewöhnung an die Hausordnung kommt. In der Familie jedoch sind diese Kinder völlig unhaltbar: dort spüren sie nämlich sofort die innere Unsicherheit, das ängstliche Warten der Eltern: „Was um Gottes willen wird er jetzt wohl wieder anstellen?" — worauf natürlich sofort wirklich eine arge Bosheit oder sonst eine negativistische Reaktion erfolgt (genau dasselbe ereignet sich übrigens auch beim Verhalten von Tieren, etwa Hunden, gegenüber Erwachsenen: ein Hund beißt fast nur den, der sich vor ihm fürchtet). Auch bei dem Knaben, dessen Krankengeschichte wir eingangs mitteilten, war das ganz deutlich festzustellen: er beruhigte sich an unserer Station zusehends, alle Pflegeschwierigkeiten schwanden, ein Versuch, ihn der Mutter zurückzugeben, scheiterte jedoch in Kürze an seiner Zerstörungswut und anderen argen Bosheiten.

Häufig wird bei schizophrenen Prozessen die gänzlich veränderte Beziehung zwischen Ich und Welt „nach außen projiziert". Das was im Inneren der zerstörten Persönlichkeit vor sich geht, wird von dem Kranken als von außen kommend erlebt, obwohl es gar keine Realität hat; das nennt man dann **Halluzination**. Es werden innere Vorstellungen bildhaft, nehmen einen hohen Leibhaftigkeitsgrad an, vorgestellte Worte „werden laut", nehmen den Charakter von Stimmen an. Auch bei der kleinkindlichen Schizophrenie gibt es zweifellos häufig Halluzinationen; nur erfährt man davon wenig, manchmal gar nichts Klares. Niemals gibt es in diesem Alter systematisierte, durch lange Zeit durchgehaltene Wahnbildungen, kaum auch in den Fällen von Präpubertäts-Schizophrenien. Daß ein Kleinkind halluziniert, davon erfährt man höchstens durch seltene abgerissene Ausdrücke, häufiger noch durch abwehrende oder beschwörende Gestikulationen oder durch den wirren, „halluzinatorischen" Blick, mit dem ein solches Kind etwa in eine Ecke starrt, in der es sichtlich irgend etwas wahrnimmt, was nicht wirklich ist. Jedenfalls ist für den aufmerksamen Beobachter die halluzinatorische Wahnstimmung solcher Kinder sehr evident, auch wenn sie sich nicht in Worten äußert.

Ein 13jähriger Knabe mit einer sonst ganz hebephren wirkenden Psychose schickte durch längere Zeit gegen einen bestimmten Fleck der Wand, an dem er sichtlich etwas „sah", Kußhände. Gefragt, wem denn die Küsse gälten, lächelte er verschmitzt (es war nicht zu klären, wollte er einen frotzeln oder hielt er so Zwiesprache mit seiner Erscheinung) und sagte: „Vielleicht dem lieben Gott!"

Es scheinen auch andere Sinnesempfindungen ins Paradoxe verändert zu sein: diese Kinder haben oft eine auffallende Freude am Reiben ihrer Hände oder an anderen Hautempfindungen, auch die eigenartige Lage des Körpers, wie sie auch bei unserem Fall beschrieben wurde, die dann „katator" für lange Zeit festgehalten wird, scheint in irgendwelchen abnormen Sinnesempfindungen ihre letzte Ursache zu haben. Nicht selten findet man auch, daß diese Kinder bestimmte Gegenstände beschnüffeln, als hätten sie dabei besondere, lustvolle Empfindungen; andere wieder essen Mauerstücke oder andere „unverdauliche" Gegenstände oder gar ihren eigenen Kot; wieder ein anderes hierher gehöriges Symptom ist das Durchschauen durch kleine Lücken zwischen den Fingern oder durch Papierlücken — auch dabei muß von den Kindern die Welt „andersartig" erlebt werden.

Auf die Veränderung sämtlicher, vor allem der gefühlsmäßigen Beziehungen zur Welt reagieren viele Schizophrene mit schwerer Angst. Regelmäßig trifft das für die kleinkindliche Schizophrenie zu, bei der die Angst ein führendes Symptom ist. Zweifellos spüren diese Kinder irgendwie, daß sich etwas Schreckliches in ihnen vollzieht, was um so unheimlicher ist, weil sie es natürlich nicht im mindesten begreifen können. Es gehört zum Erschütterndsten, was ein Arzt erleben kann, zu sehen, wie diese Kinder mit entsetztem Blick, mit jammervollen Ausrufen von ihrer Angst umhergetrieben werden, wie sie die körperliche Berührung des Erwachsenen suchen, aber trotzdem bei ihm keinen Trost finden. Besonders zu Beginn des Prozesses hat in allen den Fällen, die wir beobachten konnten, die schwere Angst das Bild beherrscht. Später, bei zunehmender Verstumpfung, legt sich auch dieser quälende Affekt.

Gestört können bei der Schizophrenie nicht nur die Beziehungen zum eigenen Körper sein (was dann als abnorme Körpersensationen, abnormes Krankheitsgefühl, etwa auch Vergiftungsideen, erlebt wird), sondern es wird in ähnlicher Weise von außen her begründet, daß diese Kranken nicht mehr in normalen Beziehungen zu den anderen Menschen leben, was man dann eben als Beziehungs- und Verfolgungsideen im Rahmen paranoischer Zustände bezeichnet. Diese Menschen haben den Eindruck, die Umgebung sei ihnen schlecht gesinnt, betrachte sie ständig argwöhnisch oder feindselig, auf der Straße drehten sich alle nach ihnen um, man flüstere über sie, spucke verächtlich vor ihnen aus, wolle ihnen etwas antun. Gewiß fehlt im Kindesalter die feste Systembildung, welche gewissermaßen das gesamte Geschehen unter einen tragenden Gedanken stellt, es wird auch nicht durch lange Zeit die gleiche paranoische Kausalität festgehalten, wie das eben der noch nicht verfestigten kindlichen Charakterstruktur entspricht — aber es gibt doch bei Pubertätsschizophrenien eben auch schon derartige paranoische Züge.

Fälle wie der oben beschriebene sind ungemein selten. Nach BLEULER beginnen vier Prozent aller Schizophrenien vor dem fünfzehnten, nach LUTZ kaum ein Prozent vor dem zehnten Lebensjahr[1]; sicher wieder nur ein Teil dieser Zahl im späteren Kleinkindesalter. Zwischen dem sechsten und dem neunten Jahr haben weder wir Fälle von Schizophrenie beobachten können, noch haben wir solche in der Literatur gefunden. Es gibt eben, wie wir schon einmal sagten, besondere Krisenzeiten der Entwicklung, das spätere Kleinkindesalter und die Pubertätszeit: auch die im zehnten Lebensjahr beginnenden Krankheitsprozesse kann man wohl schon zu dieser letzteren Entwicklungsphase rechnen (in diesen Fällen kann man nämlich meist feststellen, daß die Kinder besonders frühreif waren).

Es ist interessant, aber eigentlich nicht erstaunlich, daß bei Kindern von früher reifenden Rassen auch die Vorpubertätsschizophrenie in früherem Alter zu beobachten ist: so haben wir gehört, daß bei amerikanischen Negern, bei denen ja die Pubertät wesentlich früher eintritt, auch schon im neunten Lebensjahr, bisweilen sogar schon früher, derartige Verlaufsformen gefunden werden.

Die Präpubertätsschizophrenien nun ähneln sehr viel mehr der Erkrankung der Erwachsenen; für diese Formen ist zu sagen, daß feste und lange Zeit durchgehaltene Systembildungen kaum vorkommen, obwohl Wahnhaftes dabei recht häufig ist (religiöse oder erotische Inhalte, oder beides durcheinander, Beziehungen zu wahnhaften Personen, verschiedenartige Beziehungsideen). Des öfteren kommen und gehen diese Ideen in bunter Folge, werden nicht zu einem logisch unangreifbaren System verarbeitet. Nicht selten wird das Wahnhafte von den Patienten auch dissimuliert, so daß man nur, vor allem aus den Ausdruckserscheinungen und dem ganzen Verhalten, eine „Wahnstimmung" feststellen kann. Auch bei diesen Verläufen steht die Angst und eine Gequältheit durch die irgendwie verspürte Veränderung der Persönlichkeit im Vordergrund des Bildes, was erst abklingt, wenn der Abbau weiter fortgeschritten ist. Manchmal kommt es zu förmlichen Raptusanfällen in dieser Angst, mitunter auch zu gefährlichen Aggressionen gegen die Umgebung, etwa gegen die in wahnhafter Weise verkannten Eltern — wie denn ja überhaupt an solchen und auch an anderen schizophrenen Verlaufsformen erkrankte Kinder überall anderswo leichter zu halten sind als eben zu Hause: die aus dem Persönlichkeitszerfall kommende Entfremdung wird anscheinend von beiden Teilen, von den Eltern und den erkrankten Kindern, so qualvoll empfunden, daß man überhaupt nicht mehr miteinander auskommt. Vor allem werden die kranken Kinder in der eigenen Familie unerträglich reizbar, boshaft, negativistisch und sind auf keine Weise zu einem erträglichen Reagieren zu bringen. Auch Selbstmordversuche aus Angst oder aus anderen wahnhaften Impulsen sind nicht selten und gefährden, da die Stimmung der Kranken gar nicht einfühlbar und darum kaum zu beurteilen ist, ihr Leben schwer.

Nicht selten sind bei den Präpubertäts- und Pubertätsschizophrenien **hebephrene Verlaufsformen,** während nach unserer Erfahrung die frühkindlichen Psychosen kaum je ohne dramatische Symptome der Angst und der Wahnhaftigkeit verlaufen. Im Gegensatz dazu entwickeln sich die hebephrenen Zustandsbilder schleichend, anfangs ganz ohne alarmierende, besonders auffallende Störungen, aber mit unerbittlicher, durch nichts aufzuhaltender Folgerichtigkeit. Längere Zeit versucht man diesen Vorgang noch mit äußeren Ereignissen, etwa

---

[1] HOMBURGER, A.: Psychopathologie des Kindesalters, a. a. O., S. 98.

einer Konfliktsituation oder mit Überarbeitung zu motivieren (meist handelt es sich ja um vorher besonders gewissenhafte Schüler), erst nach Monaten wird es klar, daß hier ein unheimlicher zerstörender Prozeß im Gang ist. Die Kranken „versanden", verlieren immer mehr ihre Interessen, ihre Aktivität, bauen schließlich auch intellektuell ab; zuerst sind in ihrem Wissensbesitz nur einzelne auffallende Lücken festzustellen (Dinge, die sie vorher sicher wußten, sind nun nicht mehr reproduzierbar), die intellektuelle Verödung ergreift aber immer weitere Gebiete; in gleicher Weise versandet auch die Aktivität, die Zeit läuft leer dahin, von außen kommende Anforderungen zu den notwendigen Tätigkeiten, selbst zu den alltäglichen Beschäftigungen, werden mit Gereiztheit beantwortet; ebenso verödet auch das Gefühlsleben, gerade der Familie gegenüber verschwinden alle Gemütsbeziehungen (oder es macht sich hier am stärksten bemerkbar, weil ja eben die familiären Beziehungen besonders auf Gemütsbindungen beruhen). Sonst muß gar nichts geschehen. Manchmal findet man auch bei diesen Formen gewisse Beziehungsideen oder Zeichen wahnhaften Erlebens, meist werden aber solche Symptome nicht durch längere Zeit festgehalten. Immer kommt es zu einem völligen Abbau, zu einer Auflösung der Persönlichkeit bis zu einem völlig stumpfen, ruinenhaften Dasein. Meist dauern diese Prozesse länger als die zuerst geschilderten, mehr akut verlaufenden Formen.

Die **Differentialdiagnose** schizophrener Prozesse ist im Kindesalter noch wesentlich schwieriger als bei Erwachsenen. Vor allem sind sie im Beginn sehr schwer abzugrenzen: im Kleinkindesalter gegen schwere Kontaktstörungen im Sinne einer „Trotzphase" oder gegen andere „neurotische" Zustände, in der Entwicklungszeit gegen „Pubertätskrisen". Auch das bloß kontaktschwierige Kleinkind kann sich weitgehend von anderen Menschen abschließen, kann die Sprache verweigern (Mutismus), kann boshaft oder anderweitig affektiv abartig sein, kann vor allem spontan oder aber auf gewisse Anforderungen hin schwere Angst zeigen. Bei den echten Psychosen sind aber doch alle Symptome, zumindest im Verlauf der Zeit, viel schwerer, der Kontaktverlust erreicht ganz andere Grade, die Angst wird deutlich wahnhaft und auch sonst zeigt sich eine Wahnstimmung; besonders bezeichnend ist der Verlust der Sprache mit Ausnahme der geschilderten Redestereotypien, was sich doch deutlich von mutistischem Verhalten unterscheidet. Öfters lassen aber einzelne dieser Zeichen im Stich, so daß erst der Verlauf die Diagnose klärt.

Dasselbe trifft in noch stärkerem Maße in der Entwicklungsphase zu. Es ist tatsächlich oft zu einem gewissen Zeitpunkt ganz unmöglich, zu entscheiden, ob es sich in einem Fall um eine Pubertätskrise handelt, die nach Monaten oder einem Jahr oder wenig länger doch eine intakte, leistungsfähige Persönlichkeit übrig läßt, oder aber um einen hebephrenen Prozeß. Gar nicht so selten findet man nämlich bei Pubertierenden, oft nach hochfliegenden Plänen und vielversprechendem Beginnen, einen Verlust an Interessen und Arbeitswilligkeit, auch große affektive Schwierigkeiten, besonders in der Familie, vor allem eine unerträgliche Reizbarkeit, findet manchmal auch sonstige beängstigende, schon fast psychotisch wirkende Symptome wie Beziehungsideen und dergleichen — aber nach einiger Zeit verschwinden oder mildern sich doch die Konflikte, es stellen sich neue Interessen ein, die nunmehr eine Berufseinstellung ermöglichen. Freilich wird manchmal das frühere Niveau der Persönlichkeit nicht wieder erreicht, so daß man selbst im nachhinein, wenn man also den weiteren Verlauf übersieht, im Zweifel bleibt, ob es sich in einem solchen Fall nicht doch um einen schizophrenen Schub handelt, der wohl das Persönlichkeitsniveau herabgesetzt hat, aber der einzige geblieben ist. (Solche Zustandsbilder, daß es nämlich ohne deutlich erkennbaren psychotischen Verlauf zur Ausbildung einer abnormen, etwas reduzierten und stumpfen, aber nicht völlig abgebauten Persönlichkeit kommt, wurden als „Heboid" beschrieben.)

Ebenso schwierig kann es sein, schizophrene Prozesse gegen organische Hirnstörungen, vor allem gegen chronische Enzephalitiden abzugrenzen, welch letztere das Bild der Psychose vollkommen getreu nachahmen können: die Verwirrtheit, den Zerfall der Assoziationen, des Kontakts und der Aktivität, das katatone Verhalten, ja selbst Halluzinationen und andere Wahnsymptome oder Verfolgungsideen. Es müssen daher in jedem einzelnen Fall eine genaue neurologische Untersuchung (oft sind ja die neurologischen Zeichen sehr gering und können übersehen werden), eine interne Untersuchung (Temperatur, eventuell nur subfebril), nicht zuletzt auch eine genaue Liquoruntersuchung (Fahndung auf Entzündungszeichen) sowie ein EEG vorgenommen werden. Erst wenn sich bei wiederholten derartigen Untersuchungen nichts ergibt, was auf einen organischen Prozeß schließen läßt, und wenn auch der weitere Verlauf dem recht gibt, darf man im Kindesalter eine Schizophrenie diagnostizieren. Früher wurden diese Untersuchungen sicher nicht immer mit der gleichen Ausführlichkeit vorgenommen. Man ist daher nicht gewiß, ob die von früheren Autoren beschriebenen Bilder kindlicher Psychosen wirklich immer echte Schizophrenien oder nicht vielmehr enzephalitische oder degenerative Hirnstörungen waren; auch auf Stoffwechselstörungen zurückzuführende Hirndegeneration wie z. B. die WILSONsche Krankheit (Hepatolentikuläre Degeneration) können lange Zeit größte Unterscheidungsschwierigkeiten machen. Die ersten Beschreiber kleinkindlicher psychotischer Zustände — SANTE DE SANCTIS („Dementia praecocissima") und der Wiener Heilpädagoge THEODOR HELLER („Dementia infantilis") — haben sich diesen schwierigen differentialdiagnostischen Problemen noch nicht gestellt, so daß ihre Fälle sicher von verschiedener Ätiologie waren; was sie in so eindrucksvoller Weise beschrieben haben, das war eine phasentypische Reaktion, eben die des Kleinkindes, auf verschiedene Schädigungen[1].

Die Endzustände schizophrener Prozesse sind oft kaum von gewissen angeborenen oder erworbenen Schwachsinnszuständen zu unterscheiden. Noch schwieriger wird die Situation dadurch, daß auch bei schon vorher Schwachsinnigen nicht selten Symptome vorkommen, die sehr an eine Schizophrenie gemahnen: kataleptisches Verhalten, Neigung zu Bewegungs- und Redestereotypien, in der äußeren Situation unbegründete, sehr abnorm wirkende Angst, schließlich sogar, besonders im Angst- und Zornaffekt, wahnhafte, halluzinatorische Symptome. Häufen sich solche Zeichen, so spricht man auch von einer „Propfschizophrenie" (man stellt sich vor, es „pfropfe" sich auf einen bestehenden Schwachsinn ein schizophrener Prozeß auf). Jedenfalls ist es verständlich, daß bei solchen Fällen, zumal wenn man nicht sehr präzisen Bericht über den ganzen Verlauf erhält, eine Differentialdiagnose ungemein schwer, ja unmöglich sein kann.

Auch gegen zwangsneurotische Symptome kann eine Schizophrenie sehr schwierig abzugrenzen sein. Im vorigen Kapitel wurde ja schon beschrieben, daß eine ausgebildete Zwangsneurose fast als ein isoliertes psychotisches Symptom zu werten ist, bei dem nur die sonstige Persönlichkeit intakt und leistungsfähig bleibt, wenn sie auch deutlich „eingeengt" ist. Besonders wieder bei manchen Verläufen in der Pubertät ist es schwer zu sagen, welche von beiden Möglichkeiten vorliegt, und auch da klärt oft erst der Verlauf die Diagnose.

Die **Prognose** der kindlichen Schizophrenie ist meist düster, um so mehr, je früher die Krankheit beginnt. Auch die moderne Schocktherapie hat bei den

---

[1] Siehe darüber auch SPIEL, W.: Zum Problem der kindlichen Schizophrenie. Wien. med. Wschr. *105*, 30 (1955).

Fällen, die wir selbst übersehen, wenig Erfolg erzielt. Auch in der Literatur ist man meist derselben Meinung (z. B. auch Lutz in der „Psychopathologie des Kindesalters"). Wie weit sich die in den allerletzten Jahren ausgearbeitete Therapie mit „Psychopharmaka", auf Dauer gesehen, bewährt, das muß erst die Zukunft zeigen. Bei beiden Behandlungsmethoden haben wir nicht den Eindruck, als ob sich das Auftreten neuer Schübe und dauernde Persönlichkeitsveränderungen wirklich verhindern ließen (bei Kindern wenigstens), so sehr es dadurch in manchen Fällen sicherlich möglich ist, den Kranken aus einem im Lauf befindlichen Schub herauszureißen. Wenn manche amerikanische Kliniken (z. B. Lauretta Bender in New York) sich von einer Schocktherapie zusammen mit psychotherapeutischen Maßnahmen für die kindliche Schizophrenie viel versprechen, so glauben wir, daß manche von diesen Fällen bei uns nicht als echte Schizophrene, sondern als Autistische Psychopathen hohen Grades aufgefaßt würden, bei denen es bei richtigem pädagogischem Verhalten freilich zur Ausbildung einer normaleren Persönlichkeit kommen kann. Die echten Schizophrenen aber enden zumeist in schwerer seelischer Verödung, eben wirklich in einem Zerfall, einer Aufspaltung der gesunden Ganzheit des seelischen Lebens, wie der Name besagt.

Viel seltener sind die Fälle echter kindlicher Schizophrenie, bei denen es nach einem einzigen oder mehreren Schüben der Krankheit schließlich doch wieder zu einer gewissen Konsolidierung und zum Erhalten einer gewissen Leistungsfähigkeit der Persönlichkeit kommt, wobei für den, der diese Menschen von früher kennt, doch meist ein Persönlichkeitsabbau zu erkennen ist. Sogar für die kleinkindliche Schizophrenie sind solche Fälle beschrieben worden. Wir selbst kennen keinen Fall dieser Art, möchten dabei eher unsere Zweifel anmelden, ob damals die Diagnose wirklich gestimmt hat (siehe dazu die schon auf S. 197 zitierte Arbeit von H. Mosse über Nachuntersuchungen an einmal als kindliche Schizophrenie diagnostizierten Fällen!).

Eine besonders interessante Frage wäre: wie sieht die **präpsychotische Persönlichkeit** im Kindesalter aus, wie verhielten sich Menschen, die später schizophren wurden, im Kindesalter? Gäbe es auf diese Frage eine einheitliche Antwort, so könnte man in solchen Fällen entscheidend wichtige prognostische Schlüsse ziehen. Leider ist die Frage *nicht* einheitlich zu beantworten. Wir haben eine Anzahl von Kindern wegen ihrer Benehmensauffälligkeiten beobachtet, welche dann später psychotisch wurden. Das Bild war recht vielgestaltig. Immerhin läßt sich aber doch einiges zu dieser Frage sagen. Es heißt öfters, manche Menschen, welche später schizophren wurden, seien als Kinder und Jugendliche ganz unauffällig gewesen. Das ist möglich, erscheint uns aber nicht sehr wahrscheinlich; wir glauben eher, diese Fälle seien nicht gut beobachtet oder nicht gut beschrieben worden. Fragt man eindringlich und fragt man Leute, welche einen guten Blick für menschliche Besonderheiten haben, so erfährt man doch manches, was aus dem Rahmen des Gewöhnlichen herausfällt. Fast alle diese Kinder waren in ihrem Gefühlsleben auffällig, einige besonders empfindlich und reizbar, leicht beleidigt, andere wieder sehr ängstlich, von allem Anfang an schwierig von Kontakt, besonders scheu, manche wirkten ausgesprochen gefühllos, zeigten in ihrem Verhalten zu den Eltern, zu anderen Kindern, zu Tieren deutlich sadistische Züge. Manche dieser Kinder wirkten mimisch und in ihrem gesamten Verhalten maniriert und bizarr (nicht selten ist ja eine auffallende Manieriertheit bereits das erste Zeichen des schizophrenen Prozesses). In einer ganzen Anzahl hierher gehörender Fälle haben wir auch sexuelle Auffälligkeiten, vor allem im Sinne einer hemmungslosen Masturbation, gefunden und darin ein Zeichen einer beginnenden Desintegration der Persönlichkeit gesehen (siehe darüber den Abschnitt „sexuelle Abartigkeiten"!). In einigen von uns beobachteten Fällen waren auch schwere und sich immer mehr steigernde Zwangssymptome die Vorboten eines späteren schizophrenen Prozesses. Auch eine endokrine Disharmonie (z. B. auch körperlich und psychisch ein konträrsexueller Einschlag) findet sich manchmal schon im Kindesalter bei späteren Psychosen. In wieder anderen Fällen machte sich schon Jahre vor dem Ausbruch der eigentlichen geistigen Erkrankung eine starke Zerfahrenheit bemerkbar, die sich allerdings nicht nur quantitativ, sondern auch qualitativ von der bloßen „nervösen" Konzentrationsstörung unterschied.

Niemals aber kann bei derartigen Auffälligkeiten, die einen bedenklich stimmen, eine derart ungünstige Prognose mit Sicherheit gestellt werden. Was in einem Fall zu fortschreitendem Zerfall der Persönlichkeit führt, was im anderen Fall die Entwicklung in normale Bahnen leitet, das wissen wir ebensowenig, wie wir das letzte Wesen dieser furchtbaren Geisteskrankheit kennen.

Der Streit um die **Ätiologie** der Schizophrenie ist in der Gegenwart unter dem Einfluß der angelsächsischen tiefenpsychologischen Schulen wieder neu aufgeflackert. Vorher schien es bereits entschieden, daß es sich um eine Erbkrankheit handle, sehr wahrscheinlich „polymer" bedingt (es müßten mehrere Gene zusammentreffen, damit es zum Ausbruch der Krankheit käme). Zum Beweis dessen hatte die Forschung der letzten zwei Generationen eine Fülle von Stammbäumen vorgelegt, aus denen sich ergab, daß in der Aszendenz oder in Seitenlinien des Stammbaums der Kranken regelmäßig ebenfalls Schizophrene oder in ähnlicher Weise abnorme Charaktere vorkamen, meist in beträchtlicher Häufung.

Es erscheint uns heute durchaus möglich, daß sich die Schizophrenie letztlich als Stoffwechselstörung, als chronischer Vergiftungszustand herausstellt, etwa durch den Mangel an gewissen, den Stoffwechsel steuernden Fermenten bedingt, so wie wir ja schon mehrere — erblich bedingte — Fermentdefekte kennen, die ebenfalls zu schweren Persönlichkeitsstörungen führen (siehe das Kapitel Schwachsinn!).

Die grundsätzlich der Kausalität von Milieu und Erlebnis zuneigenden tiefenpsychologischen Schulen jedoch sind der Meinung, schizophren werde man durch ungünstige Erlebnisse in der frühesten Kindheit; vor allem sei es eine gestörte Mutter-Kind-Bindung in den ersten zwei Lebensjahren, eine ungenügende Stimulation des Emotionalen, wodurch es dem jungen Kind unmöglich werde, Gefühls- und Objektsbeziehungen anzuknüpfen; daraus ergebe sich die spätere schizophrene Kontakt- und Aktivitätsstörung. Die Autoren der meisten von den zahlreichen Arbeiten, welche diese Theorie vertreten, machen sich keine Gedanken darüber, daß es ja mindestens ebensosehr für die konstitutionelle Genese der Krankheit spricht, wenn man schwer abnormes Verhalten der Mütter, das doch aus deren gestörtem Wesen kommt, feststellen muß. Weiters spricht gegen eine rein exogene Kausalität die Tatsache, daß von den vielen, vielen Kindern, die in ungünstigem emotionalem Milieu aufwachsen müssen (z. B. Heimkinder), nur verschwindend wenige schizophren werden; niemand dürfte heute mehr leugnen, daß durch solche ungünstige Milieueinflüsse in der frühen Kindheit charakterliche Schädigungen gesetzt werden können — aber man kann sich schwer vorstellen, daß eben dadurch, und dadurch allein, eine prozeßhafte, zu völliger Zerstörung der Persönlichkeit führende Geisteskrankheit suffizient erklärt werden könnte. Was freilich Schockerlebnisse verschiedenster Art und zu verschiedener Zeit zur Auslösung und Gradausprägung der Schizophrenie beitragen können — diese Frage ist mit den Mitteln menschlicher Forschung wohl kaum schlüssig zu beantworten. — Im übrigen scheint uns, als ob in den letzten Jahren auch in Amerika die starr exogene Auffassung der Schizophrenieätiologie an Boden verlöre.

Der andere große Psychosekreis, das *manisch-depressive Irresein*, spielt im Kindesalter kaum eine Rolle und wird daher hier nicht ausführlich behandelt. Es sind zwar Fälle beschrieben, die schon um das achte Jahr begonnen haben sollen. Wir selbst haben Fälle dieser Krankheit nie vor der Pubertät beobachtet, halten es auch für fraglich, ob es so frühes Auftreten dieser Psychose tatsächlich gibt, ob also eine manische Enthemmtheit und Getriebenheit oder aber eine depressive Verstimmung nicht ein „hirnorganisches Syndrom", also Folgezustand einer organischen Hirnstörung, oder aber psychogene („neurotische") Veränderungen sind. In der Pubertät dagegen werden echte „zirkuläre" Psychosen beobachtet (die Labilität und Verstimmbarkeit des Pubertierenden kommt ja besonders einer Depression entgegen). Freilich läßt sich dann, zumal im gegenwärtigen Augenblick, eine Differentialdiagnose gegen eine Pubertätsschizophrenie oft gar nicht leicht stellen; auch schizophrene Zustandsbilder können lange Zeit ein depressives Bild bieten[1].

Einzelsymptome

Sprache und Sprachstörungen

Wir haben im allgemeinen Teil den stufenweisen Aufbau der Aktivität von den einfachsten motorischen Schaltungen bis zur Aktion als Werkzeug und Ausdruck des Mikrokosmos Mensch mit seinem freien Willen und seiner Verantwortung verfolgt, wobei uns gerade die Störungen einen wichtigen Einblick in dieses komplizierte Gefüge gaben. Ähnliches kann man auch tun, wenn man die Sprache behandelt. Auch dabei kommt es stufenweise zu immer höheren Integrationen, bis die voll entwickelte Sprache, als das edelste Werkzeug und der höchste Ausdruck des Geistes und der Seele des Menschen, erreicht ist. Auch aus der Sprache läßt sich ablesen, wie hoch die von einem Menschen erreichte Integrationsstufe ist; die Beurteilung der Rede ist einer der wichtigsten Wege zur Menschenkenntnis.

Nur der Mensch ist der Sprache fähig. Diese phylogenetisch jüngste Erwerbung beginnt sich darum auch im Laufe des individuellen Lebens verhältnismäßig spät, erst nach Ende des Säuglingsalters, zu entwickeln und braucht lange Zeit bis zur vollen Ausreifung. Die Fähigkeit, mit anderen Menschen in Beziehung zu treten, sich ihnen mitzuteilen, ist jedoch schon viel früher vorhanden und geht zunächst andere Wege: über die Ausdruckserscheinungen der Mimik und Gestik und des Blicks sowie über den Affektlaut. Desgleichen besteht für den Säugling bereits lange vor dem Ende des ersten Halbjahres die Fähigkeit, diese Ausdruckserscheinungen an anderen Menschen zu verstehen. Lange bevor er weiß, *was* die Mutter sagt, begreift er, wie sie es meint, wenn sie ihm zärtlich spielend oder ärgerlich drohend oder verbietend etwas „sagt" — und stellt sich entsprechend ein.

Auch das Verständnis für den sachlichen Inhalt des Gesprochenen, für den Wortsinn, wird etwas früher erworben als die Fähigkeit, selbst zu sprechen. Schon im vierten Trimenon versteht der Säugling normalerweise eine Anzahl rein verbaler, ohne erklärende Gesten vorgebrachter Aufforderungen („bitte, bitte machen", „wie groß bist du?"). Frühestens zu Beginn des zweiten Lebensjahres aber beginnt das Kind sinnvolle Worte zu bilden, mit denen es etwas bezeichnen will, was ihm emotional wichtig ist (das schon in wesentlich jüngerem

---

[1] Siehe dazu auch SPIEL, W.: Das geistesgestörte Kind. Wien. klin. Wschr. **69**, 16 (1957).

Alter vorkommende Lallen, gewissermaßen Experimentierbewegungen der Sprechwerkzeuge, kann ja noch nicht als Sprache bezeichnet werden). Nun aber, mit der
in immer rascherem Tempo vor sich gehenden Erwerbung neuer Worte, ist eine
gewaltige neue Stufe zur Beherrschung der Umweltsituation erklommen.

Daß die Worte noch nicht gleich zu Beginn artikuliert sind, sondern daß es
zu abgekürzten Bildungen, einfacheren Lauten kommt, ist leicht zu verstehen,
wenn man bedenkt, welche Präzision der Innervation zur Lautbildung erforderlich ist. Manchmal schafft sich das Kind auch seine eigenen Wortsymbole und
behält diese durch verschieden lange Zeit bei. Darauf hat gewiß auch die Umgebung großen Einfluß: so verlängert sich diese Phase beträchtlich, wenn die
Mutter „infantilisierend" die Kindersprache ihres Lieblings mitmacht, statt das
junge Wesen beizeiten zur Realitätsanpassung zu bringen, zu welcher die Sprache
ja einer der wichtigsten Wege ist.

Es ist hier nicht Raum, den Weg vom Einwort-Satz, mit dem das Kind ja
schon erstaunlich viel von seinem Wissen und auch von seinem Willen kund-
geben kann (je nach dem Ton, überhaupt nach den Ausdruckserscheinungen,
läßt sich erkennen, was dieses eine Wort nun bedeuten soll, ob es fragend, bit-
tend, tyrannisch-befehlend, feststellend oder noch anderswie gemeint ist), zum
Zwei-Wort-Satz und endlich zur immer vollkommeneren, grammatikalisch richtigen, alle logischen Beziehungen ausdrückenden Sprache zu schildern. Wie rasch
dieser Weg zurückgelegt wird, wie schnell also die Zwischenstufen überwunden
werden, das geht meist mit der allgemeinen intellektuellen Begabung parallel,
obwohl es da auch noch in der normalen Variationsbreite Ausnahmen gibt:
Etwa jene besonders gut „integrierten" Kinder, welche mit ihren ausgezeichnet
angepaßten außersprachlichen Ausdruckserscheinungen mühelos alles „sagen"
können, was sie nur wollen, und daher durch längere Zeit die Wortsprache
noch gar nicht brauchen und so relativ spät, aber schließlich ganz normal sprechen lernen; oder aber gewisse kontaktempfindliche Kleinkinder, deren Sprachentwicklung ebenfalls nur scheinbar verzögert ist, während sie, wie sich auch
aus ihrem ausgezeichneten Sprachverständnis ergibt, schon längst eine vollkommene „innere Sprache" haben und schließlich auch mit einem Schlag eine
„fertige" Sprache in Erscheinung treten lassen. Es muß also eine Verzögerung
der Sprachentwicklung nicht Zeichen eines Intelligenzrückstandes sein!

Nicht selten kommen ängstliche Eltern besorgt zum Arzt oder zum Logopäden, weil das Kind nicht so rechtzeitig zu sprechen beginne, wie sie das für
normal halten. Da kann es dann durchaus sein, daß die genaue Untersuchung
(die freilich geschickt vorgenommen werden, auch ohne verbale Äußerungen das
Verständnis des Kindes feststellen muß) — eine intakte Intelligenz ergibt, wobei
sich aber zeigt, daß das Kind, das eventuell schon sehr früh in eine „Trotz-
periode" eingetreten ist, nicht zuletzt deshalb nicht spricht, weil man es allzu
sehr daraufhin bedrängt hat, zu angelegentlich das Reden von ihm zu erpressen
suchte, statt geduldig zuzuwarten, was ja von der Weisheit des Erziehers auch
noch in vielen anderen Situationen verlangt wird.

Noch häufiger und noch verschiedenartiger jedoch sind ins Krankhafte
gehende Störungen der Sprachentwicklung. Da ist einmal das **Stammeln** zu nennen, eine unrichtige Artikulation einzelner oder zahlreicher Laute, eventuell eine
Verstümmelung der Worte. Das Stammeln kann sich beschränken auf die Fehl-
bildung eines einzigen Lautes, der besonders schwierig zu formen ist; besonders
häufig ist die falsche Artikulation des S-Lautes, was man als Sigmatismus bezeichnet, wobei man in der Logopädie je nach der falschen Stellung der Zunge
gegenüber den Zähnen und der falschen Luftführung noch eine ganze Anzahl
von feineren Unterscheidungen macht (Sigmatismus medialis, lateralis, adden-

talis usw.). Sehr zahlreiche Fehler finden sich weiter bei der Bildung des nicht weniger schwierig zu bildenden R-Lautes (Rhotazismus verschiedener Art).

Von diesen Störungen unterscheidet man das „universelle Stammeln", bei dem eine größere Anzahl von Lauten falsch gebildet, Worte verkürzt und verstümmelt werden, welche dem Kind als zu lang oder zu schwierig erscheinen (Beispiele: dsagt für gesagt, dün für grün; ladi für Schokolade). Eine solche Sprachstörung kann ein physiologisches Übergangsstadium sein, das nach wenigen Monaten einer normalen Artikulation Platz macht; sie ist bedingt durch noch unpräzise Apperzeption des Vorgesprochenen und die noch mangelnde Übung der eigenen Sprechwerkzeuge. In pathologischen Fällen aber kann sich die Störung auf viele Jahre erstrecken oder überhaupt dauernd bestehenbleiben.

Was sind nun die Ursachen derartiger Sprachfehler? Nur in den seltensten Fällen ist eine anatomische Verbildung jener Räume oder Organe daran schuld, in oder mit denen sich die Lautgebung vollzieht (z. B. Spaltbildungen, etwa beim Wolfsrachen, welche die Ursache eines offenen Näselns sein können, oder Zahnanomalien). In den weitaus meisten Fällen sind es jedoch funktionelle Störungen, Fehlinnervationen, welche solche Sprachstörungen verursachen (so ist es ein Aberglauben, der freilich vom Volk, ja selbst von manchen Ärzten noch nicht aufgegeben ist, ein angewachsenes Zungenbändchen sei schuld an einer verzögerten oder fehlerhaften Sprachentwicklung).

Die häufigste Ursache dieser Sprachstörungen ist also ein Rückstand der motorischen oder überhaupt der intellektuellen Entwicklung. So sind bei allen Schwachsinnszuständen nicht nur Sprechbeginn und Begriffsentwicklung verzögert, sondern es kommt auch Stammeln ungemein häufig vor, besonders natürlich in Fällen organischer Hirnschädigung (geburtstraumatisch oder entzündlich), bei denen die Motorik stark in Mitleidenschaft gezogen ist — da findet sich Stammeln neben allgemein schlechter, verwaschener, verlangsamter Artikulation und häufig auch neben Stottern.

Leicht verständlich ist auch, daß derartige Artikulationsstörungen dann eintreten, wenn in diesen frühen Stadien der Sprachentwicklung die Hörfähigkeit eingeschränkt ist, weil dann ja das Kind das Vorgesagte wie auch die eigenen sprachlichen Produktionen nicht präzis genug wahrnimmt und daher, was es sagt, nicht entsprechend zu korrigieren imstande ist. Man muß daher bei hartnäckigen Stammlern, zumal wenn es sich um intelligente Kinder handelt, immer auf Schwerhörigkeit untersuchen.

Diese Störungen bieten ein weites und schwieriges Feld für die Logopädie, auf deren komplizierte Problematik hier nicht näher eingegangen werden kann[1]. An dieser Stelle soll aber betont werden, daß es bei Kleinkindern und zumal bei Schwachsinnigen nicht genügt, bloß die Sprechmotorik zu üben (da würden solche Kinder überhaupt nicht mitgehen oder sehr rasch in ihrem Eifer ermüden); es muß vielmehr die Sprechtherapie mit einer Begriffsschulung und einer eindringlichen Übung richtigen Satzbaus verbunden und beides in einer natürlichen, dem Kind starken Anreiz bietenden Spielsituation dargeboten werden.

Wenngleich starkes Stammeln, auch abgesehen von jenen Fällen, wo die Ursache in dem „Werkzeug" des sensorischen Apparates, also in einer Hörstörung

---

[1] Über alle diese Probleme unterrichtet ausführlich und in ausgezeichneter Weise das „Lehrbuch der Stimm- und Sprachheilkunde" von R. Luchsinger und G. E. Arnold. Wien: Springer-Verlag, 2. Aufl. 1959.
Ein guter Führer durch die praktischen logopädischen Fragen ist das Bändchen: „Die Sprachfehler des Kindes und ihre Beseitigung" von M. Führing und O. Lettmayer. Wien: Österreichischer Bundesverlag, 1951.

liegt, doch im allgemeinen für ein reduziertes Persönlichkeitsniveau spricht, gibt es doch auch Fälle von ziemlich intakter Intelligenz, die lange Zeit in dieser „Kindersprache" verharren. Ein jahrelang durchgehaltener **Agrammatismus** jedoch ist immer ein Zeichen intellektuellen Rückstandes. Das Kind erlernt es durch lange Zeit nicht, kompliziertere logische Gefüge in grammatikalisch richtigen Sätzen auszudrücken; es beharrt allzu lange beim Ein-Wort-Satz, der da Feststellung, Aufforderung oder Frage ausdrücken muß, oder bei telegrammstilmäßig verkürzten, vereinfachten und vergröberten Sätzen, oder aber es vergreift sich in der Wahl der grammatikalischen Ausdrucksmittel, während die Fähigkeit zur Bildung grammatikalischer Wortfolgen erhalten ist (letztere Störung nennt man „Paragrammatismus"). Es ist nicht schwer zu verstehen, daß solche Störungen Zeichen eines intellektuellen Rückstandes sind: Denken kann man nur in Worten; findet das Denken nicht das angemessene Kleid des Wortes, so muß es mit diesem schlecht bestellt sein.

Zu den interessantesten diagnostischen und zu den reizvollsten heilpädagogisch-therapeutischen Problemen gehören Fälle von **Stummheit:** ein Kind beginnt, trotz aller Bemühungen der Umgebung, nicht zur physiologischen Zeit zu sprechen. Die Differentialdiagnose der verschiedenen dafür in Betracht kommenden Ursachen kann sehr kompliziert sein, zumal die Störungen in manchen Fällen nicht leicht auf einen Nenner zu bringen sind.

Drei Gruppen von Ursachen für eine Stummheit sind möglich: der Fehler liegt im apperzipierenden Sinnesorgan (Taubheit oder hochgradige Schwerhörigkeit), er liegt in den die Gehörseindrücke verarbeitenden oder die Sprechaktion leitenden Gehirnzentren (Aphasien, Hörstummheit), oder aber es handelt sich um eine zerebrale Gesamtstörung (Schwachsinn, Psychose oder schwere, vor allem den Kontakt einschränkende Gehirnstörung).

Mit einer exakten Gehörprüfung ist die Differentialdiagnose nicht erledigt, beziehungsweise diese kann die größten Schwierigkeiten machen. Kleinkinder (gerade bei diesen ergeben sich ja derartige Fragen) sind gegen solche Untersuchungen oft unzugänglich, ängstlich und abwehrend. Gerade die Unterscheidung zwischen einer allgemeinen Kontaktstörung und einem Gehördefekt (gehörgestörte Kinder haben, eben weil ihnen ein so wichtiger Sinnesbereich verschlossen ist, häufig auch einen beträchtlich eingeschränkten Kontakt, sind bockig und gegen alle äußeren Einflüsse ablehnend) kann ungemein schwierig sein, noch mehr aber die Unterscheidung zwischen einer Taubstummheit und einer Hörstummheit.

Die angeborene oder frühzeitig erworbene **Taubheit,** die natürlich, wenn nicht rechtzeitig eine heilpädagogische Spezialbehandlung vorgenommen wird, auf jeden Fall auch zu einer Stummheit führt, kann verschiedene Ursachen haben. Sie kann vererbt sein (zur Weitergabe dieser rezessiven Erbfaktoren kommt es vor allem dadurch, daß häufig Taubstumme einander heiraten, weil sie sich durch den gemeinsamen Defekt zueinander hingezogen fühlen); sie kann aber auch schon intrauterin (durch verschiedene Formen vorgeburtlicher Enzephalitis) oder geburtstraumatisch erworben sein; schließlich kann es bei verschiedenen Krankheiten zu einer Ertaubung kommen (besonders häufig im Gefolge einer epidemischen Gehirnhautentzündung, aber auch bei anderen eitrigen Meningitiden, bei den verschiedensten, auch den luetischen Gehirnentzündungen und schließlich nach allen schweren Mittelohrentzündungen, etwa auch im Gefolge von Infektionskrankheiten, z. B. Masern, Scharlach, Typhus). Auch die moderne Streptomycinbehandlung der Meningitis tbc. läßt manchmal ertaubte Kinder zurück, wobei auch toxische Schädigungen des Gehörnerven durch das Medikament im Bereich der Möglichkeit liegen.

Eine gewisse differentialdiagnostische Bedeutung, ob nämlich die Störung ererbt oder erworben ist, hat die Prüfung darauf, ob neben dem Hörnerv auch der benachbarte Gleichgewichtsnerv, welcher zu den Bogengängen führt, gestört ist (Drehstuhlversuch und Prüfung auf „kalorischen Nystagmus"): während bei den erworbenen Formen auf Taubheit meist auch der Gleichgewichtsnerv geschädigt wurde, trifft das bei den ererbten Formen in der Mehrzahl der Fälle nicht zu: das Bogengangsorgan und die Schnecke, das Hörorgan, sind ja entwicklungsgeschichtlich nicht miteinander verwandt, die Schnecke ist vielmehr phylogenetisch wesentlich jünger; es ist daher begreiflich, daß jener Erbfaktor, welcher eine Taubheit verursacht, nicht auch das Gleichgewichtsorgan in Mitleidenschaft ziehen muß.

Eine Taubheit muß nicht immer vollständig sein; es gibt viele Fälle, bei denen ein gewisser Tonbereich, z. B. besonders hohe Töne, wahrgenommen werden können. In solchen Fällen lehnen die Eltern die Diagnose einer Hörstörung bei ihrem Kind regelmäßig ab und bringen Beispiele, daß es bei verschiedenen Gelegenheiten doch gehört hätte, etwa besonders schrille Pfiffe oder Geräusche mit sehr hohen Obertönen oder Radiomusik; öfters glauben aber die Eltern, das Kind höre, verstünde z. B. Aufträge, während es in Wirklichkeit nur auf die begleitenden Gesten der Erwachsenen reagiert oder auf Gesichtseindrücke, welche die Erzeugung von Tönen begleiten; manchmal nehmen sie auch mit anderen Sinnesorganen Begleiterscheinungen von Schall wahr, etwa die starke Erschütterung beim Werfen von Knallkapseln oder die Erschütterung des Bodens, wenn man einen schweren Gegenstand herabwirft. Man sieht also, daß es da beträchtliche Täuschungsmöglichkeiten gibt und daß man daher eine Gehörprüfung immer sehr kritisch vornehmen muß, auch die bei Kleinkindern recht schwierig zu beurteilende audiometrische Untersuchung. Es ist für taube Kinder charakteristisch, daß jenes „experimentierende" Lallen, an welchem der normale Säugling so großes Gefallen findet, bei ihnen sehr viel seltener vorkommt. Sehr typisch ist auch, daß die Affektlaute dieser Kinder, besonders in der Freude, eine eigenartig schrille, unmodulierte Tongebung aufweisen, die einem förmlich im Ohr weh tut. Gescheite taubstumme Kinder haben immer auch eine überdurchschnittlich ausdrucksvolle Gestik und Mimik, sie können meisterhaft ihre Wünsche und ihre Erlebnisse mit Gesten „malen", haben einen besonders „sprechenden" Blick — diese Ausdruckserscheinungen kompensieren so zum Teil ihren Defekt; die Beobachtung solchen Verhaltens kann die Diagnose erleichtern.

Später ertaubte Kinder, auch wenn sie schon gut sprechen konnten, verlieren ihre Sprache wieder, wenn die Ertaubung zu einer Zeit eintritt, wo jene Funktion noch nicht völlig fest eingefahren ist. Im allgemeinen nimmt man dafür das achte Jahr als Grenze an, doch gibt es sicher Fälle, wo noch wesentlich später Ertaubte langsam verstummen. Man muß daher in allen solchen Fällen sofort nach Abklingen der akuten Erkrankung mit einem Taubstummenunterricht beginnen, das heißt die Kinder an das Ablesen der Laute gewöhnen. Derartige Fälle können auch erhebliche diagnostische Schwierigkeiten machen.

So erinnern wir uns eines gescheiten, sehr sensiblen vierjährigen Mädchens, welches wahrscheinlich im Gefolge einer sehr symptomarm verlaufenden Enzephalitis ertaubt war. Das Kind reagierte auf die ihm so unbegreifliche Veränderung seiner Situation mit schwerer Angst, die sich in manchen Situationen zu förmlichen Raptusanfällen steigerte (z. B. im Straßenverkehr) — hinterher wurde klar, daß das Kind, welches ja keine warnenden Geräusche mehr vernahm, seine Gefährdung deutlich spürte; weiter wurde es bockig und zornig (später verstand auch die Mutter diese Reaktion: solche Zornanfälle ereigneten sich besonders dann, wenn das Kind etwas ausdrücken wollte und mit seinen Mitteln nicht mehr konnte); überhaupt wurde es in zunehmendem Maße kontaktschwierig. Vor allem aber verarmte es im Verlaufe weniger Monate in beängstigender Weise an sprachlichen Produktionen, wobei hauptsächlich fest eingefahrene Redensarten übrig blieben. Als wir das Kind zum erstenmal in der Ambulanz sahen, war es aufs schwerste geängstigt und völlig unzugänglich, war auch durch das schönste Material und durch diplomatisches Bemühen nicht zu sinnvollem Reagieren zu bewegen. Es ist nicht verwunderlich, daß wir nach dieser Anamnese (schwere Kontaktstörung, Angst und vor allem Sprachverlust) und nach dem in der Ambulanz in Erscheinung tretenden Bild zunächst sehr an eine beginnende Psychose dachten. Die Aufnahme klärte rasch das Bild: es war eine „psychopathische Reaktion" auf eine Ertaubung.

Taube Kinder, wenn sie sonst intakt sind, sollen unbedingt schon vor dem Schulalter, also etwa mit vier Jahren, einem intensiven Sprachunterricht unterzogen werden. So lernen sie mit der Zeit über das Sehen (Ablesen der die Artikulation begleitenden mimischen Bewegungen) und über das Tastgefühl (Vergleich der Kehlkopfschwingungen des Lehrers mit den eigenen) die eigenen sprachlichen Produktionen korrigieren, sind schulmäßig unterrichtbar und können schließlich auch, wenn sie intelligent und bemüht sind, mit Hörenden *sprachlich* verkehren. Die Erfolge einer Beschulung taubstummer Kinder gehören zum Schönsten, was ein fühlender Mensch erleben kann. Es wird da geradezu Leben, geistiges Leben gezeugt: ohne die Sprache, die zu erwecken nur dem Taubstummenlehrer gelingen kann, ist ja Denken unmöglich. Auf manchen Gebieten übertrifft das taubstumme Kind durchaus das normale, z. B. in der Rechtschreibung, in der es niemals Fehler macht, da es ja so ganz an das Visuelle, das Schriftbild gebunden ist und der Widerstreit zwischen gesprochener und gelesener Sprache es nicht stören kann. Fast immer bleiben aber, selbst bei gut unterrichteten Taubstummen, beträchtliche Schwierigkeiten in der Abstraktion bestehen; sie bleiben in ihrem ganzen Denken sehr am Anschaulichen kleben (der Unterricht muß ja auch auf besonders starke Veranschaulichung hinarbeiten). Immerhin ist zu sagen: so sehr Eltern verzweifelt sind, wenn man ihnen mitteilt, ihr Kind, das nicht zu sprechen beginnen will, sei taub, so ist doch dieser Zustand prognostisch der günstigste unter den differentialdiagnostisch in Frage kommenden Möglichkeiten. Ein Gehördefekt, also der Verlust eines Sinnes-„werkzeugs" ist eben doch leichter zu kompensieren, wenn nur das, was hinter dem Werkzeug steht, die Persönlichkeit, intakt geblieben ist. Fast alle anderen dabei in Differentialdiagnose kommenden Störungen haben ihre Ursache in mehr zentralen oder umfassenderen Störungen und sind viel schwerer oder gar nicht auszugleichen.

Ungemein komplizierte Probleme bieten die Fälle von **Hörstummheit,** bei denen es also nicht zur Ausbildung einer Sprache kommt, obwohl das Hörorgan intakt ist. Man hat in der Literatur diese Fälle in zwei Gruppen einzuteilen versucht: in die motorische und in die sensorische Hörstummheit, im engen Anschluß an die Lehre von den Aphasien bei Erwachsenen. Nun ist gegen eine solche Gleichsetzung vieles einzuwenden: die Störungen, welche den Erwachsenenaphasien zugrunde liegen, sind, von wenigen Ausnahmen abgesehen, ganz andere — die kindliche Hörstummheit beruht meist auf mehr diffusen Schädigungen, seltener auf dem Ausfall *eines* Zentrums; weiter spielt es natürlich eine große Rolle, ob eine bereits voll entwickelte Sprache wieder teilweise zerstört oder ob eine Sprache überhaupt nicht entwickelt wird (im übrigen ist ja überhaupt in der letzten Zeit die Lehre von den Aphasien wesentlich komplizierter geworden, das einfache Schema: motorische—sensorische—eventuell noch amnestische Aphasie ist weitgehend verlassen). Man hat also auch bei Kindern eine „motorische Hörstummheit" beschrieben. Dabei käme es nicht zu einer Sprachentwicklung, obwohl die Zuwendung zu akustischen Reizen und überhaupt ein gutes Sprachverständnis erhalten sei; nur gelänge die Lautbildung nicht infolge einer allgemeinen motorischen Rückständigkeit, welche sich auch in anderer Hinsicht deutlich zeige. Davon wird die „sensorische Hörstummheit" unterschieden, für welche wesentlich sei: eine Störung der Aufmerksamkeitszuwendung gegenüber akustischen Reizen (oft aber auch gleichzeitig gegenüber anderen Sinnesreizen), weiter ein fehlendes Verständnis für sprachliche Produktionen, aber auch für Klänge und Geräusche, all das bei erhaltenem Hörvermögen; die Störung wird darum auch „akustische Agnosie" oder „Seelentaubheit" genannt; bezeichnend sei für den Zustand auch eine Störung des Lokalisationsvermögens für Schallreize, während im Gegensatz dazu die optische — räumliche — Orientierungsfähigkeit dieser Kinder sehr gut sei; damit hänge auch zusammen, daß die Kinder ein gutes optisches Sprachverständnis hätten, die Sprache gut vom Munde abzulesen imstande wären, Gesten besonders gut verstünden[1].

Nun gibt es sicher Fälle, die eindeutig in eine dieser Gruppen einzuweisen sind. Viele Fälle passen aber in keine dieser Gruppen so recht hinein, die Störungen sind komplexer, die Kinder zeigen noch andere zerebrale Symptome. Nach diesem allgemeinen Bild richtet sich denn auch die Prognose des Zustandes. Die meisten dieser Kinder lernen schließlich doch sprechen, alle aber mit großen Schwierigkeiten: sie stammeln durch lange Zeit, meist bleibt auch die Sprache durch Jahre hindurch agrammatisch. Natürlich spielt es eine große Rolle, ob die Kinder frühzeitig (also jedenfalls noch im Kleinkindesalter) in gute logopädische Behandlung kommen, welche zu individualisieren imstande sein muß: im einen Fall hat man besonders das Motorische zu üben, in einem anderen Fall wieder zu versuchen, an Stelle der akustischen optische oder taktile Reize anzubieten (ähnlich wie beim Taubstummenunterricht). Hat man eine „Sprachheilschule" zur Verfügung, so hat diese Vorteile gegenüber der Taubstummenschule, da die Umgebung der Taubstummen, die Angewöhnung mancher ihrer Eigenheiten keinen guten Einfluß auf solche Kinder ausübt. Da aber ein Einzelunterricht, der freilich weitaus das beste wäre, schon aus materiellen Gründen oft unmöglich ist, da andererseits solche Fälle doch so selten sind, daß man nicht eigene Anstalten oder Gruppen für sie schaffen kann, kommen sie meist doch in Taubstummenanstalten, wo sie jedenfalls Lehrer finden, die eine besondere Erfahrung in der Behandlung von Sprachgebrechen haben. Nun lernen sie meist doch leichter sprechen als die Tauben, da schließlich das erhaltene Gehör irgendwie die Erwerbung einer Sprache vermittelt. Trotzdem zeigt sich im weiteren Verlauf in der Mehrzahl der Fälle, daß nicht nur die Sprache gestört ist, sondern darüber hinaus noch andere, zentrale Persönlichkeitsfunktionen, daß die Kinder also schließlich in verschieden hohem Grad schwachsinnig werden. Wir glauben nicht, daß man in den meisten dieser Fälle von einem „Pseudoschwachsinn" sprechen kann (durch den Rückstand der Sprach- und damit der Begriffsentwicklung käme es erst sekundär zu einem allgemeinen intellektuellen Rückstand), wir meinen vielmehr, daß häufiger von vornherein eine komplexe Persönlichkeitsstörung besteht, welche sich nur in den ersten Lebensjahren, in denen ja überhaupt die Sprachentwicklung eine so zentrale Bedeutung hat, hauptsächlich als Sprachstörung auswirkt, während später, bei schon gebesserter Sprache, die umfassendere Störung deutlich in Erscheinung tritt (im Kleinkindesalter, wo man noch nichts Begriffliches von ihnen verlangt, wirken diese Kinder durch ihre „tierhafte" Vifheit viel besser, als sie sich schließlich bewähren).

---

[1] Mit diesen Problemen hat sich ausführlich v. STOCKERT beschäftigt (Einführung in die Psychopathologie des Kindesalters, 3. Aufl. Berlin: Urban u. Schwarzenberg, 1957). Die Differentialdiagnose solcher Fälle ist gut auch von ARNOLD in dem schon angeführten „Lehrbuch der Stimm- und Sprachheilkunde" beschrieben.

Als dritte Gruppe von „Sprachstörungen" sind die durch umfassende Persönlichkeitsdefekte bedingten zu nennen. Wie wir eben zeigten, gibt es da fließende Übergänge zur Gruppe der Aphasien, der Hörstummheit. Jedenfalls ist es leicht einzusehen, daß sich eine Sprache dann nicht entwickelt, wenn ein höhergradiger Schwachsinn besteht, weil sich Beziehungen zur Umwelt, die Aufmerksamkeitszuwendung sowie das Bedürfnis, sich anderen Menschen mitzuteilen, in ganz ungenügendem Maße ausbilden. Wir haben ja bereits im Kapitel „Schwachsinn" hervorgehoben, wie sehr der Sprachrückstand zu diesem Bilde gehört.

Freilich muß der Grad des Schwachsinns nicht immer mit dem Sprachrückstand parallel gehen: es gibt nicht selten Kinder, die mit „tierhafter" Geschicklichkeit in der konkreten Situation zu Hause sind, die sich vor allem mit größter Gewandtheit zu verschaffen wissen, was sie nur wünschen, so daß sie besonders von den Eltern für recht klug gehalten werden, während demgegenüber eben die sprachliche und begriffliche Entwicklung sehr zurückbleibt. In derartigen Fällen muß eine heilpädagogische Behandlung auf die Begriffsentwicklung neben der Übung der rein sprachlichen Fähigkeiten größten Wert legen.

Andererseits gibt es Schwachsinnsfälle, die in bezug auf die Sprachentwicklung ein ganz gegensätzliches Bild zeigen: es bildet sich rasch eine nach Artikulation, Wortreichtum und Grammatik scheinbar sehr vollkommene Sprache aus, die aber eben doch nicht richtig mit Sinn erfüllt ist, sondern nur mit großer Gewandtheit einmal Gehörtes, zufällig Aufgeschnapptes wiedergibt, papageienmäßig, ohne tieferes Verständnis, rein als *Geste*. Wir nennen darum auch eine solche Sprache „gestenhaft". Auch das gibt es auf ganz verschiedenem Niveau: einmal völlig leer, unpassend, so daß die dahinterstehende Intelligenzstörung sofort ins Auge springt, einmal wieder so geschickt und scheinbar treffsicher, daß man längere Zeit nicht daraufkommt, wie da doch das wirkliche Verständnis, die Echtheit und Eigenständigkeit hinter den so geschickt produzierten Worten fehlt.

Die allerschwierigsten Probleme bietet aber jene Gruppe von Kindern, die wir als die **„mehrfach zentral Geschädigten"** bezeichnen möchten. Deren gibt es heute wesentlich mehr als in früherer Zeit; wir haben ja schon ausgeführt, um wieviel häufiger entzündliche Erkrankungen des Zentralnervensystems geworden sind; auch die vorgeburtlichen Schädigungen, die Embryopathien, werden sicher heute nicht nur öfter diagnostiziert, sondern kommen auch häufiger vor — und gerade bei diesen sind sehr polymorphe Bilder die Regel; durch die moderne Therapie bleiben jetzt viel mehr Kinder am Leben, freilich manchmal defektgeheilt. Eine größere Anzahl dieser Kinder ist gar nicht völlig taub, sondern hat größere oder geringere Hörreste, das aber hilft ihnen wenig, wenn dazu noch eine zentralere, eben eine aphatische Störung kommt, welch letztere die „innere Sprache" sehr beeinträchtigt. Daneben gibt es noch, in bunter Folge, Augenfehler (besonders bei den Embryopathien!), motorische Störungen (es ist klar, daß dadurch die Sprachbildung weiter erschwert ist, da ja beim Taubstummenunterricht gutes motorisches Mitgehen sehr notwendig ist), weiter die schon beschriebenen vegetativen Störungen, die wieder eng mit solchen der Affektregulation in Zusammenhang stehen (wüste Erregungszustände mit Wüten gegen sich selbst und gefährlichen Aggressionen gegen andere, sexuelle Entgleisungen, Angst); die größten Schwierigkeiten bereitet aber die „Desintegration" der Persönlichkeit jener zerebral Gestörten: Die Aktivitätsstörung mit ihrem Erethismus, der schwer gestörten Aufmerksamkeit und Arbeitsfähigkeit, sowie der eingeschränkte oder fehlerhafte Kontakt (Autismus oder Distanzlosigkeit). So kann man verstehen, daß eine Beschulung solcher Kinder noch weit schwieriger ist als der gewöhnliche Taubstummenunterricht, der ja im Wesen intakte, eben nur eines „Werkzeugs" beraubte Kinder zu behandeln hat. Nur in kleinsten Gruppen, nur bei ganz individueller Führung, nur mit einer Fülle schöpferischer Einfälle gelingt es, solche Kinder zu fördern. Trotzdem ist die soziale Gemeinschaft verpflichtet, auch ihnen Hilfe angedeihen zu lassen. Denn daß man sie schulmäßig fördert, hebt sie ja überhaupt auf eine höhere Stufe der Persönlichkeitsintegration, lehrt sie eine bessere Triebbeherrschung, macht sie zu Menschen.

Von Sprachstörungen, welche heilpädagogische Probleme aufwerfen, ist weiter das *Stottern* zu nennen, das aber schon im Kapitel „Neuropathie" besprochen wurde, sowie der **Mutismus**, das Verweigern des Sprechens bei normaler Sprechfähigkeit; auch darüber wurde schon im Kapitel „Kontakt" anläßlich der „Kontaktempfindlichkeit" einiges gesagt.

Der deutsche Ausdruck „freiwilliges Schweigen" oder die entsprechende Bezeichnung „Aphrasia voluntaria" für diese Störung erscheint uns wenig glücklich: man müßte daraus schließen, das Kind habe durch einen freien Willensentschluß die Sprache aufgegeben und könne sich nun ebenso leicht auch „freiwillig" entscheiden, wieder zu reden. Kennt man aber solche Kinder, so wird es einem klar, daß diese in beträchtlichem Maße psychopathischen Persönlichkeiten eben „nicht wollen können", eben nicht frei über ihre Möglichkeiten verfügen, daß sie glücklich sind, wenn man ihnen in gewisser Hinsicht „ihren Willen abnimmt", sie aus ihrer Verkrampfung, die so gar nichts Freiwilliges an sich hat, herausführt.

Wenn auch die Sprechverweigerung das augenfälligste Symptom der Störung ist, so ist sie doch nicht das einzige und nicht das zentrale. Dahinter steht immer eine Kontaktablehnung, meist auf Grundlage einer affektiven Störung. Fast immer sind auch sonstige Kontaktschwierigkeiten festzustellen, allgemeine Gehemmtheit, Angst, Verweigerung der geforderten Reaktionen, Abwegigkeiten der kontaktschaffenden Ausdruckserscheinungen, manchmal auch ganz paradoxe Affekte. Oft wird aber vor allem die Sprache verweigert, die ja von dem Kind am meisten fordert, aus sich herauszugehen, während andere Anforderungen viel leichter durchzusetzen sind. Wir haben schon im allgemeinen Teil beschrieben, wie man bei der heilpädagogischen Behandlung dieser Kinder zunächst ganz bewußt darauf verzichten muß, sie zum Reden zu bringen; jede aufdringliche „Sprachbehandlung" treibt sie unweigerlich nur noch tiefer in ihre Absperrung hinein. Man muß sie vielmehr zunächst nur dazu bringen, überhaupt Anforderungen zu erfüllen, vor allem sachliche Leistungen zu vollbringen, die wenig Persönliches von ihnen verlangen. Hat man sie so über ihre Gehemmtheit hinweggebracht, beginnen sie im günstigen Fall von selber zu sprechen. Oft ist es unbedingt nötig, sie in eine Kinderumgebung zu bringen, weil sie entweder unter diesen von vornherein sprechen und sich nur Fremden oder bestimmten Personen gegenüber zu sprechen weigern („elektiver Mutismus") oder dort viel leichter zum Reden zu bringen sind, zumal wenn man sie scheinbar gar nicht beobachtet.

Mutismus gibt es bei Kleinkindern in der Phase der „Kontaktempfindlichkeit", mit deren Ende er meist verschwindet, er kann aber auch erst in der Schulzeit, öfters genau mit Schulbeginn, seinen Anfang nehmen. In einem Teil dieser Fälle ist es evident, daß das Verstummen eine Reaktion auf ein Insuffizienzgefühl ist: die Kinder fühlen sich den Schulanforderungen nicht gewachsen — und so hört der Lehrer von ihnen kein Wort, während sie eventuell daheim, etwa auch zu den Mitschülern, anstandslos sprechen; dieses Benehmen halten sie manchmal mehrere Schuljahre lang durch. Es gibt Fälle, bei denen diese Sprechverweigerung dann aufhört, wenn man die Anforderungen soweit reduziert, daß die Kinder ihnen nunmehr nachkommen können, also wenn man sie in eine Hilfsschule umschult und sie dort in sehr individueller Weise belastet. Es gibt aber auch Fälle, welche offensichtlich gut lernen und alle jene Anforderungen erfüllen, bei denen sie nicht zu sprechen brauchen — da muß sich der Lehrer damit begnügen, im „schriftlichen Verkehr" mit den Kindern zu bleiben; sie liefern dann gute Leistungen, ja entwickeln sogar einen Ehrgeiz.

Man fühlt sich natürlich versucht, in derartigen Fällen nach einem Schockerlebnis oder dergleichen zu fahnden, welches als Ursache oder doch als auslösendes Ereignis angeschuldigt werden könnte. Es gelingt aber kaum je, derartiges überzeugend darzulegen, weder durch die Anamnese von seiten der Umgebung (es sei denn, die Eltern tragen da offensichtlich etwas in die Situation hinein, was gar nicht solche Bedeutung hat), noch durch die Befragung des Kindes selbst, wenn es schließlich wieder spricht. Wohl aber erfährt man in der Regel, daß diese Kinder schon vor dem Auftreten des Mutismus auffallend und schwierig gewesen seien, ängstlich, kontaktschwierig, tyrannisch, von absonderlichen Gewohnheiten, man findet ähnliche oder andere psychopathische Wesenszüge auch in der Aszendenz und in der Verwandtschaft, man kann an den Kindern auch anderweitige konstitutionelle, etwa degenerative Abartigkeiten feststellen. Am ehesten möchten wir den Mutismus zwangsneurotischen Bildern zuordnen (die beiden Zuständen gemeinsame Willensstörung ergibt das Vergleichsprinzip). Eine Sprechverweigerung kann aber auch, wie wir schon sagten, Anfangssymptom einer Schizophrenie oder organischer Abbauprozesse sein (z. B. Hirnsklerosen, Phenylbrenztraubensäureschwachsinn).

Mit der Erörterung dieser Störung ist die Problematik der Sprache im heilpädagogischen Bereich noch lange nicht abgeschlossen. Weit über jene Zustandsbilder hinaus ist nämlich ausnahmslos in jedem Fall von seelischen Schwierigkeiten oder Abartigkeiten die Beurteilung der Sprache eines Kindes entscheidend wichtig. So wie man von der Erörterung des Kontakts und der Aktivität ausgehen kann, um zu zentralen Schichten der Persönlichkeit zu gelangen, ist das auch, und zwar mit noch besseren Ergebnissen, für die Sprache möglich. Wie nichts anderes am Menschen vermag die Sprache die Integration einer Persönlichkeit aus „Noopsyche" und „Thymopsyche" (STRANSKY) aufzuzeigen: als Verkörperung, als Vehikel des Geistigen, das ja ohne Sprache unvorstellbar ist, ist sie eine der wichtigsten Funktionen der Noopsyche, als Träger reichen Ausdrucks (darüber war ja schon im allgemeinen Teil die Rede) gibt sie auch ein Bild der Thymopsyche. Aus dem Gespräch läßt sich darum nicht nur die Art des Denkens, die Intelligenzhöhe eines Menschen · erkennen, sondern auch Wesentliches von seiner Tiefenperson, seinem Gefühlsleben, seiner Vitalität, seiner Stimmungslage, seiner Triebhaftigkeit; so ergibt sich auch die Integration der verschiedenen Persönlichkeitsbereiche für den Menschenkenner in erster Linie aus der Verwertung des Gesprächs mit dem zu Untersuchenden.

Eine systematische Aufzählung der verschiedenen Möglichkeiten der Kindersprache kann natürlich hier keineswegs gegeben werden. Man käme wohl auf ebensoviele Arten des Sprechens, wie es individuelle Verschiedenheiten gibt.

Besonders aufschlußreich ist es, wenn man Gelegenheit hat, in einer größeren Kindergruppe, die man in den verschiedensten Situationen beobachtet, gegensätzliche Typen nach ihrer Sprache zu vergleichen: wie etwa der eine mit noch sehr primitivem sprachlichem Ausdruck, aber ausgezeichnet angepaßten Gesten, mit „sprechendem" Blick und „zeichnenden" Handbewegungen, völlig mit der konkreten Situation verschmolzen und diese beherrschend, sich mit der Welt in Beziehung setzt — oder wie der andere mit papageienhafter Gewandtheit die von den Erwachsenen gehörten Worte wieder von sich gibt, die nun sichtlich nicht aus seiner eigenen Gemütstiefe kommen, sondern einen leeren Redeautomatismus darstellen, was am krassesten bei „enzephalitisch-ausgehöhlten" Kindern festzustellen ist; oder wie da die ungemein prägnant das Begriffliche eines Dinges oder eines Vorganges umschreibende „naszierende" Sprache des Autistischen (siehe dieses Kapitel!) in eindrucksvollen Gegensatz tritt sowohl zu dem leeren Geschwätz des oberflächlich Gewandten als auch zu der mühseligen Formulierung der am Anschaulichen klebenden infantilen, primitiven kindlichen Persönlichkeit.

So wäre es reizvoll, von der Beurteilung der Sprache her eine systematische Psychopathologie des Kindesalters zu entwickeln, was wir uns hier aber versagen müssen. Eine Anwendung dieses Prinzips soll aber das folgende Kapitel geben, in dem die Abweichung der Rede von der Realität, die Lüge, besprochen wird.

Lügen; Wahrheitsfindung bei kindlichen Aussagen

Die Problematik der kindlichen Lüge muß von der Tatsache ausgehen, daß das Erleben des Kindes — und damit seine Sprache — weit weniger mit der Realität verknüpft ist als beim Erwachsenen. Sobald das Kind die Motorik der Sprache beherrschen gelernt hat, sobald es erfahren hat, welche Macht darin liegt, „Namen zu geben" — worin der Herrschaftsanspruch des Menschen über die Welt wesentlich begründet ist —, ist es ihm eine Lust, mit der Sprache und mit dem Ausdrücken seines Denkens zu spielen. Es gestaltet Situationen mit Worten, es lebt sich in Rollen hinein, in denen es in einem viel stärkeren Maße aufgeht als je ein erwachsener Schauspieler. Es „ist" die Mutter, die Besucherin des Puppenkaffeekränzchens, die Märchenfigur, und kann dieses Sein mit seiner realen Identität, die ihm natürlich auch immer bewußt bleibt, erstaunlich gut vereinigen. So sind ihm auch die Märchen vollkommen wirklich, nicht weniger als das, was die Erwachsenen „wirklich" nennen. Die Mütter aller Völker und Zeiten, die noch tief in ihrem Instinkt wurzeln, haben ihren Kindern stets Märchen dargeboten, haben sich nicht gescheut vor deren phantastischen Inhalten, welche ihre Kleinen von der Realität wegführen könnten (auch dem Schreckhaften, das in ihnen enthalten ist, sind sie nicht ausgewichen — zweifellos spürten sie, daß dadurch bei Kindern nicht Angst erzeugt, sondern im Gegenteil Angst geheilt wird).

Diese Stufe des „Illusionismus", in der Wahrgenommenes und Vorgestelltes, wirkliches Geschehen und bloß in der Phantasie Erlebtes dem Kinde unterschiedslos durcheinandergeht, dauert normalerweise bis zum vierten, fünften Lebensjahr. Doch hat diese Phase eine große Variationsbreite: Manche Kinder haben eine sehr solide Realitätsanpassung schon wesentlich früher errungen, manche erreichen diese Stufe aber erst viel später, was dann freilich bereits zu Zustandsbildern eines pathologischen Infantilismus hinüberführt, dessen Anpassungsschwierigkeiten auf anderen Gebieten wir bereits in den Kapiteln „Kontakt" und „Aktivität" geschildert haben.

Zweifellos hat diese Phase eine große Bedeutung für die Entwicklung des Kindes: jenes Spiel mit der Situation durch das Mittel des Wortes und des Gehabens bringt ihm eine Fülle unersetzlicher Erfahrungen; vor allem aber übt es sich in der Fähigkeit, sich selbst in der Welt zu behaupten, eine Situation nach seinem Willen zu gestalten, schöpferisch spontan zu sein. Freilich muß solche Spontaneität in Spannung treten mit der Realität. Das gibt für jedes Kind in diesem Alter Zusammenstöße, aus denen das eine ohne tiefere Konflikte hervorgeht, indem es sich scheinbar mühelos den Realitäten anpaßt, während das andere schmerzvoll mit ihnen kollidiert.

So geht denn der Weg zu immer besserer Anpassung an die Realität, zu besserer Einordnung in die Gemeinschaft, wobei schließlich die egoistischen

Wünsche, die Situation, und sei es auf Kosten der anderen, nach den eigenen Interessen zu gestalten, unter die Ordnung der Wahrheit gestellt werden. Ganz wird das Ziel ja selten erreicht. Die Problematik der forensischen Zeugenaussagen zeigt, wir oft auch beim Erwachsenen Vorstellungen, vor allem wenn starke Affekte dahinterstehen, die Erinnerung verfälschen, so daß also Menschen, subjektiv mehr oder weniger ehrlich, objektiv Unwahres aussagen — was alles im Kindesalter in noch ungleich höherem Maße zutrifft; darum wird auch die Frage, ob die Zeugenaussage eines Kindes vor Gericht Glaubwürdigkeit verdient oder nicht, manchmal völlig unlösbar.

Noch länger und schwieriger ist der Weg zur Verantwortung vor der Wahrheit aus ethischen Gründen, nicht nur zu einem intellektuellen Wissen um das Verbotene der Lüge (das ist, wie wir noch sehen werden, in vielen Fällen zu wenig), sondern zu einer aus dem Gefühl, aus der Tiefe des Gemütes kommenden Unterordnung unter das sittliche Gesetz.

Wie rasch und wie vollkommen diese in zwei Stufen vor sich gehende Integration der menschlichen Persönlichkeit gelingt (Anpassung an die Realität und Anerkennung des moralisch Richtigen), das hängt wieder einmal sowohl von den Anlagen des Kindes ab, von seiner Intelligenz, besonders aber von seinen Gemütswerten, als auch von der Erziehung. Diese muß es verstehen, das Kind vorsichtig von seinen Illusionen zur Wirklichkeit zu führen, nicht mit Terror und Strafen — wir haben ja gesehen, daß jene frühe Entwicklungsphase, in welcher die Realität im Bewußtsein des Kindes noch nicht unbedingt herrscht, für dieses durchaus notwendig ist —, sondern mit sicherer und zugleich liebevoller Hand. Noch viel schwieriger ist jene zweite Stufe zu erklimmen. Es genügt nicht, dem Kind wiederholt begreiflich zu machen, daß „Lügen kurze Beine haben", es genügt auch nicht, es verstehen zu lehren, es sei verboten und schlecht, zu lügen. Viel wesentlicher und freilich auch viel schwieriger ist es, das Kind um der Liebe willen, die es mit der Familie zusammenbindet — diese Liebesbindung ist gerade da unersetzlich —, zur Aufgabe seiner egoistischen Strebungen zu veranlassen. Nur dann, wenn die richtigen emotionalen Beziehungen zwischen Familienmitgliedern herrschen, wenn dem Kind die Betrübnis der Eltern, deren zeitweiser Liebesentzug, etwas Ungeheures bedeuten, kann die Erziehung zur Wahrhaftigkeit gelingen.

Dabei müssen wir uns klar sein, daß das Ziel der Erziehung gar nicht sein kann, daß überhaupt kein unwahres Wort gesagt wird bzw. daß die Wahrheit stets herausgesagt wird. Auch der sittlich hochstehende Erwachsene muß oft verschweigen, was wahr wäre (um dem anderen etwas Schmerzliches, etwas Verletzendes zu ersparen), ja er ist in manchen Situationen berechtigt, ja manchmal sogar verpflichtet, in gewissem Grad in seinen Aussagen von der objektiven Wirklichkeit abzuweichen. Das zeigt sich schon darin, daß es durchaus als Defekt wirkt, wenn ein Mensch unfähig ist, einmal die Wahrheit zu verschweigen, und nur die volle Wahrheit sagen kann — unter Zwangsneurotikern gibt es solche Charaktere; diese wirken auch ethisch gar nicht erfreulich, sondern gerade durch solches Benehmen eben abnorm, eingeengt, rücksichtslos. Trotzdem bleibt die sittliche Forderung nach Wahrhaftigkeit in voller Strenge bestehen, und es ist auch eines der wichtigsten Erziehungsziele, Kinder an die Erfüllung dieser Forderung heranzuführen. Um aber sagen zu können, ob ein Mensch letztlich wahr und ehrlich ist oder nicht, muß man tiefer gehen, bis zu seiner Gesinnung, seiner Anteilnahme an anderen Menschen, zu den Mitteln, mit denen er seine Stellung im Leben erringt. Das zu erkennen ist wahrlich nicht leicht. Manche Menschen haben in ihrer Schlechtigkeit eine geradezu dämonische Größe, verfügen so meisterhaft über die Mittel der Lüge, die als vollkommene Wahrheit und

Tüchtigkeit getarnt ist, die im einzelnen kaum zu widerlegen ist, so daß es sehr langer und schmerzlicher Erfahrungen bedarf, sie als das zu erkennen, was sie wirklich sind. Diese „Unterscheidung der Geister" ist aber wohl die schwerste Aufgabe der Menschenkenntnis überhaupt.

Die gleiche Problematik besteht auch schon im Kindesalter, nur noch etwas komplexer infolge der herabgesetzten Einsicht und der noch viel weniger erreichten Überhöhung der Triebhaftigkeit durch eben diese Einsicht; ganz abgesehen davon ist auch das Erziehungsmilieu in dieser Beziehung kaum jemals wirklich ideal: wohl fordert der Erzieher vom Kind, daß es nicht lüge, und bestraft die Unwahrheit. Aber das Kind, das mit seinem sicheren Gefühl die Erwachsenen viel besser durchschaut, als diese glauben, merkt doch bald, daß die Großen ihre Forderungen selber nicht erfüllen, daß sie aus Bequemlichkeit oder zu eigensüchtigen Zwecken nicht die Wahrheit sagen, daß ihre Freundlichkeit, die sie dem anderen entgegenbringen, falsch ist, ja daß sie oft und oft aus Bösartigkeit lügen und verleumden.

Jedenfalls muß gesagt werden, daß es noch durchaus „normal" ist, wenn ein Kind einmal etwas verschweigt, was besser nicht laut werden soll, wenn es sich in einer schwierigen Situation herauszuschwindeln versucht, wenn es sich in seiner Rede besser und stärker machen will, als es wirklich ist, kurz, wenn es durch seine Rede eine Situation nach seinen Absichten zu gestalten versucht. Langsam erst wird es, wenn es intellektuell und charakterlich, vor allem gemütsmäßig gut veranlagt ist und wenn ihm die Erziehung zu den richtigen Erfahrungen verhilft, ein Gefühl für das Wahre bekommen; es wird unterscheiden lernen, was entschuldbar, ja vielleicht notwendig ist, und was unanständig, ja bösartig; langsam wird also, von innen und von außen her, der für die Integration einer Persönlichkeit entscheidende Vorgang der Gewissensbildung seinen Weg nehmen. Der Erzieher, der das weiß, wird sich dann auch vor allzu raschem Moralisieren, das der Wirklichkeit nicht gemäß ist und das Erziehungswerk so sehr erschwert, hüten.

Von diesem kindlichen Abweichen von der Wahrheit, das noch im Rahmen der Norm liegt, heben sich deutlich jene Fälle ab, bei denen Pseudologien in einer Form und Häufigkeit auftreten, die abwegig sind. Solche Kinder bezeichnen wir als „pseudologische Charaktere". Davon sollen im folgenden einige Beispiele geschildert werden. Diese müssen, soll dabei das Bezeichnende der Rede und damit der Lügen dieser Kinder deutlich werden, ausführlicher gehalten werden als in den übrigen Kapiteln; auch die Verflechtungen mit der Umweltsituation müssen aus dem gleichen Grund genauer dargestellt werden.

Enzephalitische Lügner

Im Kapitel über die „postenzephalitischen Persönlichkeitsstörungen" wurde bereits als das Wesentliche der Abartigkeit dieser Kinder die Neigung zu „kurzschlüssiger Triebenthemmung" beschrieben, welche ihre Aktivität zu einer Abfolge von blitzschnell aus dem augenblicklichen Impuls aufschießenden, nicht vor der Erfahrung und dem Abschätzen der Folgen verantworteten und darum auch nicht richtig angepaßten Handlungen macht. Schon damals sagten wir, daß sich bei diesen Kindern in dem schwer dissozialen Geschehen verschiedenster Art sehr häufig auch mehr oder weniger umfassende, mehr oder weniger geschickte und darum gefährliche Pseudologien finden. Dafür ein Beispiel:

Wir haben den Lebensweg dieses jetzt erwachsenen Mannes von einem Alter von vier Jahren an verfolgt; er war wiederholt in unserer Ambulanz, war mit elf Jahren längere Zeit an unserer Abteilung aufgenommen, später sah ihn der Verfasser an der Psychiatrischen Klinik und — wiederholte Male bei Gericht.

Die bestehende zerebrale Störung ist zu verifizieren nach der Anamnese (mehrere
„Fraisenanfälle" in den ersten Lebensmonaten; genaueres über eine Erkrankung zu
dieser Zeit konnte man nicht erfahren), aus dem körperlichen Befund (typischer „enzephalitischer Blick", vermehrte Salivation, stark vermehrtes Schwitzen, hochgradige Vasolabilität, ständig in Lokalisation und Intensität wechselnder Tick), vor allem aber aus
dem gesamten Verhalten des Knaben: höchstgradige motorische Unruhe, die übrigens
auch nachts nicht aufhörte (es bestand auch ein schwerer Pavor nocturnus), eigenartige
Handlungsimpulse, die zwischen einem Tick und Zwangshandlungen standen (Hüpf-
schritte während des Gehens oder beim Aufstehen vom Sessel, zwanghaftes Berühren
einer bestimmten Stelle des Tisches, Nasenbohren, Nägelbeißen, Zerkauen des Feder-
stiels); ungewöhnliche Unfugbereitschaft und hemmungslose Affektausbrüche, die seinen
Ausschluß aus der Schule im Alter von elf Jahren zur Folge hatten, obwohl man ihn
für gescheit hielt; unabstellbares Herumvagieren in den Parks, wobei er ein besonderes
Geschick bewies, sich die denkbar schlechteste Gesellschaft zu finden; schwere Angst, die
manchmal geradezu anfallsartig, ohne äußeren Grund auftrat, oder durch ganz harmlose Ereignisse — Klosettgehen, körperliche Untersuchung — ausgelöst wurde; auch eine
„Umkehr der Schlafkurve" war festzustellen: Einschlafen erst nach Mitternacht, Schlafen bis weit in den Vormittag hinein, den ganzen Vormittag war meist nichts mit ihm
anzufangen, er war da unerträglich reizbar, mürrisch, unzugänglich.
      An der Station zeigte sich seine Abnormität zuerst in einer schon psychotisch zu
bezeichnenden Heimwehreaktion mit völliger affektiver Enthemmung, mit schwersten
vegetativen Reaktionen; immer wieder kam es zu blitzschnellen, aus dem augenblicklichen Impuls aufschießenden Versuchen, durchzugehen; zweimal gelang auch ein solcher
Versuch auf kurze Zeit, da mit unglaublicher Geschicklichkeit ins Werk gesetzt; nur
durch besondere Zufälle wurde er bald wieder „eingefangen"; desgleichen war er einige
Male an der Station „wie vom Erdboden verschwunden": er hatte sich — da man doch
hätte meinen sollen, in diesen leicht übersehbaren Räumen könne man sich nicht ver-
stecken — mit tierhafter Geschicklichkeit Verstecke gefunden, unter einem Kasten, in
einem Raum von nur wenigen Zentimetern Höhe, oder auf den unter den langen Tisch
gestellten Sesseln, vom herabhängenden Tischtuch verdeckt, wo ihn die längste Zeit niemand suchte. Unmittelbar aus der hemmungslosen Verzweiflung konnte seine Stimmung
in eine ebenso enthemmte Lustigkeit umschlagen, in der er jede Disziplin untergrub.
Die Prüfung ergab nicht so schlechte Leistungen im Konkreten, eine sehr „eidetische"
Intelligenz, während er in allem versagte, was konzentrierte Arbeit und Abstraktion
erforderte — nicht verwunderlich, daß die Eltern und auch die Lehrer der unteren Klassen ihn für gescheit hielten!
      Im weiteren Verlaufe seines Aufenthaltes an der Abteilung kam es wohl zu einer
gewissen Beruhigung, nie wurde man aber wirklich seiner sicher; es blieb eben nur übrig,
die Führung so lückenlos zu gestalten, daß man wirklich jeden Augenblick „über ihm
schwebte", nur so konnte man verhindern, daß seine aus dem Augenblick aufschießenden Impulse einen zerstörenden Weg nahmen. Gerade die Tatsache, daß er sich während
des vielwöchigen Aufenthaltes bei uns von Wesen gar nicht änderte, zeigte, daß es sich
hier nicht um einen Milieuschaden handelte (gewiß war in diesem Falle auch die häusliche Umwelt sehr ungünstig), sondern eben um eine tiefer verankerte Störung der Persönlichkeit.
      Der Fall wird an dieser Stelle hauptsächlich deshalb geschildert, weil in dem Zu-
standsbild die Pseudologien besonders im Vordergrund standen. Schon in der Anamnese
wurde von maßlosen Aufschneidereien berichtet, die wohl ganz phantastische Blüten
trieben, aber auf die Schulkameraden großen Eindruck machten, so daß er bei diesen
angeblich recht beliebt war. Auch an unserer Abteilung konnten wir Ähnliches beobachten. Immer wieder schilderte er den staunenden Kindern haarsträubende Erlebnisse; die
Fluchtversuche von hier wurden förmliche Abenteuerromane; einige Male, als er noch
daheim gewesen sei, wollte er mit dem Fallschirm vom Flugzeug abgesprungen sein.
Man konnte bei den Erzählungen deutlich beobachten, wie diese ohne weitere Überlegung, ohne logische Verarbeitung, im Augenblick entstanden, um so blühender, je
staunender und „dankbarer" die Zuhörerschaft war. Blieb man dagegen kühl und überlegen, zeigte ihm durch ein kurzes Wort, daß man ihm nicht glaubte, konnte er die

Lügengeschichten sofort auch wieder aufgeben, ohne im geringsten von der „Entlarvung" beeindruckt zu sein.

Vier Jahre später — damals war er also fünfzehn Jahre alt — sahen wir ihn wieder beim Jugendgericht. Da hatte der Vater die Anzeige gemacht, der Sohn sei einer Gangsterbande in die Hände gefallen. Als „Beweis" wurden schriftliche „Geständnisse" des Burschen vorgelegt, die sich der Vater von ihm gegen das Versprechen von Geldbelohnungen liefern ließ — es war ein dicker Pack derartiger Konfessionen, die der Jugendliche schließlich, ziemlich stereotyp, gegen einen fixen Tarif zusammengeschmiert hatte. Der Vater, kritiklos genug (was sich ja auch schon aus der Weise ergibt, wie diese Geständnisse provoziert wurden), glaubte dem Sohn aufs Wort, keineswegs natürlich das Gericht — darum wurde der Verfasser zur Begutachtung herangezogen.

Einer dieser Berichte lautet (in Originalorthographie): „Ich sollte das gar nicht veraten den da stechen mich ja die andern direkt ab. Also um 50 groschen schreibe ich alles. Danächst (demnächst, nachher) muß ich noch ser schnell in Kanal gehen und da werd ich zu einem Einbruch mitgehen. Vormitag haben wier in Kanal Sehr lustige Sachen. Nachmitag von 1—2 Drixe (Tricks) gegen dem Feind, und Rewolverhaltung beim Schißen. Abens Schlagergesang, und von 11—6 wird geschlafen. Um 6 Uhr Früh wird aufgestanden, und der Wachposten kan Schlafen gehn. Wehrentem (während dessen) die Anteren auff Einbruch gehen. Beim Einbruch wird nur Geld oder Obst gestolen, wehrenden die anderen aufbassen. Und so bringt sich die Wienplatte fort" (Platte ist ein Wiener Ausdruck für Gaunerbande; tatsächlich treibt sich im weitverzweigten Kanalnetz Wiens viel lichtscheues Gesindel herum — davon muß unser Jugendlicher gehört haben, vielleicht hat er auch wirklich solche Leute kennengelernt).

Diese Schilderungen wirkten doch so kindisch und läppisch (was immer er auch wirklich mit seinen üblen Freunden erlebt haben mochte), daß das Pseudologische handgreiflich war. Daß sie verhältnismäßig lange von dem Burschen festgehalten wurden, ist sicher nur den unklugen Provokationsmethoden des Vaters zuzuschreiben. Als man ihn jedoch in einem vernünftigen Examen wirklich „stellte", gab er die Geschichte sofort auf, ebenso leicht und unbekümmert, wie er sie provoziert hatte. Jedenfalls zeigte sich auch hier schön das Kurzschlüssige, die mangelnde Verankerung mit der Realität, welche für die Reaktionen der Enzephalitiker ja so bezeichnend ist.

Der Jugendliche ging schicksalhaft seinen Weg weiter. Eine von uns dringend geratene Anstaltsunterbringung wurde von dem völlig uneinsichtigen Vater abgelehnt. Verschiedene Versuche einer Arbeitseinstellung scheiterten stets nach kurzer Zeit an der Arbeitsscheu, Unverläßlichkeit und Unfugbereitschaft des Burschen. Das Leben in der Unterwelt, in das er sich zuerst nur hineingeträumt hatte, lernte er nun wirklich kennen. Öfters kam er erst des Morgens völlig betrunken nach Hause. Schließlich geriet er in eine Homosexuellengesellschaft, wurde ein anscheinend sehr geschäftstüchtiger Strichjunge, hatte ständig Geld zur Verfügung, nützte sein „Gewerbe" auch zu Erpressungen aus. Dazu war er nicht nur wegen seines völligen Mangels an moralischem Gefühl prädestiniert, sondern er mußte auch durch sein Aussehen perverse Menschen anlocken: er war immer noch mit seinen sechzehn Jahren ungemein infantil, hatte ein ganz bartloses Gesicht mit weichen, fast mädchenhaften Zügen; mit seinem freilich etwas unnatürlich strahlenden, „enzephalitischen" Blick wirkte er gar nicht unhübsch.

Der völlig uneinsichtige Vater wußte auch in diesem Stadium seinen Sohn mit großem Geschick allen Fürsorgemaßnahmen zu entziehen, so daß nie mit Konsequenz und Energie eingegriffen werden konnte. Hatte er einmal wieder etwas Arges angestellt, setzte der Vater seine Aufnahme in der Wiener Irrenanstalt durch; war nur etwas Gras über die Sache gewachsen, nahm er ihn wieder gegen Revers nach Hause (es wurde da geschickt eine Lücke in den gesetzlichen Bestimmungen über Anhalteverfahren ausgenützt). Kleinere Diebstahlsaffären des Burschen wurden vom Vater öfters „unter der Hand" bereinigt. Zahlreiche ähnliche Geschehnisse wurden zweifellos nicht entdeckt. Der junge Mann, nun dem Jugendlichenalter entwachsen, war jetzt völlig in übelsten Gaunerkreisen zu Hause, die unsicheren Rechtsverhältnisse der letzten Kriegs- und ersten Nachkriegszeit paßten ihm gerade. Die Laufbahn ging konsequent weiter. Entdeckt wurde in den nächsten Jahren (sehr wahrscheinlich nur als Ausnahme unter viel zahlreicheren kriminellen Taten) ein Raubüberfall, ein routiniert durchgeführter Einbruch größeren Formats und, als bisheriger Höhepunkt, die Tötung eines Mitgenossen mit der Pistole, die er sichtlich zu führen gewohnt war, anscheinend aus Eifersucht um eines Mädchens willen; aber auch diese schreckliche Tat schien nach der Schilderung der Zeugen nicht überlegt zu sein, sondern entstand aus einem augenblicklichen Impuls heraus — sie wurde darum auch nur als Totschlag gewertet.

Der Fall wurde deshalb verhältnismäßig ausführlich geschildert, weil er nicht nur die Pseudologien der Enzephalitiker, sondern auch ihre Kriminalität beispielhaft demonstriert. Er zeigt auch eindrucksvoll die schwere Gefährdung der Gemeinschaft durch solche Individuen, der man nur durch dauernde Anstaltsverwahrung begegnen kann.

Nicht immer mangelt aber den Pseudologien der Hirngestörten so wie in diesem Fall die logische Verarbeitung, die Realitätsanpassung, nicht immer ist der Charakter des Kurzschlüssigen so deutlich, nicht immer sind die Lügen so leicht zu entlarven und werden so leicht wieder aufgegeben. Manchmal sind diese Menschen nicht nur in ihren Taten sehr geschickt und raffiniert (das traf ja auch bei dem oben geschilderten Fall zu), sondern auch in ihren Lügengeschichten: sie können sich ausgezeichnet ausreden, wenn sie etwas angestellt haben, verstehen wunderbar alle möglichen Leiden oder auch Selbstmord zu simulieren oder aber sie werden durch schwer zu widerlegende Verleumdungen, besonders mit sexuellen Inhalten, ungemein gefährlich. Auch dabei zeigt die genaue Analyse, daß die Pseudologien unvermittelt aus dem augenblicklichen Impuls aufschießen.

So beantwortete ein jugendliches Mädchen dieser Kategorie eine Zurechtweisung durch den Vater damit, daß sie sich blitzschnell losriß, zur Polizei lief und dort den Vater anzeigte, daß er sie sexuell mißbraucht hätte; diese Angaben waren mit zahlreichen anschaulichen Details versehen, so daß sie fürs erste gar nicht so unglaubhaft wirkten.

Lügen aus Kritiklosigkeit

So wie wir das bei der Aktivität geschildert haben, kommt es uns auch bei der Rede immer wieder darauf an, die Höhe der Integration zu beurteilen, welche sich aus der beschriebenen Reaktion ergibt. Es erhebt sich also die Frage, wie sehr das, was sich schließlich ereignet, eine sinnvolle Antwort auf die jeweilige Situation darstellt und wie es von der betreffenden Persönlichkeit verantwortet wird — oder aber, wie wenig das der Fall ist. Als eine besonders niedrige Stufe der Integration wurden früher Taten und Redeweise der Enzephalitiker beschrieben. Aber auch in vielen anderen Fällen kann man bei Wort und Tat einen Mangel höherer Verarbeitung feststellen, ohne daß das klassische Bild des „enzephalitischen Charakters" bestünde.

So wie wir das früher für die „kritiklose Aktivität" beschrieben, ist es auch um die Rede bestellt: sie wird „laufen gelassen", ohne Rücksicht auf die Wahrheit und auf die Erlaubtheit, entweder von innen her durch irgendeinen Affekt gesteuert oder aber von außen her angeregt, besonders häufig durch eine *suggestive Befragung*, welcher von seiten des Kindes nicht genügend Kritik entgegengesetzt wird. Oft werden Suggestivfragen ganz unabsichtlich gestellt. Besonders häufig geschieht das, wenn ein von vornherein wenig sprechfreudiges oder wenig sprechfähiges oder aus einem besonderen Grund ängstlich gehemmtes Kind über eine kritische Situation von selber nichts angibt, so daß man gezwungen ist, dem Kinde Alternativfragen zu stellen, etwa: „War der Mann groß oder klein?", „War es nicht so, daß — — —?". Das Kind ergreift dann eine der dabei gegebenen Anregungen und führt sie entweder selbst weiter aus oder ergänzt das Bild auf Grund weiterer ähnlicher Fragen.

Nun ist es keineswegs so, wie viele glauben, daß ein Kind, das einmal einer solchen Suggestion erlegen ist, sich auch bei anderen Gelegenheiten ebenso suggestibel erweisen muß. Gewiß kann das der Fall sein, vor allem bei Kindern

von beträchtlich reduziertem Persönlichkeitsniveau. Bei diesen fallen Suggestibilitätstests, deren eine ganze Anzahl entwickelt wurde, positiv aus, man kann
die Kinder auch im Gespräch durch Fragen in jede gewünschte Angabe „hinein-
hetzen", kann sie etwa dazu bringen, eine von ihnen aufs Tapet gebrachte Persönlichkeit oder eine Situation ganz so zu schildern, wie der Examinator will,
wodurch natürlich die früher gemachten Angaben sehr unglaubwürdig werden.
Je nach der Intelligenz des Kindes können die Fallen, auf die es schließlich hinein-
fällt, sehr plump gestellt sein (dann ist das Experiment besonders beweisend)
oder aber man muß viel vorsichtiger zu Werke gehen.

Derartige Experimente gelingen aber keineswegs immer, ja nicht einmal in
der Mehrzahl der Fälle. Man möge ja nicht glauben, daß ein Kind, welches in
einer bestimmten Situation, etwa in einer besonderen Affektlage oder um einer
Sensation willen, auf eine suggestive Befragung einging, dasselbe Verhalten
auch bei einer experimentellen Untersuchung auf Suggestibilität zeigen muß,
oder aber daß man es später in der Hand hat, die Angaben durch weitere suggestive Befragung zu verändern. Sehr häufig bleibt vielmehr dem Kinde das, was
es einmal fälschlich angegeben hat, sei es von sich aus oder durch Suggestion
dazu veranlaßt, sehr getreu im Gedächtnis, ja es ist oft stärker fixiert als die
Erinnerung an wirklich Erlebtes. Jede Befragung gräbt das einmal Gesagte fester
in das Gedächtnis ein (und wie viele solcher Ausfragungen sind nicht meist schon
vorhergegangen, bis endlich ein psychologisch geschulter Untersucher Gelegenheit
erhält, das Kind zu sehen!). Es ist also keineswegs die Tatsache, daß ein Kind
ganz fest bei einmal gemachten Angaben bleibt, auch ein Beweis dafür, daß diese
Angaben der Wahrheit entsprechen, wie oft fälschlich angenommen wird.

Das entscheidende Kriterium muß vielmehr, wenn eine kritiklose Suggestibilität nicht bewiesen werden kann, der Hinweis auf die innere Unwahrscheinlichkeit des von dem Kinde so beschriebenen Geschehens sein, also nicht nur
Widersprüche in den Angaben selbst, sondern auch Unwahrscheinlichkeiten in
der vorliegenden Situationsschilderung, Unvereinbarkeit mit den Charakteren
der handelnden Personen.

Nicht selten freilich wird auch die genaueste psychologische Untersuchung
nicht restlose Klarheit bringen können, oft wird nicht zu beweisen sein, daß ein
Kind in einer bestimmten Situation lügt, wenn es nicht wirklich direkt aus seinen
Angaben zu widerlegen ist. Wir denken da besonders an jene sehr häufigen Fälle,
bei denen ein Kind, meist ein Mädchen, einen Erwachsenen oder ein anderes
Kind einer sexuellen Aggression, meist einer Schändungshandlung, bezichtigt. Oft
ergibt dann die psychologische Untersuchung, daß das Kind von beträchtlich
reduziertem Persönlichkeitsniveau ist, daß es kritik- und bedenkenlos daher-
schwätzt, so daß man ihm sehr zutrauen muß, daß es die Unwahrheit sagt, daß
es etwa von anderen Gehörtes als eigenes Erlebnis ausgibt oder daß es Wunsch-
träumen eine derartige Gestalt gibt oder daß es auch wirklich einmal in ähnlicher
Weise Erlebtes nun auf andere Personen „überträgt", oder daß schließlich eine
ungeschickte oder aber aus einem bestimmten Zweck angestellte Befragung derartige Dinge in ein Kind hineininterpretierte. Aber eben demselben Kind, das
da so kritiklos seine Rede laufen läßt, kann man auch sehr wohl zutrauen, daß
es einem Verführer rückhaltlos preisgegeben ist, daß es die drohende Gefahr
nicht spürt und sich ihr nicht durch Davonlaufen oder durch Schreien zu entziehen vermag, ja daß es derartige Situationen geradezu „anzieht" (wir erinnern
an das, was wir über „endogene Erlebnisbereitschaft" sagten). Es sind also, wie
leicht verständlich, ganz ähnliche Typen, die wir einer „kritiklosen Handlungs-"
wie einer „kritiklosen Redebereitschaft" für fähig halten, so daß auch jener Weg,
einen Fall auf seine innere Wahrscheinlichkeit zu prüfen, nicht immer zum Ziele

führt. Meist stehen hinter solchen Problemen schwerwiegende Entscheidungen:
handelt es sich doch dabei gewöhnlich um Gerichtsverfahren, bei denen im Falle
einer Verurteilung hohe Strafen ausgesprochen werden und die mit einer schweren
Diffamierung des Täters einhergehen. Sehr oft muß daher der Spruch „in dubio
pro reo" ausfallen. Das ist aber andererseits deshalb nicht gleichgültig, weil man
mit einem verdienten Schuldspruch einem gewissenlosen Verführer das Handwerk
legen, weitere ähnliche Delikte verhindern könnte.

Daß die Beurteilung in jenen Fällen, wo die Angaben von gescheiten, zielbewußt ihren Weg verfolgenden Kindern gemacht werden, noch ungleich schwieriger, ja oft unmöglich wird, liegt auf der Hand. Darüber wird in einem anderen
Abschnitt dieses Kapitels noch mehr zu sagen sein.

Lügen bei Instinktgestörten

Es ist leicht einzusehen, daß Menschen von niedriger Integrationsstufe der
Persönlichkeit sowohl zu dissozialen Taten als auch zu pseudologischem Gerede
eine besondere Affinität haben, eben deshalb, weil jene höhere Instanz der
Kritik und der Leitung der Aktivität zu schwach ausgebildet ist oder weil die
Verbindung zwischen Trieb- und Denksphäre zerrissen ist, wie wir das für die
Enzephalitiker dargelegt haben. Daß also, außer der eben genannten Gruppe,
Schwachsinnige oder wegen ihrer „pathologischen Integriertheit" Haltlose leicht
dissozial und kriminell und eben auch pseudologisch werden, ist nicht verwunderlich. Weit schwieriger ist das zu verstehen bei einem ganz gegensätzlichen Typus,
den „Desintegrierten", den Autistischen, den Instinktgestörten, und zwar besonders dann, wenn sie intellektuell normal, ja überdurchschnittlich begabt und wenn
sie infolge der verstärkten Selbstbeschau, die solchen Menschen oft eigen ist, eine
überklare Einsicht in ihr eigenes Tun, auch in das Verbotene ihres Tuns haben.
Hat man solche Menschen zu beurteilen, wundert man sich immer wieder, mit
welcher Objektivität sie sich selber gegenüberstehen, wie gerecht sie gewissermaßen über sich zu Gericht sitzen, ganz so, als ginge es gar nicht um ihr eigenes
Schicksal, sondern als hätten sie über jemand ganz Fremden, der ihnen nicht
nahe steht, das Urteil zu sprechen. Sehr typisch ist da auch ihr Verhalten beim
Examen — freilich erst zu einem Zeitpunkt, da die Kette der kriminellen Taten
und der vorher oft sehr geschickt aufgebauten Pseudologien einmal abgerissen
ist: während es doch das „normale" Verhalten ist, daß jemand, der bei etwas
Verbotenem ertappt wurde, sich herauszulügen sucht, sich besser macht, Dinge,
die nicht unbedingt zu beweisen sind, abstreitet, oder wenigstens für ihn ungünstige Umstände verschweigt, wenn er nicht geradezu darum gefragt wird —
sagen jene Kriminellen, denen da sichtlich jeder „Schutzinstinkt" der eigenen
Person gegenüber fehlt, völlig offen das alles heraus, geben sich in einer Weise
selber preis, die auf Unerfahrene den Eindruck einer erfreulichen Einsicht macht,
die doch unbedingt eine dauernde Besserung nach sich ziehen müsse, ja durch
die solche Menschen, trotz ihrer Delikte, die man sich mit ihrer Persönlichkeit
gar nicht zusammenreimen kann, als unbedingt ehrlich, als „reine Toren" wirken.

Dieser Eindruck verstärkt sich nach dem, was man anamnestisch über sie
hört und sonst an ihrem Verhalten beobachten kann (solche Angaben stimmen
in den meisten Fällen erstaunlich überein). Von frühester Kindheit an sind sie
Einzelgänger gewesen, die sich nicht recht in die Welt finden konnten. Auffallend
war seit je eine besondere Ungeschicklichkeit; die alltäglichen Handgriffe wurden verspätet, unter großen pädagogischen Schwierigkeiten und lächerlich unvoll-
kommen erlernt; meist erschienen diese Kinder grotesk schlampig, unsauber,
verrissen, alles was mit ihnen in Berührung kam, war ein Abbild ihres Wesens

(z. B. das Schulzeug), wobei es nicht so selten vorkommt, daß sie in bestimmten Dingen minutiös pedantisch sind oder z. B., neben all ihrer Schlamperei, ein bestimmtes Reinlichkeitszeremoniell entwickeln. Ebenso ungeschickt sind sie auch im Benehmen: sie fallen sofort in jeder Gemeinschaft auf, vor allem in der Schule, sondern sich selber ab, wirken auf die anderen Kinder geradezu als ein Magnet, der allen Spott, alle Hänseleien auf sich zieht (sie sind, wie wir sie mit einem Wiener Dialektausdruck bezeichnen, die typischen „Pflanzobjekte" — „pflanzen", das ist verspotten); das kommt sicher einmal daher, weil sie so absonderliche, schrullige Gewohnheiten haben, wohl mehr noch deshalb, weil ihr ganzes Gehaben, ihre Rede, die Mimik, der Blick ganz anders sind als bei anderen; für solche Dinge haben ja Kinder ein besonders gutes Gefühl (auch z. B. für die komischen Eigenheiten ihrer Lehrer); sicher spielt aber auch die Wehrlosigkeit der Instinktlosen dabei eine Rolle, daß sie so sehr gehänselt werden: sie können sich gar nicht behaupten, ziehen bei jeder Rauferei den kürzeren, wenn sie auch gelegentlich in sinnloser Wut losbrechen — aber auch das wirkt oft nur komisch und hilflos. Was sich so zwischen diesen Kindern und ihrer Umgebung abspielt, bewahrheitet klar unseren Satz von der „endogenen Erlebnisbereitschaft"; aus solchem Charakter kommen ziemlich uniform immer wieder ganz ähnliche Situationen, ganz ähnliche Einstellungen der Menschen der Umgebung zustande.

Oft sind die Lehrer über ein solches Kind aufgebracht und halten es für einen Tunichtgut: diese Menschen fügen sich ja gewiß nicht in die vorgeschriebene Disziplin, vor allem aber werden *sie* bei allen Streichen erwischt, welche die anderen Kinder gegen sie aushecken; denn die anderen sind geschickt genug, sich im kritischen Moment zurückzuziehen, während der Instinktlose gerade dann „auffällt", wenn der Lehrer die Bildfläche betritt. Erzieher, die tiefer sehen, merken aber bald, wie hilflos solche Kinder den Grausamkeiten der anderen ausgesetzt sind, halten sie eben für „reine Toren" und nehmen in den Konflikten für sie Partei.

Das Wesentliche von den Ausdruckserscheinungen dieser Kinder wurde im Abschnitt über die „Autistischen Psychopathen" beschrieben. Besonders charakteristisch ist die in Wortwahl, Satzbau und Logik ungewöhnlich vollendete Sprache, die ja auch bei der Verübung der Delikte der instinktgestörten Psychopathen eine große Rolle spielt, die jedoch, dem Inhalt nach beurteilt, mehr oder weniger verschroben und phantastisch wirkt. Gerade bei der Sondergruppe der „Instinktlosen" im Rahmen der Autistischen Psychopathen wird es leicht klar, daß sie ganz abgeschlossen in ihrer eigenen Welt von Interessen, Träumen und Wünschen leben und darum in der Welt der Realitäten hilflos, komisch und absonderlich wirken.

Eben diese Menschen aber, die in vielen Situationen einen so ungewöhnlich naiven und ungeschickten, andererseits mit ihrer starken Selbstbeschau so einsichtsvollen Eindruck machen, sind in vielen Fällen zunächst sehr überraschender, pädagogisch ungemein schwer beeinflußbarer krimineller Taten fähig. Meist sind es Eigentumsdelikte, durch die sie sich Mittel für ihre überwertigen Sonderinteressen verschaffen, trotz aller Einsicht völlig bedenkenlos. Die Prognose ist in vielen Fällen recht zweifelhaft, da weder häusliche noch auch behördliche Strafen einen tieferen Eindruck machen, weil diese Kinder und Jugendlichen ja überhaupt Einflüssen, die von anderen Menschen ausgehen, nur in sehr herabgesetztem Maße zugänglich sind.

Wenn man aber solche Menschen wirklich kennt, so wundert es einen nicht, daß gerade sie ins Kriminelle abgleiten können. Daß sich ein Mensch sozial verhält, ist ja doch nicht allein und nicht einmal in erster Linie das Resultat intellektueller Überlegung (daß man also das Verbotene gewisser Handlungen

einsieht, die möglichen Folgen bedenkt), sondern es spielen dabei „thymische"
Faktoren eine beträchtliche Rolle: die Gemütsbindung an andere Menschen, die
man nicht betrüben will, die gefühlsmäßige Scheu vor dem Unrecht, die vor der
intellektuellen Überlegung da ist, nicht zuletzt auch das instinktive Gefühl für
die Grenze zwischen Erlaubt und Verboten und für die Unannehmlichkeiten,
die man sich damit zuzieht, wenn man etwas anstellt (wenn es heißt, die Furcht
des Herrn sei der Anfang der Weisheit, so kommt darin die Bedeutung des
Thymischen für das richtige soziale Verhalten gut zum Ausdruck). Man kann
also, das zeigen diese Fälle klar, trotz überscharfer intellektueller Einsicht in
beträchtlichem Maße kriminell werden, wenn diese Einsicht nicht mit den Instinktfunktionen richtig integriert ist. Es gibt eine „Kriminalität aus Desintegration", um die Nomenklatur von E. R. JAENSCH zu benützen, so wie es, häufiger noch, eine solche aus „pathologischer Integriertheit" gibt.

Zu dem Bild dieser Instinktlosen gehört nun sehr häufig eine Neigung zu
weit ausgesponnenen Pseudologien, die manchmal ganz zweckfrei sind (die Kinder berichten, von Ausgängen heimgekehrt, von großartigen und phantastischen
„Erlebnissen", deren Zeugen oder Beteiligte sie gewesen sein wollen), oder sie
stellen ihre Lügen in den Dienst ihrer Kriminalität, etwa um damit ihre Eigentumsdelikte zu erklären. In den meisten Fällen sind diese Geschichten nicht unschwer als Phantastereien zu erkennen: sie sind in ihrer Gesamtheit oder in manchen Einzelheiten völlig unwahrscheinlich, deutlich Ausgeburten eines Denkens,
das in der Realität nicht verwurzelt ist. Oft hat man den Eindruck, diese Kinder
versuchten ihre Tagträume als Realität auszugeben, in die Wirklichkeit umzusetzen. Nun spinnen sich auch normale Kinder ja nicht allzu selten, besonders
unmittelbar vor und in der Pubertät, in Tagträume mit ihren phantastischen
Wunscherfüllungen ein; sie hüten sich aber, wenn sie nicht wirklich in beträchtlichem Maße abartig sind, davon verlauten zu lassen oder diese Phantastereien
gar als Wirklichkeit auszugeben. Die Instinktlosen aber tun das und müssen
dann natürlich schmerzhaft mit der Wirklichkeit zusammenstoßen.

Diese blühenden Pseudologien stehen in einem eigenartigen Gegensatz zu
der geradezu zwanghaft wirkenden „Objektivität sich selbst gegenüber", die
oben geschildert wurde, jener überpräzisen Schilderung der eigenen Taten, bei
Unfähigkeit, etwas zu beschönigen, sich selber besser hinzustellen. Nun haben
diese scheinbar gegensätzlichen Verhaltensweisen das Gemeinsame, daß sie beide
ungeschickt und an die Realität nicht angepaßt sind; man schüttelt ebenso den
Kopf über die blühenden Phantastereien wie später über die rückhaltlose Preisgabe der eigenen Person. Derartige Gegensätzlichkeiten gibt es bei psychopathischen Persönlichkeiten ja auch in anderer Beziehung: so kennen wir etwa Reinlich-
keitsfanatiker, die sich ununterbrochen nach bestimmtem Zeremoniell die Hände
waschen und doch, was ihren sonstigen Körper und ihre Umgebung betrifft,
förmlich in Schmutz ersticken.

Zum Abschluß soll ein hierher gehöriger Fall kurz beschrieben werden, der in
eindrucksvollem Gegensatz zu dem folgenden Abschnitt steht. Die Geschichte
erinnert sehr an den „Hauptmann von Köpenick", und das nicht nur aus Gründen äußerlicher Ähnlichkeit.

Wir hatten den im achtzehnten Jahr stehenden Burschen für das Jugendgericht zu
begutachten. Sein Vater stammt aus einer Familie, in der es seit Generationen nur intellektuelle Berufe, angeblich sehr gescheite und ehrenwerte Leute gibt; der Vater selbst,
von dem auch sonst verschiedene Absonderlichkeiten berichtet werden, ist zu lebens-
länglichem Kerker verurteilt: er wollte die Mutter, die damals mit dem hier geschilderten Knaben schwanger war, in einen Abgrund stoßen; wie durch ein Wunder blieb sie
am Leben. Die Mutter wird als leichtfertig geschildert, wir bekamen sie nicht zu Gesicht.

Die Kindheitsgeschichte des Probanden ist typisch die eines instinktlosen, autistischen Sonderlings: geistig frühreif, altklug, besonders ungeschickt, komisch, ein „Pflanzobjekt", einzelgängerisch, voll von Bosheiten und dummem, sehr ungeschickt wirkendem Unfug, bei dem er aber immer sofort erwischt wurde. Darum hielt er sich auch in keiner Schule, besuchte im Laufe seiner Mittelschulzeit fünf verschiedene Internate. Nie hatte er einen Freund, in der lautesten Internatsgruppe konnte er stundenlang völlig isoliert dasitzen und vor sich hinträumen. Später erzählte er, er erschrecke da manchmal vor seinen eigenen Gedanken. Groteske Schlampigkeit, was seine Person und seine Kleidung betrifft, vereinigen sich mit Pedanterien in bezug auf seine Bücher und Hefte, welche in genau abgezirkelter Ordnung im Schrank liegen müßten — rühre sie jemand nur an, so gäbe es schwere Konflikte. Alle seine Spielsachen, die er nur jemals bekam, habe er daheim aufgehoben, peinlich sauber verpackt, in komplizierter Weise mit Spagat umwickelt. Von Kind an habe er phantastische Lügengeschichten produziert, meist mit schreckhaft-märchenhaftem Inhalt, etwa von Begegnungen mit ungeheuren, unheimlichen Gestalten; es wird berichtet, er habe irgendwie selber an die Gestalten seiner Phantasie geglaubt, habe sich jedenfalls davor gefürchtet. In letzter Zeit habe er sich für Mädchen zu interessieren begonnen, das habe man aus seinen Blicken bemerken können. Er sei aber dem weiblichen Geschlecht gegenüber geradezu lächerlich schüchtern, habe sich nie getraut, ein Mädchen anzureden.

Dieser seit jeher reichlich absonderliche Bursche begeht nun ein sehr erstaunliches Delikt: er gibt sich — im Jahre 1941! — als Beamter der Gestapo aus und versucht, die Leute in dem Zug, in welchem er selbst zum Wochenende nach Hause fährt, zu „kontrollieren". Er wendet sich an die Schaffnerin, zeigt einen Ausweis vor, den er so verfertigt hat, daß er von einer Gerichtsbestätigung den unteren Teil mit dem Stempel, der das „Hoheitszeichen" trägt, abschnitt und sich auf dem freibleibenden Raum selbst eine Legitimation ausstellte. Wohl nicht so sehr der Ausweis, der mit dem großen Amtssiegel tatsächlich recht amtlich aussieht, aber das ganze Auftreten des Burschen, das nach der Beschreibung sehr ungeschickt und der Rolle schlecht angepaßt gewesen sein muß, kommt der Schaffnerin sofort verdächtig vor, es wird die Bahnwache geholt und der Jugendliche verhaftet. Inzwischen hatte er erst wenige Fahrgäste zur Ausweisleistung veranlaßt, hatte niemand beanstandet, hatte vor allem gar nicht versucht, Geldforderungen zu stellen oder etwas zu stehlen. Bei der Verhandlung wirkte er auf die Richter anscheinend so phantastisch und ungeschickt, daß er mit einer leichten bedingten Strafe davonkam.

Wenige Monate später begeht er eine ganz ähnliche Tat, obwohl er doch wissen mußte, und auch genau wußte, daß das für ihn die schlimmsten Folgen hätte, vor allem, daß durch eine neue Verurteilung die frühere bedingte Strafe zu einer unbedingten werden mußte. Er borgt sich von einem Studienkollegen, der Leutnant ist, dessen Kappe, Koppel und Achselstücke aus, adjustiert damit seinen Kleppermantel und genießt zunächst einmal stundenlang sein Bild vor dem Spiegel. Dann geht er einigemale „in Uniform" aus, einmal sogar in eine Kaserne, und kommt auch unangefochten, jedenfalls aber vielfach gegrüßt, wieder heraus. Nie hat er auch nur versucht, dabei irgendwelche materielle Vorteile herauszuschlagen. — Bald ereilt ihn aber wieder sein Schicksal, als er auf der Eisenbahn „Leutnant spielt". Er fällt durch sein großsprecherisches und zugleich sehr ungeschicktes Benehmen einem im selben Abteil fahrenden Soldaten auf, der die Bahnhofswache verständigt und den Burschen verhaften läßt. Schon aus dieser Schilderung wird klar, daß der Jugendliche sich kraß unangepaßt benommen haben muß: der Soldat mußte seiner Sache schon sehr sicher sein, wenn er es wagte, einen „Vorgesetzten" anzuzeigen; sonst hätte sicher der „Zauber der Montur" gewirkt. So wie auch beim ersten Mal, bricht der Jugendliche sofort zusammen und legt ein detailliertes Geständnis ab. Daraufhin wurde der Verfasser mit der Begutachtung betraut.

Der Jugendliche ist ein auffallend langer, hagerer Bursch mit kleinem, etwas vogelähnlich wirkendem Kopf. Dadurch und vor allem auch durch seine Motorik wirkt er von vornherein etwas komisch. Grotesk ist z. B., wie er bei der Verbeugung seinen Körper im Hüftgelenk abknickt, sich oberhalb und unterhalb dieses „Drehpunktes" völlig steif haltend. Der Blick irrt verloren im Raum umher, haftet kaum je an seinem Gegenüber. Die Ohren sind abstehend und verbildet, er hat ein ausgesprochenes Pelzmützenhaar.

Die Rede fließt wie ein Wasserfall, er sprudelt die Sätze nur so heraus, überstürzt sich mit seinen Worten, kommt dabei oft ins Stottern. Er gerät vom Hundertsten ins Tausendste, führt kaum einen Satz richtig zu Ende, bleibt auch bei keinem Gedanken; man muß ihn im Examen straff festhalten, will man eine halbwegs klare Schilderung der Vorgänge erhalten. Dabei wird es bald klar, daß er rein intellektuell überdurchschnittlich begabt ist. Das beweisen nicht nur seine guten Schulkenntnisse, besonders in Mathematik und Physik (er interessiert sich besonders für Farbphotographie und hat auf diesem Spezialgebiet ein ungewöhnliches Wissen, zu einer Zeit, da diese Erfindung in der ersten Entwicklung stand!), sondern er zeigt auch ein sehr gutes logisches Denken, eine eigenständige Beobachtung.

Der Bericht ist erstaunlich offenherzig. So erzählt er unbekümmert und unberührt von der Tat seines Vaters („erblich veranlagt soll ich auch sein", sagt er bei dieser Gelegenheit); er weiß genau, daß er sehr komisch wirkt und darum zwangsläufig von allen verspottet wird; ausführlich berichtet er auch von seiner Pedanterie, die er selber für unvernünftig hält.

Sehr gerne möchte er eine Mädchenbekanntschaft machen. Vorher male er sich immer genau aus, was er sagen würde, es seien „wunderschöne Ausdrücke" darunter, im entscheidenden Augenblick versage ihm aber der Mut, ein Mädchen anzusprechen. Die Sehnsucht, den Mädchen zu imponieren, sei auch der Hauptgrund zu seiner Verkleidung als Leutnant gewesen. Aber auch „als Offizier" habe er sich kein einziges Mädchen anzusprechen getraut. Auch bei seinem Auftreten als Gestapobeamter sei es ihm einzig darauf angekommen, den Leuten zu imponieren. Im Gefängnis leidet er, was bei einem so übersensiblen Menschen nicht verwunderlich ist, so sehr, daß er es kaum ertragen zu können glaubt. Öfters habe er Selbstmordgedanken, bringe dann aber doch den Entschluß nicht auf, sich etwas anzutun. Andererseits sei ihm aber das, was ihm jetzt geschehen sei, nur die Bestätigung einer Prophezeiung: ein indischer Fakir habe ihm vorausgesagt, dieses Jahr werde für ihn ein tragisches werden, und das sei nun auch wirklich eingetroffen (auch das wird mit der gleichen „Objektivität" berichtet, die ihm ja überhaupt eigen ist).

Nach der Anamnese könnte man anfangs meinen, es handle sich hier um einen Hochstapler, obwohl schon nach dem Bericht manches dagegen spricht. Beiden Lügendelikten mangelt ja völlig das Kriterium der Gemeinschaftsschädlichkeit; der Jugendliche hat nicht einmal versucht, sich materielle Vorteile zu verschaffen, das Ganze ist nichts anderes als ein Wunschtraum eines Menschen, dem es nicht gelingt, normale Beziehungen zur Welt zu finden, ein Traum freilich, den der Jugendliche wirklich zu agieren versuchte, was natürlich kläglich an der Wirklichkeit scheitern mußte. Sehr wesentlich erscheint jedenfalls, daß die Pseudologie „von innen her zusammenbricht", an ihren inneren Unwahrscheinlichkeiten scheitert, so schlecht durchgeführt wird, daß ihre Irrealität sofort evident wird. In klassischer Weise paßt dazu das Persönlichkeitsbild. Auch eine überdurchschnittlich entwickelte formale Intelligenz schützt, wie man sieht, nicht vor sozialem Abgleiten, wenn sie nicht mit gesunden Instinkten integriert ist.

Sehr vorsichtig muß man in derartigen Fällen mit der Prognose sein: Diese Menschen erscheinen ja durch ihre „Offenheit" so harmlos und anständig, bei ihrer „Einsicht" scheint jede Gewähr für endgültige Besserung gegeben. Die Erfahrung zeigt aber, daß man da durch den weiteren Verlauf nicht selten schwer enttäuscht wird. Es kommt trotzdem immer wieder zu argen Delikten. Es ist, als würden diese klare Einsicht und die dissoziale Aktivität ganz beziehungslos nebeneinander stehen, als griffen diese fast schon überentwickelten Verstandesfunktionen überhaupt nicht hemmend in die Handlungsimpulse ein. Auch eine sehr gute Führung von außen her kann es nicht verhindern, daß solche Menschen immer wieder rückfällig werden; zumal bei Jugendlichen kann eine solche Führung ja gar nicht so lückenlos sein, wie es nötig wäre.

Hochstapler

Einen schlagenden Gegensatz zu dem oben geschilderten Psychopathentypus stellt der beispielhafte Fall dar, der nunmehr geschildert werden soll.

Wir sahen den Jugendlichen zum ersten Mal im Alter von fünfzehn Jahren. Es hieß von ihm, er sei seit jeher schwierig gewesen, und zwar immer in ganz der gleichen Weise. Er könne reizend sein, sich formvollendet benehmen, verfolge aber immer bestimmte Zwecke damit, setze rücksichtslos seinen Willen durch. Niemandem täte er wirklich etwas zuliebe, er sei ein hemmungsloser Egoist.

Seit jeher habe er viel gelogen, so meisterhaft, daß man ihn nie allein nach seinen Aussagen überführen konnte. Nur aus der ganzen Situation oder durch die folgenden Ereignisse erweise sich die Lüge.

Das Lernen sei ihm immer spielend leicht gefallen. Darauf habe er aber gebaut und nie etwas gearbeitet. So sei es in keiner Schule wirklich gut gegangen, zuletzt sei er aus einer Handelsschule entfernt worden, was er aber durch längere Zeit meisterhaft zu verbergen verstand. Nach kurzer Zeit kam er mit der Nachricht, er habe in einem kaufmännischen Betrieb, den er genau benannte und beschrieb, eine gut bezahlte Stelle bekommen. Er verfügte auch wirklich über viel Geld, das er alles für sich verbrauchte. Er blieb bis spät in die Nacht hinein aus, es war nicht zu eruieren, wo er wirklich war. Schließlich stellte sich heraus, daß an der Geschichte von der Anstellung kein wahres Wort war. Das Geld, über das er verfügte, stammte daher, daß er den Schmuck der Eltern gestohlen und versetzt hatte; wahrscheinlich hatte er auch sonst gestohlen, aber man konnte ihm nichts nachweisen.

Schon bei der ersten Vorstellung des Burschen war der Typus des Hochstaplers unverkennbar. Er ist ein ungewöhnlich hübscher Mensch mit feingeschnittenen, etwas mädchenhaften Zügen, mit Geschmack gekleidet, auch das weiche, wellige, gut gepflegte Haar paßt ganz zu dem schönen Bild. Er hat eine ausgezeichnete Haltung, sitzt mit übereinandergeschlagenen Beinen vornehm-lässig da, legt seine schönen, sehr gepflegten Hände so vor sich auf den Tisch, daß man sie nicht übersehen kann.

Die Rede klingt großartig; in Wortwahl und Diktion völlig wie bei einem Erwachsenen, aber nicht etwa „gestenhaft" nachgeahmt, sondern scheinbar aus wirklichem Verstehen kommend, ganz ausgezeichnet begründend. Erst wenn man länger mit ihm spricht, klingt das Ganze etwas hohl. Bezeichnend für seine sprachlichen Fähigkeiten ist, daß er, angeblich nur vom Unterricht in der Hauptschule und der Handelsschule her, hervorragend englisch spricht, gar nicht wie ein Schüler, der Vokabeln nach gelernten Regeln mühsam zusammensetzt, sondern ganz fließend mit der richtigen Wortmelodie. (In sehr ergötzlicher Weise ist diese Fähigkeit, sich der Melodie, aber doch auch dem Geist fremder Sprachen anzupassen, in den „Bekenntnissen des Hochstaplers Felix Krull" von THOMAS MANN geschildert, besonders in der Szene, da er sich als Eleve in dem Pariser Hotel vorstellt.)

Alles an ihm strahlt Selbstbewußtsein und überlegene Kühle aus. Er weiß natürlich, warum er von seiner Mutter in unsere Ambulanz gebracht wird. zeigt sich aber nicht im mindesten verlegen oder schuldbewußt, redet mit dem Arzt vollkommen gleich zu gleich. Über seine Delikte kommt man kaum mit ihm ins Gespräch; meisterhaft versteht er es, über Dinge, die ihm unangenehm sind, hinwegzureden. Wie er nicht zu fassen ist, so ist er schon gar nicht zur Einsicht seiner Schuld oder zu einer Reue zu bringen. Läßt man ihn aber nicht abgleiten und zwingt das Gespräch auf seine Missetaten, wird er sofort gereizt und setzt eine beleidigte Miene auf. Wie gefühlskalt er ist, zeigt sich besonders, wenn man das Gespräch auf seine Eltern bringt. Der Schmerz der Mutter über seine Vergehen und über seine gefährdete Zukunft, die bedrängte Lage des Vaters gehen ihm sichtlich überhaupt nicht nahe. Er hat auch keinen Freund, nichts und niemand, woran er wirklich hinge, wofür er einer Hingabe, eines echten Interesses fähig wäre.

Wir waren uns sofort des Ernstes der Situation bewußt. Daß mit Zureden irgendwelcher Art hier nichts zu erreichen war, war klar. Nur die Unterbringung in einer geschlossenen Anstalt konnte weitere Delikte wirklich verhindern. Dazu wollten sich die Eltern aber doch nicht entschließen. Auch wir bestanden schließlich nicht auf einer solchen Maßnahme: in einer Fürsorgeerziehungsanstalt konnte er nur ein Handwerk erlernen; daran war er aber überhaupt nicht interessiert und hatte dazu wohl auch keine

Fähigkeiten. Schließlich wurden die Unterbringung bei einem angeblich sehr energischen Onkel und neuerlicher Versuch einer kaufmännischen Lehre in Aussicht genommen.

Wenige Monate später fanden wir den Burschen beim Jugendgericht wieder, und zwar mit einer abenteuerlichen Anamnese.

In einem der ersten Wiener Hotels ruft, mit deutlich reichsdeutschem Dialekt, ein „Herr Bosse aus Berlin" an und bestellt ein gutes Appartement. Er habe hier wichtige Konferenzen, werde darum erst gegen Abend kommen, sein Sohn, der ihn begleite, werde aber sofort erscheinen. Bald darauf kommt auch „der junge Herr Bosse" — es ist natürlich der Jugendliche, von dem hier die Rede ist —, benimmt sich ganz wie ein junger Mann aus bestem Hause, läßt sich ein sorgfältig ausgewähltes Mittagessen auf das Zimmer servieren, hält einen Mittagschlaf und — verschwindet am Nachmittag durch den hinteren Ausgang des Hotels. Es wird keine Anzeige erstattet, man hält das wohl für aussichtslos. Erst als die späteren ähnlichen Affären auffliegen, meldet sich auch das erste Hotel.

Da die erste Unternehmung so gut und leicht gelungen ist, wächst dem Burschen der Appetit. Schon drei Tage später wird es das nächste Mal versucht; die Unternehmungen werden nur von Mal zu Mal um einige aparte Einzelheiten bereichert. Es geht, in einem gleichrangigen Hotel, ganz so wie beim ersten Mal, nur noch großartiger. Nach dem wiederum auf dem Zimmer eingenommenen Mittagessen bestellt der Jugendliche ein Auto, macht in der Stadt eine Spazierfahrt und — läßt den Fahrpreis auf die Rechnung setzen. Nicht schlecht ist auch der Einfall, daß er den Zimmerkellner ein Telegramm nach Berlin aufgeben läßt — die Glaubwürdigkeit seiner Angaben wird dadurch auf ganz „natürliche" Weise verstärkt; es kommt aber auch hier anscheinend niemandem im Hotel irgend ein Zweifel, so überzeugend muß das Benehmen des Burschen gewesen sein — man bedenke dabei nur, was für gute Menschenkenner Kellner und Portiers in Hotels, zumal in so erstklassigen, im allgemeinen sind! Natürlich verschwindet der Jugendliche am Abend wieder spurlos.

Auch das dritte Mal ist die Sache, in einem anderen Hotel, ganz gleich aufgezogen, nur wird diesmal telephonisch noch mitgeteilt, daß „Herr Falke jun." heute Namenstag habe, man möchte ihm nur jeden Wunsch erfüllen. Das geschieht auch; zum Schluß borgt sich der junge Mann noch beim Kellner eine Mark aus, „da er gerade kein Kleingeld bei sich hat" — und ist auf einmal wieder nicht da.

Am großartigsten wird die Sache vier Tage später angelegt — aber da ist es auch das letzte Mal. Da ruft er als „Frau Dr. König aus Berlin" an, die ihren Sohn für heute, sich selbst aber für den nächsten Tag ankündigte (er muß die Stimme dabei sehr gut verstellt haben, denn man hatte keinen Zweifel darüber, daß es sich um eine Frauenstimme handelte). Wieder gab es für den jungen Gentleman auf gewohnte Weise das Mittagessen auf dem Zimmer, den Mittagschlaf, die Spazierfahrt durch Wien mit dem Taxi, das vom Portier bezahlt wurde, während er selbst erhobenen Hauptes auf sein Zimmer schritt. Von dort ruft er ein Geschäft feiner Lederwaren an: er benötige eine neue Geldbörse, man möge ihm auf seinem Zimmer eine Auswahl vorlegen. Das geschieht, es wird ein schönes Stück ausgesucht und — vom Portier bezahlt. Abends wird wieder vornehm gespeist und diesmal übernachtet er auch im Hotel: „seine Mutter" sollte ja erst am nächsten Tag kommen. Wohl ausgeschlafen, bestellt er Briefpapier und schreibt einige Briefe. Einen placiert er so, daß der Zimmerkellner den Inhalt lesen kann: „Ich erwarte Ihren Besuch", steht darin. Dabei fragt er den Kellner, wieviel Porto dafür zu bezahlen sei, und läßt diesen den Brief aufgeben. Er schreibt aber noch einen Brief, der später, als er wiederum zu verschwinden versucht, offen auf dem Tisch liegenbleibt: „Meinen Dank Ihr Heuochsen", steht mit großen Buchstaben darin. Und dann nimmt er das Tintenfaß und verschüttet den Inhalt in weitem Bogen auf den Teppich, der dadurch für immer verdorben ist.

Dieser letztere Zug ist erstaunlich und scheint zunächst zu dem ganzen Bild nicht zu passen. Man kann es sich nur so erklären, daß er von einem Triumphgefühl über seine Erfolge, die er seiner Geschicklichkeit verdankte, geradezu berauscht war und diesem Gefühl auf solche Weise Ausdruck verlieh. Vielleicht wollte er auch den anderen dadurch seine Verachtung für ihre Leichtgläubigkeit zeigen. Man wird dabei deutlich an den Begriff der „Hybris" in der griechischen Tragödie erinnert. Dieses Wort spricht eine tiefe menschliche Wahrheit aus; die Griechen vermochten ja viel besser in die un-

heimlichen Tiefen der menschlichen Natur zu sehen als wir Modernen mit unserem auf
Kosten des Instinkts hypertrophierten Intellekt. — Tatsächlich folgte auch in diesem Fall
unmittelbar auf den hybriden Erfolgsrausch des Jugendlichen die Peripetie des Dramas:

Von seinem Zimmer aus bestellte der Jugendliche ein Ferngespräch mit „Budapest
Nr. 129 145". Auch das war an und für sich geeignet, seine vornehmen internationalen
Beziehungen im hellsten Licht strahlen zu lassen. Aber gerade da machte er seinen
ersten Fehler. Gleich darauf wurde das Hotel von der Ferngesprächsvermittlung angerufen, diese Nummer gebe es gar nicht in Budapest. Daraufhin stieg der Leitung des
Hotels ein Verdacht auf, Polizei wurde geholt und der Jugendliche in dem Augenblick,
als er das Hotel auf Nimmerwiedersehen verlassen wollte, verhaftet.

Aber auch jetzt zeigte es sich, daß er wirklich Format hatte. Er brach nicht etwa
zusammen, sondern blieb ganz überlegen. Den Namen „König" gab er zwar auf, nannte
sich jetzt „Hans Markbreiter" (auch die Namen „sprechen" ja für sich!), gab eine falsche
Anschrift und ein falsches Geburtsdatum an. Bei der Perlustrierung fand man einige
von ihm geschriebene Briefumschläge mit fingierten englischen Anschriften. Wozu diese
dienen sollten, bekannte er niemals. Im Laufe der langwierigen Verhöre gab es noch
eine weitausgesponnene Geschichte, daß er von einem Hitlerjungen, der ihm alle seine
Delikte suggeriert hätte, erpreßt worden sei, was erst nach längeren Untersuchungen als
unwahr bewiesen werden konnte. Es dauerte Wochen, bis endlich der ganze Sachverhalt
klargestellt war, bis er schließlich unter dem Druck der Realitäten zugab, was unbedingt
gestanden werden mußte, obwohl man sehr den Eindruck hatte, daß da noch allerhand
im Hintergrund stände.

Als wir nunmehr den Jugendlichen zum zweiten Male sahen, zeigte er sich ganz so
wie vor einigen Monaten: völlig ohne Scham, Verlegenheit, Schuldgefühl, vielmehr überlegen, lässig, unberührt. Er war nicht wirklich zu packen, entglitt einem immer wieder
mit irgendeiner allgemeinen, schön klingenden Floskel, wie etwa: „Ich habe einem plötzlichen inneren Impuls gehorcht und dabei weder ein Gefühl noch einen Gedanken gehabt."

Man konnte beim Examen von ihm nicht eine einzige Einzelheit erfahren, die man
nicht aus den Anzeigen und den Angaben der Zeugen ohnehin schon wußte, obwohl man
sehr den Eindruck hatte, daß er noch allerhand zu verschweigen hätte. Was aber von
außen her bereits klargestellt war, gab er von vornherein zu, ohne es sich mühsam ab-
ringen oder sich einer Lüge überführen zu lassen — aber auch kein Wort mehr als dieses
schon Bekannte. Es nützte gar nichts, versuchte man auf den Busch zu klopfen, um aus
ihm etwas Neues herauszubekommen. Solche Versuche wies er mit Überlegenheit ab.

Die Eltern hatten von den Delikten ihres Sohnes keine Ahnung. Er ließ sich ja von
niemandem hineinschauen, was er den Tag über trieb, wies jede Frage schroff ab. Über
Nacht ausgeblieben war er nur das letzte Mal — und da wurde er ja auch verhaftet.

Mit dem oben beschriebenen Fall steht das Bild des Hochstaplers in klassischer Ausprägung vor uns — meist sind das ja vollkommen in sich geschlossene,
untereinander sehr ähnliche Persönlichkeiten. Bestechend ist schon das Äußere,
ungewöhnlich hübsch, eindrucksvoll, „interessant"; bestechend sind besonders
die Manieren, die den Nimbus der Vornehmheit ausstrahlen, die ja, gerade in
der Unabsichtlichkeit, die darin liegt, kaum nachahmlich zu sein scheint. Das
Wichtigste für den Hochstapler ist aber die Fähigkeit, eine Situation in überzeugender Weise mit dem Wort zu gestalten, so daß niemand, der diese Rede
hört, auf den Gedanken käme, es könne da etwas nicht stimmen. Da ist jedes
Wort vollkommen an seinem Platz; gerade das Ungewöhnliche festigt die Glaub-
haftigkeit, weil ja die Menschen immer wieder der Ansicht sind, gerade so besondere Einzelheiten „könne man gar nicht erfinden". Ebenso wichtig ist aber,
daß bei diesen Menschen auch das „Thymogene" der Rede vollkommen angepaßt
erscheint; jede feinste Nuance stimmt genau so wie jede kleine Geste; darin
findet sich nichts von der rasch komisch wirkenden Grandezza des Instinktlosen, von dem „unechten" theatralischen Gehaben des Hysterischen. Hochstapler sind also Menschen von sehr hoher Integrationsstufe, „aus einem Guß";
das „Kortikale" ist ebenso gut entwickelt wie das „Subkortikale". Die Intelli-

genz steht immer über dem Durchschnitt, vor allem ist ihnen eine ungewöhnliche Wortgewandtheit, ein erleichterter Assoziationsablauf, eine reiche Phantasie gegeben; sie haben die besondere Fähigkeit, eine Situation völlig bildhaft
(„eidetisch") vor sich zu sehen und, von diesem inneren Bilde her, überzeugend
in die Realität umzusetzen. Jede Einzelheit ist vollkommen stilecht. Die Lügen-
gespinste, die sie hervorbringen, sind logisch völlig geschlossen, weisen keine
innere Unwahrscheinlichkeit auf, welche etwa zur Entlarvung führen würde. Fast
nie kann man einen Hochstapler aus seinen eigenen Worten widerlegen, ja man
kommt gar nicht auf den Gedanken, es könnte da etwas nicht stimmen; sein
Schwindel fliegt in der Regel erst mit Offenbarwerden der verschiedenen Betrugsfakten auf.

Der Typus des Hochstaplers ist nicht nur ganz geschlossen, sondern auch
frühzeitig bereits fertig geprägt und unverwechselbar. So hatten wir ja auf
unserem Ambulanzblatt die Diagnose und die üble Prognose vermerkt, bevor
es noch zu den ärgsten Delikten gekommen war bzw. bevor man noch davon wußte.

Sehr eindrucksvoll ist da der Vergleich der beiden zuletzt geschilderten Fälle:
der „Instinktlose" wird, und das ist keineswegs ein Zufall, fast sofort nach Beginn seiner pseudologischen Geschichte entlarvt, so wenig überzeugend kann er
eine falsche Rolle spielen; der Hochstapler jedoch vermag fortgesetzt Kellner in
erstklassigen Hotels zu täuschen, also fast ausnahmslos Menschen von überdurchschnittlicher psychologischer Begabung und großer Erfahrung. Gerade diese
entgegengesetzten Reaktionen der Umgebung auf die Pseudologien erscheinen
uns für deren Qualität besonders bezeichnend.

Der Hochstapler braucht zu seinem Tun aber nicht nur nüchtern-klare,
präzise Überlegung, sondern eben auch ein Gutteil, wir möchten sagen, Be-
schwingtheit, was sich gerade auch in dem eigenartigen „Triumphrausch" dieses
Jugendlichen zeigt.

Hinter all dem steht aber als wesensbestimmend ein extremer Gemütsmangel,
ein Defekt jener Seite des Charakters, durch welche erst die Beziehungen zu den
Menschen möglich werden, Liebe, Verpflichtung füreinander, zumindest innerhalb des kleinen Kreises der durch Blutsbande zusammengehaltenen Familie. Ein
hemmungsloser Egoismus, der im normalen Fall in Spannung steht mit den
gemütsbedingten Verpflichtungen und von ihnen gezügelt wird, hat hier die
Herrschaft und findet sich seine Werkzeuge, nämlich neben den schon genannten
„Begabungen" vor allem auch eine ungemein schlagkräftige Aktivität.

Hochstapler haben nichts Psychopathisches an sich; es sind harmonische,
hoch integrierte Menschen, nur eben „mit negativem Vorzeichen". Und eben das
macht sie so gefährlich. Diese Form der Lüge hat nichts mit gestörter Integration
zu tun, wie wir das für die anderen Fälle aufzeigten und wie das auch im folgenden Abschnitt beschrieben werden soll.

Hysterische Pseudologien

Im folgenden seien zwei Fälle geschildert: das erste Mädchen tobte sich vor
allem in schriftlich niedergelegten, blühenden Pseudologien aus, das andere
agierte diese.

Das sechzehneinhalbjährige Mädchen ist seit einigen Monaten bei einer Gräfin (!) als
Hausgehilfin beschäftigt. Schon kurze Zeit nach Dienstantritt weist man ihr verschiedene
Diebstähle im Hause nach. Als man schließlich unter den Sachen des Mädchens Nach-
'schau hält, findet man nicht nur die gestohlene Wäsche, die Füllfeder und die Brosche,
die sie entwendet hat, sondern auch eine interessante Korrespondenz: einen Brief an
General S., den Wehrkreiskommandanten von Wien, den das Mädchen darin mit „Mein
lieber Papa" anredet, zwei Photographien des Grafen, des Mannes der Dienstgeberin;

beide tragen Widmungen an das Mädchen, auf der einen hat sich ein „Graf Herbert Beaufort", auf der anderen ein „Oberleutnant Herbert Graf von Bruckhausen" unterzeichnet. Vor allem aber — und das veranlaßte die Gräfin zur Anzeige — finden sich Zeitungsausschnitte mit Todesanzeigen gefallener Offiziere sowie ein Brief an die Familie eines dieser Gefallenen, worin das Mädchen mitteilt, sie sei von ihm schwanger gewesen, habe einen Abortus gehabt, sei deshalb leidend; dadurch sei ihr auf 100 000 Reichsmark lautendes Bankkonto erschöpft; derzeit lebe sie in einer vornehmen Pension; der Brief schließt — mit einer Geldforderung von 80 bis 100 RM!

Wie sich später herausstellt, sind diesem Brief mehrere andere an dieselbe Familie vorausgegangen. Wir geben einige Auszüge in Originalorthographie: „Ich habe genau so wie Sie, verehrte Frau K., die niederschmetternde Nachricht erhalten, daß Ihr einziger Sohn und Bruder mein Bester Freund U. (Name des Gefallenen) tief in Sowjet-Rußland, als Beweis wie er für Deutschlands Zukunft kämpfte den Heldentod fiel. — — — Weil ich in geliebt habe so wie ihn nie Mutter und Geschwister lieben kann will ich ab heute eine Trauerkleidung an mich stecken, und 3 Monate dieses Kleid tragen. Denken Sie nicht das Sie die einzige Familie sind meine Mama hat 5 Söhne, also ich 5 Brüder im Kriege 1939—1941 verloren, außerdem habe ich noch 2 Achim und Udo Achim bei den Luftlandetruppen, Udo bei der K.M. (soll wohl Kriegsmarine heißen!). Herzlichst unbekannt Ihre Freiin Marion von P. (der wirkliche Name der Jugendlichen) — Bosch, Stabshauptführerin stud. ing. cult. (auf einer neuen Seite:) Ich will Ihnen hier kurz schildern wer ich bin. Als Tochter des Reichsfreiherrn Oberstltn. Achim von Bosch-Berneg zu Friesen und der Felizie Reichsfreifrau v. Bosch-Bernegg zu Friesen geb. Baronin v. der Baalen-P. am 1. VI. 1923 in Lettland geboren (Tag und Monat des Geburtstags stimmen, sie hat sich aber um zwei Jahre älter gemacht!). Ich bin die jüngste von 10 Kindern, Rita von Borsig, Linde zum Torff, Achim gef. v. Lemberg, Udo gef. v. Kreta, u. Gernot Rüdiger vor Paris gef. Manfred vor Kiew gef. 1941 — — — Herzliche Grüße Ihre stets an Sie denkende Marion."

Es fanden sich auch an andere Familien gerichtete, ähnliche Briefe, die aber, vorläufig, nur bis zu Beileidsschreiben gediehen waren, sich auf nahe Bekanntschaft mit dem Gefallenen beriefen; zu Geldforderungen war es dabei noch nicht gekommen.

Bei weiteren Nachforschungen ergaben sich zahlreiche Diebstahls- und Betrugsfakten an früheren, immer rasch gewechselten Dienstplätzen. Bei einer Buchhandlung hat sie unter dem klingenden Namen Erni Marion P.-Bosch eine Anzahl von Büchern bestellt, die man bei ihr findet, zum Teil mit großartigen Widmungen versehen und an Soldaten ihrer Bekanntschaft adressiert.

Sie hat überhaupt eine sehr weitläufige Korrespondenz: Ihre Dienstgeberin erzählt, sie habe gewöhnlich bis Mitternacht Briefe geschrieben. Sie schreibt sich mit zahlreichen Soldaten, deren Namen sie zufällig einmal gehört hat, ja sie stiehlt ihren Freundinnen Soldatenbriefe, um diese selbst zu beantworten. Einer dieser Briefe ist unterzeichnet mit „Erymarion, Reichsgräfin von Calizius", ein anderer schildert ihre Hochzeit mit dem Reichsgrafen, in wieder einem anderen ist sie die „Reichsgräfin von Kalifius-Caramineras"; einmal schreibt sie als „Studentin der Bodenkultur, die eben aus der Vorlesung kommt"; einmal bewirbt sie sich um die Stelle einer Hausgehilfin, schreibt aber, sie wolle nicht Hausgehilfin, sondern Haustochter sein (als sie diese Stelle dann antritt, stiehlt sie zahlreiche Kleinigkeiten, aber auch ein Buch, in das sie sich eine an sich selbst gerichtete, schwungvolle Widmung hineinschreibt). Einmal macht sie mit einer entfernt Bekannten ein Zusammentreffen aus und schreibt dieser, man müsse ein genaues Kennzeichen verabreden; denn sie sei inzwischen so schön geworden, daß die andere sie wohl nicht mehr erkennen würde (das ist, wenn man dann erfährt, wie sie wirklich aussieht, besonders grotesk).

Ungefähr zu Beginn ihrer Dienstzeit bei der Gräfin findet diese das Mädchen eines Abends in Tränen aufgelöst. Auf Fragen erzählt sie folgende Geschichte: Vor fünf Monaten, als sie mit der damaligen Dienstgeberin in einer Sommerfrische lebte, ging sie eines Abends zu einem in der Nähe liegenden Soldatenlager, da sie die Absicht hatte, auf Offizierspferden zu reiten. Sie erwartet den Leutnant, der die Truppe befehligt; dieser kommt erst spät nachts. Später schildert sie in einem Bericht: „Ich habe mich ihm einfach hingegeben und ihm gesagt, ich will von ihm ein Kind." Richtig bildet sie sich jetzt ein, sie sei schwanger. Die Gräfin, die ihr damals noch Glauben schenkte, verständigt daraufhin den Leutnant, er müsse das Mädchen heiraten. Dieser gibt ohne weiteres den Geschlechtsverkehr zu, erklärt aber, so lasse er sich nicht in eine Ehe hineindrängen. Es findet sich auch eine Anzahl von Briefen an diesen Leutnant, darunter einer mit acht engbeschriebenen Seiten, aus dem einige Auszüge wiedergegeben seien:

„Meine Mutti verzieh mir, da ich ja doch die jüngste bin und Sie wird die Erziehung Deines und meines Kindes übernehmen. Eigentlich verdiene ich mir das alles ja nicht, meine Mutti deren Stern und Hoffnung ich bin, würde daran zu Grunde gehen, wenn ich trotzdem ich so viel Schlechtes tat nicht mehr nach Hause komme. Ich war stolz und ich bat nicht um eine Begnadigung, aber Gräfin Aicholburg tat es und nun ist alles gut. Mein Onkel der Architekt und der die Fürst Lichtensteinschen Besitzungen gepachtet hat, nimmt mich bis zu meiner Niederkunft in das Hauptbüro als Dolmetscherin auf und zugleich als Volantörin, den in diesen unendlich großen Besitzungen u. s. w. sind hunderte von Ausländern meist Tschechen, Ukrainer, Polen, Russen, haben auch teilweis Franzosen, Griechen, da kann ich meinen Onkel der ja nur italienisch, englisch, französisch und spanisch spricht gut zur Hand gehen. Nach der Niederkunft möchte ich entweder in d. Lichtensteinschen Betrieb arbeiten und in 1 Jahr könnte ich Gutsinspektorin sein, oder nach meinen Willen in der Ukraine in der Nähe um Kiew oder noch mehr an d. schwarzen Meer da dort sehr fruchtbares Gebiet ist und besonders die Pferdezucht u. Getreidebau. Nur keine Luftschlösser und nicht mehr sich von der Romantik unterwerfen lassen das ist mein leuchtendes Abwehrmittel, denn sonst komme ich wieder auf andere Gedanken. — — Denn wenn man dieses schöne große Glück hat deutsche Mutter zu werden, dann soll man dieses Großes reine Glück der Vollendung entgegentragen, den wie viele Frauen möchten so gerne einen Kinde das Leben schenken und es ist ihnen nicht vergönnt, durch Dich habe ich diesen schönen starken Schmerz erlebt und ich werde mich würdig wissen. — — Niemand sagt mir ein böses Wort und immer ist es so still wie in einem dumpfen Rittersaal im Schloß fon L. — — In wenigen Minuten gehe ich zur Kirche Fortsetzung folgt. Eben komme ich vom Kirchgang mit wahren Interesse horchte ich Hochwürden bei der Predigt zu. Es war von der Hölle u. von Fegefeuer u. dann erzählte er noch folgendes die wahre Geschichte spielte sich in Bozen ab (es kommt eine lange Geschichte von einem verlassenen Mädchen). — — Der Gedanke an Dich u. meinen zukünftigen Kinde hält mich aufrecht und alle meine Gedanken und stillen Stunden sollen Dir immer gehören. Schoppenhauer der große sagte: „Was mich nicht umkriegt macht mich stärker!" das ist in diesen schweren Tagen mein leuchtendes unbewegtes Mahnmahl!"

In diesem Stil geht es endlos weiter; nicht das Ende der Gedanken, sondern der Schluß der letzten Briefseite beendet das Schreiben.

Wenn man die Jugendliche nach dem Studium des dicken Gerichtsaktes zum ersten Mal zu sehen bekommt, ist man überrascht: sie ist ganz anders, als man sie sich nach den, so grotesk sie auch sind, doch recht wortgewandten Briefen und nach den geschickten Betrugsmanövern, auf welche doch viele Leute hineinfielen, zunächst vorstellt. Sie hat so gar nichts „Feines" an sich, ist derb gebaut, von schlechten Proportionen, groben, etwas maskulinen Zügen, ist schwammig dick; auch die Motorik ist ungefüge, eckig, ganz ohne mädchenhafte Weichheit.

Schon anders ist die Sprache: die Jugendliche spricht ein Hochdeutsch von norddeutscher Färbung, das aber unnatürlich und geschraubt klingt, ganz anders als die Mundart ihrer niederösterreichischen Heimat (auf eine Frage gibt sie an, sie habe sich diese Redeweise von den „Verwalters aus dem Altreich" auf dem „Gut ihres Onkels" angewöhnt). Ihre Rede geht wie ein Wasserfall, ist ungemein umständlich, detailreich. Auf jede Frage, jeden Einwurf weiß sie eine Antwort, ist nie in Verlegenheit zu bringen.

Dabei fehlt es ihr aber deutlich an Format: sie stimmt ihre Antworten nicht aufeinander ab, in zahlreichen Einzelheiten ergeben sich Widersprüche. Man hat den Eindruck, sie ließe sich vom Strom ihrer Rede dahintragen, ohne genau zu überlegen, was sie sagt, was sie vorher gesagt hat. Sichtlich kommt es ihr mehr darauf an, auf jede Frage eine Antwort zu haben, sie ist aber nicht im mindesten imstande, aus ihren Angaben ein sinnvolles, logisches Ganzes zu machen, das gegen Einwürfe gefeit wäre. Macht man sie auf Widersprüche aufmerksam, so gibt sie ohne Beschämung die Unwahrheit zu („wahr is's eh, daß das nicht stimmt"). Sie hat aber auch für ihre Lügen gleich eine

Erklärung bei der Hand: „Ich hab' schon so viele Romane gelesen, sag' ich Ihnen, ich bin schon manchmal ganz verrückt, daß ich gar nicht mehr recht weiß, was ich sage"; „das lange Gefangensein und die Ungewißheit können einen ja verrückt machen".

Manchmal legt sie sich aber auf eine Aussage fest, trotz aller Einwürfe. So erklärt sie: „Ich *bin* aber schwanger", als wollte sie sagen „Justament", zählt auftrumpfend allerlei Zeichen dafür auf: „Warum bekomm ich denn einen großen Bauch und meine Brust wächst?" Auf die Frage nach Übelkeiten erklärt sie zunächst: „Nein, so ist mir gut" — da fällt ihr ein, daß das ja auch dazugehört, und sie ergänzt rasch: „Brechen tu' ich jetzt öfters, manchmal erbrich' ich Blut, schlafen kann ich selten, so Herzklopfen hab' ich, jedes laute Wort tut mir weh, so erschrick' ich oft, die Adern im Kopf fangen direkt an zu zittern." Bald darauf hat sie aber auf die Schwangerschaft „verzichtet"; der Arzt habe sich eben geirrt, erklärt sie mit Gemütsruhe.

Schon nach dem bisher Berichteten ist es klar, daß das Mädchen nicht wirklich intelligent sein kann. Alle ihre Angaben strotzen ja von blühendem Unsinn (so spricht sie einmal auch von „elliptischen Anfällen", die sie manchmal habe, „so daß ich mich direkt auf den Tisch legen muß"). Auch bei der Intelligenzprüfung sucht sie jeder Aufgabe mit weitschweifigem Herumreden auszuweichen. So sagt sie z. B. bei einer einfachen Schlußrechnung, die leicht im Kopf auszurechnen wäre: „Ich muß Ihnen offen und ehrlich sagen (!), das hat mich nie interessiert, das Quadrat- und Kubikwurzelziehen war nie meine Sache." Geschichte aber habe sie sehr interessiert, sie lese auch gern geschichtliche Bücher. (Napoleon?) — „O ja, Napoleon, da gibt es mehrere, der eine, der Bonaparte, ist doch auf Helena verbannt worden, dann war doch ein anderer in Wien, und der dritte hat Moskau und Petersburg erobert und es muß doch noch einer sein." Hier wie bei allem, was aus ihr kommt: eine „blühende Dummheit", eine pompöse Fassade und nichts dahinter.

Ein bezeichnender Ausdruck ihres Wesens sind ihre *Briefe*. Schon die Schrift ist typisch: an manchen Stellen auf den ersten Blick originell und gebildet wirkend, bei näherer Betrachtung aber ganz ungleichmäßig, von Zeile zu Zeile, besonders aber von Brief zu Brief stark wechselnd; unter gut geschriebene Stellen mischt sich häßliches, schlampiges, kaum leserliches Geschmier; stellenweise wirken die Buchstabenformen gekünstelt und schnörkelig.

Der Eindruck, den man schon nach der Betrachtung des Schriftbildes erhält, nämlich den der leeren Mache, der falschen Theatralik, wird unabweisbar, berücksichtigt man Wortwahl, Stil und gedanklichen Inhalt. Sichtlich kommt das, was sich da unentwegt ergießt, nicht als notwendiger Ausdruck eines echten Gefühls aus der Tiefe der Persönlichkeit, sondern ist von Romanen niedrigsten Niveaus ausgeborgt (köstlich ist da in der oben zitierten Briefstelle, wo sie glauben machen will, sie unterbreche das Schreiben, um in die Kirche zu gehen, und dann auferbaut wiedergekehrt zu sein, die Fügung: „Fortsetzung folgt" — da ist ihr der Zeitungsroman in die Feder gerutscht!)

Wenn man heute, wenige Jahre nach wirrem und in vielem auch phantastischem Geschehen, diese Briefe wieder liest, berührt es einen so komisch wie tragisch, wie sich in diesem Geschreibe eines abnormen Menschen die damalige Zeit mit ihren Wünschen, ihren verehrten Idolen — und ihren Tränen widerspiegelt.

Das Blühend-Pseudologische kommt in den Briefen noch deutlicher heraus als beim Gespräch, bei dem sie ja doch von dem kritischen Blick und Wort ihres Gegenübers so weit gehalten wird, daß sie ihre Rede nicht so uferlos laufen läßt. Beim Briefschreiben aber, das sie, wie wir schon sagten, halbe Nächte hindurch betrieb, kann sie ungehemmt in großen Worten und „Gefühlen" schwelgen.

Dabei hat man deutlich den Eindruck, ihre Pseudologien, die sie da ohne Ende heraussprudelt, gingen irgendwie über sie hinweg, kämen keineswegs alle aus bewußter krimineller Absicht, um unerlaubte Vorteile zu erringen oder um zu simulieren; vieles davon erscheint vielmehr zweckfrei, ja sinnlos.

Ein Beispiel dafür ist eine neue Sensation, die sie in ihrer Haft aufzog: eines Tages schrieb sie einen Brief an den Untersuchungsrichter, sie könne wichtige Angaben über den berüchtigten Raubmörder Walter Lüdtke machen. Sie habe ihn, obwohl er sich ihr als „Herbert von Henkov" vorstellte, sofort erkannt — „obwohl er maskiert war, an seinen Augen und Gesichtszügen, denn ich hatte mir seinen Steckbrief genau angesehen. Obwohl seine Haare dunkel gefärbt waren und er einen englischen Schnurrbart und eine goldgefaßte Brille trug, erkannte ich ihn. Sein Haar war gewellt, und wenn man genau hinsah, merkte man, daß er eine Perücke trug. Ich bemerkte auch, daß seine Augenbrauen gefärbt waren, denn ganz langsam kamen blonde Härchen hervor" (das alles unter der Maske ? ?). Wozu in aller Welt konnte diese neue Geschichte, die sie übrigens sofort wieder fallen ließ, denn gut sein? Sie konnte sich damit ihre Lage doch nur verschlechtern!

In ganz ähnlicher Weise kritiklos ist auch ein anderer Brief aus der Haft an die Familie, an die sie wegen der angeblichen Schwängerung durch den gefallenen Sohn erpresserische Briefe geschrieben hatte: „— — — Ich bin nicht blos eine Märtyrerin der Fantasie, ich hoffe doch 200 % das Sie mir verzeihen — — — Ich will Sie nur noch um Vergebung bitten dan gehe ich ins dunkle Land aus den kein Wanderer wiederkehrt. — — — Stolzes Blut klagt nicht, es frißt den Schmerz in sich hinein. — — — Falls Sie den Willen besitzen mir helfen zu wollen dan bitte ich Sie ein paar Zeilen an die Staatsanwaltschaft und ich würde eine mildere Strafe bekommen." (Abgesehen davon, daß ein solcher Brief an solcher Stelle nichts nützen würde, ist es doch eine recht krasse Verkennung der Realitäten, zu erwarten, die von ihr so tief beleidigte Familie würde einen solchen Brief schreiben.)

Aber es wird ja auch aus den Briefen sowohl wie auch aus dem Examen rasch klar, daß hinter dem kraß übersteigerten Affekt*ausdruck* kein echtes Gefühl steht. Auch im Gespräch ist das Pathos stark übersteigert, die Tränen fließen reichlich, es wogt nur so von Edelmut, von Verzweiflung, von flammender Entrüstung. In Wirklichkeit hängt sie an nichts und niemand: sie hat während der ganzen Zeit ihrer Haft nicht ein einziges Mal nach Hause geschrieben; es ist unmöglich, ihr die Schlechtigkeit ihres Verhaltens wirklich begreiflich zu machen — über Vorwürfe geht sie völlig unberührt hinweg; sie ist in Wirklichkeit völlig gefühlskalt und ganz egozentrisch eingestellt.

Körperlich weist sie typische nervöse Symptome auf: häufige Kopfschmerzen, Erbrechen, Schlafstörungen, Sensationen beim Pulsschlag, Schmerzen bei jedem Wort, Zittern; häufig das Gefühl, als ob es ihr den Hals zusammenschnüre; Augenflimmern oder das Gefühl eines Schleiers vor den Augen; schwere Träume voll von Angst und Beklemmungsgefühlen; schließlich werden noch „elliptische" (sie meint epileptische) Anfälle geschildert, sicher ohne Bewußtseinsverlust, sicher sehr theatralisch agiert. Der Rachenreflex ist völlig aufgehoben, der Hornhautreflex stark abgeschwächt; sonstige „hysterische Stigmen" fehlen.

An der Diagnose einer schweren Hysterie kann nach dem Gesagten kein Zweifel sein. Schon der körperliche Befund ist typisch: neben den vegetativen Symptomen, den Gefühls- und Empfindungsstörungen erscheint uns auch der heterosexuelle Einschlag, nämlich die maskulinen Züge, sehr charakteristisch.

Wesensbestimmend sind aber vor allem die seelischen Züge: ein Mangel an echtem Gefühl, eine innere Leere, die von übersteigertem Affektausdruck, von Sensationen ausgefüllt ist, Sensationen im wörtlichen Sinn, nämlich auffallenden Empfindungen auf allen Sinnesgebieten, und im übertragenen Sinn, nämlich aufsehenerregenden Begebenheiten. Da aber großartige, aus dem Gewöhnlichen herausgehobene Erlebnisinhalte nicht auf Geheiß zur Verfügung stehen, gibt es nur *ein* Mittel, diesen mächtigen Trieb zu befriedigen: die hysterische Lüge, die in der Phantasie erschafft, was die Wirklichkeit versagt. Die Affinität dieses Erlebens zum Theater, zum schlechten freilich, zur Schmiere, und zum Schundroman wird deutlich (auch dabei geht ja in der Sucht nach außerordentlichen Inhalten das Wahre und Echte, das wirklich aus der Tiefe des Gemütes kommende Gefühl verloren). Auch das hat die Hysterie mit jenen unerfreulichen Zeiterscheinungen gemeinsam, daß sie immer eine Karikatur der Zeit darstellt, daß die Wunschträume der Zeit in ihr Erfüllung finden, aber ohne innere Berechtigung der tragenden Personen. Damit stellen hysterische Persönlichkeiten, besonders wenn man ihre Geschichte von einem zeitlichen Abstand betrachtet, gleichzeitig ein Gericht über die Zeit dar. Typisch ist in diesem Fall besonders der Vornehmheitskomplex: Bekanntschaft, Verwandtschaft oder sexuelle Beziehungen mit Grafen, Generalen oder Offizieren gerade der „vornehmsten" Waffengattungen, groteske Adelsbezeichnungen; ebenso gehört aber auch die angebliche Bekanntschaft mit einem berühmten Verbrecher der Zeit zu ihrem Größenkomplex (genau so wie im Schundroman); aber auch andere Tendenzen der damaligen Zeit sind in ihren Lügengeschichten karikiert: der Wille zum Kinde, selbst die Trauer um die Gefallenen. Auch das Sexuelle spielt eine große Rolle: sowohl in der Tat, in hemmungsloser Preisgabe, wie auch insbesondere in der Phantasie; auch die eingebildete Schwangerschaft, ein wichtiges Ingrediens hysterischer Pseudologien, fehlt hier nicht.

Das Lügen gehört notwendig zur hysterischen Persönlichkeit. Es ist Ausfluß ihres inneren Ungenügens, dem sie nicht anders als mit solchen falschen Mitteln begegnen kann. Keineswegs wird die hysterische Lüge bewußt und sinnvoll, in kalter Absicht zu schädigen, ins Werk gesetzt, sondern hat etwas Triebhaftes, Zwanghaftes an sich, das irgendwie „über die Persönlichkeit hinweggeht" — „hyponoisch" und „hypobulisch", wie wir die hysterische Persönlichkeit (nach KRETSCHMERS Vorgang) schon früher bezeichnet haben. Gerade für diese Art zu lügen hat DELBRÜCK den Begriff der „Pseudologia phantastica" geschaffen: diese sei „eine psychische Besonderheit, die bei gleichzeitigem Vorhandensein einer sehr lebhaften Phantasietätigkeit, einer ethischen Defektuosität und einer in manchen Fällen vorhandenen Störung des Gedächtnisses im Sinne einer mangelhaften Reproduktionstreue bei den mit diesem Symptom behafteten abnormen Persönlichkeiten durch einen Hang zum Lügen, und zwar sowohl zu Zwecklügen wie zu ziel- und planlosen Lügen gekennzeichnet ist, mit dem sich aber in widerspruchsvoller Weise auch vielfach die Überzeugung von der realen Begründung der lügenhaften Konzeptionen mischt". Wie in den meisten Fällen dieser Art ist auch hier unserer Überzeugung nach der Grad der Bewußtseinsklarheit und der Absichtlichkeit gerade der Pseudologien dieses Mädchens psychologisch nicht völlig zu durchleuchten.

Der obige Fall ist besonders eindrucksvoll durch die so ungemein üppig „blühenden" hysterischen Pseudologien. Derartiges gibt es nur bei beträchtlich herabgesetzter Kritik. In solchen Fällen können Lügen nur selten größeren Schaden anrichten, weil das alles ja viel zu fern der Realität ist. Ist jedoch das Persönlichkeitsniveau des Täters höher, werden die Lügengeschichten besser logisch fundiert, dann sind sie auch wesentlich gefährlicher. Ein Bespiel dafür ist der folgende, kürzer geschilderte Fall.

Ein noch nicht fünfzehnjähriges, bei einem Staatsanwalt bedienstetes Pflichtjahrmädchen „entdeckt" bei ihrem Nachhausekommen einen Einbruch: alle Kästen und der Schreibtisch sind durchwühlt, der Inhalt in der Wohnung verstreut. Es fehlt aber fast nichts vom Inhalt: der Täter hat Sparkassenbücher, aber auch in Rollen verpacktes Hartgeld unbeachtet gelassen, Banknoten fanden sich zerknüllt auf dem Schreibtisch. Es fehlte nur ein Ring und Silberbesteck; im Vorzimmer fand sich ein Schlüsseltäschchen mit den Wohnungsschlüsseln, das der Mutter des Wohnungsinhabers gehörte und seit einigen Wochen verschwunden war. Diese alte Dame war einige Tage vor dem sensationellen Ereignis wegen Geistesgestörtheit an die psychiatrische Klinik gebracht worden. Jetzt nahm man an (das Mädchen brachte selbst die Polizei auf diese Idee), die alte Dame habe das Schlüsseltäschchen wahrscheinlich in den Lichthof geworfen, jemand mit den häuslichen Verhältnissen Vertrauter habe es gefunden und die Wohnung aufgesperrt (die Schlösser wiesen kein Zeichen von Gewaltanwendung auf). Der Verdacht richtete sich auf den Hausbesorger (später ergab sich, daß das Mädchen ihn sofort als möglichen Täter angegeben hatte).

Am nächsten Tag trat ein Ereignis ein, das diesen Mann noch schwerer belastete: das Mädchen und die Dienstgeberin hörten an der Türe ein Geräusch, das Mädchen öffnete schnell, sah eben noch einen Mann die Stiegen hinablaufen, im nächsten Augenblick hörte sie die Tür der Hausbesorgerwohnung zuschnappen; man lief nach und —

fand den Hausbesorger dort in derselben Kleidung, wie sie das Mädchen an dem flüchtenden Mann gesehen haben wollte. Daraufhin wurde der Hausbesorger trotz seines Leugnens verhaftet. Bald darauf fand man unter der Führung des Mädchens, welches sich bei diesen Entdeckungen ungemein rührig zeigte, auf einem Kehrichthaufen im Hof, in eine Windel gewickelt, das gestohlene Besteck — es wurde immer rätselhafter, wozu denn der Einbruch überhaupt unternommen worden sei, wenn fast nichts gestohlen war! Gegen den Hausbesorger ergab sich ein neues Verdachtsmoment: unter dem Fußabstreifer vor dessen Tür fand sich eine Feile, von der der Verhaftete behauptete, er kenne sie nicht.

Am nächsten Tag gab es wieder eine neue Sensation: das Mädchen rief bei der Polizei an und teilte mit, sie habe, als sie allein in der Wohnung war, einen Anruf übernommen, worin gesagt wurde, beim Aufzug liege ein Paket und im Keller, an genau bezeichneter Stelle, die Wohnungsschlüssel, die (allerdings nach der Verhaftung des Portiers!) auf unerklärliche Weise abhanden gekommen waren; weiters sei ihr gesagt worden, „es sei eine ganze Diebsbande", „einer sei schon verhaftet". Als darauf das Mädchen an der Spitze einiger vor Angst bebender Nachbarinnen Nachschau hielt (in den Keller traute man sich die längste Zeit nicht!), fanden sich beim Aufzug in einem Päckchen einige Stücke Bruchgold, die Reste des gestohlenen Ringes — nunmehr war das letzte Stück der „Diebsbeute" zustande gebracht! — und im Keller tatsächlich die Schlüssel, die der inzwischen verhaftete Hausbesorger ja unmöglich gestohlen haben konnte.

Wieder am nächsten Tag — die Ereignisse jagten sich förmlich! — meldete das Mädchen wieder einen Anruf: es werde auf sie ein Überfall geplant, sie möge sich vorsehen. Die Wohnungsinhaberin war nun schon ganz außer sich vor Aufregung und Angst. Sie hatte sich schon ihren Hut umändern lassen, damit man sie, da ja sicher auch sie überfallen werden sollte, nicht so leicht erkennen könnte.

Nun ging es aber auch rasch zu Ende. Das Mädchen wurde zur Polizei geladen; auf dem Wege dorthin machte sie sich ungemein wichtig — stand sie doch wahrlich bei all den „Entdeckungen" im Mittelpunkt! Sie gab an, sie wolle selbst Kriminalbeamtin werden, erkundigte sich über die Vorbedingungen zu diesem Beruf. Auf dem Kommissariat ließ man sie noch einmal alles ausführlich erzählen und — sagte ihr auf den Kopf zu, die ganze Geschichte sei von ihr selber erfunden worden! Zuerst erbat sie „eine Stunde Bedenkzeit" und legte dann über verschiedene Zwischenstufen, deren Unwahrheit man recht mühsam nachweisen mußte, schließlich ein volles Geständnis ab. Sie habe einmal selber eine aufregende Geschichte erleben wollen, wie sie ähnliche so gerne in Kriminalromanen lese. Den Hausbesorger habe sie verdächtigt, um von sich selber den Verdacht abzulenken, und weil sie auf ihn einen Zorn hatte, da er sie öfters grob angefahren hätte. Schließlich habe sie ihn aber, erklärte sie stolz, „wieder herausgerissen": er sei ja dadurch entlastet worden, daß die Telephonanrufe und der Diebstahl der Schlüssel erst nach seiner Verhaftung vorgekommen seien, so daß er also dabei nicht beteiligt sein konnte. — Auch sonst kamen übrigens bei den Vernehmungen verschiedene kleinere Eigentumsdelikte und vor allem weit ausgesponnene Lügengeschichten, sehr romantisch gefärbt, ans Tageslicht.

Bei all diesen Verhören war das Mädchen aber keineswegs beschämt oder niedergedrückt, sondern blieb obenauf: sie war wie berauscht, im Mittelpunkt einer solchen Situation zu stehen; es sei gewesen, wird im Akt angegeben, als sei sie nicht die Beschuldigte, sondern eine interessierte Zuschauerin oder gar die Leiterin der Untersuchung. Öfters warf sie in überlegener Manier Sätze ein wie: „Das brauchen Sie nicht ins Protokoll zu nehmen!" oder „Ich kann Ihnen Fingerzeige für die Durchsuchung meiner Sachen geben!"

Das Mädchen wurde zur Beobachtung an die Heilpädagogische Abteilung aufgenommen und daraufhin dem Gericht ein Gutachten erstattet.

Auch diese Jugendliche, die übrigens um mehrere Jahre älter aussieht, als sie ist, hat in den Körperproportionen, in zahlreichen Einzelzügen, aber auch in der Motorik viel Maskulines, Burschenhaftes an sich. Auch in verschiedenen nervösen Symptomen ist sie dem früher geschilderten Mädchen sehr ähnlich.

Vom ersten Augenblick ihres Hierseins „spielte sie sich auf": die übertriebene Höflichkeit, jedes Wort, jede Miene und Geste waren deutlich „auf Eindruck hin gemacht". Dabei hatte sie aber sichtlich kein wirkliches Interesse und keinen Humor für die anderen Kinder der Abteilung, zeigte gar keine Fürsorglichkeit; so eifrig sie alles tat, was man sie tun hieß — sie entwickelte gar keine eigene Aktivität, wirkte ausgesprochen leer und steif, wenn sie keinen Auftrag hatte, nahm an dem Leben um sie nicht wirklichen Anteil. Auch persönlich kam man ihr nicht näher, es bauten sich zu niemandem echte menschliche Beziehungen auf.

Beim Examen zeigte sich ihre außergewöhnliche Redefertigkeit. Sie spricht ganz in der Diktion eines Erwachsenen, hat gewählte, öfters freilich geschraubt klingende, oft aber sehr gut passende Ausdrücke. Durch diese Gewandtheit wirkt sie oft recht intelligent; freilich sind die Leistungen dann, wenn exaktes logisches Denken, Präzision und Konsequenz in der Leistung von ihr verlangt werden, höchstens durchschnittlich — aber das Ihre weiß sie sehr gut in Szene zu setzen.

Sie vermag sich auch, wenn man auf ihre Delikte zu sprechen kommt, sehr geschickt zu verteidigen: was schon offenbar geworden ist, gibt sie sofort zu, vermag es aber sehr gut „psychologisch" zu motivieren; glaubt sie aber, man wisse etwas nicht, so verschweigt sie es geschickt oder redet schlau herum; hat sie damit keinen Erfolg, so gibt sie sehr „elastisch" nach.

Sie habe, gibt sie als Motiv für ihre Delikte an, schon so viele Kriminalgeschichten gelesen und habe so etwas einmal wirklich erleben wollen; sie wollte sehen, wie die Polizei arbeite, wollte diese „sozusagen prüfen". Außerdem habe sie die Aufregung über die verrückte Mutter der Dienstgeberin, die da nachts in der Wohnung herumgeisterte, „selber ganz verrückt gemacht".

Es ist ihr sichtlich ein Genuß, die „Feinheiten" des Geschehens herauszuarbeiten und zu erklären: wie sie den Hausbesorger gerade dadurch, daß auch nach seiner Verhaftung die ganze Geschichte im gleichen Stil weiterging, „wieder herausriß", wie sie die Edelsteine aus dem Ring, den sie dann zum Aufzugschacht legte, vorher herausbrechen „mußte", damit niemand zufällig drauftrete und sie beschädigen konnte (die Steine hatte sie, stolz, ein so raffiniertes Versteck gefunden zu haben, in eine Büchse mit Hautcreme gedrückt). Freilich gelingt es ihr nicht, alle ihre Taten so gut zu motivieren: Vieles wirkt trotz umständlicher Erklärungen recht sinnlos.

Typisch ist, was man über ihr Verhältnis zum männlichen Geschlecht erfährt. Sie spricht darüber ganz in erwachsener Manier (niemand würde in diesem Augenblick glauben, daß sie noch nicht fünfzehn Jahre alt ist), aber völlig kühl und innerlich unberührt. Sie kenne zahlreiche Burschen, auch einige Studenten; alle schwärmten sie an, sie selber nehme das aber nicht ernst, habe keinen richtig gern. Sie schreibt sich mit mehreren Soldaten, von denen zwei sie sehr gern zu haben scheinen. Sie selbst genießt weidlich die Situation, so vielfältig umworben zu sein, tut auch sicher das Ihrige dazu, um das Feuer in Gang zu halten, bleibt dabei aber ganz kalt und ungerührt.

Auch hier handelt es sich zweifellos um eine hysterische Persönlichkeit: deutlich ist der ganze Typus (die maskulinen Züge in Aussehen und Auftreten), deutlich die nervösen Symptome. Im Benehmen an der Abteilung ist die unnatürliche, gemacht wirkende, nicht von innen kommende Höflichkeit, die deutlich in Erscheinung tretende Gefühlsleere in diesem Sinne zu werten. In der häuslichen Situation muß sie aber nach den Berichten der Zeugen, als die sensationellen Ereignisse im Lauf waren, noch ganz anders „befeuert" gewesen sein.

Eindeutig sind aber die hysterischen Züge, die sich aus den Delikten selbst ablesen lassen: das Ganze ist ein ins Leben umgesetzter Kriminalroman, zahlreiche Einzelheiten sind deutlich dem Geschehen in solchen Büchern und Filmen „nachgespielt", zum Teil so überspitzt, wie es im realen Leben kaum vorkommt (etwa die Feile unter dem Fußabstreifer des Hausbesorgers, die „Verstecke" der gestohlenen Gegenstände, die Umänderung des Hutes der Dienstgeberin, in welch letzterem Zug man die Regie des Mädchens spürt).

Zahlreiche Einzelheiten zeigen aber (und das erscheint uns wesentlich für den hysterischen Mechanismus des Ganzen), daß die Tat nicht allein aus kalter Überlegung zu Erreichung eines selbstsüchtigen, kriminellen Zweckes ins Werk gesetzt wurde, sondern sie wirken zweckfrei, ja sinnlos bzw. sind nur aus einem Sensationsbedürfnis zu erklären, wenngleich sie doch allerhand Schaden anrichtete oder fast angerichtet hätte (die Verhaftung des Hausbesorgers!).

Deutlich wird, was uns auch bei dem vorigen Fall als wesentlich erschien: diese Menschen sind arm an echtem Gefühl und können darum nicht zu fundierten menschlichen Beziehungen mit der Umwelt gelangen — und eben darum sind sie getrieben, diese Leere mit Sensationen und Lügen auszufüllen. Gelingt es aber, durch gute pädagogische Führung sie „von außen her mit Aktivität zu erfüllen", so sind diese Menschen zufrieden und die hysterischen Symptome fallen ab.

Das eben beschriebene Mädchen ist im Gegensatz zu dem früheren Fall intellektuell höher organisiert. Darum sind auch ihre Lügengeschichten logisch besser verarbeitet, sind raffinierter. Sie sind auch in der Examensituation nicht beliebig zu provozieren, sondern treten nur in der konkreten Situation auf, die man nicht in der Hand hat. Sie sind nur nachzuweisen, wenn man über die tatsächlichen Vorgänge genau orientiert ist, wenn man die Angaben mit jeder Einzelheit des wirklich Geschehenen konfrontieren kann. Höher „integrierte" pseudologische Charaktere sind darum nicht nach ihrem Verhalten im Examen zu entlarven, etwa aus einer Unsicherheit, einem Zögern und Stocken, einer Verlegenheit, daran, daß sie sich in Widersprüche verwickelten oder sich verwickeln ließen, daß sie auf Fangfragen hineinfielen.

In diesem Fall wurde der Nachweis des pseudologischen Charakters des Geschehens und der Reden der Jugendlichen ja nicht allzu schwer, weil das Ganze doch verschiedene innere Unwahrscheinlichkeiten aufwies. Um wieviel schwerer es sein kann, hat die Schilderung des Hochstaplertypus gezeigt. Der nächste Abschnitt soll an einem eindrucksvollen Fall erweisen, daß es fast unmöglich sein kann, Lügen zu entlarven, wenn nicht ein schicksalhafter „Zufall" den Weg weist.

Lügen aus kalter Berechnung

Eine ältere Frau ist angeklagt, sich sexuell schwer an ihrem elfjährigen Neffen vergangen zu haben (die Frau ist die Schwester der verstorbenen Mutter des Knaben, dessen Stiefmutter hat jetzt die Anzeige erstattet).

Die Angelegenheit war auf folgende Weise ins Rollen gekommen: die Stiefmutter, die schon längere Zeit in dieser Hinsicht einen Verdacht hatte, ertappte den Knaben beim Onanieren. Sie habe unbedingt wissen wollen, woher ihr Stiefsohn das gelernt habe (das Folgende wird mit den eigenen Worten der Frau berichtet): „Anfänglich wollte er mir vormachen, daß er diesen Unfug von seinen Schulkameraden gelernt habe. Später gab er mir jedoch zu (was mögen da wohl für Fragen gestellt worden sein?), daß ihn dazu schon vor drei Jahren die Tante verleitet habe." Nun schildert der Knabe die ganze Situation mit den kleinsten Details; es wird z. B. geschildert, wo der Sessel stand, auf dem sich die Unzuchtshandlungen einige Male abgespielt haben sollen, was die Tante anhatte, wie sie „unten" aussah, wo sie sich nachher die Hände wusch usw.

Bei der Verhandlung weist die Frau die Anschuldigung entrüstet zurück. Der Knabe aber erzählt vollkommen sicher, auch bei der Konfrontierung mit seiner Tante, mit großer Ausführlichkeit, was sie mit ihm getan habe. Es kommen einige neue Details dazu, so z. B., sie hätte ihm sehr oft stark gepfefferte Eier zu essen gegeben (man vermutet natürlich sofort, das sei geschehen, um den Geschlechtstrieb des Buben anzustacheln!); weiters habe die Tante zu ihm gesagt, er solle seine Stiefmutter nur recht fest ärgern, dann sterbe sie vielleicht und er käme ganz zur Tante in Pflege, dann hätten sie noch mehr Gelegenheit zu solchen Sachen. Über sexuelle Vorgänge, auch über die volkstümlichen Bezeichnungen des Genitales, zeigt sich der Knabe sehr orientiert.

Der Lehrer, als Zeuge vernommen, gibt an, der Knabe, der früher der Beste der Klasse war, habe seit einem Jahr merklich nachgelassen, lege auch eine auffallende Gleichgültigkeit an den Tag, es sei ihm auch „in letzter Zeit wiederholt Mangel an Wahrheitsliebe nachgewiesen worden". Auch das fügt sich also zwanglos in das Bild ein: das „sexuelle Trauma" hat, so nimmt man an, zu einer Verschlechterung der Leistung, ja zu einer Dissozialität geführt!

Ein Sachverständigengutachten über die Angeklagte schließt mit dem Satz, die Frau sei im Klimakterium und es sei bekannt, daß solche sexuelle Verfehlungen bei Frauen während der Wechseljahre häufiger vorkommen als sonst.

Die Angeklagte wird wegen Schändung zu einer Kerkerstrafe verurteilt. In der Begründung heißt es, der Knabe habe seine Bekundungen in durchaus einwandfreier Weise gemacht; es stimme auch seine Darstellung vor Gericht mit der der Mutter gegebenen vollkommen überein; er habe nicht nur die Unzuchtshandlungen selber genau beschrieben, sondern auch dargestellt, wo diese stattgefunden haben, und an sich nebensächliche Vorgänge genau geschildert.

Die Verurteilte erhebt Berufung. Sie führt aus, sie sei im ganzen Ort als ehrenhafte Frauensperson bekannt; das wird von früheren Dienstgebern und von zahlreichen Ortseinwohnern bestätigt. Andererseits haben Vater und Stiefmutter keinen guten Leumund; besonders der Vater hätte sich bei verschiedenen Gelegenheiten sehr auffällig und komisch benommen.

Bei der Berufungsverhandlung sagt der Knabe der Tante wieder ohne Zögern mit Festigkeit ins Gesicht: „Freilich hast du mir das alles gezeigt." Als neues Detail wird angeführt, die Tante habe ihn dazu verführen wollen, er solle seine Stiefmutter der gleichen Unzuchtshandlungen bezichtigen, dann würde er dieser abgenommen und käme zur Tante. Das Berufungsgericht bestätigt das Urteil der ersten Instanz mit ganz ähnlicher Begründung; die Ausführungen gipfeln in dem Satz, es sei nicht anzunehmen, daß ein Kind in einem solchen Alter derartige Einzelheiten erfinden könne. Auch ein Gesuch der Verurteilten um Strafaufschub sowie ein Gnadengesuch werden abgelehnt, obwohl darin zahlreiche Ortseinwohner durch ihre Unterschrift bezeugen, sie könnten nicht an ihre Schuld glauben, „der ganze Ort leide wegen ihrer Verurteilung". Die Frau muß wirklich die Strafe antreten.

Nun hätten ja Vater und Stiefmutter des Knaben mit dem, was an ihrer Schwägerin erreicht worden war, zufrieden sein können. Aber sie wollten ihrem Werk die Krone aufsetzen: Während die Frau ihre Strafe verbüßt, erstattet die Stiefmutter eine neue Anzeige gegen die Schwägerin. Sie klagt auf Ehestörung: Ihr Mann stehe seit vielen Jahren in ehebrecherischen Beziehungen zu seiner Schwägerin, die bis in die letzte Zeit fortgeführt worden wären. Der Mann, als Zeuge vernommen, gibt das zu, schildert ebenfalls zahlreiche Details, z. B. über die Örtlichkeiten, wo sich der Geschlechtsverkehr abgespielt haben soll. Diese zweite Anzeige wurde bei einem anderen Gericht anhängig gemacht als das erste Verfahren. Es wurde auch vermieden, einen Zusammenhang zwischen den beiden herzustellen: in der zweiten Anzeige wurde von der ersten nichts erwähnt, in der ersten war nicht gesagt worden, daß der Vater schon seit vielen Jahren mit seiner Schwägerin in Beziehungen stehe (damit wäre ja die Tatsache, daß diese auch den Sohn geschlechtlich mißbraucht hätte, unwahrscheinlicher geworden).

Bei dieser zweiten Verhandlung ergab sich nun eine Sensation: die Frau gab an — und eine ärztliche Untersuchung bestätigte das —, sie habe noch nie Geschlechtsverkehr gehabt, sei noch unberührt. Damit war also für diesen Fall mit Sicherheit erwiesen, daß die Anschuldigung eine böswillige Verleumdung war, nur zu dem Zweck ins Werk gesetzt, um die Gehaßte noch tiefer ins Verderben zu stürzen. Bei dieser Verhandlung kam auch zutage, daß seit Jahren ein tiefer, heimlich schwelender Haß zwischen der beschuldigten Frau und der Familie des Knaben bestand: es ging um das Erbe der verstorbenen Mutter des Knaben, der Schwester der Beschuldigten. — Natürlich wurde die Angeklagte freigesprochen, der Vater wegen Verleumdung verurteilt.

Nun stellte die Tante einen Antrag auf Wiederaufnahme des ersten Verfahrens, da durch die neu ans Licht gekommenen Tatsachen auch die früheren Anschuldigungen wankend geworden wären. Dem wurde stattgegeben. Die Begutachtung des minderjährigen Kronzeugen wurde angeordnet und dieser zur genauen Beobachtung und um ihn von einer Beeinflussung durch das häusliche Milieu zu trennen, an die Heilpädagogische Abteilung aufgenommen.

Der Knabe ist kleiner, als seinem Alter entspricht, seinen Gesichtszügen nach wirkt er aber wesentlich älter: der schmallippige, verkniffene Mund wirkt wie der zahnlose eines Greises. Die Miene ist wenig bewegt, der Blick aus den kleinen Augen ist scharf und spähend wie der eines Menschen, der immer auf der Hut ist. Seine Motorik ist nicht fließend und gelöst, sondern eckig, ungeschmeidig; dabei ist er aber sehr geschickt, hat z. B. einen besonders treffsicheren Wurf.

Mit keiner Schwester, mit keinem Kind an der Abteilung kommt er während des Aufenthaltes je in näheren Kontakt; immer bleibt er distanziert und mißtrauisch (man muß bedenken, daß es sonst kaum jemals einem Kind länger als wenige Tage gelingt, sich anders zu geben, als es wirklich ist; auch wenn es sich etwa vorgenommen hat, besonders brav zu sein — nach wenigen Tagen schon zeigt es sein wahres Wesen, wird frei, schwingt mit der Gruppe mit, es sei denn, daß es sich um eine beträchtliche Kontakteinschränkung handelt). Dieser Knabe aber vergaß nie, warum er da sei, wurde keinen Augenblick unbefangen und frei.

Er ist in einer ganz unkindlichen Weise wissend, nicht mehr harmlos, auch in sexuellen Dingen: die Art, wie er die Mädchen an der Abteilung mit seinen Blicken verfolgt, wirkt sehr „aufgeklärt" und unangenehm. Beim Lernen und beim Spiel ist er sehr ehrgeizig, erfaßt sehr leicht das Wesentliche.

Bezeichnend ist das Ergebnis der Intelligenzprüfung: er ist deutlich überdurchschnittlich begabt, weiß nicht nur in seinem bäuerlichen Lebenskreis ausgezeichnet Bescheid, entspricht nicht nur bei Lernanforderungen sehr gut, sondern auch bei Anforderungen an das logisch-abstrakte Denken, was bei einem Bauernbuben nicht so häufig ist. Er hat eine ungewöhnlich reife Sprache, fast wie ein Erwachsener. Jedes Wort ist wohlüberlegt, auch wenn es sich um ganz indifferente Dinge dreht. Nie sagt er, was doch Kinder oft tun, einfach heraus, was ihm zuerst einfällt; er überlegt länger, dann sitzt aber auch jeder Ausdruck; auch in dieser Situation ist er also gar nicht unmittelbar.

Zu dieser unkindlichen Reife und Bewußtheit steht ein anderer Wesenszug in eigenartigem Gegensatz: eine Neigung zur Phantastik (es ist mit großer Wahrscheinlichkeit anzunehmen, daß hier gerade dieser Zug viel weniger in Erscheinung tritt, als er wirklich in ihm angelegt ist, da er sich so sehr hütet, von den spontanen Äußerungen seines Wesens hier etwas merken zu lassen). Trotzdem hatte man mit ihm einige derartige Erlebnisse: eines Abends erzählte ein Erzieher den Kindern eine abenteuerliche Geschichte. Da war er auf einmal ganz ausgewechselt, so wie man ihn bei uns vorher und nachher nie gesehen hatte: er war ganz hingerissen, rief und gestikulierte drein, so daß die anderen Kinder, die über ihn sehr erstaunt waren, ihm diese Störung verwiesen. Auch sein bei der Intelligenzprüfung gelieferter Aufsatz, worin er seinen Berufswunsch schildern sollte, war recht phantastisch; er wolle Koch in den Kolonien werden; das dortige Leben wird sehr romantisch geschildert; auf einmal ist er auch Soldat, der „in der deutschen Wüstengrenze mit Auto oder Motorrad (!) die deutsche Heimat schützen" will! Dann kommt eine eigenartige und wieder in anderer Weise für ihn bezeichnende Selbstreflexion: „Noch bin ich ein kleiner Junge und weiß noch nicht, was das Arbeiten besonders als Koch in der heißen Wüste und heißen Sonne bedeutet." In einem Brief an die Eltern, in dem er sehr realistisch das Leben an der Station schildert, kommt der Satz vor: „Die Feder ist abgebrochen, hat mir den Finger wundgestochen."

Beim Examen über die Ereignisse bei der Tante sind seine Angaben ganz die gleichen wie bei früheren Verhören, meist wortwörtlich gleich, wie sie im Akt stehen. Die Angaben werden mit großer Sicherheit, Präzision und Raschheit gemacht, er antwortet oft schon, bevor man die Frage beendet hat — weiß er doch schon aus zahllosen Vernehmungen genau, was jetzt kommen wird. Freilich wirken dadurch seine Antworten oft so, als sage er eine gut auswendig gelernte Schulaufgabe herunter. Keine Zwischenfrage bringt ihn aus dem Konzept, kein Zweifel des Fragenden beirrt ihn; er wird dadurch nur beleidigt, schießt böse Blicke. Auf Suggestivfragen geht er nicht ein, läßt sich nicht im geringsten etwas einreden, was nicht zu *seiner* Schilderung der Ereignisse paßt. Er schildert nicht nur ungemein anschaulich, bildhaft die ganze Situation, die Stellung der Möbel, die Kleidung, die Körperhaltung der handelnden Personen, sondern er gibt auch Rede und Gegenrede wörtlich wieder. „Da hat die Mutter zu mir gesagt", heißt es im Laufe des Gesprächs, „ ‚man kann ihr net trauen, ob sie net gesagt hat, du sollst mir eines Tages (wortwörtlich so!) was eingeben'. Da hab ich gesagt: ‚na, das hat's grad net g'sagt'."

Des Experiments halber, um zu versuchen, ob er sich nicht überrumpeln ließe oder ob man ihm nicht eine goldene Brücke bauen könnte, über die er sich zurückzöge, sagten wir, es habe sich herausgestellt, die in Frage stehenden Dinge hätten sich nicht ereignet, er habe sich das alles nur so lebhaft vorgestellt, daß er jetzt schon selber daran glaube. Aber darauf geht er nicht ein. Freilich hat man in diesem Augenblick deutlich das Gefühl, sein Widerspruch käme nicht mehr aus der Festigkeit einer echten Überzeugung, sondern aus Verbissenheit und Verkrampfung.

Darauf wird ihm die Frage gestellt: „Wenn jetzt der Herrgott selber da stünde und dich fragte, ob das wahr ist, was tätest du sagen?" — da verliert er einen dramatischen Augenblick lang die Fassung, wird blaß, sieht deutlich wie ein ertappter Lügner aus, zögert mit der Antwort; alle Zuhörer dieser Szene waren überzeugt, jetzt würde er „umfallen" —, aber er rafft sich zusammen und bringt mit gequetschter Stimme heraus: „Es ist doch wahr." In diesem Augenblick hat er eine Größe, aber eine unheimliche.

Für den Einsichtigen war in diesem Augenblick, in seinem Schwanken und schuldbewußten Verstummen der Beweis gegeben, daß der Knabe gelogen hatte. Wären seine früheren Angaben wahr gewesen, so mußte er sich da anders verhalten! Klar gestanden hat er freilich nie. Aber aus diesem seinem Verhalten, aus seinem Charakterbild, aus der Konfrontation dieses Bildes mit der ganzen Situation war eine an Sicherheit grenzende Wahrscheinlichkeit gegeben, daß es sich um eine gefährliche Lügengeschichte gehandelt hatte.

Es ist also der aussichtsreichste Weg, Aussagen auf ihren Wahrheitswert hin zu beurteilen, indem man sie mit dem Charakter des Kindes konfrontiert und dabei prüft, ob diesem Pseudologien zuzutrauen wären, und indem man anderseits die ganze Situation mit allen zur Verfügung stehenden Einzelheiten auf ihre innere Wahrscheinlichkeit prüft.

Wie sehr alle anderen Kriterien trügen können, das hat gerade dieser fast tragisch endigende Fall gezeigt.

Es ist also keineswegs so, daß sich eine Lüge an den Ausdruckserscheinungen des Sprechenden offenbaren müßte: daß also der Lügner errötet, stockend, verlegen herumstotternd erzählt, daß er unsicher und schwankend erscheint, daß man durch Einwürfe oder Suggestivfragen Angaben abändern oder solche in bestimmter Richtung provozieren kann.

Anderseits ist es keineswegs ein Beweis für die Glaubwürdigkeit, wenn ein Erzähler besonders sicher auftritt, sich durch keine Einwürfe, durch keinen Zweifel beirren läßt; wenn die Erzählung in sich geschlossen, logisch vollkommen einwandfrei erscheint; wenn die Schilderung besonders plastisch ist, wenn spontan oder auf Fragen kleinste Details gebracht, also Örtlichkeiten genau geschildert, Gespräche „wörtlich", mit Frage und Antwort „zitiert" werden, wenn weiters der Bericht bei mehrfachen Wiederholungen ganz gleich ausfällt, wenn zwischen den zu verschiedenen Zeiten gemachten Angaben keine Widersprüche bestehen, vielleicht gar, wenn die Schilderung mit den gleichen Worten gemacht wird.

Unsere Erfahrung zeigt, daß manche von den Punkten, die da als Beweis *für* die Glaubwürdigkeit einer Aussage angenommen werden, eher *gegen* sie sprechen. Berichtet jemand, besonders ein Kind, wahrheitsgetreu über ein weit zurückliegendes Ereignis, so ist der Bericht häufig in manchen Einzelheiten unsicher, wird zögernd und stockend vorgebracht, so daß die Angaben manchmal gar nicht überzeugend klingen: es muß ja das Geschehene erst mühsam aus dem Gedächtnis, das in manchen Punkten nicht mehr treu ist, hervorgeholt werden; in solche Gedächtnislücken konfabuliert ein Kind oft sehr unbekümmert hinein, sagt dabei die Unwahrheit, obwohl der Kern des Berichtes durchaus wahrheitsgemäß sein kann. Nicht selten läßt sich das Kind dabei durch Zwischenfragen aus dem Konzept bringen, ja man kann sogar manchmal eine ursprünglich wahrheitsgemäße Darstellung durch Suggestivfragen absichtlich in einer gewissen Richtung modifizieren, oder andere haben das bereits, absichtlich oder unabsichtlich, getan.

Gerade pseudologische Darstellungen machen aber häufig auf den Unerfahrenen den Eindruck des Überzeugenden. Meist haben von Charakter pseudologische Kinder besondere eidetische Fähigkeiten, sehen, wenn sie etwas erdichten, die ganze Situation bildhaft vor sich, so daß die Schilderung davon ungemein plastisch und detailreich, so „echt und lebenswahr" wird, daß viele Leute meinen, so etwas könne man doch nicht erfinden; diese Kinder „malen" dann in ihren Erzählungen einfach etwas ab, was ihnen wirklich bildhaft, manchmal fast mit Realitätscharakter, vor Augen steht.

Alle Aussagen, also auch pseudologische, und diese ganz besonders, werden bei jeder Wiederholung, von Vernehmung zu Vernehmung, immer mehr fixiert. Sie werden dann mit immer größerer Sicherheit vorgebracht, eventuell fahren sich bestimmte Ausdrücke ein, die bei weiteren Malen stereotyp wiederholt werden. Die Sicherheit, die aus solcher „Einübung" kommt, wirkt oft besonders überzeugend. Andererseits kann gerade das stereotyp Gleiche, das Aufsagen wie eine eingelernte Aufgabe einen deutlichen Hinweis auf eine Pseudologie geben. Eine wahrheitsgetreue Erinnerung, die erst wieder aus dem Gedächtnis heraufgeholt werden muß, wird nie bis in jedes Wort übereinstimmend mit früheren Erzählungen wiedergegeben.

Weit aufschlußreicher wäre zur Beurteilung ja das allererste Gespräch mit einem Kind über ein bestimmtes Ereignis. Es wäre gut, wenn dieses Gespräch von einem Erwachsenen geführt würde, der eine gute Kritik über das hat, was das Kind sagt, und auch darüber, was er selber sagt, und der weiter die lautere Absicht hat, ohne jeden Nebenzweck nur die Wahrheit zu erforschen. Diese Forderung aber wird in kaum einem Fall wirklich erfüllt. Wie viel ist nicht fast immer von den Eltern, Verwandten und aufgeregten Nachbarn mit dem Kind über dessen Erlebnis gesprochen worden, bevor noch, wenn irgendein Vergehen damit in Verbindung steht, die Polizei das Kind zum ersten Mal sieht. Auch die polizeilichen Einvernahmen der Kinder werden nicht selten von Menschen durchgeführt, welche dafür nicht ganz die psychologischen und die menschlichen Voraussetzungen mitbringen. Im allgemeinen liegen da die Verhältnisse in Wien günstiger, wo solche erste Vernehmungen von kindlichen Zeugen oder Übeltätern meist von Polizeifürsorgerinnen durchgeführt werden, die gerade in diesem Punkt mit der kindlichen Psyche wohl vertraut sind. Leider wird dieser Weg, der uns unbedingt als der beste erscheint, noch nicht in jedem Fall eingeschlagen, besonders nicht in Landbezirken (obwohl sich auch da langsam durchsetzt, daß besonders junge Kinder — meist handelt es sich dabei um Sexualangelegenheiten — von oder im Beisein von Fürsorgerinnen einvernommen werden). Wird diese Forderung nicht erfüllt, haben zuerst ungeschickte Leute, die ihre Affekte nicht richtig in der Gewalt haben, das Kind schon wiederholt ausgefragt und vielleicht in eine falsche Richtung gedrängt — und bekommt es dann endlich der Gerichtspsychiater oder -psychologe zu sehen, so hat dieser eine ungleich schwerere Aufgabe vor sich. Besonders wichtig wäre es zu wissen, welcher *Affekt* das Kind bei seinem ersten Bericht beherrschte, welche Ausdruckserscheinungen dabei zu beobachten waren, vor allem aber, wie spontan das Kind seine Angaben machte oder aber, wie viel man erst durch Fragen, besonders aber durch Alternativfragen aus ihm herausholen mußte. Über diese entscheidenden Dinge kann man späterhin aus dem Protokoll oder aus mündlichen Angaben der Beteiligten oft nichts Rechtes mehr erfahren.

Die Beurteilung der *Affektlage*, des thymischen Verhaltens bei den Aussagen eines Kindes erscheint uns überhaupt entscheidend wichtig. So spricht es sehr für eine Pseudologie, wenn etwa ein Kind über eine ihm widerfahrene Schändung in übersteigert wichtigem, sensationellem Ton berichtet, wenn es sich

geradezu dadurch gehoben vorkommt, daß es im Mittelpunkt so bedeutsamer
Ereignisse steht, oder wenn es sichtlich von Haß gegen den Verführer glüht und
nach Rache schreit (dann muß man nämlich sehr daran denken, daß auch noch
andere Motive als der Wahrheitsdrang das Kind beseelen, etwa das Austragen
alter Familienfeindschaften oder materielle Forderungen). In der weitaus überwiegenden Zahl der Fälle haben wir, wenn Kinder wahrheitsgemäß über solche
Erlebnisse berichteten, den Affekt einer tiefen Beschämung, eines Schuldbewußt-
seins gefunden: selbst wenn ein Kind wirklich ganz unschuldig, ohne eigenes
Zutun in eine solche Affäre hineingeriet, fühlt es sich schuldhaft, weil es sich
nicht aus allen Kräften gegen den Verführer wehrte, weil es eben doch in etwas
einwilligte, das es selber, mehr oder weniger klar, als unanständig, unkeusch,
sündhaft empfindet.

Es genügt also nicht, die Erzählung eines Kindes bloß nach logischen Gesichtspunkten zu durchleuchten (in dieser Hinsicht können auch Pseudologien
ganz unangreifbar sein); die Beurteilung des Affektes aber, welcher die Erzählung „trägt", das Fahnden auf „falsche Töne" in der Musik des Berichtes,
die Berücksichtigung der Ausdruckserscheinungen im weitesten Sinn — das ergibt
oft wichtigste Kriterien, wo alles andere versagt.

Besonders wichtig ist es, ob die Fragestellung gerade beim ersten Mal suggestiv auf das Kind wirkt: entweder, weil der Fragende ganz bewußt einen bestimmten Zweck erreichen will (gerade in dem zuletzt geschilderten Fall haben
wir allen Grund, das anzunehmen), oder, was noch häufiger vorkommt, aus
Sensationslust und Wichtigmacherei, oder aber bloß aus Ungeschick des Erwachsenen, wobei zugegeben werden muß, daß es in manchen Fällen sehr schwer
ist, nicht suggestiv zu fragen, wenn nämlich das Kind sehr gehemmt und von
sich aus nicht zu reden bereit ist, besonders wenn es noch dazu schwachsinnig
ist. Da braucht es eine ungewöhnliche Kritik des Verhörenden, der seine eigene
Reaktionsweise streng in Rechnung setzt. Hat sich aber das Kind einmal etwas
einreden lassen, so ist diese Aussage oft auch weiterhin fixiert, ist dann durch
spätere Suggestivfragen nicht mehr zu modifizieren, das Kind bleibt jedem offenen oder versteckten Druck gegenüber bei seiner Aussage und ist dann nicht
— oder besser gesagt, nicht mehr — suggestibel. Man kann also aus der Tatsache,
daß ein späterer Untersucher dem Kind nichts einreden kann, durchaus nicht
mit Sicherheit schließen, daß das nicht etwa schon früher geschehen wäre.

Weiters muß gesagt werden, daß ein bei einer bestimmten Gelegenheit sugge-
stibles Kind auch keineswegs bei einer experimentellen Suggestibilitätsprüfung
positiv reagieren muß. Im Gegenteil, wir haben in der Mehrzahl der Fälle die
verschiedenen „Suggestibilitätstests" als unbrauchbar gefunden. Die experimentelle Situation, in der sich ein Kind dabei befindet, ist so grundsätzlich anders
als jene, in der es sich tatsächlich als suggestibel erwiesen hatte; fast immer ist
es in der Testsituation besonders auf der Hut.

Diese ganze komplizierte Problematik der kindlichen Aussage, die fast unlösbaren
Schwierigkeiten zeigen sich so recht in dem eben geschilderten Fall.

Wir fragen uns, ob man dem Knaben bei seinem Charakter zutrauen kann, eine
solche Lügengeschichte zu erfinden und trotz aller dringlichen Ausfragungen und ohne
moralische Bedenken unverrückt festzuhalten. Diese Frage ist unbedingt zu bejahen.

Der Knabe ist ungewöhnlich gescheit, reif, unkindlich bewußt. Er hat eine sehr
schlagkräftig-aktive, von außen her schwer bestimmbare Persönlichkeit. Er ist gar nicht
unmittelbar und aufgeschlossen, läßt nicht hineinsehen, vermag sich abzuschließen.
Er ist endlich von deutlich herabgesetzter Gefühlsansprechbarkeit. Andererseits ist er
sehr phantasiereich, ist in ungewöhnlichem Maße fähig, sich in eine erdichtete Situation
völlig einzuleben, sie bildhaft vor sich zu sehen, sie mit allen möglichen glaubhaft
wirkenden Einzelheiten auszugestalten.

18*

Weiters ergibt sich aus der Kenntnis der ganzen Situation mit großer innerer Wahrscheinlichkeit, daß der Knabe lügt. Versuchen wir eine Rekonstruktion! Der Knabe wird von der Stiefmutter beim Onanieren ertappt. Es folgt das bei solchen Gelegenheiten übliche große Verhör. Zuerst gibt er an, er hätte diesen Unfug von den anderen Buben gelernt, was ja auch, besonders für ländliche Verhältnisse, das Wahrscheinlichste ist — sofern dabei überhaupt etwas zu „lernen" ist. Die Stiefmutter gibt sich aber damit nicht zufrieden. Man kann sich des Gedankens nicht erwehren, daß sie ihr Verhör von vornherein in eine bestimmte Richtung treiben will, wenn man die Niederschrift der Anzeige liest (siehe oben!).

Sicher ist, daß die Eltern des Knaben, besonders aber die Stiefmutter, sehr gegen die Tante eingestellt sind, ja daß diese von ihrer Schwägerin glühend und heimtückisch gehaßt wird. Mit großer Wahrscheinlichkeit hat ja die Stiefmutter ihren Mann, der ein recht sonderlicher und wenig gescheiter Mensch ist, zu der falschen Aussage getrieben, er habe mit seiner Schwägerin Ehebruch begangen; sie hat auch, was bisher nicht erwähnt wurde, die Frau, als sie wegen unaufschiebbarer häuslicher Arbeit für kurze Zeit aus der Haft beurlaubt worden war, auf der Straße überfallen und übel zugerichtet.

Es muß nicht so sein, daß die Stiefmutter mit ihrem Mann ein förmliches Komplott zur Vernichtung der Feindin beschlossen hat und daß der Knabe von allem Anfang an daran beteiligt war, obwohl nicht ganz von der Hand zu weisen ist, daß er schon zu einem sehr frühen Zeitpunkt dabei „mitspielte": er sollte ja auch in dem zweiten, dem Ehebruchsprozeß, als Zeuge geführt werden, da er aus eigener Wahrnehmung von den ehebrecherischen Beziehungen seines Vaters mit der Tante gewußt hätte. Zu dieser Vernehmung kam es nicht mehr, da die verleumderische Anklage schon früher durch die Untersuchung der Tante zusammengebrochen war, was für die Fragestellung des ersten Prozesses eigentlich zu bedauern ist; denn damit wäre der Knabe ja mit Sicherheit als Lügner entlarvt worden, was man für den ersten Fall nur mit großer Wahrscheinlichkeit annehmen kann.

Noch wahrscheinlicher erscheint uns aber die folgende Möglichkeit: Der Knabe kommt, als er bei dem Verhör „in die Enge getrieben war", von sich aus auf die Ausrede, er habe das alles von der Tante gelernt. Damit ist er ja exkulpiert, ja er hat sogar den Nimbus des armen verführten Kindes; außerdem, und das halten wir für entscheidend, spürt er, der natürlich die Stimmung im Hause der Tante gegenüber kennt, wie gelegen diese seine Darstellung der Stiefmutter ist; beim Ausfragen durch diese, die sicher ihren Triumph dabei nicht verborgen haben wird, „fallen ihm" alle dazugehörigen Einzelheiten „ein", es wird wohl auch entsprechend gefragt, um ihm die Darstellung zu erleichtern. Und jetzt bleibt die Geschichte, so wie sie das erste Mal erzählt wird, fixiert, die Angaben halten allen weiteren Ausfragungen, allen Zweifeln und Einwürfen gegenüber unverrückt stand; und gerade ein Charakter wie dieser Knabe mußte dazu besonders gut imstande sein. So kam es also zur rechtskräftigen Verurteilung der Angeklagten, die trotz ihres guten Rufes, trotz der einmütigen gegenteiligen Überzeugung der Mitbürger niemand von ihr genommen hätte, wenn nicht die Stiefmutter, in der wirklich ein ungewöhnliches Maß verbrecherischer Bosheit stecken mußte, ihrem Triumph noch einen weiteren hätte hinzufügen wollen: sie stiftet ihren Mann zu einer Verleumdung gegen die Schwägerin an (auch dabei versuchte sie ja den Knaben als Zeugen zu verwenden) — aber diesmal fiel die üble Tat in sich zusammen, da die Unwahrheit objektiv nachgewiesen werden konnte, und machte auch die erste Lügengeschichte zunichte. Wieder müssen wir da an den Begriff der „Hybris" in der antiken Tragödie denken: es ist ein immanentes Gesetz, daß der Frevler, in seinem Bestreben, sein Werk durch einen neuen Baustein zu krönen, seinen Triumph vollständig zu machen, den ganzen Bau zum Einsturz bringt, der sonst sicher gestanden wäre.

Auf unser Gutachten hin trat der Staatsanwalt von der Anklage gegen die Frau zurück (was die erste Anschuldigung betrifft) — aber sie hatte inzwischen ihre achtmonatige Kerkerhaft abgebüßt. — Natürlich war es zu dem Zeitpunkt, als wir selber von der Sache Kenntnis erhielten, durch die neu ans Tageslicht gekommene Umstände viel leichter, zu einer ziemlich sicheren Beurteilung der Sachlage zu kommen. Trotzdem aber hätten sich wohl auch früher, hätte man zu einer genauen Beobachtung des jugendlichen Kronzeugen Gelegenheit gehabt, eine ganze Anzahl von Anhaltspunkten ergeben, welche einen hätten an der Glaubwürdigkeit seiner Aussagen zweifeln lassen. Wahrscheinlich wäre man dabei zu dem Ergebnis gekommen, daß man nach den Aussagen des Knaben nicht mit Sicherheit annehmen könne, daß sie auch wahr seien und daß man daher „in dubio pro reo" urteilen müsse.

So endet denn auch eine Anzahl derartiger Untersuchungen mit einem „non liquet". Es ist nicht Sache eines Sachverständigengutachtens, festzustellen, was nun wirklich geschehen ist — das gehört vielmehr der richterlichen Beweis-würdigung zu. Der Sachverständige hat, so glauben wir, mit besonderer Schärfe herauszuarbeiten, was etwa im Charakter des Kindes, in seinem gesamten Ver-halten Zweifel an der Glaubwürdigkeit seiner Angaben erwecken könnte. Denn es ist doch um vieles schrecklicher, einen Unschuldigen zu verurteilen, als einmal einen Schuldigen ungestraft davongehen zu lassen.

Nicht so selten sind, wie wir schon oben einmal ausgeführt haben, Fälle nach Charakter und Situation doppeldeutig: man kann es gewissen Typen von Kindern und Jugendlichen ebenso zutrauen, daß sie in gewisse Situationen hineingeraten, daß sie also etwa eine „endogene Erlebnisbereitschaft" für sexuelle Affären haben, wie auch, daß sie derartige Situationen zusammenphantasieren. Welche von diesen beiden Möglichkeiten wirklich zutrifft, das ist mit den Mitteln einer psychologischen Untersuchung nicht immer zu entscheiden.

So muß man also im konkreten Fall sehr vielfältige Kriterien anwenden. Gewiß müssen die Aussagen des Kindes logisch präzis beurteilt werden; man wird nach inneren oder äußerlichen Widersprüchen fahnden, wird also sein Augenmerk darauf lenken, ob das Kind etwa in wesentlichen Punkten bei frü-heren Gelegenheiten etwas anderes gesagt hat als jetzt (es wurde schon erörtert, daß Widersprüche in peripheren Einzelheiten keineswegs gegen die Glaub-würdigkeit des Ganzen sprechen, sondern gerade bei wahrheitsgetreuen Er-zählungen häufig vorkommen), oder ob sich grobe Unstimmigkeiten gegenüber sonstigen objektiv erhebbaren Angaben auffinden lassen, oder ob schließlich die gemachten Angaben in sich unmöglich oder grob unwahrscheinlich sind. Darüber hinaus wird man besonderes Gewicht auf die Beurteilung des Affektes legen, der die Erzählung „trägt", wird auf „falsche Töne" achten oder aber sich von der Unmittelbarkeit und Angepaßtheit des aus der Tiefenperson des Kindes kommenden Verhaltens überzeugen lassen. Man wird sich weiter Ge-danken darüber machen, ob das, was das Kind berichtet, mit den Reaktions-möglichkeiten seiner Persönlichkeit übereinstimmt oder nicht, ob sich also etwa jene „endogene Erlebnisbereitschaft" finden läßt, von der schon öfters die Rede war, ob sich ein Angstkind oder aber eine sehr energische Persönlichkeit, so wie da berichtet wird, ihrem Wesen entsprechend benommen hat oder ob da etwas nicht zusammenstimmt. Schließlich wird man, um das Bild möglichst ge-schlossen zu gestalten, auch alle jene irgendwie erhebbaren Umstände herbei-holen, besonders auch all das, was sich über die Situation rekonstruieren läßt, in der man zum ersten Mal über die angeblichen Ereignisse Kenntnis erhielt, wem und wie das Kind die ersten Mitteilungen machte. Schließlich muß alles herangezogen werden, was sich nur über Charakter und Lebensumstände des Kindes in Erfahrung bringen läßt (die Schulberichte sind da leider meist recht farblos, besser schon öfters die Fürsorgeberichte).

So kommt man in der Mehrzahl der Fälle doch zu einer beträchtlichen Wahrscheinlichkeit in der einen oder der anderen Richtung. Gewiß muß sich aber der kritische Sachverständige damit bescheiden, daß das, was er feststellt, nie die Evidenz eines mathematischen Beweises erreicht. „Der Mensch, das un-bekannte Wesen" (A. Carrel) ist nie völlig zu durchdringen, schon gar nicht mit „Lügendetektoren" und Testbatterien. Wer aber gewissenhaft alle die mög-lichen Wege zur Menschenkenntnis beschreitet, kann doch vieles klären, kann gerade dem Richter, der mit der schaudervollen Verantwortung belastet ist, Recht zu sprechen, eine entscheidende Hilfe bieten, die da aus den Buchstaben des Aktes, die sich oft so sehr widersprechen, nicht kommen kann.

Wir haben in diesem Kapitel versucht, eine Art von Stufenleiter von Lügen bei Kindern und Jugendlichen aufzustellen. Der Einteilungsgrund war die Höhe der Integration, der Grad der Verschmelzung des triebhaften Impulses einerseits (eine Situation, fern der Wirklichkeit, nach dem eigenen Willen zu gestalten) und der intellektuellen Verarbeitung andererseits. Daraus ergibt sich, daß Pseudologien auf tiefen Integrationsstufen leicht als solche zu erkennen sind, weil sehr rasch klar wird, sie hätten nichts mit der Realität gemein; werden aber, bei höherem Persönlichkeitsniveau des Täters, viel höhere Stufen der Integration erreicht, so können pseudologische Angaben so sehr als Aussagen über wirklich Geschehenes erscheinen, daß die Unterscheidung gegenüber der Wahrheit mit psychologischen Mitteln völlig unmöglich wird. Zwischen diesen beiden Extremen gibt es Übergänge; in solchen Fällen kann sehr wohl eine größere oder geringere Wahrscheinlichkeit in einem bestimmten Sinn herausgearbeitet werden.

Für jeden Fall muß aber die Forderung erhoben werden, erst auf Grund einer genauen Durchforschung der kindlichen Persönlichkeit, die da im Mittelpunkt steht, an eine Beurteilung von Aussagen heranzutreten. Oft genügen dazu Testung und ausführliche Examinierung nicht, sondern ergibt sich die Notwendigkeit einer länger dauernden Beobachtung in einer lebensgemäßen Situation, also etwa die Aufnahme an eine heilpädagogische Abteilung.

Stehlen und andere kriminelle Handlungen

Auch an dieser Stelle wäre es sinnvoll, die verschiedenen Möglichkeiten nach der Höhe der Integration der Persönlichkeit und damit auch nach der Höhe der Integration der Aktivität einzuteilen, so wie wir das im vorigen Kapitel ausführlich mit Beispielen versucht haben. Es käme aber zu Wiederholungen von Dingen, welche dort und auch an anderen Stellen bereits gesagt wurden. Darum sollen hier nur die Grundprinzipien dargelegt werden.

Je niedriger die Persönlichkeit eines Kindes organisiert ist, um so unbekümmerter und „unschuldiger" sucht es sich alles anzueignen, was ihm nur ins Auge sticht. Sobald das junge Kind durch die Entwicklung seiner Motorik einen genügenden Aktionsradius erlangt hat, greift es nach allem, was ihm auffällt, ebenso nach Dingen, die es haben darf, wie nach solchen, die ihm gefährlich werden können, ebenso nach Erreichbarem wie nach dem fernen Mond. Es braucht einen langen Weg von Erfahrungen, spontan erworbener wie durch die Erziehung dargebotener, bis es begreift, daß man eben gewisse Dinge nicht haben kann und nicht haben darf, bis es dann eben diese Gesetze versteht und sich ihnen fügt, bis es „Mein und Dein unterscheiden" lernt. Diese Unterscheidung ist ein ganz wesentlicher Teil der Integration der Aktivität. Sie wird so mühsam erworben, wie eben die Integration einer Persönlichkeit überhaupt, und ist wie diese vielen Gefährdungen ausgesetzt. Zweifellos genügt die intellektuelle Einsicht, daß es verboten ist, sich anzueignen, was einem paßt, dazu noch lange nicht. Die richtige Triebbeherrschung ist darüber hinaus noch ein weit komplizierterer Vorgang, der an vielen Stellen gestört sein kann, wie wir das im Kapitel „Aktivität" geschildert haben.

Jedenfalls müssen wir feststellen, daß es nur sehr wenige Kinder gibt, bei denen diese Entwicklung des Eigentumsbegriffes und die Anerkennung seiner Gesetze ganz konfliktlos vor sich geht. Kaum eines wird nicht das eine oder andere Mal beim Naschen ertappt, wenige sind es, die niemals mit Schulkameraden nicht ganz saubere Tauschgeschäfte tätigen oder niemals den Eltern etwas Geld aus der Börse nehmen, um es dann zu vernaschen. Derlei Dinge verdienen im allgemeinen lange nicht so tragisch genommen zu werden, wie dies ängstliche Eltern oft tun; freilich müssen sie ein Anlaß zu pädagogischen Maßnahmen sein.

Wir sollten uns übrigens darüber klar sein, daß auch die Erwachsenen in einer sehr hohen Zahl den Eigentumsbegriff nicht so sicher in der Tat anerkennen, wie dies scheinen mag. Gewiß ist die Berücksichtigung von Mein und Dein eine wesentliche Voraussetzung der sozialen Gemeinschaft. Aber jene Schicht, welche die Domestikation in dieser Beziehung über die Triebhaftigkeit gebreitet hat, ist erstaunlich dünn. Das zeigt sich deutlich in Zeiten, wo alle Bande gelockert sind, bei Naturkatastrophen oder in den Zusammenbrüchen des Krieges, bei uns etwa in der Endphase dieses letzten Krieges: die große Mehrzahl der Menschen war da bedenkenlos zu stehlen bereit, selbst die „solidesten Leute", einer zog den andern mit sich fort, wenige waren so gefestigt, daß sie dem Strudel standzuhalten vermochten. Ausreden vor sich und anderen sind ja so rasch bei der Hand!

Natürlich hängt die Entwicklung des Eigentumsbegriffes beim Kind ganz wesentlich auch vom Milieu ab, also ebenso von dem allgemeinen moralischen Niveau, das in einer Familie herrscht (in der Tat, nicht bloß im Wort „ad usum delphini"; denn die Kinder sind sehr wohl imstande, die Erwachsenen zu durchschauen), wie auch besonders von der individuellen Führung: da ist für die Eltern nicht nur Konsequenz vonnöten, die Schaffung bedingter Reflexe durch Gebot und Verbot und andere Erziehungsmittel, sondern mit in erster Linie die Liebe, die dem Kind den Triebverzicht erleichtert, weil es sich in der Zuneigung der Eltern geborgen weiß und ihm darum nichts schmerzlicher sein könnte, als diese Zuneigung auch nur für kurze Zeit zu verlieren; es ist dafür ebenso wesentlich, daß das Kind seinem Charakter nach imstande ist, Bindungen anzuknüpfen, wie auch, daß die Erzieher bereit sind, solche Beziehungen, die möglichst tief fundiert sein sollen, zu schaffen.

Auch an dieser Stelle muß besprochen werden, welch mächtigen Einfluß das Kollektiv der Kameraden und Kumpane bei der Verübung von Eigentumsdelikten und anderen kriminellen Taten hat. Unter solcher Beeinflussung, die sich zum Entsetzen der Familienangehörigen als weit mächtiger erweist denn die Einflüsse eines anscheinend intakten Elternhauses, kann das Kind oder der Jugendliche Taten verüben, die ihm allein nie zuzutrauen gewesen wären. Daß ein junger Mensch aber zu einem solchen Kollektiv findet, ist wiederum nichts rein Exogenes, ist kein Zufall. Es treffen vielmehr nach gesetzmäßiger Affinität ganz bestimmte Typen zusammen, meist recht verschieden an Temperament und Vitalität, an Phantasie und Aktivität, ja selbst an Intelligenz. Gesetzmäßig sind unter ihnen Führung und Gefolgschaft, Planung und Ausführung verteilt — manchmal wird die Tat gar nicht von dem wirklich Aktiven verübt, sondern von einem Schwächeren, welcher von einem anderen, der nur die Fäden zieht, dirigiert wird. So sehr also solche Kollektive aus den inneren Strukturgesetzen der beteiligten Persönlichkeiten herauswachsen, so groß, ja manchmal unausweichlich ist der Einfluß auf den einzelnen.

Außer vom erzieherischen Milieu hängt es also vom Wesen des Kindes ab, ob es ihm gelingt, zur richtigen sozialen Anpassung zu gelangen oder nicht. Soziale Entgleisungen, am häufigsten eben in Form des Stehlens, sind darum in einer großen Zahl von Fällen Ausdruck einer Persönlichkeitsstörung.

Wollten wir die verschiedenen Möglichkeiten aufzählen, so kämen wir zu ganz ähnlichen Typen wie bei den Lügnern (übrigens zeigen ja die in jenem

Kapitel angeführten Beispiele, daß Lügen und Stehlen und noch andere dissoziale Verhaltensweisen sehr häufig zusammen vorkommen). Wir könnten also
den Schwachsinnigen beschreiben, der bedenkenlos grapscht und stiehlt, wozu
sich ihm nur Gelegenheit bietet, weil eben jene „höhere Instanz" nicht oder
mangelhaft entwickelt ist, welche da hemmend eingreifen sollte, wir fänden da
unter den „Dieben aus Kritiklosigkeit" alle möglichen Gradabstufungen bis her-
auf zum Normalen (Eigentumsdelikte sind ja die häufigste soziale Entgleisung
der männlichen Hilfsschüler, so wie sexuelles Abgleiten bei den weiblichen; dazu
muß noch gesagt werden, daß jene Kinder meist auch noch in einem zu solchen
Delikten prädisponierenden Milieu leben); da wären weiter die „enzephalitischen
Kriminellen" anzuführen — aber auch dafür haben wir bereits charakteristische
Beispiele gegeben, haben gezeigt, wie die mangelnde Verschmelzung von Trieb-
und Denkschicht der Persönlichkeit jene Störung der sozialen Anpassung verursacht. Auch die „Kriminalität aus Instinktlosigkeit" wurde im vorigen Kapitel
bereits besprochen. Besonders Eigentumsdelikte sind bei solchen Menschen häufig,
welche nicht zu einer sinnvollen Harmonie zwischen Denk- und Triebbereich
gelangt sind, sondern bei denen eine meist überklare Einsicht und Selbstbeurtei-
lung mehr oder weniger von den Triebimpulsen dissoziiert erscheint. Alle Objektivität sich selbst gegenüber, welche diese Kinder und Jugendlichen so klar und
so „moralisch" über die eigene Tat urteilen läßt, als ginge es dabei um einen
Fremden, verhindert im Augenblick des Triebimpulses nicht die dissoziale Handlung. Häufig versuchen sich diese Menschen durch das Stehlen die Mittel zu
verschaffen, ihren oft recht abwegigen Sonderinteressen nachzugehen, etwa den
technischen oder chemischen Experimenten oder einer Sammlerleidenschaft. Steht
man im Examen vor dieser überdurchschnittlich klaren Einsicht, so ist man leicht
geneigt, mit Sicherheit eine gute Prognose zu stellen. In Wirklichkeit ist die
Voraussage bei einer sehr großen Zahl dieser Fälle zweifelhaft oder ausgesprochen schlecht: diese Menschen werden nicht „durch Schaden klug"; denn „klug
sein" heißt mehr als intellektuelle Einsicht haben, wirklich klug ist nur ein
Mensch, der richtig integriert ist.

Natürlich gibt es auch unter den Dieben, so wie unter den Lügnern, Menschen, bei denen eine triebhafte Schlauheit und ein klarer Verstand, eine schlagkräftige Aktivität sehr bewußt eingesetzt, kurz eine hochintegrierte Persönlichkeit
in den Dienst des dissozialen Handelns gestellt wird. Wenigstens unter Kindern
und Jugendlichen aber machen Diebe dieser Art nur einen kleineren Anteil aus,
wie denn überhaupt gesagt werden muß, daß kriminelle Charaktere in der großen Mehrzahl der Fälle defekthafte Menschen sind.

Die pädagogischen Maßnahmen müssen sich natürlich nach den Eigenheiten
des einzelnen Falles richten. Gleichwohl kann man aber einzelne allgemeine
Prinzipien aufstellen. Viele Eltern glauben, sie könnten ihr Kind, das sie bereits
einige Male beim Stehlen ertappt haben, dadurch „heilen", daß sie ihm Fallen
stellen, also etwa Geld an auffallenden Stellen liegenlassen. Natürlich erleben
sie dann oft den traurigen Triumph, daß das Geld wirklich verschwunden ist.
Man muß ganz im Gegenteil gerade solchen Kindern, so weit das nur irgendwie
möglich ist, jede Gelegenheit wegräumen. Man wird also nicht dem Kind feierlich
sein Mißtrauen erklären, sondern wird, ohne ein Wort zu reden, aber mit größter Achtsamkeit das für das Kind unerreichbar machen, was für es eine gefährliche Verlockung bedeutet.

Auch in diesen Fällen hat das von uns schon mehrmals besprochene Prinzip
seine Geltung, daß die Kinder mit sinnvoller Aktivität erfüllt werden müssen,
so daß sie es nicht mehr nötig haben, auf derart „schlecht integrierte" Reaktionsweisen zu verfallen (denn oft ist das Stehlen nur ein Ausdruck einer inneren

Leere). Das erfordert freilich ein ständiges Darüberstehen, ein Darbieten von Beschäftigungen, die für das Kind lustbetont sind, eine große Wachsamkeit und einen persönlichen Einsatz, Qualitäten, über die Eltern in vielen Fällen nicht verfügen oder was sie gar nicht versuchen wollen.

Der Verwahrlosung und damit auch ihrem wesentlichen Symptom, dem Stehlen, kann man aber nicht allein entgegenarbeiten durch mechanisches Ausfüllen der Zeit des verwahrlosungsgefährdeten Kindes. Wichtiger ist es, zu versuchen, persönliche Bindungen zu schaffen, um derentwillen das Kind dann eben darauf verzichtet, seiner Triebhaftigkeit freien Lauf zu lassen, so daß also im entscheidenden Augenblick bei dem Kind der Gedanke, einen geliebten Menschen mit seiner Tat zu betrügen, hemmend in das Triebgeschehen einspringt. Nur muß man sich darüber klar sein, daß es nicht bei allen kindlichen Charakteren oder wenigstens nicht innerhalb kürzerer Zeit gelingt, genügend wirksame, gemütstiefe menschliche Beziehungen aufzubauen: weil das Kind darauf überhaupt nicht antworten kann, oder weil das, worauf es ankommt, im kritischen Augenblick hinweggespült wird.

In solchen Fällen bleibt dann nichts anderes übrig, als durch Versetzung in ein Milieu, in dem es tatsächlich nichts zu stehlen gibt, dem Kind radikal jede Gelegenheit zu nehmen, um eine weitere Bahnung des verhängnisvollen Triebablaufes zu verhindern. Das wird meist nur durch Anstaltsunterbringung für einige Jahre zu erreichen sein.

Hier soll einiges Grundsätzliche über die Problematik heilpädagogischer Anstalten für kriminelle Kinder und Jugendliche gesagt werden. So sehr anerkannt werden muß, daß man es mit Persönlichkeiten eigener Prägung und eigenen Willens zu tun hat, ebensosehr muß berücksichtigt werden, daß diese Menschen meist unausgereift, in ihren Beziehungen zur Welt eingeengt, von falschen Einstellungen bestimmt sind. So erhebt sich die Aufgabe, den rechten Weg zwischen Freiheit und Führung zu finden, was ja ein zentrales Erziehungsproblem überhaupt ist, nur eben hier in einem Lebensalter gestellt, wo die „Normalen" schon weitgehend in die eigene Verantwortlichkeit entlassen sind. Hier müssen aber Freiheit und Verantwortung genau so lange und genau in dem Grade abgenommen werden, als die jungen Menschen selbst davon noch keinen Gebrauch machen können.

Das ist aber nur dann möglich, wenn im Heim eine menschliche Ordnung herrscht und nicht ein kaltes Schema, ein starrer Drill und Zwang — solches Vorgehen kann ja erst recht gefährliche Ressentiments erzeugen, schwere Aggressionen auslösen, dissoziale Charakterzüge verstärken.

Soll diese Führung ihre Wirkung entfalten, muß sie präzise der individuellen Persönlichkeit angepaßt sein, die man also genau kennen muß — den Reifungszustand, die Intelligenz, die besonderen Defekte und besonderen Begabungen. Das braucht wieder gute Beobachtungsmöglichkeiten, sei es vor der Anstaltseinweisung in einem Beobachtungsheim, sei es in Beobachtungsgruppen in den Heimen selbst, wo nicht nur moderne Untersuchungsverfahren angewendet werden können, sondern wo sich aus der unmittelbaren Beobachtung des sozialen oder des Arbeitsverhaltens wertvollste Kriterien ergeben. Weiter dürfen die Gruppen nicht zu inhomogen sein, vor allem nicht dem Intelligenzniveau nach, weil sonst die verschiedene Behandlung, die man dabei den einzelnen angedeihen lassen muß, die Gruppe zerreißt. Charakterliche Verschiedenheiten aber sollte man in der Gruppe grundsätzlich tolerieren, gerade sie können eine lebensgerechte Situation schaffen. Das Problem des optimalen Gruppierungsschemas ist noch nicht gelöst, ist vielleicht gar nicht lösbar. Lazar hat versucht, Jugendliche nach dem allgemeinen Reifungszustand in Gruppen zusammenzustellen (siehe S. 22), was einen nicht nur theoretisch, sondern auch in der Anstaltspraxis brauchbaren Gedanken darstellt, der aber auch nicht gepreßt werden darf. Man soll vielmehr noch individueller vorgehen, am besten nach persönlichen Affinitäten der Zöglinge zu Gruppenkameraden oder zu bestimmten Erziehern. Der aus solchen Gegebenheiten folgenden „Gruppendynamik", den Wirkungen, welche jeder einzelne auf jeden anderen ausübt, widmet man heute mit Recht besonderes Interesse.

Eine „menschliche Ordnung", wie wir sie oben forderten, verlangt ungemein viel vom Erzieher, von seiner Bildung und Erfahrung, besonders aber von seinem Charakter; die Hauptrolle spielen dabei, so glauben wir, seine emotionalen Qualitäten, seine Liebesfähigkeit. Erziehung ist eine Sache des Seins und des Vorlebens mehr als des Redens, auch nicht einer bloß intellektuellen Psychologie („agere sequitur esse", sagt die scholastische Philosophie ganz richtig).

Es ist eine Sentimentalität, die sich bitter rächt, zu glauben, man brauche nur an die eigene Freiheit und Verantwortung kriminell gewordener junger Menschen zu appellieren, dann ginge schon alles von selbst, da man ja das Beste in ihnen anrief — eben dazu sind sie ja ihrer Störung wegen nicht imstande. Weist man darauf hin, daß solche Versuche bereits gelungen seien (z. B. in Father FLANAGANS „Boys Town"), so vergißt man, daß da eben von einer ungewöhnlich starken, hinreißenden Persönlichkeit ein unausweichlicher moralischer Druck und Zwang ausgeübt wird. Es ist eher eine Illusion der Freiheit, welche die jungen Menschen da spüren, in Wirklichkeit sind sie sehr fest gehalten, freilich nicht durch äußere Zuchtmittel, sondern durch die aus dem Zentrum einer Persönlichkeit strömenden Kräfte.

War eine solche bezwingende Führung gut und hat sie ihre Wirkung entfaltet, so kommt in allen diesen Fällen ein kritischer Punkt, den man ja nicht versäumen darf: man muß das Kind oder den Jugendlichen nunmehr „mit Freiheit belasten", ihm gewisse Aufgaben in die eigene Verantwortung übergeben. Daraus ergibt sich die Notwendigkeit eines progressiven Systems mit fortschreitender Lockerung, immer unmerklicher werdender Führung. Daneben sollte den jungen Menschen freilich im Heim zu jeder Zeit ein Raum der Freiheit gewahrt werden, in Spiel und Sport, in musischer Beschäftigung und künstlerischem Schaffen.

Sind wir uns darüber klar, daß bei sehr vielen kriminell Gewordenen ein Infantilismus, ein Reifungsrückstand die entscheidende Rolle spielt, so müssen wir auch zur Erkenntnis kommen, welche Bedeutung der *Zeitfaktor* in der Anstaltspädagogik hat. Es gilt, die lösenden, heilenden, aufbauenden Kräfte der Zeit einzusetzen, welche oft bei verzweifelten Fällen etwas zu vollbringen imstande sind, was wir mit allen unseren gescheiten, aber oft zu hastigen Absichten nicht zuwege bringen konnten. Dazu braucht es freilich eine geordnete, erfüllte Zeit, voll von schlichten und auch mühsamen Dingen, vor allem voll von Arbeit. Bei aller Anerkennung der modernen psychotherapeutischen Methoden muß doch gesagt sein, daß es immer noch in erster Linie die Arbeit ist, welche den Menschen auf eine höhere Stufe der Persönlichkeitsorganisation heben kann. Das gilt ebensosehr, wir wir ja ausgeführt haben, für die kindlichen Psychopathen, wie für kriminelle Jugendliche, die im Heim ein Handwerk zu erlernen haben.

Nicht in allen Fällen von drohender oder bereits bestehender Jugendkriminalität ist eine Anstaltseinweisung unbedingt nötig. Oft würde eine gute Betreuung der Familie genügen, in regelmäßiger Beratung, bei Stärkung ihrer erzieherischen Kräfte; sehr viel könnten heilpädagogische Horte (oder, wie man heute gern sagt, Klubs, die sich dem geistigen und charakterlichen Niveau und den Interessen der Teilnehmer gut anpassen) leisten, durch die man Kinder aus gefährlichen Situationen der Straße herausnimmt, ihnen eine Stätte der Arbeit, des Spiels und der Bildung von Geist und Gemüt bietet.

Sexuelle Abartigkeiten

Auch die Sexualität gehört zu dem großen Bereich des Triebhaften im Menschen, ist ein entscheidend wichtiger Anteil der „Tiefenperson"; sie ist einer der mächtigsten Antriebe, in alle Persönlichkeitsbereiche hineinspielend, dem Menschen höchste Erfüllung bringend, wenn sie richtig mit der Persönlichkeit integriert ist, jedoch gefährlichste Spannungen, ja Zerstörungen verursachend, wenn diese Integration nicht gelingt.

So wichtig aber die Sexualität im Rahmen der reifen Persönlichkeit ist — beim Kind spielt sie unter normalen Verhältnissen lange nicht die gleiche Rolle. Auch in diesem Punkt müssen wir uns von der psychoanalytischen Lehre, welche das Gegenteil behauptet, distanzieren. Gewiß wird das junge Kind von seiner Triebhaftigkeit beherrscht, um so ausschließlicher, je jünger es ist. Diese Triebhaftigkeit jedoch vollkommen unter den Begriff der sexuellen Libido zu subsumieren, wie das die Psychoanalyse versucht, das tut unserer Überzeugung nach den Dingen Zwang an. Natürlich handelt der Säugling, und für längere Zeit auch noch das Kind, rein triebhaft, auf Lustgewinn berechnet; daß aber das Saugen an der Flasche oder an den Fingern, das Herumspielen oder Herumzupfen an den eigenen Körperteilen ein sexueller Akt sein soll, das kann dem, der wirklich unter Kindern lebt, wenig glaubhaft erscheinen. Wieder müssen wir sagen, daß die Psychoanalyse, von Erfahrungen an psychopathischen Erwachsenen und seltenen Fällen schwerst abnormer Kinder ausgehend, das Bild des Kindes verfälscht hat.

Jedenfalls müssen wir aus einer wirklich umfassenden Erfahrung an jungen Kindern sagen, daß bei der großen Mehrzahl von ihnen Strebungen und Betätigungen, die man wirklich „sexuell" nennen kann, keine wesentliche Rolle spielen. Sicherlich gibt es Säuglinge und junge Kleinkinder, welche mit starker Erregung, unter beträchtlicher vegetativer Beteiligung (glänzender Blick, Röte des Gesichts, Schwitzen, Speichelfluß und anderes) „masturbieren"; es kommt dabei sogar bis zu einer Art von Orgasmus; dieser Akt ist schwer abzustellen, jeder Versuch einer Störung wird mit Zorn und schwerer Gereiztheit beantwortet. Solche Fälle sind aber recht selten und oft ein bedenkliches Zeichen. Wir kennen freilich Kinder dieser Art, aus denen sich etwas absonderliche, aber doch noch im Rahmen des Normalen liegende Persönlichkeiten ohne besondere sexuelle Auffälligkeiten entwickelt haben. Bei unseren Nachuntersuchunggen hat sich allerdings gezeigt, daß diese Menschen später meist sehr hyposexuell waren, die Männer im Sexuellen wenig aktiv, die Frauen frigid. In einigen Fällen dieser Art war jedoch die enthemmte Masturbation Vorbote einer Epilepsie oder einer schizophrenen Psychose.

Überhaupt kann ein masturbatorisches Geschehen Äquivalent eines epileptischen Anfalls sein. An etwas Derartiges muß man denken, wenn der Akt völlig ohne Rücksicht auf Zuschauer, bei deutlich herabgesetzter Bewußtseinsklarheit, mit Zeichen stärkster vegetativer Erregung, glasigen Blicks, manchmal mit deutlichen Zeichen von Unlust, ja von Gequältheit, eben richtig „wie ein Anfall" abläuft. Auch das Elektroenzephalogramm (EEG) sprach in diesen Fällen für Epilepsie. In anderen ähnlichen Fällen unserer Beobachtung schlossen sich an solche Abläufe nach einer Frist von Monaten oder Jahren Krampfanfälle an, so daß dann an der Diagnose einer Epilepsie kein Zweifel mehr sein konnte.

Masturbationsähnliche Zustände finden sich ferner nicht selten bei neuropathischen Kindern, und auch da handelt es sich sicher in vielen Fällen um keine echte Masturbation. Diese Kinder, die in ihrer dranghaften Unruhe ununterbrochen herumwetzen, herumzupfen, an Bleistiften und Fingernägeln kauen, kommen natürlich im Verlauf ihrer leeren motorischen Automatismen auch einmal an das Genitale und spielen damit herum. Der unvoreingenommene Beobachter erkennt deutlich, daß auch dieses Gehaben ganz affektlos abläuft, gar nicht auf Lustgewinn berechnet ist, auch zu keinem orgastischen Höhepunkt führt. Freilich gibt es von solchen Zuständen Übergänge zur echten Masturbation. Entweder unter dem Einfluß der Verführung durch andere oder von selber können diese Kinder dazu kommen, immer bewußter den sexuellen Lustgewinn zu suchen und zu finden.

Besonders jene Fälle geraten immer hemmungsloser in den Bann solcher und anderer sexueller Gewohnheiten, bei welchen die normale Integration der Persönlichkeit gestört ist, also vor allem Schwachsinnige und zerebral Gestörte, die einen, weil sich kein „höherer Überbau" über die Triebhaftigkeit ausgebildet hat, die anderen, weil die Hemmungsfunktionen im entscheidenden Augenblick nicht richtig eingreifen. Auch bei autistischen Kindern, von denen viele sexuell ganz desinteressiert sind und auch in ihrem weiteren Leben eine ausgesprochene sexuelle Triebschwäche aufweisen, findet sich in anderen Fällen eine schwere, hemmungslos ausgeübte Masturbation oder auch andere sexuelle Abartigkeiten, die scheinbar ganz bewußt, ohne Rücksicht auf innere und äußere Hemmungen, betrieben werden, sadistische Quälereien oder auch richtige sexuelle Akte mit Kindern des gleichen oder des anderen Geschlechts. Auch bei diesen Kindern, die „in ihrem Körper nicht zu Hause sind", die nicht richtig in ihren Instinkten beruhen, können wir ja von einer Desintegration der Persönlichkeit sprechen, so daß Triebimpulse die normale Ordnung durchbrechen und an die Oberfläche gelangen können.

Bei dem Problem der kindlichen Sexualität spielen natürlich auch exogene Faktoren im positiven und im negativen Sinn eine entscheidend wichtige Rolle. Tempo und Grad der Persönlichkeitsintegration werden von der Erziehung ja überhaupt aufs stärkste beeinflußt, und das ganz besonders auf sexuellem Gebiet. Eben um der gefühlstiefen Bindung an die Eltern willen lernt das Kind auf das Ausleben seiner Triebhaftigkeit zu verzichten, die von den Erziehern vermittelten Werterlebnisse bilden einen wesentlichen Bestandteil des höheren Überbaus der Persönlichkeit. So lernt das Kind seine Triebe zügeln, baut unter dem Einfluß kluger Erziehung den wichtigen Schutzmechanismus der Scham auf (diese ist aber nach unserer Überzeugung nicht allein ein Produkt äußerer, erzieherischer Faktoren, sondern hat im normalen Fall auch ihre endogenen Voraussetzungen).

Es ist klar, daß das ungefestigte Wesen des Kindes einer sexuellen Verführung noch in ganz anderem Maße preisgegeben ist als der Erwachsene. Darum sind viele Kinder nicht allzu schwer von Erwachsenen wie auch von anderen Kindern zu gröbstem sexuellem Unfug zu bringen. Hier zeigt sich wieder einmal deutlich der Einfluß von „Kollektiven": mehrere Kinder zusammen steigern sich leicht in eine Stimmung hinein, in der es nicht nur zu orgienhaften masturbatorischen Akten, nicht nur zu richtigen Koitusversuchen kommt (wenn Kinder beider Geschlechter beisammen sind), sondern auch zu gefährlichen sadistischen Akten, häufig auch zu recht ekelhaften Szenen (gegenseitiges Anurinieren und ähnliches). Aber selbst so arge Erlebnisse können sich in erstaunlich kurzer Zeit und erstaunlich vollkommen „überwachsen", müssen keineswegs die Rolle eines seelischen Traumas spielen, welches die gesamte Charakterentwicklung in abwegige Bahnen lenkt. Hat man, etwa als Gerichtspsychiater, Gelegenheit, häufig derartige Fälle zu sehen, so ist man immer wieder davon überrascht, wie wenig beeindruckt und wie wenig tief beeinflußt manche dieser Kinder kurze Zeit nach ärgsten Erlebnissen dieser Art sind. Auch wenn man solche Fälle viele Jahre später wieder recherchiert, kann man finden, daß diese Erlebnisse ohne sichtbaren Einfluß auf die Persönlichkeitsentwicklung geblieben sind, vollkommen vergessen wurden oder als belanglose Erinnerungen, die alles Schreckliche verloren haben, auf dem Grund des Bewußtseins ruhen.

Ein derart günstiger Verlauf kindlicher Sexualerlebnisse hat freilich eine wichtige Voraussetzung: daß das Erlebnis wirklich nur „von außen" kommt und nicht etwa von einer von vornherein abnormen Persönlichkeit „angezogen" wird. In nicht so seltenen Fällen freilich müssen wir von einer endogenen Erlebnisbereitschaft gerade auf diesem Gebiet sprechen, besonders bei kleinen Mädchen, welche einer Schändung zum Opfer fallen. Diese gehören in der Mehrzahl einem deutlich umschriebenen Typus an: nicht daß sie alle sexuell besonders aktiv wären (bei manchen von ihnen trifft auch das zu, und diese wirken dann von sich aus verführend), sie haben meist nur das Gehaben, die Geste des Kokettierens an sich, sind „passive Locktypen", denen vor allem der natürliche Schutzmechanismus der Scham fehlt. Meist geht ihnen auch die natürliche persönliche Distanz, das normale Fremdheitsgefühl ab. Gerade weil sie innerlich leer sind, suchen sie „anhabig", wie man in Wien sagt, einen oberflächlichen Kontakt, ja die Sensation. Wenn nun noch dazu eine unvernünftige pädagogische Behandlung die Sensation eines solchen Erlebnisses ständig in Gang hält, wenn es die Erziehung verabsäumt, die Kinder mit sinnvoller Aktivität zu erfüllen, die sie ganz in Anspruch nimmt, so können solche Persönlichkeiten tatsächlich auf den Weg der sexuellen Depravation gedrängt werden. Nicht zufällig ist es ja, daß derartige Kinder in der Mehrzahl der Fälle in einem gerade in sexueller Beziehung sehr ungünstigen Milieu aufwachsen, was natürlich, doppelt wichtig bei Kindern solchen Charakters, die Notwendigkeit eines langdauernden Milieuwechsels, am besten der Unterbringung in eine gute Anstalt, mit sich bringt.

Wieder würden wir aber der Realität des Lebens nicht gerecht, wenn wir nur die eine Richtung der Kausalität sähen, nämlich von der Persönlichkeit zum Erlebnis. Auch die gegensätzliche Kausalität hat viel zu bedeuten: das Erlebnis gestaltet den Menschen bis ins Körperliche hinein. Das ist nirgendwo so deutlich zu erweisen wie gerade beim Sexuellen. Dafür ein Beispiel:

Ein in einem etwas anrüchigen Gasthaus aufwachsendes Mädchen wird im Alter von zehn Jahren von einem in der Familie lebenden Onkel systematisch in geradezu diabolischer Weise verführt. Dieses Geschehen beginnt mit immer handgreiflicher werdenden sexuellen Aufklärungen und endet mit richtigem Geschlechtsverkehr; es erstreckt sich fast über Jahresfrist. Von diesem Zeitpunkt an geht eine frappante Veränderung mit dem Mädchen vor sich: bisher war sie körperlich vollkommen kindlich gewesen, ja, nach glaubhaften Angaben kindlicher, als ihrem Alter entsprach, war auch eine gescheite, gute Schülerin. Förmlich im Verlauf von Wochen, so wurde berichtet, reifte sie körperlich zu einer üppigen Weibsperson heran, mit ausgesprochen femininen Proportionen, mit erstaunlich ausgebildeten Kokettiermechanismen; noch vor dem elften Lebensjahr hatte sie die erste Menstruation. Alle Lerninteressen waren verschwunden (die Schule war verzweifelt über die vorher beliebte Schülerin). Es war auch tatsächlich alles von der Sexualität förmlich absorbiert, das Mädchen entfaltete von da an eine geradezu unheimliche Aktivität, verführte in ungemein raffinierter Weise wie eine erfahrene Dirne, mit Einsatz von Beleuchtungseffekten, von gedämpfter Musik und Wein, eine größere Anzahl von Jugendlichen zum Geschlechtsverkehr, die dann, da das Mädchen noch kaum zwölf Jahre alt war, wegen Schändung angeklagt waren. Bei Gelegenheit dieses Prozesses lernte der Verfasser dann auch das Mädchen kennen.

Sie, die damals noch nicht Dreizehnjährige, wirkte um viele Jahre älter. Ihre üppigen Formen, ihre Blicke und Bewegungen, ihr ganzes Gehaben — alles strotzte geradezu von Sinnlichkeit. Sie selber, seelisch nicht undifferenziert und intellektuell gut begabt, litt unter dem Verlust an Lern- und anderen höheren Interessen.

Wir nahmen das Mädchen zur Behandlung an die Heilpädagogische Abteilung auf. Das Wesentliche an der Therapie war zweifellos, daß sie dort — zu ihrem Erstaunen, wie sie uns später einmal sagte — erlebte, daß man sie nicht als Sexualobjekt begehrte, weder mit Worten noch mit Blicken, sondern daß man sie menschlich schätzte wegen ihrer positiven Wesenszüge und ihrer Gescheitheit, die im weiteren Verlauf immer deutlicher aufschienen, und daß man sie schulmäßig und in ihren Interessen möglichst gut förderte. Es war erstaunlich zu sehen, wie da in relativ kurzer Zeit verschüttete Interessen wieder hervorkamen, wie sie ehrgeizig zu arbeiten begann, sich über jeden Erfolg freute, eine nette Freundschaft mit einer besonders mütterlichen Schwester schloß. Die Behandlung wurde durch mehrere Jahre in einem sehr guten, von einer religiösen Gemeinschaft betriebenen Heim fortgesetzt — und führte zu einem, wenn man die schwere Depravation erlebt hatte, erstaunlichen Erfolg: Das Mädchen, das inzwischen längst schulmündig geworden war, arbeitete sehr gut auch in freier Situation, heiratete jung einen jungen Menschen von guten Persönlichkeitsqualitäten und ist jetzt, so weit wir hören, eine glückliche Ehefrau. Sicher ist dieser — leider muß man sagen — ungewöhnlich gute Verlauf wesentlich auf die gute intellektuelle und charakterliche Begabung des Mädchens zurückzuführen, so daß es tatsächlich gelingen konnte, eine tragfähige „höhere Instanz" der Persönlichkeit aufzubauen.

Derartige Fälle kennen wir mehrere, wo man von einer überschießenden Reifung (freilich nur auf bestimmten Gebieten) durch vorzeitige Sexualisierung sprechen muß. Heute können wir uns auch über die Wege, auf denen eine solche Beeinflussung verläuft, eine klarere Vorstellung machen: das seelische Erlebnis stimuliert jene Zentren im Zwischenhirn, welche die hormonalen Regulierungen beherrschen; so kommt es dann zu einer Beeinflussung der dafür zuständigen endokrinen Drüsen (vor allem der Hypophyse und der Geschlechtsdrüsen) und so zur körperlich-sinnlichen Frühreife. Den Menschen, der in biologische Zusammenhänge zu schauen gewohnt ist, wundert es nicht, daß es in solchen Fällen immer zu schweren Persönlichkeitsdisharmonien, zu intrapsychischen Spannungen kommt; es ist unvorstellbar, daß es bei solchem Geschehen zur frühzeitigen Ausbildung einer wirklich harmonischen Persönlichkeit käme.

Gleichgeschlechtliche Betätigung kommt, wenn Kinder überhaupt miteinander sexuell zu tun haben, recht häufig vor; das darf aber nicht auf die Stufe echter Homosexualität reifer Menschen gestellt werden und wird kaum je eine solche: der kindlichen Sexualität fehlt ja in bezug auf das Objekt meist die klare Richtung, und zu Beschäftigung mit Kindern gleichen Geschlechts haben sie viel leichter Gelegenheit. Meist handelt es sich dabei ja auch nur um mutuell betriebene Masturbation. Selbst wenn derartiges durch Jahre betrieben wird, selbst wenn Kinder von Erwachsenen durch lange Zeit schwer mißbraucht werden, finden sie doch in der großen Mehrzahl der Fälle schließlich zu einer hetero-sexuellen Einstellung zurück. Es mag wohl Fälle geben, bei denen eine später in Erscheinung tretende echte Homosexualität von den ersten sexuellen Erlebnissen in diese Richtung gedrängt wurde, aber wir glauben, daß das konstitutionelle Moment dabei eine entscheidende Rolle spielt.

Meist gehören Knaben und Jugendliche, welche das Opfer homosexuellen Mißbrauchs von seiten eines Erwachsenen sind, ganz bestimmten Typen an; es sind in der Mehrzahl der Fälle besonders hübsche Burschen mit weichen, mädchenhaften Gesichtszügen und öfters auch sonstigen femininen Zügen in den Proportionen und im Gehaben. Eben deshalb werden sie ja auch von erwachsenen Homosexuellen „angezogen". Aber selbst diese Typen werden, wenngleich es da manchmal einen „prägenden" Einfluß von Erlebnissen gibt, keineswegs in größerer Zahl später homosexuell.

Nunmehr ist die Pädagogik und Heilpädagogik sexueller Abartigkeiten zu besprechen und, was noch wichtiger ist, deren Prophylaxe. Gerade über diese letztere Frage, über „Sexualerziehung", ist in der jüngsten Zeit eine ungemein große Literatur entstanden.

Einen weiten Raum in dem Problem der Sexualerziehung nimmt die Frage nach Zeitpunkt und Art der *sexuellen Aufklärung* ein. Angeregt von tiefenpsychologischem Denken, wird heute mit Nachdruck die Forderung nach möglichst frühzeitiger und umfassender Aufklärung erhoben, vor allem aus dem Grunde, um bei dem Kind keine Verdrängungen und Komplexbildungen aufkommen zu lassen und damit die Entstehung von Neurosen zu verhindern. Erziehungsbücher und in immer weitere Bevölkerungskreise dringende Broschüren und Vorträge fordern die restlose, wissenschaftlich gehaltene, oft von detaillierten Zeichnungen unterstützte Aufdeckung aller sexuellen Zusammenhänge, schon im Kleinkindesalter, noch bevor das Kind nach solchen Dingen fragt und bevor sie ihm ein wirklich ernstes Anliegen sind. Solches Vorgehen halten wir für ausgesprochen instinktlos, nicht den biologischen Gesetzen der Erziehung entsprechend — und vor allem völlig wirkungslos, sexuelle Abartigkeiten tatsächlich zu verhindern. Ja wir haben uns vielmehr öfters (u. a. in Amerika) davon überzeugen können, daß dadurch abnorme sexuelle Reaktionen bei Kindern geradezu gezüchtet werden. Wenn man gewisse Reaktionen bei Kindern mit angstvoller Spannung erwartet (das gilt keineswegs nur für das sexuelle Gebiet), ja wenn man ihnen durch angelegentliches Bereden zuvorzukommen versucht — dann zieht man sie in Wirklichkeit herbei. Das gilt besonders von der Eifersucht unter Geschwistern, die dann, von bestimmten dogmatischen Voraussetzungen ausgehend, als Sexualneid gedeutet wird. Sucht man dieser Eifersucht durch ängstliches Belehren des älteren Geschwisters zuvorzukommen, anstatt einfach das Seine dazu beizutragen, daß zwischen den Mitgliedern der Familie warme menschliche Beziehungen bestehen, so daß sich jeder in der „Nestwärme" des Hauses geborgen weiß, so macht man gerade dadurch das Kind in seinem Gefühl unsicher, stört seinen vor allem in der Tiefenperson fundierten Kontakt mit Eltern und Geschwistern — und macht es eifersüchtig. Es geht damit genau so, wie wir das oben schon für die vegetativen Abläufe dargelegt haben: diese Dinge müssen unbewußt bleiben, um richtig funktionieren zu können. Gerade in der hypertrophischen Aufklärerei zeigt sich so recht, wie ungesund unsere überintellektualisierte Zeit ist, welche den Zusammenhang mit den Instinktfunktionen völlig verloren hat.

Dadurch soll aber keineswegs einer sexuellen Prüderie das Wort geredet und die Zeiten des Storchmärchens zurückgewünscht werden. Der Versuch, durch ängstliches Vertuschen-wollen einen Schleier des Geheimnisses über alles Sexuelle zu breiten — das geschieht immer mit eigenartig schlechtem Gewissen, was die Kinder sehr wohl merken —, ist immer wirkungslos, da es die Kinder verlockt, sich ihr Wissen aus anderen, weniger guten Quellen zu holen. Die Erzieher, und besonders die nächststehenden, vor allem die Mutter, sind verpflichtet, die Fragen des Kindes, soweit sie ihm ein ernstes Anliegen sind (oft freilich sind sie, so wie viele andere Fragen junger Kinder auch, nur um des Fragens willen gestellt und können dann einfach „abgestellt" werden), ehrlich zu beantworten, gerade so weit, wie das Wissensbedürfnis des Kindes geht — das freilich festzustellen, dazu hilft dem, welcher sich der Frage stellen muß, keine gedruckte Anweisung, sondern nur das Verstehen des Kindes und seiner jeweiligen Situation.

Die Aufklärung soll an konkrete, vom Kind erfahrene oder wahrgenommene Situationen anknüpfen und vor allem beim jüngeren Kind nicht als ein akade-

mischer Vortrag aufgezogen werden. Sie muß — und damit kommen wir zum
zentralen Punkt — ohne Prüderie, frei und selbstverständlich gegeben werden.
Das erfordert freilich eine Persönlichkeit von beträchtlicher Höhe der Integration.
Wie wenige Menschen bringen es zustande, beherrscht — und doch frei und offen
zur Sexualität zu stehen! Bei der sexuellen Aufklärung ist das „Wie" wichtiger
als das „Was". Es ist ein großes Mißverständnis unserer Zeit, daraus ein rein
intellektuelles Problem zu machen (genau so falsch wie eine nur verstandesmäßige
Belehrung bei einer Zwangsneurose!). Nur wenn solche Aufklärung aus der richtigen emotionalen Einstellung der Eltern oder des Lehrers kommt, wird sie auch
die „Tiefenschicht" der kindlichen Persönlichkeit richtig treffen.

Sexuelle Erziehung ist nicht Sache des Redens, sondern des Seins, des Vorlebens. Nur jene Eltern sind dazu imstande, welche selber ein untadeliges sexuelles Leben führen, zuchtvoll und doch nicht verkrampft. Auch im Sexuellen
erzieht die gesamte Atmosphäre der Familie. Geht es da nicht sauber zu, ist
die Atmosphäre von ungesunden Spannungen erfüllt, dann nützt alle Aufklärung nichts; sie ist niemals stark genug, den mächtigen Trieb in Dämme zu
zwingen, und malt man auch böse Folgen noch so schwarz an die Wand. Niemals
dürfen Eltern meinen, sie könnten sich durch intellektuelle Belehrung der Kinder ihrer Verantwortung entziehen, durch ihr ganzes Leben ein Beispiel zu
geben. Dabei ist nicht nur Laszivität, vom Kind miterlebte oder doch gespürte
sexuelle Hemmungslosigkeit von schwerem Schaden, auch eine ausgeprägte Se-
xualangst der Eltern hindert das Kind, zu einem natürlichen Verhältnis zum
Geschlechtlichen zu kommen. Diese formende Kraft der Atmosphäre des Elternhauses ist auch weit stärker als alle zufälligen Erlebnisse, welche dem Kind
sonstwo begegnen: mag es auch einmal von der Straße, vom Kindergarten oder
von der Schule obszöne Ausdrücke mit heimbringen, mag es in noch so häßlicher
Weise von Kameraden aufgeklärt werden, mag es einmal einem Exhibitionisten
begegnen oder mag ihm auch noch etwas Schlimmeres, Eingreifenderes geschehen — all das „überwächst" sich, wenn das Kind nur in dem guten Mutterboden einer gesunden Familie wurzelt.

Ähnliche Forderungen, wie sie oben ausgeführt wurden, sind an die familien-
fremden Erzieher zu stellen, vor allem also an den Lehrer. Auch von ihm wünschen wir uns nicht so sehr wissenschaftliche Aufklärungsvorträge, sondern eine
offene, freie Sprache über die Lebensprobleme, die in natürlicher Weise aus der
konkreten Situation herauswächst. Oft versuchen Kinder, besonders wenn sie
sich dem Pubertätsalter nähern, den Lehrer durch Fragen, welche Sexuelles
berühren, in Verlegenheit zu bringen. Da darf er nicht ausweichen, sondern
muß gerade an solche Gelegenheiten anknüpfen, das Natürliche natürlich sehen
und sehen lehren und so die Dinge in den richtigen Lebenszusammenhang stellen
können. Der Lehrer soll aber nicht nur jene Gelegenheiten aufgreifen, die ihm
der Zufall entgegenträgt, sondern soll auch von sich aus solche Gelegenheiten
suchen — etwa im Deutschunterricht an Beispielen künstlerisch bewältigter und
damit dem wirklichen und dem höherem Leben entsprechender sexueller Problematik, nicht anders als im Geschichts- wie im Biologie- und besonders im
Religionsunterricht. Auch dazu bedarf es nicht so sehr wissenschaftlicher Bildung, sondern es stellt hohe Anforderungen vor allem an die Persönlichkeit des
Lehrers, daß ihm die Kinder auch glauben, was er sagt. Es darf der familienfremde Erzieher ebensowenig ins Intellektuelle ausweichen wie die Eltern.

Es ist also, das geht schon aus dem Gesagten hervor, sexuelle Erziehung in
erster Linie ein Problem der Menschenführung, der Erreichung der bestmöglichen Integration der kindlichen Persönlichkeit. Sie darf nicht isoliert gesehen

und versucht werden, besonders auch bei Kindern, die bereits sexuelle Auffälligkeiten gezeigt haben. Wir halten da, besonders bei jüngeren Kindern, wenig vom Bereden, Verbieten und Warnen, sondern verlangen, daß das Kind in eine gesündere Atmosphäre hineingestellt wird — wenn eine Änderung der Einstellung der Familie nicht möglich ist, durch Herausnahme aus dieser und Verpflanzung in eine erzieherisch bessere Umgebung. Auch da wird man vor allem versuchen, das Kind zu seiner optimalen Leistung zu bringen, ihm zur lustbetonten Ausübung seiner gesunden Kräfte zu helfen, ihm Erfolgserlebnisse zu verschaffen, seinen Tag möglichst lückenlos auszufüllen. Dann verschwinden die sexuellen Abartigkeiten von selbst, es sei denn, daß es sich um eine sehr abnorme charakterliche Veranlagung handelt.

Das Gesagte gilt vollinhaltlich für die „Behandlung" der kindlichen Masturbation. Es ist grundfalsch, daß im häuslichen Milieu diese Unart immer wieder beredet wird (bezeichnenderweise wird die Masturbation viel häufiger von blutsfremden Erziehern — Pflegeeltern oder einer Stiefmutter — als Problem vor den Heilpädagogen oder Arzt gebracht als von der leiblichen Mutter, die aus ihrer instinktmäßigen Verbundenheit mit dem Kind öfter von sich aus mit der Schwierigkeit fertig wird); es ist falsch, daß dem Kind durch Androhung von Krankheiten oder anderer Störungen als Folge der Onanie Angst gemacht wird — besonders verhängnisvoll bei von vornherein zu Angst oder neurotischen Reaktionen neigenden Kindern —; ebenso unrichtig ist es, daß sich das Kind jeden Augenblick belauert fühlt, daß es merkt, man denke ständig an diese Unart. All das erzeugt geradezu bedingte Reflexe, welche zur Fortsetzung und Steigerung der Masturbation führen. In solchen Fällen bleibt wohl nur übrig, das Kind aus diesem Milieu heraus und wenigstens für einige Monate in ein besseres zu bringen, wo man ihm unbefangen entgegentritt, trotz einer wirklich lückenlosen Führung, die aber möglichst wenig in Erscheinung tritt. Pflichten und Freuden sollen im Tagesplan in einem harmonischen Gleichgewicht stehen, desgleichen körperliche und geistige Beschäftigung; keine Betätigung soll bis zur Übermüdung betrieben werden, aber jede zu vollem Einsatz führen.

Das Überwuchern sexueller Triebhaftigkeit stellt — nicht anders ist das ja beim Erwachsenen — auch eine Art von „Desintegration" der Persönlichkeit dar, das Herausfallen eines gewiß wichtigen Teilgebietes aus der Harmonie. Dem muß dadurch begegnet werden, daß man das Kind zu einer „Integration" auf höherer Stufe führt, indem man es mit gesunder Aktivität erfüllt, indem man alles in Anspruch nimmt, was Bindung und Halt schafft. Es ist klar, daß dabei ethische und religiöse Verpflichtungen eine große Rolle spielen können. Ist doch die „re-ligio", die Bindung an Gott, die höchste „Integration" des Menschen überhaupt.

Es gibt also, so wollen wir abschließend sagen, keine sexuelle Erziehung als eigens herausgehobene Bestrebung — denn das könnte nur zu einer ungesunden Intellektualisierung von Dingen führen, die im Kindesalter im Unbewußten beruhen sollen, es soll nur eine möglichst hohe, möglichst harmonische Entwicklung der kindlichen Persönlichkeit angestrebt werden. Darin ist, ohne daß ein Wort darüber gesagt wird, die geschlechtliche Erziehung von selbst eingeschlossen.

Kind und Angst

Die moderne Philosophie des Existentialismus, welche damit gewiß eine Einstellung des Menschen von heute ausdrückt, behauptet, die Angst sei eine „Grundbefindlichkeit der menschlichen Existenz". Über die Allgemeingültigkeit dieses Satzes ist hier nicht zu streiten. Sicher ist aber, daß Angstzustände auch und besonders im Kindesalter ungemein häufig sind und schwierige pädagogische Probleme darbieten. Vor allem Kleinkinder machen in ihrer Mehrzahl Phasen von Ängstlichkeit durch, die gewiß pädagogisch zu beherrschen sind, bei richtigem Verhalten der Umgebung nach außen hin wenig in Erscheinung treten müssen. In anderen Fällen jedoch, sicher sowohl aus konstitutionellen, erblichen Gründen als auch infolge ungeschickter und ängstlicher Erziehung, kann es durch Angstreaktionen der Kinder zu ganz argen pädagogischen Schwierigkeiten kommen, die für das Kind selbst und für seine Umgebung ungemein qualvoll sind, können auch schwere körperliche, besonders vegetative Symptome auftreten.

Daß dem so ist, halten wir nicht für eine sinnlose Grausamkeit des Schicksals, sondern glauben, daß es einen biologischen Sinn hat. Die Angst ist wohl einer der mächtigsten „Antriebe zum Vollkommenen", so wie es heißt, daß „die Furcht des Herrn der Anfang aller Weisheit" sei. Ganz ähnlich sagt ja auch GOETHE, der große Betrachter und Deuter menschlicher, seelischer Wirklichkeiten, „das Schaudern ist der Menschheit bestes Teil". Daß dem so ist, daß von der Angst stärkste schöpferische Antriebe ausgehen können, ersehen wir deutlich aus Selbstzeugnissen großer Künstler und Denker, etwa von MICHELANGELO (in seinen Sonetten), RILKE, PFITZNER (dessen „Palestrina" zweifellos viel Selbstbiographisches enthält), KIERKEGAARD. Minderwertigkeitsgefühle und Angst müssen also im Gefüge einer Persönlichkeit nicht unbedingt etwas Schlechtes sein, das schnellstens psychotherapeutisch auszutreiben sei (Menschen ganz ohne Minderwertigkeitsgefühle gegenüber dem Ideal sind meist sehr unleidlich!), sondern können für den Träger solcher Gefühle sehr sinnvoll sein.

Freilich kann die Angst bei abnormen Persönlichkeiten lähmend wirken, der Kampf gegen die Angst kann die Aktivität eines Menschen weitgehend in Beschlag nehmen, so daß er zu keiner Leistung mehr kommt. Solche Fälle stellen denn auch wichtige, meist allerdings ungemein schwierige psychotherapeutische Probleme.

Wir sagten schon, die Kindheit und besonders das Kleinkindesalter sei eine Zeit besonderer Angstbereitschaft. RILKE hat das eindrucksvoll geschildert (etwa in dem Gedicht „Kindheit", das da beginnt: „Da rinnt der Schule lange Angst und Zeit — — —" und in dem es weiter heißt: „O Trauer ohne Sinn, o Traum, o Grauen"). Das wird wohl, so meinen wir, seinen Grund nicht nur in der Hilflosigkeit des Kindes gegenüber den übermächtigen Erwachsenen und den vielen Unbegreiflichkeiten der Umweltsituation haben, sondern auch darin, daß das Kind gefühlsmäßig dem Ursprünglichen, dem „Urgrund der Dinge" noch näher steht, daß es noch nicht gelernt hat, Situationen rational zu bewältigen.

Am wenigsten Angst haben noch die Gesund-Primitiven, die gute Beziehungen zu anderen Menschen haben, gut in sich und mit der Umwelt „verschmolzen" (integriert), in der Welt sicher „zu Hause" sind. Dagegen gibt es schwere Angstreaktionen bei „desintegrierten" Schwachsinnigen, besonders bei Kindern mit organischen Hirnstörungen, in deren abnormem Erleben sich die Welt oft in sehr unheimlicher Weise spiegelt, die sie kaum begreifen und bewältigen können.

Besonders häufig finden sich aber Angstzustände bei differenzierten, fein organisierten, übersensiblen Kindern, bei denen man das Gefühl hat, ihr Nervensystem sei ein allzu feines Instrument, käme den Beanspruchungen des Lebens gegenüber allzu leicht aus dem Gleichgewicht. Bei diesen Kindern können es einmal innere Vorgänge sein, die sie mit überstarker Selbstbeschau registrieren und als unheimlich oder quälend empfinden, z. B. der eigene Herzschlag oder eine Mikropsie oder andere körperliche oder Sinnesvorgänge; durch solche

„Intellektualisierung", solches Problematisch-Nehmen werden ja autonome Vorgänge sehr oft gestört, laufen nunmehr in abnormer Weise ab; solche Kinder sind „in ihrem Körper nicht zu Hause", haben kein „Körperschema" — dadurch wird ihnen, was in ihrem eigenen Leib vorgeht, oft fremd, angsterregend. Gleichermaßen können aber auch Vorgänge in der Umwelt als unheimlich erlebt werden, das Geschehen in der Natur, Gewitter, besonders natürlich das Dunkel und die bei Finsternis so anders wirkenden schwachen Gesichts- und Gehörseindrücke (etwa das Knistern der Möbel), das Zusammentreffen mit Tieren, mit Hunden oder Insekten, weiter unverstandene technische Abläufe, z. B. (sehr häufig) das Rauschen des Wasserklosetts.

Haben wir soeben die eine, die konstitutionelle Seite des Spannungsbogens im Hinblick auf die Angst kurz skizziert, so muß auch über die in der *Umwelt* liegenden Ursachen gesprochen werden. Schon in der „Allgemeinen Ursachenlehre" wurde ausgeführt, daß zum allerwenigsten einzelne Erlebnisse Angst wirklich erzeugen, weniger noch beim Kind als beim Erwachsenen, daß sich auch die schrecklichsten Erlebnisse mit erstaunlicher Leichtigkeit „überwachsen", es sei denn, daß von vornherein eine besondere Angstneigung besteht, eine „endogene Erlebnisbereitschaft" in dieser Richtung. Derartige Erlebnisse, die dann oft als Ursache für schwere Angstreaktionen eines Kindes angeschuldigt werden, sind aber oft so banal, können ebenso auch jedem anderen Kind begegnen, das davon nicht ängstlich wird, so daß wir nicht glauben, daß es sich da um die alleinigen Ursachen handelt. Zudem muß man bedenken, daß es sehr oft die vorgegebene Angst ist, welche entsprechende Erlebnisse herbeiführt (die dann fälschlich als Ursache erklärt werden): das Angstkind wird vom Hund gebissen, kaum je das furchtlose, das ängstliche strauchelt und verletzt sich, das seiner selbst sichere durchschreitet die Gefahr, meist ohne sie überhaupt zu merken — welch tiefe Weisheit liegt in dem Märchen „Von einem, der auszog, das Fürchten zu lernen"!

Die größte Bedeutung als Angstursache hat jedoch nach unserer Überzeugung das Fehlen oder der Verlust richtiger emotionaler Beziehungen. Das ist leicht zu verstehen. Gehört es doch zu den schönsten Erlebnissen für den Erzieher, zu sehen, wie ein Kind, das in der „Nestwärme" einer guten Familie aufwächst, Vertrauen und Sicherheit in der Welt gewinnt, wobei sich seine eigenen heranreifenden Kräfte und die ständig dargebotenen erzieherischen Erlebnisse, vor allem der durch die Mutter gewährte liebevolle Halt, ununterbrochen durchdringen. Wie unabdingbar notwendig ein Kind diesen Mutterboden gesunder Entwicklung braucht, sehen wir nicht zuletzt in Angstzuständen, die eindeutig durch solche „Wurzellosigkeit" infolge Störung der Familiensituation verursacht sind. — Oft haben aber Angstkinder besonders aufopfernde, liebevolle Mütter, die selbst aufs schwerste über die Leiden ihrer Kinder geängstigt sind und an ihnen leiden und ihr Herzblut hingeben möchten, sie zu heilen. Hier ist es sicher so, daß neben erblichen Faktoren, von deren Valenz gerade im Hinblick auf derartige Reaktionen wir überzeugt sind, eben die Schwächlichkeit der Führung, die Angst über die Angst des Kindes, also doch auch wieder eine Störung der emotionalen Beziehungen, verursachend wirkt, was zu einem unheimlichen Circulus vitiosus führt.

So können wir in der Entwicklung schon des normalen Kindes eine interessante Interferenzerscheinung beobachten: Mit der wachsenden Bewußtheit wächst auch die Erkenntnis der Größe, Gefährlichkeit und Unheimlichkeit der Welt, aus verschiedenen Erlebnissen und aus aufblitzender Erkenntnis von den Abgründen des Lebens — und all das kann eine Quelle von Angst sein. Ande-

rerseits erlebt das normale Kind in guter Obhut immer wieder, daß die Welt
und die Menschen gut sind, ihm Schutz und Liebe schenken. So schlägt es schließlich Wurzeln, wird in der Welt zu Hause, ist imstande, seine Angst so weit zu
bändigen, daß sie nicht mehr schadet, sondern eher fördert. Dieses Spannungsverhältnis kann aber wieder von verschiedenen Seiten her gestört sein: durch
eine abnorme Veranlagung vor allem auf dem Feld der Kontaktfähigkeit und
besonders von der äußeren Situation her, wie wir oben ja schilderten. Dann kann
es zu abnormen Graden und Erscheinungen der Angst kommen.

In welchen Formen tritt die Angst des Kindes in Erscheinung? Leicht verständlich ist es, wenn sie sich unmittelbar als solche äußert, in Weinszenen, in
einer Flucht vor Situationen, die von dem Kind nicht bewältigt werden können.

Aber so ist es keineswegs immer. Sehr oft setzt sich — natürlich über das
vegetative Nervensystem — die Angst ins Körperliche um, steht als Motor hinter
den verschiedensten *Organsymptomen*. Da gibt es also Einnässen und Einschmutzen (besonders das letztere Symptom häufig bei Angstkindern!), weiter
Erbrechen: findet sich letzteres regelmäßig in bestimmten Situationen, etwa morgens vor dem Schulweg, nie aber an schulfreien Tagen, so ist das ein wichtiger
Hinweis darauf, daß die Ursache der Angst mit dieser Situation zusammenhängt,
also etwa mit dem Verhalten des Lehrers oder mit einer Insuffizienz gegenüber
den Schulanforderungen; häufig finden sich auch ins Herz lokalisierte Sensationen (die Angst wird ja, wie so viele andere Gemütsbewegungen auch, besonders
im Herzen empfunden), weiter Appetitstörungen, Zittern, Schmerzzustände, besonders Kopfschmerzen; für die Umgebung besonders quälend sind Schlafstörungen bei Angstkindern, sowohl in Form von Einschlafstörungen, die oft zu schwerem Tyrannisieren der Umgebung ausgenützt werden und ein festgefahrenes Einschlafzeremoniell erzwingen, das ja nicht durchbrochen werden darf, wie auch
in der Form eines Pavor nocturnus, der oft deutlich in Zusammenhang steht mit
aktuellen Angstereignissen der Vergangenheit (ein Schreck oder eine Strafprozedur) oder der Zukunft (eine drohende Schularbeit). Schließlich kann auch ein
allgemein schlechtes Gedeihen ohne greifbare körperliche Ursachen seinen Grund
in einer dauernden Angst- und Terrorsituation haben, in der das Kind zu leben
gezwungen ist.

Im Kapitel „Zwangsneurotische Psychopathen" wurde schon ausgeführt, wie
hinter allem *zwangsneurotischen* Geschehen Angst steht, ob sich nun die zwang-
haften Abläufe unmittelbar als Angstsituationen auswirken (in Form der verschiedenen „Phobien") oder ob sich erst bei genauerer Analyse zeigt, daß diese
oft so lächerlich wirkenden Abläufe, daß jede Einengung der freien Aktivität
von einer Angst vor irgendeiner mystischen Bestrafung, wofern man dem Zwangs-
antrieb nicht entspräche, in Gang gehalten werden. Darüber verweisen wir auf
das an jener Stelle Gesagte.

Nicht selten finden sich bei Angstkindern *sexuelle Abartigkeiten,* vor allem
eine Masturbation. Wir sind nicht der Ansicht der Psychoanalyse, daß Angst
immer sexuelle Wurzeln hätte, insbesondere daß sie immer aus Selbstbestra-
fungstendenzen für verdrängte Sexualität zu erklären sei. Zumindest erscheint
uns das in solcher Ausschließlichkeit unrichtig, wenngleich sicher bei manchen
Kindern, vor allem wenn die Erzieher darauf unklug reagieren, aus einer Masturbation schwere Schuldgefühle und Angst entstehen können. Öfter ist es aber
unseres Erachtens mit der Verursachung umgekehrt: von Angst und Unsicherheit gequälte Kinder suchen — und finden — in der Sexualität eine Lustquelle,
als Trost gewissermaßen, was freilich eine Fehlentwicklung anbahnt, weil aus
solchem „Ausweichen" nur noch mehr Angst entsteht.

Besonders bei Kleinkindern gibt es nicht selten *Aggressionen* aus Angst. Das erscheint zunächst nicht leicht einfühlbar. Man versteht es, daß ein geängstigtes Kind gehemmt ist oder davonläuft; ist es aber möglich, daß, wenn ein Kind blindwütig losgeht, sich im Gegner geradezu verbeißt, all das ganz ohne Rücksicht auf das Kräfteverhältnis, daß das aus schwerster Angst kommen sollte? Sehr wohl! Die Kinder können, je bedrohender die Situation für sie ist, je weniger sie damit fertig werden können, in eine förmliche Untergangsstimmung geraten — „soll alles zugrunde gehen; nur zu Ende mit der unerträglichen Spannung!" Für solches Verhalten gibt es übrigens auch im Tierreich Parallelen. Wer kennt nicht junge Hunde, die sich bedroht fühlen, vor Angst zittern und trotzdem — oder eben deshalb auf den weit überlegenen Gegner losgehen?

Neben dieser soeben geschilderten „Aggression aus Angst" gibt es auch noch andere *Kurzschlußreaktionen* aus diesem Affekt, blind, bei ausgeschalteter Überlegung, rein triebhaft: etwa raptusartiges Davonlaufen im akuten Angstschock (auch sonst steht ja hinter Durchgehen, auch wenn es überlegter geschieht, oft Angst vor einer Strafe), ja selbst einmal ein Selbstmord. Auch dafür gibt es zahlreiche Vergleiche aus dem Tierreich — Panikreaktionen von Wildtieren in der Gefangenschaft, selbst aus kleinen Ursachen (z. B. bei Gazellen), aber auch bei Haustieren blindes Ins-Feuer-Laufen bei Bränden. Instinkthafte Verhaltensweisen müssen ja nicht immer lebensrettend sein, sie können auch das Leben zerstören.

Nicht selten kommt die Angst gerade in der *Schulsituation* dramatisch zum Ausbruch und macht hier, da es sich beim Schulbesuch ja um eine unabweisliche Pflicht handelt, schwere Probleme. Wir wollen hier einige solche Typen kurz aufzählen: kontaktempfindliche Kinder (die gerade an der „Umbruchstelle" von der Kleinkind- zur Schulkind„gestalt" in eine besonders krisenhafte Lage geraten, noch dazu in der ganz neuen, durch viele Umstände unheimlichen Situation); Kinder mit starken Insuffizienzgefühlen (die ihr Versagen schon den durchschnittlichen Anforderungen — bei Schwachbegabten oder Debilen — oder dem Ideal gegenüber — bei normal Begabten, die aber von sich in übersteigerndem Ehrgeiz zu viel verlangen — besonders stark und unüberwindlich quälend spüren); Kinder, bei denen ein ungeschicktes oder terrorisierendes häusliches Milieu, in dem schon lange vor Schulbeginn dem Kind Angst vor dem Lehrer gemacht wurde, eine noch ständig von außen genährte Fehlhaltung hervorgerufen hat; schließlich kann auch ein ungeschickter, zu energischer, zu ungeduldig zupackender Lehrer, gewiß bei entsprechenden persönlichen Vorbedingungen des Kindes, eine schwere Angsthaltung verursachen. Bei solcher Aufzählung wird besonders deutlich, daß es entscheidend auf die Erkenntnis der persönlichen Gegebenheiten und der äußeren Umstände ankommt, um den richtigen Weg zu finden.

Nun zur *Behandlung* der Angst!

Das Nächstliegende scheint *Belehrung* und Aufklärung zu sein: daß man dem Kind die Angst ausredet, ihm mit mehr oder weniger Psychologie erklärt, es habe keinen Grund, sich zu fürchten. Ein solches Verhalten hilft aber nur in wenigen Fällen wirklich. Angst kommt ja meist nicht aus rationalen Gründen und ist darum nicht einfach durch rationale Erwägungen auszuschalten, sondern wurzelt in der „Tiefenperson". Das macht ja ihr Unheimliches aus, daß sie kein Objekt hat — und selbst wenn es so scheint, ist dieses Objekt nicht der einzige und nicht der hauptsächliche Inhalt der Angst; sie steigt vielmehr aus den dunklen, unbewußten Gründen der Person auf. Unsere instinktlose und überintellektualisierte Zeit versucht es zwar immer wieder, der Angst durch Bereden beizukommen — der Erfolg ist gering.

Ebensowenig ist ein Erfolg zu erwarten von Versuchen, Angst durch Wegräumen von bestimmten Erlebnissen zu bekämpfen. Von solcher Einstellung ausgehend, hat die tiefenpsychologisch orientierte Pädagogik auch dem *Märchen* den Kampf angesagt. Besonders nimmt man Stellung gegen den „Struwwelpeter", weil sich daraus, bei der Fülle der darin vorkommenden Sexual- und Kastrationssymbole, schwere Angstneurosen bei Kindern ergäben. Nun ist ja richtig, daß in den Märchen aller Zeiten und Völker das Unheimliche einen breiten Raum einnimmt. Haben da wirklich die Mütter und Kinderfrauen, welche ihren Schützlingen seit grauer Vorzeit Märchen erzählen, so sehr unrecht getan, und bedurfte es der modernen Psychologie, um diesen Fehler aufzudecken?

Hier wird wieder einmal der Gegensatz der instinkt- und der intellektgeleiteten Erziehung klar. Der Verfasser glaubt aus der Erinnerung an seine eigene Kindheit und aus der Erfahrung an vielen Kindern sagen zu können, daß das Schauerliche im Märchen nicht Angst erzeugt, sondern — heilt! Die diffuse, ungreifbare, „frei flottierende" Angst hat jetzt ein Objekt gefunden. Man kann sich so schön „ins Märchen hinein fürchten". Das eben hilft den Kindern, das erklärt das eigenartig ambivalente Gefühl aus Gruseln und Befreiung, welches die Kinder beim Märchenerzählen oder -lesen beherrscht. Das Gleiche klingt ja auch an in jener berühmten Definition des Dramas durch ARISTOTELES, wo es heißt, durch Mitleiden und Furcht werde eine Reinigung (Katharsis) von diesen und derartigen Leidenschaften bewirkt. Bleiben wir also in der Pädagogik ruhig beim Märchen, selbst beim Struwwelpeter, versuchen wir nicht, diese sinnschweren Geschichten zu „sterilisieren"! Man wird sich freilich bei schwer abnormen Angstkindern überlegen, welches Märchen man ihnen erzählt und vor allem, wie man es erzählt. Eine „Prüderie" in dieser Beziehung lehnen wir aber ebenso ab wie auch in der sexuellen Erziehung.

Eine ungünstige Wirkung auf Angstkinder und überhaupt auf Nervöse glauben wir jedoch in vielen Fällen von häufigem *Kinobesuch* gesehen zu haben, und das nicht nur bei Gruselfilmen; es scheinen da auch der nicht durchschaute, noch dazu im Dunkeln sich abspielende technische Vorgang an sich, oder noch andere Faktoren tatsächlich die Angst zu steigern.

Wie auf so vielen anderen Gebieten der Pädagogik, ist es auch bei der Behandlung der Angst so, daß es mehr auf die gesamte *Haltung* des Erziehers ankommt als auf ein bestimmtes Reden oder Tun. Das Wichtigste und das Wirksamste an dieser seiner Haltung ist, daß er sich mit der Angst des Kindes nicht mitfürchtet. Das ist leicht gesagt und nicht so leicht getan. Es genügt dazu nicht, daß die Mutter die Ruhige spielt und dabei innerlich zittert vor Sorge über die abnormen Reaktionen ihres Lieblings — so wie die Tiere, denen man da nichts vormacht, haben auch die Kinder ein besonders feines Gefühl dafür, wer wirklich gesammelt und überlegen ist und wer das nur mimt. Solche Überlegenheit aber ist dem Erzieher nicht durch bloße Belehrung zu vermitteln, höchstens so, daß man auch ihn, wie das etwa in einer guten Child-Guidance-Clinic geschieht, „in die Hand nimmt", ihn geduldig führt und ihm zu einer Nachreifung seiner Persönlichkeit verhilft.

Wohl dem Erzieher, der *Humor* zu seinen pädagogischen Mitteln zählt, besonders dem Angstkind gegenüber! Ist jene Kraft des Gemütes und des Verstandes, die Humor genannt wird, schon überhaupt ein Zeichen echter Überlegenheit über eine schwierige Situation, ja einer Überlegenheit über das Schicksal, so ist eine solche Einstellung besonders bei den jetzt geschilderten Fällen hilfreich. Dem humorvollen Erzieher glaubt das Kind wirklich, es sei kein Grund da zum Fürchten, alles werde gut ausgehen, man dürfe noch zur Welt und zur konkreten Situation Vertrauen haben.

Wenn im folgenden verschiedene Wege zur Behandlung der Angst angegeben werden, so ist damit nicht gemeint, man könne unter diesen beliebig auswählen. Es muß vielmehr eben der Weg gegangen werden, der jeweils dem Kind und den besonderen Verhältnissen angepaßt ist. Dazu braucht es Gespür und Einfallsreichtum von seiten des Erziehers.

Manchmal wird man die Angst des Kindes scheinbar ignorieren, wird warten, bis es aus seiner Gehemmtheit und Verkrampftheit herausfindet, an einer Tätigkeit, die sich rundum begibt, Interesse gewinnt und sich schließlich in eine Beschäftigung hineinziehen läßt, die dann endlich löst und befreit. Das ist aber nur scheinbar ein tatenloses Warten, nur scheinbar ist „der Affekt abgestellt". In Wirklichkeit „wirbt" der Erzieher mit starkem persönlichem Einsatz. Dieses pädagogische Verhalten wurde anläßlich der „Kontaktempfindlichkeit", hinter der ja meist ein starker Angstaffekt steht, ausführlich beschrieben.

In anderen Fällen wieder muß die pädagogische Behandlung der Angst ganz gegensätzlich sein: man muß sie „überrennen" — muß etwa ein angstvolles Geplärr mit dem Einsatz starker Stimmittel abschneiden, muß ein Kind trotz seines Sträubens bei der Hand nehmen und etwa in einen Spielkreis, einen Reigen hinein oder zu einer ihm gemäßen Beschäftigung hinführen und dort so lange festhalten, bis sich seine Abwehr und Hemmung löst. Solches Vorgehen mag zunächst brutal erscheinen. Sieht man aber, wie dankbar das Kind nachher ist, daß man ihm herausgeholfen hat, dann wird die Berechtigung, so zu handeln, sofort klar. Vor allem sind es primitive, ja schwachsinnige, besonders auch zerebral gestörte Kinder, die kataton in solchen angstgeborenen Abwehrreaktionen verharren, denen man auf solche Weise am raschesten hilft oder die überhaupt nur so zum Reagieren gebracht werden können.

Nur recht selten ist jener Weg gangbar, den viele wohl für den leichtesten und sichersten halten: daß man nämlich dem Kind Erklärungen gibt, ja wissenschaftliche Begründungen verwendet. Bei den meisten Kindern wäre das erfolglos — ihre Angst kommt ja, so sagten wir schon, aus tieferen Gründen der Persönlichkeit, wohin intellektuelle Vorstellungen nicht hinabreichen. Wohl aber kann solches Vorgehen bei autistischen Kindern nützen, bei denen die Pädagogik ja überhaupt (siehe dieses Kapitel!) den „Umweg über den Intellekt" gehen muß. Aber auch bei anderen intellektuell betonten Typen kann einmal die Klärung einer Konfliktsituation, welche Angstzustände auslöste oder in Gang hielt, zu Erfolgen führen. Das Gleiche kann versucht werden von der anderen Seite her, durch Besprechungen mit den Eltern oder dem Lehrer.

Auch eine in das Gewand ärztlicher Behandlung gekleidete Suggestivtherapie hat in nicht wenigen Fällen Aussicht auf Erfolg, gerade weil sie eine „thymotrope" Behandlung ist, sich also an die „Tiefenperson" wendet. Auch bei unserem Problem gilt all das, was schon an verschiedenen anderen Stellen über die Möglichkeiten und Grenzen solchen Vorgehens gesagt wurde.

Über all diesen verschiedenen Wegen und sie alle einschließend, steht jedoch als wichtigstes pädagogisches Ziel bei der Behandlung der Angst: durch Führung zu bestmöglicher Leistung das Kind auf eine höhere Stufe der Persönlichkeitsintegration zu heben — das gleiche Ziel, das wir schon bei verschiedenen anderen Störungen geschildert haben. Eben das vermag auch der Angst entscheidend entgegenzuwirken: Erfolgserlebnisse geben dem Kind Sicherheit und Vertrauen; eine Situation zu beherrschen, bedeutet für das Kind, in ihr zu Hause zu sein,

nicht mehr dem Unheimlichen ausgeliefert zu sein (wir selbst wissen ja alle aus
eigenem Erleben, wie rasch Furcht und Angst schwinden, sobald wir fähig wurden oder Gelegenheit bekamen, einer Situation handelnd und leistend zu begegnen; wie schrecklich war etwa im Krieg das passive Warten bei einem Feuer-
überfall, wie war die Furcht im Nu verflogen, sobald man zum Handeln aufgerufen war, auch wenn dieses selbst höchst gefährlich war!). Über all dem muß
aber stehen, daß ein Kind in der Liebe des Erziehers Wurzeln schlagen kann,
daß man ihm nicht nur mit kalter Perfektion entgegentritt, sondern ihm auch
Gelegenheit gibt, durch eigene „entgegenkommende" Gefühle richtige emotionale
Beziehungen anzuknüpfen.

Pädagogische Therapie

Die Behandlung von Schwierigkeiten und abnormen Reaktionsweisen, die aus seelischen Störungen kommen, durch pädagogische Einwirkungen steht im Mittelpunkt unseres Denkens. Darum gebrauchen wir ja auch für unsere Arbeit, die sonst weithin als „Kinderpsychiatrie" bezeichnet wird, den Namen Heilpädagogik, gebrauchen ihn in einem viel umfassenderen Sinn, als das in anderen deutschsprachigen Ländern üblich ist. In den einzelnen Kapiteln des speziellen Teiles wurde versucht, die pädagogischen Maßnahmen aus der Erkenntnis der Störungen zu entwickeln, um so zu einer Pädagogik nicht aus philosophischer Deduktion, sondern aus biologischen Grundlagen zu gelangen. Darum kann dieser abschließende Abschnitt kurz sein, es sollen nur einige gemeinsame Prinzipien hervorgehoben werden.

Die Anschauungen, welche in diesem Werk vorgetragen wurden, betonen die Bedeutung des Endogenen, des konstitutionellen Faktors, selbst bei zwangsneurotischen und bei hysterischen Symptomenbildern, und setzen sich damit des öfteren in Widerspruch zu dem, was in den angelsächsischen psychotherapeutischen Schulen vorgetragen wird (im übrigen scheint sich auch in Westeuropa und Amerika auf diesem Feld manches zu ändern: immer mehr Arbeiten bringen Erfahrungen über genetische, konstitutionelle Kausalität im menschlichen Verhalten, bringen auch experimentelle Beiträge zu diesen Fragen, so daß man sich nunmehr, durch Hereinnehmen auch des Endogenen, doch auf einer mittleren Linie treffen kann). Zweifellos wird uns von der Seite eines milieutheoretischen Denkens vorgeworfen werden, ein solches Denken trüge die Gefahr des Determinismus, eines therapeutischen Nihilismus in sich: denn die Erbanlagen seien ja durch keine Maßnahmen zu ändern. Darauf ist einmal zu antworten, daß auch ein reiner Milieutheoretiker sehr deterministisch denken kann und das auch oft tut: sind doch die Milieueinflüsse, welche von Säuglingszeiten an auf das Kind eingewirkt haben, auf keinen Fall mehr ungeschehen zu machen und ist doch auch das gegenwärtige Milieu in so vielen Fällen nicht zu ändern.

Wir glauben, der milieutheoretischen Betrachtungsweise gegenüber einen mehr realistischen, der Wirklichkeit mehr gemäßen Standpunkt zu vertreten, da wir aufzuzeigen versuchten, daß das lebendige Geschehen aus einem größeren Reichtum von Spannungen erwächst, als die „unipolar" denkenden Vertreter der Milieutheorien es wahrhaben wollen. In diesem Gefüge von Spannungen zwischen den endogenen Entwicklungsgesetzen und den Einwirkungen der Umwelt hat nun der Erzieher seinen wichtigen Platz, hat größte Möglichkeiten des Wirkens. Wir glauben darum sehr wohl, mit unserer Betrachtungsweise einen unerschütterlichen pädagogischen Optimismus vereinigen zu können.

Was fordern wir aber von dem heilpädagogischen Erzieher in unserem Sinn? Welche persönlichen Voraussetzungen halten wir für unbedingt nötig? Zunächst einmal den unbestechlich klaren Blick für die Wirklichkeit. Es nützt nichts, in sentimentaler Weise „die Verhältnisse" anzuschuldigen, etwa in sozialreformerischem Sinn, zu glauben, es läge nur an ihrer Änderung, um alles gut zu machen.

Man muß vielmehr alle die Verflechtungen mit den schicksalhaften Gegebenheiten des Erbes, mit all dem menschlichen Ungenügen, in dem ein Kind aufwächst, genau so sehen, wie sie wirklich sind, will man nicht mit seinem erzieherischen Wirken ins Leere stoßen.

Als eigentlicher Motor muß aber das gesamte Tun des Erziehers der leidenschaftliche Wille antreiben, gestaltend in ein fremdes Schicksal einzugreifen, sich wirkend in eine Situation, die aus endogenen und exogenen Ursachen so geworden ist, wie sie einmal ist, hineinzustellen und nun selbst ein bedingender Faktor zu sein. Dazu braucht es in gleicher Weise lautere, hingebende Liebe, die nicht das Ihre sucht, sondern die besten Möglichkeiten des kindlichen Wesens verwirklichen will, es braucht aber ebenso eine besondere Kraft der Persönlichkeit des Erziehers. Nur eines davon, ohne das andere, wäre zu wenig: es genügt nicht eine schwächliche Liebe, welche in den entscheidenden Augenblicken nicht einzugreifen wagt (gerade damit machen die Eltern so oft die größten Fehler), es genügt aber auch nicht die kalte Überlegenheit, welche wohl einmal gewisse Dressurerfolge erzielen kann, aber doch letztlich nicht fruchtbar wird, weil sie nicht jene echten Bindungen schafft, welche allein einem Kind zu höherer Persönlichkeitsintegration verhelfen.

Jene Überlegenheit aber, welche aus den gesammelten Kräften des Erziehers kommt — nicht nur aus Besserwissen, sondern ebenso auch aus den Kräften seines Gemütes —, hat eine ungeheure Macht über die Schwierigkeiten problematischer Kinder: sie nimmt dem Kind seine Angst ab, da es sieht, der Erzieher fürchtet sich nicht mit ihm mit, fürchtet sich nicht vor seiner, des Kindes, Angst; diese Überlegenheit bessert auch die Reizbarkeit und Affektenthemmung des neuropathischen Kindes, da der Erzieher auf dessen überschießende Affekte nicht mit dem Gleichen antwortet, sondern seine eigenen Affekte nur im Rahmen einer hochintegrierten, geistgeleiteten Persönlichkeit einsetzt, wobei durchaus zu bejahen ist, daß der Erzieher auch mit seinen echten Affekten arbeitet, etwa einem „Heiligen Zorn"; mit solcher Überlegenheit, die aber — gerade hier ist das besonders wichtig! — aus echtem Wohlwollen kommt, sind auch hysterische Ersatzbefriedigungen zurückzuweisen und ist das Kind auf die Stufe höherer Leistung, welche allein befriedigt, zu führen.

Der heilpädagogische Erzieher braucht beide Bereiche, Wissen und Gefühl, Erkenntnis und Affektivität, beides in lebenzeugender Spannung zueinander stehend. Wir haben immer wieder auf den *Erkenntniswert* des Fühlens, des „Mitschwingens" mit dem thymischen Bereich des Kindes hingewiesen; viele Diagnosen können ohne dieses gefühlsmäßige „Angerührtwerden" des Erziehers gar nicht gemacht werden. Daß Gefühl und Affekt des Erziehers auch ein ungemein wichtiges *therapeutisches* Mittel sind, wurde eben ausgeführt.

Der Erzieher braucht zu all dem aber auch die echte „Demut" — das Wort in dem schönen alten Sinn des ritterlichen Mittelalters genommen: den „Mut zu dienen", der nicht dadurch beirrt wird, daß so vieles, was getan wird, umsonst getan scheint. So leidenschaftlich sich der Erzieher für das, was ihm vorschwebt, einsetzen muß, er muß auch lernen, sich zu bescheiden; man muß sich ja darüber klar sein, daß auch dem Pädagogen „normaler" Kinder sehr vieles von dem mißlingt, was er anstrebt — man hat es eben nicht in der Hand, Kinder ganz nach seinem Willen zu modeln. Das Bewußtsein, ein „unnützer Knecht" zu sein, wenn man auch sein Bestes geleistet hat, ist freilich oft eine schwere Last für den Erzieher. Aber er muß sie tragen lernen.

Die Welt neigt sehr dazu, dem Heilpädagogen vorzurechnen, wie wenig er eigentlich erreiche, wie sich sein Einsatz nicht lohne. Gefährlich nahe liegt da immer das Wort vom „lebensunwerten Leben". Nun zerstört, das müßte uns allen nach einer so schrecklichen Menschheitskatastrophe klar sein, eine Einstellung, die meint, es gebe wirklich menschliches Leben, das keine Berechtigung habe, geradezu die Fundamente der sozialen Gemeinschaft. Ein Staat, der sich nicht selbstverständlich und unausweichlich verpflichtet fühlt, für seine alten Menschen und seine kranken Kinder alles an materieller Hilfe und menschlicher Hingabe einzusetzen, was nur möglich ist, hat selber keine Existenzberechtigung, er bricht auch, wie das tragische Beispiele in der Geschichte gezeigt haben, von innen her zusammen. Im menschlichen Bereich — das muß man im Gegensatz zu darwinistischen Anschauungen sagen — widerspricht eine solche Einstellung auch den biologischen Gesetzen. Immer ist da Hilfsbedürftigkeit und Hilfe einander zugeordnet; das zeigt sich beim Heranwachsen auch des normalen Kindes in der zuerst alle Lebensbereiche erfassenden, später elastisch sich lockernden Hilfe der Mutter, das zeigt sich daran, daß von den Müttern gerade das gestörte Kind gesetzmäßig am meisten geliebt wird, nicht aus intellektuellen Erwägungen, sondern mit aus der Tiefe der Instinkte heraufkommenden Kräften (ein erschütterndes Dokument dafür, sichtlich aus eigenem leidvollem Erleben kommend, ist das Buch von PEARL S. BUCK: „Geliebtes unglückliches Kind", Wien: Zsolnay, 1952, das jeder in heilpädagogischer Arbeit Stehende unbedingt kennen müßte!). Kommen auch den Heilpädagogen solche Gedanken von „Unwert" und „Vergeblichkeit" an, so muß ihn die Erkenntnis trösten, daß er geistiges Leben erweckt hat, das sonst nicht erwacht wäre, und sei es auch nur in kleinster Flamme brennend, und daß, wenn auch sein Zögling nicht das normale Niveau erreicht, die Niveaudifferenz zwischen dem Früheren und dem durch die Erziehung Erstiegenen ein Ungeheures an Leistung und Lebensglück darstellt.

Das pädagogische Verhalten, das aus solchen persönlichen Voraussetzungen erfließen soll, darf nie Sache einer Routine werden. Diese Gefahr ist eine der größten für jeden Heilpädagogen: daß ihm alles, was er tut, zu einer Gewohnheit wird, daß er nicht mehr in jedem Augenblick „neu sein" kann, gemäß den Gegebenheiten der einmaligen Individualität des Kindes und den Gegebenheiten des einmaligen Augenblickes, der da immer der „rechte Augenblick" (MICHAEL PFLIEGLER) sein muß. Diese Fähigkeit des Erziehers, sich immer wieder zu erneuern, immer wieder staunen zu können über die Offenbarungen des kindlichen Wesens, aus allen seinen Kräften, denen des Verstandes und denen des Gemütes, das richtige pädagogische Eingreifen zu finden, gehört zu dem Schwierigsten, was von einem Erzieher zu verlangen ist. Sie allein macht seine Arbeit wirklich fruchtbar.

Wenn wir nun noch einmal — denn es war davon im bisherigen schon des öfteren die Rede — die Wege kurz beschreiben, auf denen sich eine pädagogische Therapie bewegt, so sei zuerst die Erkenntnis der Besonderheiten eines Kindes und der Situation, in welcher es steht, genannt. Das allein ist schon eine wesentliche Hilfe, ein Gutteil der Behandlung bei Kind und Eltern. Die Erzieher, die bisher an den Schwierigkeiten versagt haben, werden sich oft von selbst richtiger einstellen, wenn sie nunmehr erfahren, wie das Kind wirklich ist (HAMBURGER spricht hier sehr schön vom „Gesetz des thymogenen Automatismus"); vor allem aber bedeutet es für das Kind ungeheuer viel, „erkannt zu sein", sein Wesen in einem klaren und ruhigen Spiegel widergestrahlt zu sehen, durch Fragen, die wirklich teil-nehmend sind, sich seines eigenen Wesens, seiner Schwierigkeiten, Konflikte, Ängste bewußt zu werden, das, was bisher gerade deshalb so quälend war, weil es dumpf und ungestaltet am Grunde des Bewußtseins ruhte, nun im klaren Licht zu sehen.

Diese „Hilfe durch Erkenntnis", die wir eben und auch schon früher (im Abschnitt über das Examen) schilderten, erscheint uns besonders in bestimmten Fällen wichtiger zu sein als das, was man gemeinhin „Beratung" nennt. Mit Erziehungsrezepten, die ja oft recht billig sind, die aber auf jeden Fall von außen kommen, außerhalb der Person, die handeln soll, und außerhalb der Situation, ist häufig nicht viel getan. Jenes Führen zur Erkenntnis aber ruft, beim Kind und beim Erzieher, die eigenen Kräfte auf.

Ein in mancher Beziehung gegenteiliger Weg ist die Suggestivtherapie. Da wird weder dem Kind noch den Eltern eine Erkenntnis des Wesens der Störungen vermittelt, im Gegenteil, diese Behandlung wird meist unwirksam, wenn die Betroffenen wissen, womit und wozu behandelt wird. Jene Therapie wirkt vielmehr „thymotrop", wie HAMBURGER sagte, und nicht rational. Dem Patienten wird irgendwie sein Wille abgenommen von einem Menschen, dem er sich vertrauend hingibt. Ein solches Vorgehen fordert aber viel, nicht nur von der Technik, sondern auch von der Persönlichkeit des Therapeuten. Erfolgt die Behandlung aber in richtiger Weise, so ist sie ungemein leistungsfähig, vor allem wenn es sich darum handelt, quälende Organsymptome zu heilen; darüber hinaus kommt es aber häufig auch zu einer Lösung von Spannungssituationen und von Konflikten.

Man muß sich darüber klar sein, daß das suggestive Moment überhaupt in der Erziehung sehr viel bedeutet, um so mehr, je jünger das Kind ist. So sehr man so viel, als das nur möglich ist, immer wieder an dessen Freiheit und eigene Verantwortung appellieren soll — in vielen Fällen ist das eben doch nicht möglich. Gerade das junge Kind braucht es sehr notwendig, sich oftmals der Überlegenheit, die freilich echt sein muß, fügen zu müssen, „thymotrop behandelt zu werden"; es wird unsicher, fühlt sich unerfüllt, wird, je nach seinem Charakter, gereizt oder ängstlich, wenn diese Erziehungshilfe versagt.

Damit kommen wir zum wichtigsten Weg der pädagogischen Therapie, der Führung zu optimaler Leistung. Es ist unsere Überzeugung, daß wir kein besseres Mittel in der Hand haben, die amorphe Unruhe und Getriebenheit der Neuropathen, die aus Gefühlsleere und Unerfülltheit kommenden hysterischen Symptome, die angstgetriebene zwangsneurotische Symptomatik zu „heilen", als eben jenes, das Kind auf die höchste Integrationsstufe zu heben, die zu erreichen ihm nur möglich ist. Besonders bei jungen Kindern und bei solchen, die dafür kein Organ haben, soll man ja nicht zu viel problematisieren und bereden. Weit heilsamer, und in vielen Fällen die einzige Heilung ist es, das Kind in eine Situation zu stellen, in der es ein erfülltes Leben führt, in der es körperlich und intellektuell beansprucht wird, in der es zu höherer Leistung gebracht wird als bisher.

Das Ziel der heilpädagogischen Therapie aber ist das gleiche wie bei der „Normalpädagogik": schließlich den jungen Menschen in die Freiheit zu entlassen. Einmal muß, wenigstens bei den nicht schwer defekthaften Persönlichkeiten, die Führung aufhören, sie müssen sich selbst bewähren. Nur ist es bei jenen Menschen, um welche sich die Heilpädagogik zu sorgen hat, um vieles schwerer, jenen Zeitpunkt richtig zu erkennen, wann die Führung sich Schritt für Schritt lockern, wann sie schließlich ganz aufhören muß. Immer aber soll sie so elastisch — und so unaufdringlich wie möglich sein, soll die eigenen Kräfte des Kindes und Jugendlichen aufrufen; es muß diesem klar werden, daß hinter der Festigkeit und Überlegenheit des Erziehers echtes Interesse und tiefes Wohlwollen stehen.

Die Erfolge heilpädagogischer Therapie aber, das kann der Verfasser aus breiter Erfahrung sagen, berechtigen zu unentwegtem pädagogischem Optimismus. Die soziale Wertigkeit vieler jener „problematischen Kinder" steht weit über dem Durchschnitt. So viel Versagen der Heilpädagoge — so wie jeder andere Erzieher auch — bei seiner Arbeit erlebt, so überraschen ihn doch immer wieder unerwartet günstige Entwicklungen der wandlungsfähigen kindlichen Natur.

Solche Erlebnisse aber und der Blick in die Tiefen des Lebens, den unsere Arbeit ermöglicht, sind der Lohn für verzehrende Mühe.

Erklärung medizinischer Fachausdrücke[1]

Abortus. Fehlgeburt bei Fruchtgröße weniger als 35 cm.

Aceton. Chemisch ein Ketonkörper. Produkt unvollständiger Fettverbrennung; -ämie, Auftreten von Aceton im Blut.

Adenom (-a). Vom Drüsenepithel ausgehende, echte, gutartige Geschwulst. A. sebaceum — Talgdrüsenfehlknötchen, bis erbsengroße gelbliche Knötchen, meist im Gesicht.

Aderhaut. Gefäßhaut des Auges, zwischen Netz- und Lederhaut liegend.

Agnosie. Störung des Erkennens von optischen, akustischen oder Berührungseindrücken.

Akromegalie. Erkrankung, durch Funktionsstörung, meist durch Geschwulst, der Hypophyse hervorgerufen, ungewöhnliches Wachstum der „gipfelnden" Teile des Gesichtes (Kinn, Nase, Ohren) und der Gliedmaßen (Hände, Füße).

Alimentär. Durch Nahrung hervorgerufen.

Alkalose. Zustand, bei dem das Basen-Säuregleichgewicht des Blutes zugunsten der Basen verschoben ist.

Allergen. Stoff, welcher allergische Erkrankungen hervorrufen kann.

Allergie (v. Pirquet). Die zeitlich, qualitativ und quantitativ veränderte Reaktionsfähigkeit, die dem Körper nach Überwindung von Krankheiten oder nach Vorbehandlung mit körperfremden Stoffen bei erneuter Einwirkung desselben Reizes eigen ist.

Alveolarfortsatz. Der die Fächer zur Aufnahme der Zähne tragende Teil des Kiefers.

Amaurose. Vollständige Blindheit jedweder Ursache.

Analeptikum. Wiederbelebendes, anregendes Mittel.

Analprolaps. Vorfall von Afterschleimhaut.

Antagonist. Gegenwirker, meist bei Muskeln.

Aphasie. Zentrale Störung der Sprache bei erhaltener Intelligenz und peripherer Sprechfähigkeit; Unfähigkeit, Begriffe in Worte umzusetzen.

Apnoe. Atemstillstand.

Apraxie. Unfähigkeit, bestimmte kombinierte Bewegungen auszuführen, trotz erhaltener Beweglichkeit der Körperteile.

Arrhythmie. Zeitliche Unregelmäßigkeit der Herztätigkeit.

Asphyxie. Erstickung, stärkste Behinderung des Gasaustausches.

Astigmatismus. „Brennpunktlosigkeit" der auf das Auge fallenden Strahlen infolge abnormer Wölbung der Hornhaut.

Atavismus. Plötzliches Wiederauftreten stammesgeschichtlich primitiverer Formbildungen und Funktionen.

Ataxie. Störung des gesetzmäßigen Zusammenwirkens der Muskeln.

Athetose. Langsame, wurmartige, tonische, unkoordinierte, unwillkürliche Bewegungen, besonders der Finger, Zehen und des Gesichtes.

Autismus. Einschränkung auf das eigene Selbst; insbesondere Denken nach affektiven statt logischen Zusammenhängen, womit ein Sich-abschließen von der Realität mit Zurückziehen in die Phantasie verbunden ist.

Babinski (französischer Neurologe). Reflex: bei Reizung der Sohle tritt statt Sohlenwärtsbeugung der Zehen Aufstellen der Großzehe ein. Zeichen einer Störung der Pyramidenbahn.

Bogengang. Gleichgewichtsorgan, dem Innenohr benachbart, im Felsenbein gelegen.

Brachycephalus. Kurzkopf, bei dem der Längsdurchmesser dem queren nahekommt.

Chorea minor. Infektiös-toxische Erkrankung des Nervensystems auf rheumatischer Grundlage mit Muskelunruhe und Koordinationsstörung bei willkürlichen Bewegungen.

Choreiform. Choreaähnlich.

Chorioretinitis. Entzündung der Aderhaut (Chorioidea) und der Netzhaut (Retina) des Auges.

---

[1] Unter Benützung von PSCHYREMBEL, W.: Klinisches Wörterbuch, 123.—153. Aufl. Berlin: W. de Gruyter, 1959.

Clitoris. Kitzler, Teil des weiblichen äußeren Genitales, entsprechend dem männlichen Glied.

Conjunctivitis. Entzündung der Bindehaut.

Delirium. Bewußtseinstrübung mit traumartigen Wahnerlebnissen.

Demenz. Intelligenzabbau, Rückgang vorher besserer intellektueller Funktionen auf niedrige Stufe.

Dermographismus. „Hautschrift." Auftreten eines roten oder seltener blassen Streifens nach leichtem Hautreiz durch Bestreichen mit stumpfem Gegenstand; Zeichen besonderer Gefäßerregbarkeit.

Diurese. Harnausscheidung.

Dysarthrie. Störung der Sprachartikulation.

Dysplasie. Mißgestalt; lokale oder allgemeine Körperwachstumsformen, welche vom durchschnittlichen Arttypus stark abweichen.

Dystonie. Anomales Verhalten des Spannungszustandes, besonders der Muskeln und Gefäße; vegetative D. — abnormes Spannungsverhältnis zwischen Sympathicus und Parasympathicus.

Dystopie. Verlagerung; normale (oder abnorme) Organe an abnormem Ort.

Dystrophie. Ernährungsstörung; quantitative, allgemeine oder lokale Unterentwicklung.

Eidetik. Besondere Fähigkeiten zu bildhaften, nicht abstrahierenden Vorstellungen.

Ektoderm. Äußeres Keimblatt der frühesten Eientwicklung; Muttergewebe der späteren Haut und ihrer Anhangsgebilde sowie des Zentralnervensystems und seiner Abkömmlinge.

Embryo. Ungeborene Leibesfrucht bis zum dritten Monat ihrer Entwicklung.

Embryopathie. Erkrankung des Embryos in den ersten drei Monaten oder im weiteren Sinne der ungeborenen Frucht überhaupt.

Enchondral. Im Knorpel liegend.

Endarteriitis. Entzündung der innersten Wandschichte der Schlagadern (Arterien).

Endokrine Drüsen. Drüsen mit innerer Sekretion (Hormondrüsen).

Enophthalmus. Zurücksinken des Augapfels.

Enuresis. Einnässen; E. nocturna — nächtliches (Bettnässen), E. diurna — Unfähigkeit, den Harn am Tage die notwendige Zeit zu halten.

Enzephalitis. Hirnentzündung.

Enzephalomeningitis. Hirn- und Hirnhautentzündung.

Epikanthus. Hautfalte am inneren Rand des Oberlides.

Epikritische Sensibilität. Haut- und Tiefensensibilität in ständigem Zusammenwirken mit der Motorik und gedächtnismäßige Kontrolle ihrer Leistungen (z. B. zum Abtasten eines Gegenstandes).

Epilepsie. Fallsucht.

Epiphyse. 1. End- bzw. Gelenkstück der langen Knochen; 2. Zirbeldrüse.

Erbsche Dystrophia musculorum progressiva. Langsam zunehmende Schwäche der Muskulatur mit Ersatz ihres Volumens durch Fettgewebe.

Erethismus. Gesteigerte Erregbarkeit, triebhafte Unruhe.

Exophthalmus. Vordrängen des Augapfels.

Exsudation. Ausschwitzung (entzündliche, von Flüssigkeit und Zellen aus den Gefäßen).

Faeces. Kot, die aus der Verdauung übrigbleibenden Massen.

Foetus. Die Leibesfrucht vom dritten Monat bis zur Geburt.

Friedreichsche Ataxie. Rezessiv erbliches Leiden, meist vor dem 20. Lebensjahr beginnend. Ataxie, Muskelunruhe, Spasmen, Atrophie der Muskeln.

Gen. Erbanlagenfaktor, Erbeinheit; die Summe aller ist der Genotypus.

Genitale. Geschlechtsorgan.

Gingiva. Zahnfleisch.

Global (Motorik). Verplumpte Gesamtbewegung im Gegensatz zur feindifferenzierten Einzelbewegung.

Globus pallidus. „Blasser Kern", innerer Teil des Linsenkernes, des bedeutendsten Zentrums unbewußter Motorik, im Stammhirn gelegen.

Glottis. Der aus den beiden Stimmbändern bestehende Stimmapparat oder nur die zwischen ihnen liegende Stimmritze.

Granulationsgewebe. Charakteristisches Gewebe der Wundheilung, das sich später in Narbengewebe umwandelt.

Grundumsatz. Jene Wärmemenge in Kalorien, die von einem Körper in nüchternem Zustand bei absoluter Ruhe in 24 Stunden erzeugt wird.

Haemangiom. Gutartige Blutgefäßgeschwulst.

Haemoglobin. Farbstoff der roten Blutkörperchen.

Haloniert (Augen). Von einem dunklen Hof (halo) umgeben.

Häsitierend. Stockend (sprechen, gehen).

Hebephrenie. Jugendirresein; fortschreitende Verblödung mit wahnhafte Symptome; Verlaufsform der Schizophrenie.

Hemiparese. Unvollständige Halbseitenlähmung.

Heterochromie. Verschiedenfarbigkeit (der Iris).

Hirnnerven. Zwölf Paare von Nerven, welche direkt dem Gehirn entspringen.

Hydrocephalus. Wasserkopf.

Hyperämie. Blutüberfülle.

Hyperkinese. Übermäßiger Bewegungsreichtum der Muskeln.

Hyperplasie. Vermehrung einzelner Gewebsbestandteile (an Zahl).

Hypersalivation. Übermäßiger Speichelfluß.

Hypertonie. Vermehrte Spannung; meist der Muskeln oder der Gefäßmuskeln, das heißt des Blutdruckes.

Hypoglykämie. Durch starke Senkung des Blutzuckers verursachtes Zustandsbild.

Hypokinese. Bewegungsarmut der Muskulatur.

Hypophyse. Hirnanhang; kirschgroße Drüse mit innerer Sekretion in direkter Verbindung mit dem Zwischenhirn und von zentraler Bedeutung.

Hypophysär. Der Hypophyse zugeordnet.

Hypoplasie. Unterentwicklung; an Zahl der Elemente.

Hypothalamus. Unter dem Thalamus liegender Teil des Gehirnes, Teil des Zwischenhirnes.

Hypothyreose. Herabgesetzte Funktion der Schilddrüse.

Infantilismus. Körperliches oder geistiges Stehenbleiben auf kindlicher Entwicklungsstufe.

Inkontinenz. Unfreiwilliger Abgang von Stuhl (alvi) oder Harn (urinae).

Inspirium. Einatmung.

Intentionstremor. Grobes Zittern beim Ansetzen einer willkürlichen Bewegung und Zunahme gegen Ende der Bewegung; Art der Ataxie.

Intoxikation. Vergiftung.

Intrauterin. Innerhalb der Gebärmutter.

Iris. Regenbogenhaut.

Katalepsie. Starrsucht; Spannungszustand der Muskeln, die aktiv nicht bewegt werden können und passiven Bewegungen wechselnden Widerstand entgegensetzen.

Katarakt. Linsentrübung, grauer Star.

Katatonie. Spannungsirresein: Spannung der Muskeln, Widerstand gegen Lageänderung, Negativismus; katatone Erscheinungen: Stereotypien der Haltung, der Bewegung usw., Verlaufsform der Schizophrenie.

Kaverne. Hohlgeschwür; durch Gewebszerfall entstandene Höhle.

Keilbein. Zentraler Knochen der Schädelbasis.

Keratitis. Entzündung der Hornhaut des Auges.

Kinderlähmung. Spinale: Virusinfektion, welche zu schlaffer Lähmung führt. Cerebrale: Sammelname für Folgen intrauteriner oder frühkindlicher Hirnschädigungen mit spastischen Lähmungen.

Klonisch. Schütteln (unwillkürliche Bewegungen, Krämpfe).

Konsumptiv. Auszehrend.

Koordination. Harmonisches Zusammenwirken der an einer Bewegung teilhabenden Muskeln.

Koprolalie. (Zwanghaftes) Ausstoßen unanständiger Worte.

Kretinismus. Angeborener Blödsinn, Idiotie im Zusammenhang mit Hypothyreose.

Kryptorchismus. Zurückbleiben der Hoden in der Bauchhöhle oder im Leistenkanal.

Labien. (Scham-)Lippen.

Laxieren. Abführen.

Liquor (cerebrospinalis). Gehirn-Rückenmarksflüssigkeit in den Gehirnhöhlen und das Gehirn und Rückenmark umspülend.

Logopäde. Sprechlehrer für Sprachgestörte.

Lues congenita tarda. Form der Syphilis, der Lustseuche; angeborene, die in der Säuglingszeit keine Erscheinungen macht und erst später zu Veränderungen der Zähne, Augen, des Gehörs und des Zentralnervensystems führt.

Lumbalpunktion. Lendenstich mit langer Hohlnadel in den Wirbelkanal zur Gewinnung von Liquor cerebrospinalis.

Luxation. Verrenkung.

Lymphozyt. Art weißer Blutkörperchen, welche in den Lymphknoten gebildet wird.

Manisch-depressiv (Irresein). Endogene Psychose, durch Anomalien der Stimmungslage charakterisiert.

Markscheide. Hülle jeder einzelnen Nervenfaser.

Menarche. Zeit des ersten Auftretens der Regelblutung.

Metabolismus. Stoffwechsel.

Mikrocephalus. Abnorme Kleinheit des Schädels.

Mikropsie. Kleinsehen von Gegenständen.

Mutismus. Stummheit; Aufhebung der Sprache.

Myopie. Kurzsichtigkeit.

Myxödem. Ausgebreitete, gleichmäßig sulzige Verdickung der Haut durch Wucherung schleimhaltigen Bindegewebes; führendes Symptom der Schilddrüsenunterfunktion.

Naevus. Muttermal.

Nates. Gesäß, Hinterbacken.

Neoplasma. Neubildung, Geschwulst; gewöhnlich versteht man unter Neoplasma bösartige Neubildung.

Neurofibromatose. Angeborene oder auf familiärer Anlage beruhende Erkrankung mit zahlreichen, von den Hautnerven ausgehenden Nervengeschwülsten.

Neurolues. Syphilis des Nervensystems.

Nosologie. Krankheitslehre; systematische Beschreibung der Krankheiten.

Noxe. Schädlichkeit, krankheitserregende Ursache.

Nystagmus. Zitterbewegungen der Augäpfel; calorischer N. — durch kalte oder warme Spülung des Gehörganges reflektorisch ausgelöster N.

Obstipation. Verstopfung.

Ossifikation. Verknöcherung, Neubildung von Knochengewebe in Knorpel- oder Bindegewebe.

Osteochondritis dissecans. Knochen-Knorpelentzündung, auch auf luetischer Basis.

Osteomyelitis. Knochenmarkentzündung.

Paralyse. 1. Vollkommene Lähmung. 2. Progressive P. Form der syphilitischen Hirnerkrankung mit fortschreitender Störung auf psychischem und körperlichem Gebiet, schließlich völliger Verlust des geistigen Lebens und jeder willkürlichen Beweglichkeit.

Parasympathicus. Zum autonomen System gehöriges, dem sympathischen entgegengesetzt wirkendes Nervensystem.

Parese. Schwäche, unvollständige Lähmung.

Parkinsonismus. Nervenerkrankung mit Tremor, ungeschickter Bewegung, erhöhter Muskelspannung, Bewegungsverlangsamung und -verarmung (fehlende Mimik, Maskengesicht), seelische Verlangsamung, Speichelfluß (Salbengesicht — vermehrte Talgdrüsensekretion), Schlafstörungen. Häufig nach Gehirnentzündung.

Pavor nocturnus. Nachtangst, nächtliches Aufschrecken.

Penis. Das männliche Glied.

Periost. Knochenhaut, den Knochen umgebende, straffbindegewebige Haut.

Peristaltik. Die wurmartig fortschreitende Bewegung von Magen, Darm und Harnleiter.

Perseveration. Wiederholungszwang; Klebenbleiben an bestimmten Wörtern, Beharren oder Wiederholung eines Denkerlebnisses.

Pertussis. Keuchhusten.

Phenylalanin. „Essentielle" Aminosäure, Baustein des Eiweißes.

Platysma. Der flache Muskel unter der Haut des Halses.

Plazenta. Mutterkuchen, Nachgeburt.

Pneumonie. Lungenentzündung.

Pollakisurie. Drang zu gehäufter Harnentleerung.

Propulsion. Der Kranke kann erzwungene Störungen seiner Statik nicht ausgleichen; bei leichtem Stoß nach vorne läuft er vorwärts, quasi seinem Schwerpunkt nach.

Protozoen. Einzellige Lebewesen mit getrenntem Zellkern und Plasma.

Protrusor bulbi (musculus). Vegetativ innervierter Muskel, der den Augapfel nach vorne zieht.

Psychose. Geisteskrankheit.

Pyknolepsie. Gehäufte epileptische Absenzen.

Pylorospasmus. Krampfhafter Verschluß des Magenausganges als „angeborene" Neurose bei Säuglingen.

Pyramidenbahn. Nervenbahn für die Willkürbewegungen; von den Pyramidenzellen der vorderen Zentralwindung des Großhirns zum Rückenmark.

Pyurie. Eitergehalt des Harnes.

Quadriceps (musculus). Der „vierköpfige" große Streckmuskel am Oberschenkel.

Regio hypothalamica. S. Hypothalamus.

Regression. Rückgang.

Retropulsion. Neigung zum Rückwärtslaufen (s. Propulsion).

Rhotazismus. Fehlerhafte Aussprache des R-Lautes.

„Roter Kern." Für die unbewußte Leistung unserer Bewegungen wesentliches Zentrum im Stammhirn.

Rubeolen. Röteln.

Sagittal. Pfeilrecht (z. B. Symmetrieebene des menschlichen Körpers ist „sagittal").

Salivation. Speichelfluß, krankhafte Vermehrung des Speichels.

Schizophrenie. „Spaltungsirresein", Verlust des inneren Zusammenhanges der Seelenvorgänge: Sinnlosigkeit des Wollens, Zerfahrenheit des Denkens, Mißverhältnis zwischen Vorstellungsinhalt und Stärke der Gefühlsbetonung.

Schizothym. Seelische Konstitution bei Gesunden, an Schizophrenie gemahnend.

Schnecke (des Innenohrs). Ort der Gehörsempfindung.

Sedativum. Beruhigendes Mittel.

Sigmatismus. Fehlerhafte Aussprache des S-Lautes.

Sklerosierend (Prozeß). Verhärtend, meist durch Zunahme des Stützgewebes auf Kosten des Organgewebes.

Skrotum. Hodensack.

Somnolenz. Krankhafte Schläfrigkeit, stärkerer Grad von Benommenheit.

Spasmus. Krampf, unwillkürliche Muskelanspannung.

Spina bifida. Spaltwirbel, Spaltbildung der Wirbelsäule; occulta — mit Haut gedeckte, ohne Austreten von Rückenmark und seinen Häuten.

Spinal. Der Wirbelsäule, meist dem Rückenmark, zugeordnet.

Spirochäte. Korkzieherartig gewundenes, fadenförmiges Kleinstlebewesen; der Erreger der Lues gehört zu dieser Gruppe.

Strabismus. Schielen.

Striopallidum. Funktionelle Einheit des „Streifenhügels" und des „blassen Kernes", der Zentren für unbewußte Motorik und unbewußt gelenkte Ausführung bewußt gewollter Bewegungen.

Stupor. Stumpfsinn, Mangel geistiger und körperlicher Regungen.

Subcortex. Stammhirn, das Gehirn unter der Hirnrinde im Gegensatz zu dieser; stammesgeschichtlich älterer Teil des Gehirnes.

Subluxation. Unvollständige Verrenkung.

Sympathicotonie. Erhöhte Erregbarkeit des Sympathicus.

Sympathicus (nervus). Lebensnerv; ein Teil des vegetativen, sämtliche zum Leben an sich nötigen Funktionen regulierenden Nervensystems.

Syndaktylie. Verwachsung der Finger oder Zehen.

Syphilis. Lustseuche.

Tabes dorsalis. Rückenmarksschwindsucht; Spätfolge der Syphilis.

Tenesmus. Beständiger, schmerzhafter Harn- oder Stuhldrang.

Tentorium. Zelt; sehnige Platte zwischen Klein- und Großhirn.

Tetanie. Durch Störung des Mineralstoffwechsels verursachte Übererregbarkeit der Muskeln und Nerven.

Tibia. Schienbein.

Tick. Zucken; kurze, zwanghafte Bewegungen.

Tonus. Spannung.

Toxin. Gift.

Toxoplasma. Mondsichelförmiges, einzelliges Lebewesen, den Protozoen zugehörig.

Trauma. Verletzung; Wunde (durch Gewalteinwirkung).

Tremor. Zittern.

Trophisch. Auf die Ernährung bezüglich.

Tuber. Höcker, Vorsprung; T. frontalis — Stirnhöcker.

Tuberös. Höckerig; tuberöse Hirnsklerose, durch höckrige Stützgewebsbildung ausgezeichnete Hirnkrankheit.

Turgor. Spannungszustand des Gewebes.

Urämie. Harnvergiftung.

Urogenitalsystem. Oberbegriff des entwicklungsgeschichtlich eng verwandten Harn- und Geschlechtsapparates.

Vasolabilität. Besondere Reaktionsbereitschaft der Gefäßwände.

Vasomotorik. Summe der Nervenversorgung der Gefäße.

Vegetatives Nervensystem. Das die vegetativen, die Lebensfunktionen an sich regulierende, unbewußte Nervensystem.

Ventrikel. Hirnhöhle.

Vestibularis (nervus). Gleichgewichtsnerv, in den Bogengängen entspringend.

Virus. „Gift"; kleinste krankheitserregende Teile von Molekulargröße, also wesentlich kleiner als Bakterien, mit der Fähigkeit der Vermehrung.

Vorderhorn. Ansammlung der motorischen Nervenzellen des Rückenmarkes. Ursprung der peripheren motorischen Nervenfasern.

Zwischenhirn. Zum Stammhirn gehöriger Teil des Gehirnes.

Zyklothym. Noch im Bereich des Normalen befindliche Persönlichkeitseigenschaft, mit wechselnder Stimmungslage. Seelische Konstitution bei Gesunden, an manisch-depressives Irresein gemahnend.

Namenverzeichnis

Sachverzeichnis

The manufacturer's authorised representative in the EU is Springer
Nature Customer Service Centre GmbH, Europaplatz 3, 69115 Heidelberg,
Germany. If you have any concerns regarding our products, please
contact ProductSafety@springernature.com

Printed and bound by CPI Group (UK) Ltd, Croydon, CR0 4YY
24/04/2026
02096342-0005